TRAITÉ

DE LA PELLAGRE

TRAVAUX DU MÊME AUTEUR.

RECHERCHES ET CONSIDÉRATIONS SUR LA SYMPTOMATOLOGIE DE L'ÉPILEPSIE. (*Annales médico-psychologiques*, 1843.)

DES MALADIES DE LA VOLONTÉ OU ÉTUDES DES LÉSIONS DE CETTE FACULTÉ DANS L'ALIÉNATION MENTALE. (Même recueil, 1847.)

RECHERCHES SUR LA PARALYSIE GÉNÉRALE DES ALIÉNÉS. (Même recueil, 1850.)

DES INTERVALLES DITS LUCIDES CHEZ LES ALIÉNÉS. (Même recueil, 1852.)

SÉRIE DE MÉMOIRES SUR LA PELLAGRE ET SUR LA CACHEXIE DES ALIÉNÉS. (*Annales médico-psychologiques* et *Archives générales de médecine*, de 1855 à 1865.)

DES DIVERSES FORMES DE LYPÉMANIE, ESSAI DE CLASSIFICATION ET SÉMÉIOLOGIE. (*Annales médico-psychologiques*, 1856.)

DES LÉSIONS DE L'ASSOCIATION DES IDÉES. (Même recueil, 1861.)

DE LA DÉPENSE DES ALIÉNÉS ASSISTÉS EN FRANCE ET DE LA COLONISATION CONSIDÉRÉE COMME MOYEN, POUR LES DÉPARTEMENTS, DE S'EN EXONÉRER EN TOUT OU EN PARTIE, 1861.

RAPPORTS MÉDICO-LÉGAUX SUR DES CAS DE SIMULATION DE FOLIE ET AUTRES. (Même recueil.)

DE L'AMAUROSE ET DE L'INÉGALITÉ DES PUPILLES DANS LA PARALYSIE GÉNÉRALE. (Même recueil, 1863.)

NOTE SUR UNE BOUCHE ARTIFICIELLE CONSTRUITE SUR LES INDICATIONS DE L'AUTEUR, PAR M. CHARRIÈRE, POUR L'ALIMENTATION FORCÉE DES ALIÉNÉS.

EN PRÉPARATION PAR LE MÊME AUTEUR.

TRAITÉ ANATOMIQUE, CLINIQUE ET PSYCHOLOGIQUE DES MALADIES MENTALES.

TRAITÉ

DE LA

PELLAGRE

D'APRÈS DES OBSERVATIONS

RECUEILLIES

EN ITALIE ET EN FRANCE, SUIVI D'UNE ENQUÊTE

DANS LES ASILES D'ALIÉNÉS

PAR

LE DOCTEUR E. BILLOD

Médecin en chef, directeur de l'asile d'aliénés de Sainte-Gemmes
(Première classe)

PARIS

VICTOR MASSON ET FILS

PLACE DE L'ÉCOLE DE MÉDECINE

1865

A MR FALRET,

MÉDECIN DE L'HOSPICE DE LA SALPÊTRIÈRE,
MEMBRE DE L'ACADÉMIE IMPÉRIALE DE MÉDECINE,
OFFICIER DE LA LÉGION D'HONNEUR.

Hommage de vive affection
et de gratitude pour son enseignement.

E. BILLOD.

AVERTISSEMENT

La spécialité de nos travaux ne nous destinait nullement à l'étude de la pellagre, maladie qu'avec tous les médecins nous croyions être confinée à l'Italie, à l'Espagne et à certains départements du sud-ouest de la France. Conduit à l'entreprendre par l'occurrence et pour l'élucidation d'un fait scientifique qui a donné lieu à bien des controverses, et dont l'Académie des sciences, dans un rapport récent, a finalement proclamé l'importance, nous avons dû y consacrer plus de onze ans de recherches et d'investigations.

C'est le résumé de nos travaux sur la matière que nous avons l'honneur de soumettre aujourd'hui au jugement du public médical; il repose sur un ensemble de près de sept cents observations de tout type, dont une partie a été recueillie par nous dans le cours de plusieurs voyages en Lombardie, en Vénétie, en Toscane et dans les Landes, et dont l'autre partie résulte d'une enquête faite dans la plupart des asiles d'aliénés en France, ainsi que dans plusieurs de l'étranger, avec le concours éclairé de nos honorables collègues les médecins de ces établissements.

Bien qu'entreprise, nous le répétons, pour l'élucidation d'un point spécial, l'étude de la pellagre qui fait l'objet de cet ouvrage, embrasse toutes les parties de l'histoire de cette affection, et nous semble constituer une monographie aussi complète que possible. Toutefois, nous ne pourrions dissimuler que l'objet principal n'en soit l'étude des rapports de la pellagre avec l'aliénation mentale, et spécialement la démonstration du fait scientifique auquel il vient d'être fait allusion : nous voulons parler de l'existence de la *pellagre* ou d'une *affection analogue* dans les asiles d'aliénés, comme complication de l'aliénation mentale. Mais, quelqu'excusable qu'aurait pu être de notre part une certaine prédilection pour ce point de science, nous devons déclarer ici que nous ne l'aurions pas exploré avec autant d'ardeur, si, comme déduction rigoureuse du fait auquel il se rapporte, nous n'avions entrevu l'influence du système nerveux sur le développement de la pellagre et, de plus, une doctrine nouvelle sur la nature de cette maladie.

Cette doctrine, changeant complétement la base sur laquelle repose l'étude de la pellagre, nous avons cru qu'il était de notre devoir, d'exposer tout d'abord les raisons sur lesquelles nous nous fondions pour l'établir, et d'en faire l'objet d'une introduction à l'étude dont il s'agit.

Entr'autres parties neuves de notre monographie,

nous demandons au lecteur la permission de lui signaler : l'étude de la peau bronzée chez les pellagreux et aliénés cachectiques et de ses rapports avec la maladie d'Addison, les considérations sur la folie primitive ou consécutive à la pellagre, sur les diverses formes de la paralysie dite : pellagreuse, sur sa distinction en adynamie et en ataxie locomotrice, etc.

Nous avons dit plus haut qu'une partie des observations sur lesquelles reposait ce livre, résultait d'une enquête faite dans un grand nombre d'asiles d'aliénés, avec le concours des médecins de ces établissements. Nous croirions donc manquer de reconnaissance et de justice envers ces honorables confrères, si nous ne leur adressions ici nos plus chaleureux remerciements pour leur bienveillante collaboration, et si nous ne leur reportions une partie de l'honneur que nous a fait l'Académie des sciences par l'organe de M. Rayer, son savant rapporteur, en mentionnant nos travaux dans les termes qui suivent :

« Enfin, une maladie qu'on a nommée aussi pellagre, a été signalée, dans les maisons d'aliénés, par M. Billod ; après l'avoir reconnue dans l'établissement de Sainte-Gemmes qu'il dirige, il l'a suivie dans une foule d'autres établissements, et rien n'est moins rare que cette espèce de pellagre dans cette sorte d'asiles.

. . . .

« C'est un témoignage du même genre et non moins mérité que la Commission accorde à M. Billod. Lui aussi a signalé des faits qui étaient restés inaperçus, et a ajouté un chapitre aux investigations pathologiques ; ses observations et son enquête resteront, mais, dans l'opinion de la Commission, ce qu'il a nommé *pellagre des aliénés* n'a pas de rapport avec la maladie qui, sous forme endémique, ravage plusieurs contrées. »

Ainsi envisagée, il est évident que la pellagre des aliénés ne pouvait entrer dans les conditions d'un programme de prix, dont l'objet spécial était la pellagre endémique, et que nous devions, par ce fait, être considéré comme hors de concours. Mais, en proclamant, dans son rapport, le principe de la distinction admise par elle entre les deux types de pellagre dont il s'agit, et en nous accordant en dehors des prix proclamés, une allocation officieuse de 1,500 fr., la Commission accentuait son jugement de manière à ne laisser aucun doute sur l'importance, en quelque sorte, exceptionnelle qu'elle attachait au fait scientifique signalé par nous. Ajoutons que l'Académie des sciences, en sanctionnant ce jugement de sa Commission, nous récompensait au delà de nos espérances ; car, il serait, tout le monde en conviendra, plus intéressant pour nous d'avoir, comme la Commission veut bien nous en attribuer l'honneur, découvert une maladie nouvelle et autre que la pellagre, que d'avoir signalé l'existence de cette dernière dans des conditions où elle avait été jusqu'alors méconnue.

INTRODUCTION

Il n'est peut-être pas dans le cadre nosologique de maladie qui, plus que la pellagre, ait fourni matière aux idées préconçues, aux erreurs, aux doutes et aux divergences d'opinion, et il n'en est pas, partant, dont l'histoire ait vu, par cela seul, ses progrès plus longtemps retardés.

Or, comme en médecine, de même que dans toutes les sciences, les doutes et les erreurs ont leur enseignement, et sont quelquefois une condition du progrès, il m'a semblé que, dans l'étude à laquelle je ne cesse de me livrer, depuis plus de dix ans, de la pellagre, je devais méditer ces doutes et ces erreurs, et qu'en en recherchant avec soin les causes, j'arriverais peut-être, si ce n'est à l'élucidation complète du problème, du moins à la solution des principales difficultés.

J'ai pensé, d'ailleurs, que, n'obtiendrait-on pas du premier coup cet important résultat, ce serait déjà beaucoup que d'avoir préparé les voies en les déblayant des notions préconçues et erronées qui, trop longtemps, ont entravé la marche de la science sur ce point.

S'il me fallait une preuve à l'appui de ce que j'avance,

je l'emprunterais à l'histoire d'une hypothèse étiologique célèbre, et de l'influence qu'elle a exercée sur la notion de la maladie à laquelle elle se rapporte; je veux parler de l'hypothèse qui attribue la pellagre à l'alimentation par le maïs altéré par le verdet ou verderame, considérée comme cause unique et exclusive, ou tout au moins nécessaire.

Depuis l'époque où elle a été émise par M. Balardini, et appuyée avec le talent si généralement reconnu de M. Th. Roussel, dans son important traité, c'est-à-dire depuis l'année 1845 jusqu'à l'année 1855, dans laquelle l'apparition signalée par nous de 54 cas de pellagre, ou d'une *affection analogue*, dans les deux asiles de Rennes et de Sainte-Gemmes, où l'usage du maïs est absolument exclu du régime, a donné le signal de la réaction, on peut dire qu'elle a généralement prévalu, et prévalu à ce point que, récemment encore, alors que, battue en brèche de toutes parts, elle est à peu près généralement abandonnée en France et en Italie, elle vient, bien que sous une certaine réserve, de recevoir une haute sanction.

Son influence a été telle, même, que pendant toute cette période et dans les quelques années qui l'ont suivie, elle a servi en quelque sorte de critérium au diagnostic de la pellagre, et de pierre de touche pour l'admission des cas qui pouvaient se présenter à l'observation dans les lieux indemnes de toute endémie. Il était, en effet, si généralement admis qu'en dehors de l'alimentation par le maïs, il ne pouvait y avoir de pellagre, qu'en présence des érythèmes les mieux caractérisés, escortés des troubles de la santé les moins équivoques, l'idée de pellagre ne pouvait venir à l'esprit que des médecins exerçant dans les lieux où régnaient de véritables endémies.

Pour les médecins étrangers à ces localités, les trois ordres d'accidents auxquels les observateurs spéciaux assignaient le caractère de symptômes de l'entité pathologique appelée : pellagre, devaient être considérés isolément, comme autant d'entités pathologiques, autant de maladies distinctes.

C'est ainsi, par exemple, que l'érythème était regardé comme un effet direct de l'insolation, indépendant de toute cause générale; que les accidents digestifs étaient considérés comme une maladie distincte et sans connexité avec aucune autre entité pathologique, et qu'il en était, à plus forte raison, ainsi des accidents nerveux, tels que la folie, par exemple. Pour rattacher ces trois ordres d'accidents au type admis par les auteurs spéciaux, il fallait les réunir et les considérer comme concourant à former une entité pathologique, sans qu'il fût nécessaire pour cela de leur développement simultané.

Mais telles étaient les idées régnantes qu'on ne les envisageait de cette manière, que dans les cas où les malades avaient fait usage du maïs.

Nous verrons tout à l'heure qu'en s'obstinant à les séparer et à les considérer, dans les cas contraires, comme des maladies distinctes, sans connexité avec une entité pathologique spéciale, la grande majorité des médecins avait, pour ainsi dire, l'instinct de la vérité, et que l'opposition qu'ont rencontrée depuis les nombreuses observations citées par nous et par d'autres, n'étaient, en quelque sorte, qu'une protestation intuitive contre une flagrante erreur.

C'est par une raison analogue, et qui ne témoigne pas moins du bon sens des médecins des asiles, que la pellagre, comme entité pathologique spéciale, a été méconnue dans ces établissements, ainsi que nous l'avons fait observer dans notre mémoire des *Archives de médecine*, année 1858, t. XI, p. 277.

En rappelant l'opposition qu'a soulevée d'abord, et abstraction faite de toute interprétation, le fait signalé par nous il y a dix ans, les efforts auxquels nous avons dû nous livrer pour faire prévaloir les idées de réaction contre l'hypothèse du maïs, efforts aidés cinq ans plus tard par ceux de Landouzy, nous aurons prouvé une fois de plus l'influence que peut exercer sur la perception des faits les plus simples et l'admission des vérités les plus élémentaires, une idée préconçue.

Recherchant donc l'explication des doutes et des divergences d'opinions qui se sont produits si souvent à l'occasion de l'histoire de la pellagre, avant comme après qu'il eût été fait justice de l'hypothèse du maïs, nous sommes arrivé à cette conviction intime et profonde que ces doutes et ces divergences sont le fait d'un malentendu, et que ce malentendu résulte d'une double erreur dans la manière d'envisager la pellagre.

Cette double erreur consiste à prendre pour une maladie spéciale ce qui n'est qu'un état, qu'une habitude du corps, qu'une sorte de tempérament acquis, si l'on peut ainsi dire, disposant à des accidents cutanés, digestifs et nerveux, et à considérer ces trois ordres d'accidents comme des symptômes de ladite maladie, au lieu d'y voir des entités, des espèces distinctes.

Or, pour rallier les divergences et établir l'entente sur tous les points, il nous suffira de démontrer :

1° Que l'existence d'une maladie comprenant sous son chef les trois ordres d'accidents considérés comme ses symptômes est toute fictive, et ne repose sur aucun fondement ;

2° Que ces trois ordres d'accidents constituent véritablement des maladies distinctes, bien que pouvant dépendre d'une même cause;

3° Que l'application du nom de pellagre doit être restreinte à la seule dermatose considérée comme une entité distincte et spéciale.

Bien qu'elle tende à faire remonter le courant d'une idée depuis longtemps préconçue, cette démonstration nous sera, nous pensons, d'autant plus facile qu'elle semble répondre, si ce n'est à la pensée commune, du moins à une sorte d'intuition de ce qui, d'après certains signes, nous paraît être dans l'esprit du plus grand nombre.

Établissons, d'abord, qu'il n'existe pas de maladie comprenant sous son chef les trois ordres d'accidents cutanés, digestifs et nerveux qu'on lui a assignés pour symptômes, ou plutôt que l'état du corps qu'impliquent ces trois ordres d'accidents ne répond pas à la notion de maladie.

Pour justifier l'existence de ce tout distinct répondant à la notion de maladie, les trois ordres d'accidents dont il s'agit devraient satisfaire à cette condition, de constituer un ensemble d'actes anormaux, se succédant en quelque sorte régulièrement, dans une période donnée, avec la lésion du même organe. Or, il n'en est rien évidemment.

Si nous examinons, en effet, sous le rapport de leur marche, les trois ordres d'accidents précités, nous voyons :

1° Que si, dans quelques cas, on les voit se manifester simultanément chez le même individu, le plus ordinaire est de les voir se produire séparément;

2° Que, dans ce dernier cas, ils n'affectent dans leur succession aucun ordre régulier, c'est-à-dire, que tantôt les accidents cutanés se montrent les premiers, que tantôt ce sont les accidents digestifs, et tantôt enfin, bien que plus rarement, ce sont les accidents nerveux;

3° Qu'il n'est pas rare de voir les accidents cutanés se montrer, à l'exclusion de tous les autres accidents, dans le cours de la vie d'un pellagreux;

4° Que, dans la plupart des cas, ces mêmes accidents cutanés précèdent les autres accidents d'un temps plus ou moins long, et qui varie entre une et plusieurs années;

5° Que lorsque ceux-ci apparaissent à leur tour, c'est souvent à l'exclusion des premiers;

6° Que par suite, loin de constituer un ensemble d'actes anormaux, les trois ordres d'accidents dont il s'agit constituent, à proprement parler, plusieurs ensembles bien distincts et isolés;

7° Que la période dans laquelle on voit les trois ordres d'accidents se succéder, dans les cas où ils viennent tous à se manifester, est tellement longue que, la plupart du temps, elle a la durée d'une vie entière.

Sans doute la longueur de la période dans laquelle doit se succéder l'ensemble d'actes anormaux qui constituent le *tout* appelé *maladie*, varie singulièrement, suivant que la maladie est aiguë ou chronique, et comme la pellagre est considérée comme une affection essentiellement chronique, la période d'évolution de ces symptômes doit être nécessairement longue; mais, d'une durée longue à une durée indéfinie, et à celle, par exemple, de la vie entière, il y a loin évidemment.

8° Qu'il n'existe pas de lésion d'un même organe à laquelle on puisse rapporter l'ensemble des accidents, mais qu'il y a, au contraire, autant de lésions qu'il y a d'ordres d'accidents constatés.

De l'ensemble des propositions que nous venons d'établir, en nous appuyant sur des données admises par tous, et dont la démonstration sera complétée tout à l'heure, il résulte évidemment que l'identité pathologique appelée *pellagre* constitue, non pas un seul ensemble, mais plusieurs ensembles d'actes anormaux; que leur succession n'affecte aucun ordre régulier, que la période dans laquelle s'opère cette succession est la plupart du temps indéfinie, et qu'enfin, il y a non pas lésion du même organe, mais d'autant d'organes ou appareils d'organes qu'il existe d'ordres d'accidents observés.

Sous ce rapport donc, elle ne satisfait nullement aux conditions essentielles sur lesquelles repose la notion de maladie.

Il nous sera facile de démontrer que, si les trois ordres d'accidents cutanés, digestifs et nerveux, sur lesquels on a fait reposer jusqu'ici l'existence de l'entité pathologique appelée : *pellagre*, ne peuvent pas être considérés dans leur ensemble comme constituant une maladie, il n'en est pas de même de chacun d'eux pris isolément, et qu'ils constituent bien, tous les trois, autant de maladies distinctes ayant leur existence propre, leurs symptômes, leur marche, leur terminaison, et leur anatomie pathologique distincts, bien que pouvant dépendre d'une même cause générale.

Accidents cutanés. — Examinons premièrement, sous ce rapport, les accidents cutanés. Consistant, comme l'on sait, dans un érythème dont l'apparition a lieu le plus ordinairement à l'équinoxe du printemps, qui germe, pour ainsi dire, suivant l'expression de M. Th. Roussel, sous l'influence des rayons solaires, parcourt ses périodes, cesse au bout d'un certain temps, sauf à reparaître l'année suivante, et dont les caractères se modifient au fur et à mesure des manifestations successives, ils forment un tout tellement distinct que, nous l'avons dit déjà, ils peuvent se montrer isolément, et à l'exclusion de tous autres accidents, pendant toute la durée de la vie de quelques individus, pendant un nombre variable d'années chez la plupart. Or, de deux choses l'une, dans ce cas : ou il faut admettre que cet érythème constitue une maladie distincte, ou il faut suspendre tout jugement sur le diagnostic de la maladie à laquelle on voudrait le rattacher, jusqu'à l'apparition des autres symptômes, c'est-à-dire pendant plusieurs années, et quelquefois indéfiniment.

D'où il résulte, enfin, que la pellagre, considérée suivant les idées qui ont eu cours jusqu'ici, comme entité pathologique nécessairement caractérisée par ses trois ordres de symptômes cutanés, digestifs et nerveux, constituerait une maladie dont le diagnostic serait assez souvent impossible ou indéfiniment en question.

D'un autre côté, comme il est généralement admis que cet érythème est un effet direct de l'insolation, on se demande comment on pourrait le distinguer de l'érythème solaire simple de nos climats, dont les phénomènes sont identiques, lorsque les effets de la cause générale à laquelle on le suppose lié restent bornés à la seule dermatose.

De ce que nous venons de dire il résulte que, pendant tout le temps qu'ils se montrent isolément et à l'exclusion de tous autres, les accidents cutanés constituent bien une maladie distincte. Démontrons qu'ils conservent encore ce caractère alors que les autres accidents viennent à surgir à leur tour. Si nous avons égard, par exemple, aux accidents digestifs, nous voyons que, de deux choses l'une : ou ils s'ajoutent dans une période donnée à la dermatose, et se manifestent en même temps qu'elle, ou ils lui succèdent quelquefois sans que celle-ci reparaisse, surtout lorsque les malades sont soustraits à l'influence de l'insolation, ce qui d'abord, et d'une manière générale, semble exclure toute idée de subordination. Je crois devoir faire remarquer, d'ailleurs, qu'une subordination quelconque entre les trois ordres d'accidents assignés pour symptômes à la maladie dite *pellagre*, prouverait plutôt en faveur de la thèse que je soutiens que contre; car, si ces divers accidents étaient des symptômes les uns des autres, il est évident qu'ils ne sauraient l'être de l'entité pathologique supposée.

Faisons toutefois, à cet égard, une réserve pour quelques cas dans lesquels l'érythème ayant le caractère d'un érythème phlycténoïde très-intense, réagirait sur le tégument interne à la manière de la brûlure, avec laquelle il a d'incontestables analogies [1].

Mais ces cas sont évidemment exceptionnels et ne sauraient prouver contre la règle, la vérité étant que souvent les accidents digestifs précèdent l'érythème, et ne peuvent être considérés comme l'effet de sa réaction sur le tégument interne.

Dans le cas, enfin, où les accidents cutanés et digestifs se montrent simultanément, ils affectent si évidemment une marche distincte, parallèle et indépendante, sauf la réserve ci-dessus exprimée, que, tandis que les uns persistent ou augmentent, les autres disparaissent ou diminuent indifféremment, et *vice versa*.

Ce que nous avons dit des accidents digestifs par rapport

[1] Je ne pourrais, pour ce fait, que me prévaloir de l'opinion de M. Gibert, qui m'écrivait le 15 juillet 1860 : « Je persiste à croire à l'analogie des accidents de la vraie pellagre avec ceux de la brûlure, dans les conditions où toute l'économie a été influencée par l'action du feu. »

aux accidents cutanés, nous pouvons le dire, avec non moins de vérité, des accidents nerveux par rapport aux uns et aux autres.

Lorsqu'ils surgissent à leur tour, leur apparition a lieu indistinctement, avant ou après les uns et les autres [1], ou simultanément, et leur marche, dans tous les cas, est tellement distincte que leur indépendance ne peut être un seul instant mise en doute.

Après avoir établi que la dermatose constitue une entité distincte des autres accidents, il me resterait à démontrer que, comme toute maladie, elle a ses périodes d'invasion, d'état, de déclin, ses causes, ses complications, ses caractères et ses lésions propres, son traitement; mais cette démonstration, impliquant l'histoire complète de l'affection qui doit être l'objet principal de cet ouvrage, je ne puis que la réserver en ce moment, et admettre *a priori* l'existence propre de ladite dermatose, comme maladie spéciale et distincte.

2° *Accidents digestifs.* — Si l'on examine les accidents digestifs que l'on a jusqu'ici considérés comme constituant, avec les accidents cutanés et nerveux, les symptômes de l'entité pathologique dite *pellagre*, il ne saurait être douteux qu'ils n'embrassent dans leur ensemble tous les troubles de la digestion dont on a fait, dans ces derniers

[1] C'est évidemment par erreur que, d'après l'opinion qui lui est attribuée dans le rapport de M. Rayer, M. Roussel présente les accidents nerveux comme formant le début constant de la pellagre endémique avant l'apparition de l'érythème. Je ne puis qu'en appeler, sous ce rapport, au témoignage de tous les médecins qui observent cette maladie dans tous les lieux où elle est endémique, et spécialement en Lombardie, en Vénétie, en Toscane, en Espagne et dans les Landes.

temps, une entité pathologique sous le nom de *dyspepsie*, avec prédominance de diarrhée.

Si l'on se reporte, en effet, aux descriptions qui sont données par les auteurs, et en particulier par Chomel, par MM. Nonat et Beau, de la dyspepsie, il est impossible de ne pas être frappé de la parfaite exactitude avec laquelle elles s'adaptent aux troubles de la digestion, qui paraissent être le propre de l'entité pellagreuse, et c'est avec raison que l'un de ces auteurs, M. Beau, a pu dire que la plupart des pellagreux étaient dyspeptiques.

Cette dyspepsie peut être gastrique ou intestinale, mais elle est le plus souvent gastro-intestinale. C'est ainsi, par exemple, que l'on observe tour à tour cette boulimie, cette dépravation de l'appétit qui porte les malades à rechercher les substances les plus indigestes (*pica*, *malacia*), ce pyrosis, cette soif, ces alternatives de constipation et d'une diarrhée le plus ordinairement séreuse, ces flatuosités, ces éructations, cette saveur salée, acide ou amère, ce ptyalisme, cette disposition aux aphthes, cette fétidité de l'haleine, ces vomissements, cette lenteur des digestions, ces douleurs variables entre les tiraillements d'estomac et la gastro-entéralgie proprement dite, tous ces accidents enfin propres aux diverses formes de la dyspepsie. Il n'est pas jusqu'à la langue, dont les caractères ne soient ceux que l'on rencontre dans les diverses formes de la dyspepsie.

Nous voyons, en effet, que l'effacement des papilles, les sillons, les gerçures, de même que l'enduit de la langue, sa rougeur dans certains cas, sa pâleur dans d'autres, cette mousse blanche, formée par la salive et dessinant les deux lignes éloignées en arrière et convergentes vers la pointe, mentionnées par Chomel, peuvent également se rattacher à la dyspepsie des pellagreux.

Bien que toutes les formes de dyspepsie puissent se rencontrer dans l'espèce, il est certain, toutefois, que l'atonie paraît en être le caractère dominant. Dans quelques cas, on observe un embarras gastrique; dans d'autres, bien que plus rarement, une véritable gastrite ou gastro-entérite, et, dans quelques-uns, une fièvre typhoïde correspondant à ce que les médecins italiens ont désigné sous le nom de *typhus pellagreux*.

Non plus que les diverses formes admises de dyspepsies auxquelles on peut les rapporter pour la plupart, les accidents digestifs que nous analysons n'ont une marche régulière. Sujets aux exacerbations vernales, ils ont cela de commun encore avec la dyspepsie sur le développement et les aggravations de laquelle les auteurs, Chomel entre autres, ont noté l'influence de la chaleur et des changements atmosphériques. Leur marche, enfin, est celle de la dyspepsie, c'est-à-dire, qu'elle est essentiellement intermittente ou rémittente, qu'ils disparaissent quelquefois sans retour, et passent, en général, par les mêmes alternatives de rémission et d'aggravation.

Nous avons vu, plus haut, que leur marche n'est nullement subordonnée à celle de la dermatose, et qu'elle en est la plupart du temps absolument indépendante. La persistance des troubles digestifs qui les caractérisent entraîne, d'ailleurs, de même que dans la dyspepsie, les conséquences les plus graves pour les phénomènes de l'hématose et de la nutrition. L'analogie est telle même, sous ce rapport, que la description suivante, faite par M. Nonat, des désordres auxquels la dyspepsie peut conduire, semble s'adapter aussi bien à ces mêmes accidents :

« Les organes digestifs ne fournissant plus à l'absorption une proportion suffisante d'éléments alibiles assimilables, le sang s'appauvrit, la nutrition languit, les forces diminuent, la calorification s'abaisse, les malades deviennent profondément anémiques. Quelques-uns même présentent tous les signes de la cachexie, amaigrissement général, pâleur de la peau, altération des traits, hydropisie générale ou partielle, scorbut, tuberculisation. Indépendamment de ces désordres, la dyspepsie peut à la longue déterminer des lésions locales plus ou moins profondes, et, par exemple, des altérations organiques de l'estomac, des intestins et des annexes de l'appareil digestif[1]. »

De l'examen nécessairement rapide auquel nous venons de nous livrer, des accidents digestifs assignés pour symptômes à l'entité pathologique dite *pellagre*, il résulte évidemment qu'ils constituent bien un tout distinct et indépendant de la dermatose, sauf une réserve indiquée plus haut. Nous croyons aussi qu'ils ne sont pas moins indépendants des accidents nerveux. Nous devons, toutefois, faire ici également une réserve. Il est, en effet, parmi les accidents nerveux, signalés dans l'entité : pellagre, un symptôme qui pourrait, dans certains cas, être attribué à la dyspepsie, c'est le *vertige*. Il en est de même de cette faiblesse des extrémités inférieures, de cette *debolezza*, comme disent les Italiens, dont l'analogie avec le brisement des membres et la courbature, qui forment l'un des caractères de l'embarras gastrique, doit être au moins notée.

Je rappelle encore que les auteurs ont signalé l'atteinte grave que porte aux fonctions cérébrales la dyspepsie. « Certains individus sont sujets, dit encore M. Nonat, à des troubles nerveux très-graves; chez d'autres, l'intelli-

[1] Nonat, *des Dyspepsies*, p. 9.

gence s'affaiblit ou subit des dérangements plus ou moins marqués. Quelques dyspeptiques deviennent aliénés, tombent dans une taciturnité profonde, sont atteints de lypémanie, poursuivis par des hallucinations, etc., en un mot, toutes les perversions intellectuelles peuvent être la conséquence de la dyspepsie intense et prolongée. » Ajoutons que la dyspepsie est généralement considérée comme la cause principale de l'hypochondrie, dont elle est le plus ordinairement inséparable, et que, par elle, elle peut conduire au suicide, et, dans certains cas, pour compléter l'analogie avec la folie dite *pellagreuse*, au suicide par submersion.

Il y a donc une part incontestable à faire à l'influence des accidents digestifs sur les fonctions digestives dans la production des accidents nerveux; mais, de même que les troubles de la digestion, qui peuvent, dans certains cas, se lier à la dermatose, ne contredisent pas l'existence de cette dernière comme maladie distincte, et ne doivent en être considérés que comme une complication, nous croyons que l'influence des accidents digestifs sur le développement des accidents nerveux ne saurait être une raison de nier l'existence propre des accidents digestifs, comme maladie distincte et spéciale, et que, dans le cas où il existerait une telle connexité entre les uns et les autres, les accidents nerveux ne sauraient avoir d'autre caractère que celui d'une complication des accidents digestifs.

Après avoir établi que les accidents digestifs assignés pour symptômes à l'entité pellagreuse se rapportaient exactement à des types de maladies bien déterminés, il nous reste à ajouter que ces accidents n'ont absolument rien qui les distingue de ceux qu'ils peuvent présenter en dehors de toutes conditions spéciales.

Pour ce qui est, par exemple, des aliénés, je puis affirmer que les accidents digestifs que j'observe chez les individus qui ont présenté l'érythème ne diffèrent en rien de ceux que je constate chez ceux qui n'en ont présenté aucune trace.

De ce qui précède, il me semble résulter évidemment que les accidents digestifs constituent bien une maladie distincte ayant ses caractères propres, sa marche, sa durée, ses terminaisons, et, j'ai à peine besoin de dire, ses lésions propres.

Il me reste à démontrer qu'il en est également ainsi des accidents nerveux, sous la réserve que nous venons d'exprimer.

3° *Accidents nerveux.* — Les accidents nerveux, qui forment avec les accidents cutanés et digestifs les trois ordres de symptômes assignés à la pellagre, se résument dans les vertiges, les étourdissements, la céphalalgie, la rachialgie, la titubation, la faiblesse des extrémités inférieures (*debolezza* des Italiens), à un degré de plus la paralysie dite : *pellagreuse*, la folie, le suicide et quelques troubles dans les sens, autres que les hallucinations, et, par exemple, l'ambliopie et l'héméralopie.

En démontrant que les accidents cutanés et digestifs se rattachent à des maladies, à des entités distinctes, nous nous trouvons avoir démontré, par cela seul, qu'il en est ainsi des accidents nerveux.

Il est évident, en effet, que, par suite de l'élimination desdits accidents cutanés et digestifs, l'appareil symptomatique de l'entité dont il s'agit ne pouvant être réduit aux accidents nerveux, ces derniers ne doivent plus être considérés eux-mêmes que comme des accidents distincts.

Il y a lieu seulement d'examiner s'ils constituent une ou plusieurs entités distinctes.

Or, après avoir fait la part de l'influence exercée par les accidents digestifs sur la production du vertige, de la faiblesse des jambes, nous croyons que les accidents nerveux peuvent se ranger sous deux chefs principaux, suivant qu'ils affectent le cerveau ou la moelle épinière.

Au premier se rattacheraient évidemment les vertiges, les étourdissements, la céphalalgie, les troubles sensoriels, la folie, etc., et au second la rachialgie, la faiblesse des extrémités, la paralysie dite *pellagreuse*, et nous croyons pouvoir ajouter l'ataxie locomotrice, ainsi que nous le démontrerons dans le cours de l'ouvrage.

Les uns et les autres ont, non-seulement leurs symptômes propres, mais encore leurs lésions anatomiques particulières, et constituent bien des espèces morbides, distinctes des deux autres espèces admises plus haut.

En ce qui concerne les lésions anatomiques propres aux accidents cérébraux proprement dits, et en particulier à la folie, je dois dire, toutefois, qu'elles ne sont pas plus caractéristiques que celles qui sont propres aux accidents du même genre observés en dehors de toutes conditions spéciales.

Quant aux lésions anatomiques propres aux accidents spéciaux, et en particulier à la paralysie pellagreuse, elles comprendraient nécessairement ce ramollissement de la substance blanche qui a été signalée par les auteurs, si ce ramollissement pouvait avoir la valeur d'une *lésion principe*.

De même que les accidents digestifs observés chez les individus qui ont, ou qui ont eu l'érythème dit *spécial*, n'ont rien qui les distingue de ceux que l'on observe dans d'autres conditions, on peut affirmer, contrairement à ce que l'on avait cru longtemps, que les accidents nerveux observés chez les malades qui ont, ou qui ont eu la dermatose, ne présentent non plus rien de spécial à ces malades.

Les nombreuses observations auxquelles je me suis livré en Lombardie, en Vénétie, en Toscane et ailleurs, ne m'ont laissé aucun doute à cet égard.

Pour ce qui est, par exemple, de la folie pellagreuse que l'on a dit être caractérisée plus spécialement par un délire mélancolique religieux, avec penchant au suicide par submersion, j'ai constaté ce fait que toutes les formes de l'aliénation mentale se rencontrent dans la folie pellagreuse, si ce n'est qu'il y a, comme nous l'avons dit, prédominance de la forme mélancolique.

C'est ainsi que, parmi les pellagreux du grand hôpital de Milan, j'ai observé des maniaques avec délire général, agitation et fureur; des lypémaniaques à délire religieux, ou de persécutions avec ou sans penchant au suicide, des hallucinations d'un ou plusieurs sens. J'ai même constaté, dans le service de M. le docteur Verri, un cas remarquable de catalepsie, avec extase et somnambulisme, chez un jeune garçon nommé Corbetta (Jacob), âgé de quinze ans.

Ajoutons que la constatation de la pellagre dans le service de M. Verri, chez un certain nombre d'aliénés dont la folie étant consécutive à l'épilepsie ne pouvait l'être à la pellagre, prouvait tout au moins que la folie chez ces malades constituait bien une maladie essentielle et distincte de l'entité supposée.

Sans doute, chez les aliénés dits *pellagreux*, la forme mélancolique prédomine sensiblement sur la forme maniaque; mais ce fait est loin de leur être particulier, et, sous ce rapport, rien ne les distingue encore de tous les autres aliénés. La vérité est, en effet, que, dans les asiles du nord de l'Italie le nombre des mélancoliques l'emporte de beaucoup sur celui des maniaques.

J'ajoute que, dans le délire propre à ces deux formes d'aliénation, il n'y a absolument rien de spécial aux aliénés dits *pellagreux;* que la mélancolie pellagreuse, par exemple, ne s'accompagne pas plus souvent que la mélancolie ordinaire du penchant au suicide, et que ce penchant, quand il existe, n'est pas plus par submersion que par strangulation, ou par tout autre moyen, dans un cas que dans l'autre.

On a remarqué que la forme mélancolique de l'aliénation mentale se montrait de préférence chez les pellagreux provenant de localités humides, et la forme maniaque surtout chez ceux qui venaient de pays secs et salubres; mais ce fait est loin d'être particulier aux aliénés pellagreux, et ils l'ont de commun avec tous les autres aliénés.

Il existe entre les aliénés des deux provenances, dans le même asile, la même différence qu'entre la masse des aliénés de deux asiles situés, l'un au nord et dans un pays humide, tel que la Lombardie, et l'autre au midi, dans un pays sec, tel que la province de Naples.

Pour ne comparer que ces deux-là, par exemple, il est incontestable, que la forme mélancolique l'emporte de beaucoup plus sur la forme maniaque, à la Senavra de Milan, qu'à l'asile d'Aversa, près de Naples, et *vice versa.*

J'ai apprécié moi-même, dans ma visite des asiles d'aliénés italiens, d'incontestables différences sous ce rapport, à mesure que je remontais du midi vers le nord. A l'exception des établissements de Paris, où la folie, par un reflet de l'excitation qui en est la cause la plus ordinaire, revêt plus souvent qu'en province le caractère maniaque que le caractère mélancolique, les asiles français presentent les mêmes différences quant à la prédominance de la forme dépressive, suivant qu'ils sont situés au nord, au midi, à l'est ou à l'ouest.

La folie pellagreuse peut se lier à la paralysie générale, comme la folie ordinaire, et c'est sans doute sur des faits de ce genre que repose l'opinion émise par M. Baillarger sur l'analogie de la paralysie générale et de la paralysie dite : pellagreuse.

Nous montrerons ailleurs que rien n'était plus fondé, au point de vue des idées régnantes, que cette opinion.

Sur 580 aliénés qui composaient la population de la Senavra, à Milan, lorsque je visitai cet établissement pour la seconde fois, en 1858, un tiers avait été pellagreux et n'avait conservé de la pellagre que la folie. Or, cette folie, chez eux, n'avait rien de spécial, et on peut affirmer que rien ne distinguait ce tiers, sous le rapport de l'état mental, des deux autres tiers dans la même période de l'affection.

J'ai fait la même constatation dans les asiles San-Servolo et Saint-Jean-Saint-Paul, à Venise, ainsi qu'à l'hôpital Boniface, de Florence, et je ne puis, sous ce rapport, qu'en appeler au témoignage des honorables confrères qui dirigent cet établissement, et, en particulier, de MM. Castiglioni, à la Senavra; Berti et Vigna, à Venise; et Bini, à Florence.

Les caractères de la folie pellagreuse sont les mêmes que ceux de toutes les autres natures de folie. Sa terminaison, comme celle de toutes les autres, est plus ordinairement la démence avec dépression.

Au moment de ma visite au grand hôpital de Milan,

112 aliénés dits *pellagreux*, dans la période chronique de leur affection mentale, étaient désignés pour la Senavra.

Le plus grand nombre de ces aliénés étaient des déments plus ou moins déprimés et ne présentaient plus, de tous les symptômes de la pellagre, que l'aliénation mentale.

La démence, chez eux, était consécutive à toutes les formes connues de la folie, sauf, toutefois, la prédominance de la forme mélancolique.

Les aliénés dits *pellagreux*, dans les asiles, ne sont pas plus exposés que les autres aux accidents digestifs et aux autres affections intercurrentes. La pellagre ne reparaît pas plus chez eux qu'elle ne survient consécutivement à la folie, chez les autres aliénés.

La marche et la durée de la folie pellagreuse sont absolument les mêmes que celles de toutes les natures de folie, et son anatomie pathologique ne révèle aucune lésion qui lui soit spéciale et que l'on ne puisse rencontrer dans tous les autres cas.

De l'exposé qui précède, il résulte que la folie dite *pellagreuse* constitue une unité morbide qui n'a rien de spécial. En est-il de même de la paralysie dite *pellagreuse?* Cela, suivant moi, ne saurait être douteux, bien qu'il ne me soit pas donné d'en fournir une démonstration aussi complète que pour la folie.

Ma conviction est qu'en dehors des conditions spéciales où cette paralysie a été plus particulièrement signalée, on peut en observer des exemples, et que, dans ces cas, elle a les mêmes caractères et suit absolument la même marche que chez les pellagreux.

L'observât-on plus souvent, d'ailleurs, chez les malades qui ont eu l'érythème, que cela ne prouverait pas contre le principe de son existence propre que nous soutenons, du moment où nous n'avons jamais contesté que les accidents cutanés, digestifs et nerveux, tout en constituant des maladies distinctes, puissent provenir de la même cause et se manifester simultanément.

Il y a mieux; il ne nous répugne nullement d'admettre que, toutes choses égales d'ailleurs, les accidents nerveux ou digestifs aient d'autant plus chance de se produire que les accidents cutanés se seraient déjà produits, ce qui pourrait bien impliquer un degré d'intensité plus grande de la cause commune aux uns et aux autres.

Par les considérations dans lesquelles je viens d'entrer, je crois avoir suffisamment démontré que les trois ordres d'accidents, cutanés, digestifs et nerveux, assignés pour symptômes à l'entité dite *pellagre*, constituaient eux-mêmes des entités aussi distinctes.

Je crois avoir prouvé également qu'elles étaient, jusqu'à un certain point, aussi indépendantes les unes des autres, que pourraient l'être des maladies essentiellement différentes et telles, par exemple, qu'un rhumatisme articulaire, une pneumonie, une hémorrhagie cérébrale, survenant chez un même individu à des époques différentes, et qu'elles n'avaient rien de spécial qui les distinguât des mêmes entités observées dans toute autre condition.

Pour compléter la démonstration du principe de leur indépendance, il me suffit de rappeler que la cause déterminante de la dermatose, l'une de ces entités, celle même qui a été généralement considérée comme constituant le caractère pathognomonique de l'entité générale, est l'insolation, laquelle est toujours indépendante de la cause générale de la maladie, et que l'on peut toujours supposer le cas où tous les individus soumis à la cause générale de la maladie seraient soustraits à l'insolation, cause spéciale de l'érythème. Or, dans ce cas, il est évident que tous ces individus auraient la maladie, sauf l'érythème, son caractère essentiel, c'est-à-dire qu'ils auraient les accidents digestifs et nerveux; or, comme ces accidents n'ont absolument rien qui les distingue de ceux que l'on observe dans les conditions ordinaires, on se demande sur quoi se fonderait, dans l'espèce, le diagnostic? Faudrait-il admettre alors une pellagre sans érythème (*pellagra sine pellagra*), comme Sydenham avait admis des *variolæ sine variolis?* Ce serait évidemment abuser d'une explication admise pour quelques cas particuliers et exceptionnels, et, pour ces cas mêmes, trahissant le défaut du système, que de la généraliser à ce point. Il est bien plus naturel d'admettre que les trois ordres d'accidents constituent autant d'entités morbides distinctes ayant leur existence propre, leurs caractères, leur marche, leurs terminaisons, leur anatomie pathologique à elles, et que l'entité générale sous le chef de laquelle on les a rangés jusqu'ici n'existe pas, à proprement parler.

Mais, à défaut d'une telle entité, nous devons reconnaître qu'il est des états particuliers, des habitudes du corps disposant à des accidents cutanés, digestifs et nerveux, c'est-à-dire aux trois entités que l'on a jusqu'à présent considérées comme constituant des symptômes d'une seule et même espèce morbide. Ces états ont, en général, pour caractère commun, une débilitation générale dont les causes peuvent être très-diverses, et sur lesquelles nous aurons à nous étendre ailleurs.

Ils correspondent à ce que l'on a désigné sous le nom de *cachexie*, et jouent eux-mêmes, par rapport aux trois entités dont il s'agit, le rôle de cause.

Ici se présente une objection qui peut se formuler ainsi :

Les états que vous substituez à l'entité dite : *pellagre* ne constituent-ils pas eux-mêmes des entités pathologiques spéciales, et en plaçant sous leur dépendance les trois ordres d'accidents sus-mentionnés, n'en faites-vous pas, par cela seul, des symptômes desdites entités pathologiques; d'où il résulte que, par votre manière d'envisager la pellagre, vous ne faites que déplacer la difficulté et la faire porter sur une question de mots?

A la première partie de l'objection, nous répondrons que la distinction entre les maladies et les états ou dispositions répondant aux mots *cachexie* et *diathèse*, est admise par tous les nosologistes et repose sur une base réelle. Il est évident, en effet, que l'on ne peut confondre la disposition en vertu de laquelle des lésions peuvent se produire avec ces lésions elles-mêmes; ce serait confondre l'effet avec la cause. Qu'on nous permette de citer, par exemple, l'état puerpéral. Peut-on dire qu'il constitue une maladie, abstraction faite des maladies auxquelles il dispose?

Or, nous croyons qu'il en est ainsi des états auxquels se rapportent (comme se rapporte l'effet à la cause), suivant nous, les trois entités morbides que nous avons admises comme maladies distinctes, c'est-à-dire que, de même que l'état puerpéral dispose à des maladies telles que la manie, l'éclampsie, l'albuminurie, la phlébite utérine, l'infection purulente, les suppurations des veines du bassin, de même les états dont nous parlons disposent aux trois ordres d'accidents assignés jusqu'à ce jour pour symptômes à l'entité pellagre, et dont nous avons fait trois ordres d'entités morbides et distinctes.

Sans doute, de même que les maladies auxquelles dispose l'état puerpéral cité par nous tout à l'heure, sont considérées comme des maladies symptomatiques de ces états, par opposition à celles que l'on observe dans d'autres conditions, les maladies auxquelles disposent les états auxquels nous faisons allusion pour la pellagre sont symptomatiques de ces états.

Il y a lieu de considérer, en outre, que, non-seulement l'état général auquel se lie la pellagre, de même que l'état puerpéral, n'est pas une maladie, mais encore qu'en dehors des effets qu'il peut produire, mais qu'il ne produit pas nécessairement, il n'a, pour ainsi dire, qu'une existence virtuelle et ne constitue, à proprement parler, qu'une abstraction.

J'ajoute que, de même que l'éclampsie, la manie, l'albuminurie, qui ressortissent de l'état puerpéral, pour être les effets d'une cause identique, n'en constituent pas moins des maladies distinctes, de même aussi les trois ordres de maladies, cutanées, digestives et nerveuses, dont on avait fait les symptômes de l'entité dite *pellagre*, pour dépendre d'un même état et reconnaître la même cause générale, n'en constituent pas moins non plus des entités morbides distinctes.

De l'identité de cause de plusieurs maladies, en effet, on n'a pas le droit de conclure à l'unicité de ces maladies, à leur absorption en une seule.

Il importe, d'ailleurs, d'observer que les états dont il s'agit constituent beaucoup moins des causes de maladies qu'une disposition à en contracter. Cela est si vrai, qu'indépendamment de ladite disposition, les trois maladies dont nous parlons exigent souvent encore, pour se produire, l'action d'une cause déterminante, telle que l'insolation pour la dermatose, sans compter que les états auxquels elles se rapportent reconnaissent eux-mêmes des causes très-diverses sur lesquelles nous aurons à nous étendre ailleurs, et qui jouent vis-à-vis de ces maladies le rôle de causes indirectes. Or, la diversité des causes implique nécessairement une diversité d'effets qui contribue aussi à exclure l'existence de la maladie complexe à laquelle on avait voulu les rattacher comme symptômes.

Nous aurons à examiner ailleurs, également, si ces causes n'agissent pas dans quelques cas directement, c'est-à-dire si elles ne peuvent pas déterminer le développement de ces maladies sans produire l'état cachectique intermédiaire.

De tout ce qui précède, nous nous croyons autorisé à conclure :

1° Que l'existence d'une maladie caractérisée par trois ordres de symptômes, cutanés, digestifs et nerveux, est toute fictive et ne repose sur aucun fondement ;

2° Que les trois ordres d'accidents auxquels on a jusqu'ici assigné le caractère de symptômes d'une telle entité, constituent eux-mêmes des entités morbides distinctes ayant leur existence et leurs caractères propres ;

3° Qu'à défaut de la maladie connue sous le nom de *pellagre*, il existe des états de nature cachectique disposant aux susdites entités morbides, lesquels se lient à ces états, comme la manie, l'éclampsie, l'albuminurie, la phlébite utérine, etc., se lient à l'état puerpéral; comme le *delirium tremens*, la paralysie générale, les dyspepsies, la maladie de Bright, les dégénérescences du foie à l'alcoolisme ;

4° Que, d'après ces principes, le nom de *pellagre* doit être restreint à la seule des trois entités morbides ci-dessus désignées, à laquelle il s'applique réellement, je veux dire à la dermatose ;

5° Que, par suite de ces considérations, la pellagre, en tant que maladie cutanée, doit être l'objet d'une description spéciale, et, abstraction faite des deux autres entités morbides qui peuvent l'accompagner, et qui ne doivent entrer dans son histoire qu'à titre de complications ou de maladies connexes.

En terminant l'exposé de ce que je demande la permission d'appeler ma doctrine sur la nature de la pellagre, et qui est le fruit de plus de onze années de recherches et de méditations sur le sujet, je tiens à répéter ce que j'ai dit en commençant, à savoir que, si contraire qu'elle semble à des idées séculairement admises, elle me paraît expliquer naturellement tous les doutes et toutes les divergences.

J'ai lieu de penser, en effet, à en juger par certains signes, qu'elle est en rapport avec la tendance actuelle des esprits, tendance qu'il m'a semblé voir accuser dans quelques travaux récents, et notamment dans l'important ouvrage de M. Bouchard; dans le rapport de M. Hillairet [1] à la Société médicale des hôpitaux, sur un mémoire de M. Gintrac fils; dans la discussion à laquelle a donné lieu, au sein de la même société, la communication d'une observation de M. Archambault [2]. Mais, parmi les documents

[1] « Que l'on s'occupe donc d'abord de bien se fixer sur l'étiologie même, puis de savoir s'il y a une vraie similitude entre la pellagre endémique et la pellagre sporadique, si, parmi les faits de pellagre sporadique connus, tous appartiennent bien à cette maladie. Puis, ne serait-il pas bon de savoir s'il n'y aurait pas quelque comparaison à établir entre la pellagre vraie et les périodes ultimes de certaines maladies diathésiques, la phthisie, par exemple, et le cancer, qui se compliquent si fréquemment de diarrhées colliquatives, de désordres du côté, des centres nerveux et d'altérations diverses de la peau; entre la pellagre vraie et cette cachexie des aliénés.....; alors, on pourra songer à dire quelle est la nature de la pellagre, et certes, à ce moment, plus d'un observateur pensera à se demander, au préalable, si elle est bien une entité morbide. »

[2] « Après avoir lu l'histoire d'un malade de son service, M. Archambault croit devoir revenir sur les différentes circonstances de ce fait et

qui ont été publiés dans ces dernières années sur la pellagre, il n'en est pas où cette disposition des esprits se révèle plus véritablement que le rapport de M. le professeur Tardieu, au conseil d'hygiène. En déclarant, en effet, que les faits signalés par moi se rapportaient, suivant lui, à ces érythèmes des extrémités et à ces diarrhées cachectiques qui se montrent dans la période ultime des formes dépressives de la folie, démence, paralysie générale, stupidité lypémaniaque, ce savant médecin exprimait une opinion on ne peut plus juste et à laquelle il ne manquait, pour être l'expression *complète* de la vérité, et pour fournir toute la solution du problème, que d'être généralisée et appliquée à toutes les pellagres. Je dois ajouter que c'est en méditant profondément et avec toute la déférence due à son éminent auteur cette opinion, que j'ai été conduit à ma manière de voir actuelle, qui, je ne saurais en douter, ne tardera pas à être partagée par tous

rechercher si chacun des symptômes ne peut être isolément rapporté à telle circonstance hygiénique appréciable, au lieu de constituer, par sa réunion avec les autres phénomènes, un faisceau unique représentant une entité morbide particulière : la pellagre.

« Cette diarrhée incoërcible ne tient-elle pas aux mauvaises conditions d'hygiène où se trouvait le malade? L'érythème n'est-il pas le résultat simple et bien évident d'une insolation? Sa persistance ne peut-elle s'expliquer par l'état ichtyosique de la peau? Quant à la coloration bronzée générale, n'est-ce pas un fait vulgaire dans nombre de cachexies!

« Cet homme ne s'est jamais nourri de maïs; M. Archambault regrette d'autant plus de n'avoir pu le présenter à la Société, que plusieurs observateurs compétents, M. Gubler, les élèves de M. Landouzy ont vu le sujet, et sauf l'absence des symptômes cérébraux, l'ont considéré comme un type de pellagre.

« M. Moutard-Martin, qui a vu le malade un mois après l'invasion, ne pense pas qu'il y ait là véritablement pellagre; l'érythème a été une simple conséquence de l'insolation, sans qu'il soit besoin d'invoquer la moindre influence spécifique. »

ceux qui observeront les faits avec soin à ce point de vue, et en dehors de toute idée préconçue.

Le regrettable Guislain, exprimant en présence de ses élèves, à l'occasion d'un cas de son service, dans lequel il trouvait réunis tous les symptômes de la pellagre, l'hésitation qu'il éprouvait pourtant à rattacher ces symptômes à une telle entité, et réservant par suite son diagnostic, avait par cela seul une sorte de prescience de la vérité. J'en dirai autant de ceux de mes honorables confrères qui, m'envoyant leurs observations, me faisaient connaître leur hésitation à les rattacher à l'entité : pellagre, parce que, d'une part, l'érythème leur semblait être l'effet direct de l'insolation s'exerçant sur la peau des aliénés en état de marasme, et que de l'autre, il se montrait souvent à l'exclusion des autres symptômes qui, lorsqu'ils se manifestaient eux-mêmes, leur semblaient devoir être attribués à telle ou telle circonstance hygiénique, et, le plus souvent, à l'influence débilitante de l'aliénation mentale.

Bien que j'eusse timidement exprimé moi-même, dans ma note de l'*Académie de médecine*, en 1855, et dans mon mémoire des *Archives de médecine*, en 1858, l'opinion[1] que je formule aujourd'hui, mes convictions bien arrêtées ne datent que de l'époque où j'ai cru devoir les exprimer dans un paquet cacheté, dont l'Académie des sciences a bien voulu recevoir le dépôt le 13 octobre 1862.

Il suffit de confronter l'opinion que nous venons d'exposer avec toutes celles qui se sont produites à l'occasion de la pellagre, pour se convaincre qu'elle les concilie toutes

[1] Je crois savoir que cette opinion au moins, pour ce qui est de la pellagre des aliénés, est aussi celle d'un médecin qui fait justement autorité dans la science, je veux parler de M. Parchappe.

et rallie toutes les divergences. C'est ainsi, par exemple, que ceux qui ont nié l'existence de l'entité morbide : pellagre, dans les cas où elle ne leur semblait caractérisée que par un seul ordre de symptômes, étaient parfaitement fondés dans leur négation, et ne l'étaient pas moins en faisant de cet ordre de symptômes une entité distincte qu'ils rapportaient à telle ou telle autre circonstance hygiénique.

C'est ainsi encore que ceux qui la niaient dans les cas mêmes où les trois ordres de symptômes se trouvaient réunis, parce que ces trois ordres de symptômes leur semblaient être l'effet de telle ou telle autre circonstance, et indépendants, suivant eux, de l'entité admise, n'avaient pas moins raison.

C'est ainsi également que ceux qui, dans tous les cas, admettaient l'entité dont il s'agit, bien qu'ayant tort en réalité, étaient cependant on ne peut plus fondés dans leur opinion, au point de vue des idées qui avaient cours.

Il n'est pas même jusqu'à l'hypothèse étiologique du maïs qui ne se puisse concilier avec cette doctrine et ne devienne, par suite, admissible dans une certaine mesure, ainsi que nous l'établirons en temps et lieu.

Constatons, enfin, que la sanction de cette même doctrine se trouve implicitement exprimée dans le jugement porté récemment par l'Académie des sciences sur l'affection signalée par nous dans les asiles d'aliénés. En émettant, en effet, l'opinion qu'une telle affection, malgré l'identité de ses caractères avec ceux de la pellagre, ne lui paraît pas être la pellagre, elle ne pouvait proclamer d'une manière plus nette, plus positive, la déchéance de l'entité pathologique jusqu'à présent admise sous ce nom. Du moment où il est impossible de signaler entre la pellagre des asiles d'aliénés et toutes les autres pellagres connues, voire même la pellagre dite *endémique*, aucune différence, et je défie d'en citer une seule, la conclusion de l'une à l'autre est forcée.

Or, si la pellagre des asiles n'est pas une entité morbide, il ne peut en être que forcément ainsi de toutes les autres pellagres, ou *vice versa :* il n'y a pas de milieu. S'il en était autrement, on arriverait à cette conclusion inadmissible que deux affections, malgré l'identité de tous leurs caractères, peuvent être différentes.

La doctrine que nous venons d'exposer étant admise, on comprend qu'elle change complétement la base sur laquelle repose l'étude de la pellagre, qui devrait être considérée désormais pour toutes ses parties : 1° dans l'érythème qui la constitue à lui seul; 2° dans l'état général auquel il se lie.

TRAITÉ
DE LA PELLAGRE

CHAPITRE PREMIER.

DÉFINITION.

Au point de vue des idées qui ont eu cours jusqu'à présent, il était impossible de mieux définir la pellagre que ne l'a fait M. Bouchard en ces termes :

« La pellagre est une maladie générale, chronique, à exacerbations vernales, caractérisée plus particulièrement par des désordres très-variés du tube digestif et de l'axe cérébro-spinal, et amenant, sous l'influence de l'insolation, des érythèmes limités aux parties frappées directement par les rayons solaires. »

Cette définition, résumant parfaitement tous les caractères de l'entité pathologique admise, ne pouvait mieux satisfaire évidemment à cette condition essentielle d'une bonne définition, de contenir toutes les propriétés de la chose définie ; et c'est pour cette raison que nous avons cru pouvoir la prendre pour type de toutes les définitions faites au même point de vue ; mais, comme elle repose tout entière sur le principe évidemment erroné de l'existence de la pellagre comme maladie générale, il en résulte que, comme toutes les définitions reposant sur le même principe, elle doit être abandonnée.

Or, d'après les considérations dans lesquelles nous venons d'entrer, nous nous croyons fondé à lui substituer la suivante :

La pellagre est une affection exclusivement caractérisée par des érythèmes, survenant le plus ordinairement au printemps, sous l'influence de l'insolation, limités aux parties frappées directement par les rayons solaires, s'accompagnant fréquemment de désordres variés du tube digestif et du système nerveux avec lesquels ils peuvent alterner, et presque toujours liés, comme ces derniers, à un état général de nature cachectique.

D'après cette définition, la pellagre serait une affection toute locale, bien qu'ordinairement liée à un état général, dont le caractère essentiel consisterait dans l'altération de la peau, et vis-à-vis de laquelle les désordres du tube digestif et du système nerveux, au lieu de constituer avec elle des symptômes d'une maladie générale, joueraient le rôle de complications.

La pellagre ainsi définie implique : d'une part, l'existence d'un érythème dû à l'influence de l'action solaire, et, de l'autre, une altération de la nutrition, latente ou effective, suivant la période où on l'observe, dont le propre est de disposer la peau, l'appareil digestif et le système nerveux, à subir les altérations que l'on avait considérées jusqu'à présent comme constituant les symptômes d'une maladie générale sous le chef : pellagre.

Cette même définition substitue, comme on le voit, à la notion d'une telle maladie, celle d'un état général disposant à trois ordres d'accidents.

Ajoutons enfin, comme dernier trait qui la caractérise, qu'elle se trouve être en rapport avec l'étymologie qui fait dériver la pellagre des mots latins : *pellis ægra*.

CHAPITRE II.

HISTORIQUE ET BIBLIOGRAPHIE.

L'histoire scientifique de la pellagre peut se diviser en quatre périodes.

La première, antérieure à Casal, et s'étendant jusqu'à l'année 1730, époque vers laquelle ce médecin, qui exerçait alors à Oviédo (Asturies), rencontra pour la première fois, parmi les habitants pauvres des environs de cette ville, l'affection qu'il désigna sous le nom de *mal de la rosa,* nom, du reste, qui lui était donné par les paysans asturiens.

La deuxième s'étend de cette année 1730 à l'année 1829 dans laquelle Hameau signala, en France, l'existence de la maladie.

La troisième s'étend de l'année 1829 à l'année 1855, date de nos propres observations dans les asiles d'aliénés, suivies, quatre ans après, de celles de M. Landouzy.

La quatrième et dernière, s'étend de l'année 1855 jusqu'à nos jours.

Première période ou période antérieure à Casal (1730).

Bien que les premières observations de la pellagre ne datent que de Casal, il ne saurait être douteux que cette affection ait existé antérieurement, et même qu'elle remonte à l'origine du monde.

Du moment, en effet, où elle est considérée comme un effet de l'insolation, s'exerçant sur le corps affaibli par la misère ou par d'autres causes, il est impossible d'assigner à cet effet constant de causes constantes d'autre date que celle du jour où l'influence solaire a commencé à s'exercer, et où la misère et d'autres causes débilitantes sont venues disposer le corps de l'homme à la subir. Ce qui revient à dire que, l'insolation et la misère ayant été de tous les temps, il en est ainsi de la pellagre.

Il est probable que, jusqu'à Casal, aucun observateur n'avait confondu la dermatôse, effet de l'insolation, et l'état général produit par la misère, dans une même expression pathologique, et n'avait fait de l'une et de l'autre une seule et même entité morbide, une seule et même maladie.

D'après les considérations dans lesquelles nous sommes entré dans l'introduction à cette étude, et sur lesquelles repose tout l'édifice que nous nous efforçons d'élever, il est évident que les anciens, en considérant les altérations de la peau, abstraction faite de l'état général qui l'accompagne d'ordinaire dans les conditions où l'une et l'autre s'observaient, étaient parfaitement dans le vrai, et avaient été bien mieux servis par leur bon sens qu'on ne l'a été depuis par l'idée préconçue qui a si longtemps prévalu.

Nous n'avons fait nous-même, en formulant le principe de la non-existence de la pellagre comme maladie caractérisée par les trois ordres d'accidents qu'on lui avait assignés pour symptômes, que rebrousser en quelque sorte le chemin de la science, et que revenir, à proprement parler, au point de départ.

Deuxième période (de l'année 1730 à l'année 1829).

Bien que dans son précieux ouvrage publié en 1762[1], c'est-à-dire trente-deux ans après ses premières observations, Casal ait, en quelque sorte, déposé le germe de l'erreur qui a fait du mal de la rosa et des autres effets de la misère une seule et même maladie, il est impossible de méconnaître l'importance de cet ouvrage, et l'on peut dire même qu'il ouvre, en quelque sorte, l'ère scientifique de l'histoire de la pellagre.

Une ordonnance de 1578, citée par quelques médecins italiens, et, entr'autres par Frapolli, et relative à l'admission au grand hôpital de Milan de malades atteints de la pellarella, consacre bien le fait de l'ancienneté de la maladie, ancienneté que, d'après ce que nous avons dit tout à l'heure, il paraît puéril de discuter.

Mais, il est évident qu'elle ne saurait constituer une notion scientifique véritable, dont l'honneur revient sans conteste à Casal.

Quelle que fût l'importance des travaux de ce médecin,

1 Historia natural y medica de el principado de Asturial, obra posthuma del dottor D. Gaspard Casal, medico de Sa Majestad. 1 vol. pet. in-4°, Madrid, 1762.

ils étaient restés à peu près ignorés hors de l'Espagne, lorsque Thiéry qui, ayant suivi en qualité de médecin l'ambassadeur du roi au delà des Pyrénées, avait eu occasion d'y connaître Casal, et de puiser dans ses entretiens et dans ses ouvrages la notion du mal des Asturies, appela, pour la première fois, l'attention en France sur ce mal dans une notice publiée d'abord en 1755, dans le journal de Vandermonde, puis, plus tard, dans un livre (1791). Presqu'à la même époque (1786), un voyageur anglais, le docteur Towsend, avait consigné dans une publication traduite de l'anglais par Pictet Mallet, de Genève, sur la deuxième édition (1809), quelques renseignements recueillis par lui sur le mal de la rosa, auprès des docteurs Antoine Durand et Francisco Nota, médecins de l'hôpital d'Oviédo.

Ajoutons que les extraits presque textuels des manuscrits de Casal qui, de l'aveu même de Thiéry, forment la base de sa relation, furent communiqués à la Faculté de Paris par son doyen Chomel, à qui l'auteur les avait transmis.

A part : la *Nosologie méthodique* de Sauvages, dans laquelle la pellagre entre dans la classe des cachexies, comme espèce du genre lèpre, sous le nom de *lepra asturiensis*, c'est en vain qu'on chercherait aucune mention dans la science française de la maladie nouvelle jusqu'à l'année 1798, époque à laquelle Thouvenel, médecin français, retiré en Italie, où il est beaucoup plus connu qu'en France, publia un livre dans lequel il signala, le premier, l'analogie frappante du mal de la rosa et de la pellagre italienne.

Sans doute, les observations de la maladie étaient de beaucoup antérieures, en Italie, au livre de Thouvenel;

mais, nul n'y soupçonnait son identité avec le mal de la rosa, et c'est certainement à Thouvenel, à un Français, qu'appartient l'honneur d'avoir, sous ce rapport, donné l'éveil aux médecins italiens.

Abstraction faite de tout rapport avec le mal qui ravageait les Asturies, la pellagre était connue depuis longtemps en Italie, mais, sans avoir cependant spécialement appelé l'attention des médecins, bien que le peuple des campagnes lui donnât déjà différents noms.

C'est à l'année 1755, à peu près à l'époque où Thiéry publiait sa première notice dans le journal de Vandermonde, d'après l'ouvrage de Casal, que remontent les premières notions scientifiques sur la maladie, et c'est à Antonio Pujati que revient l'honneur d'en avoir écrit en quelque sorte le premier mot. Ayant observé, d'abord, la maladie dans le district de Feltre (États de Venise), il la fit connaître ensuite, et la décrivit dans ses cours, lorsque plus tard il fut professeur à l'université de Padoue. Toutefois, il n'a laissé aucune notice sur cette affection, qu'il considérait comme une forme de scorbut particulière à la région dans laquelle il l'observait, et à laquelle il donna le nom de *scorbut alpin*. C'est un de ses élèves, Jacopo Odoardi, qui publia plus tard ses idées (en 1776).

Antonio Pujati avait été devancé de quelques années, dans ses premières observations, par Antonio Terzaghi, qui avait vu la maladie à Sesto Calende, à l'extrémité du lac Majeur, et beaucoup plus tôt, paraît-il, par des médecins du Cremasco et du Cremonais, où elle faisait des ravages.

Gaëtano Pujati, fils d'Antonio, reconnut que la maladie avait été observée, presque à la même époque que par son père, par Nascimbeni, dans le Frioul vénitien.

Le premier écrit qui parut en Italie, sur la matière, date

de 1771, et il est dû à Francesco Frapolli, médecin du grand hôpital de Milan. On y voit, pour la première fois, la maladie désignée sous le nom de *pellagra*, que lui donnaient les paysans lombards.

Quatre ans après Frapolli, Francesco Zanetti publiait les observations qu'il avait recueillies, quelques années auparavant, à Canobio, sur le lac Majeur.

A partir de cette époque, on peut dire que l'impulsion était donnée, et l'on vit paraître successivement la première notice d'Odoardi sur la maladie dans les États de Venise; les travaux de Gherardini, en 1780; d'Albera de Varèse, en 1781; de Widemar, en 1784; de Gaëtano Strambio, en 1786.

En même temps que la pellagre attirait dans toute la Lombardie l'attention des médecins, elle éveillait la sollicitude du gouvernement, et l'on en trouve la preuve dans l'initiative que prit, dès 1781, la Société patriotique de Milan, en fondant un prix considérable pour l'époque et en adressant le programme de ce prix à tous les médecins de la campagne, et dans la création qui fut faite en 1784, par les ordres de l'empereur Joseph II, sur l'avis du grand conseil du duché de Milan, d'un hôpital spécial pour soixante pellagreux à Legnago, petite ville située à six lieues nord-ouest de la capitale, sur l'Olona, hôpital dont la direction fut confiée à un savant illustre dans l'histoire de la pellagre, Strambio. On sait combien ce médecin, par les précieuses observations qu'il y recueillit, a fait fructifier pour la science cette institution qui, malheureusement, fut supprimée après quatre années d'existence.

Déjà, à cette époque, la connaissance de la maladie commençait à se répandre au delà des Alpes, et l'on voit deux jeunes médecins de l'université de Leyde, W. Jausen et Hollen Hagen, après un voyage en Italie, voyage dans lequel ils avaient étudié la pellagre et recueilli les leçons de Mercati, de J. P. Frank, Strambio et autres, consigner le résultat de leurs observations et de leurs études, le premier, dans sa *Dissertation inaugurale*, en 1787, et le second, dans la thèse de Vander Heuvell de Mittau, à qui il les avait communiquées. Parmi les médecins allemands qui se sont occupés de la pellagre vers cette époque, on cite encore le professeur Constanzio Titius, de Wittemberg, Kapp, de Leipsick (1789), Juncker (1790). Mais, bien que le premier ait publié les observations faites par lui dans les hôpitaux de Milan et de Pavie, ce sont surtout les idées de Strambio, professées par J. P. Frank, dont il était l'élève et l'ami, qu'il a exprimées dans son opuscule, et les deux autres n'en ont certainement parlé que par ouï dire.

Jusqu'à l'époque dont nous parlons, le scorbut alpin et la pellagre étaient considérés comme deux maladies différentes, bien qu'ayant entre elles des analogies, et c'est aux travaux de Fanzago qu'il appartenait de démontrer leur identité.

Ce ne fut pas, toutefois, sans soulever dans l'Université une opposition très-vive, qui paraît être décidément dans les destinées de la pellagre, si l'on se reporte, en effet, à la controverse soulevée plus tard par l'hypothèse étiologique du maïs, et surtout à l'opposition, vraiment incroyable aujourd'hui que le fait est admis par tout le monde, qu'ont rencontrée nos premières communications sur la pellagre dans les asiles d'aliénés.

Qu'il nous soit permis, à cette occasion, d'opérer entre la situation de Fanzago et la nôtre un rapprochement que nous pardonneront ceux qui ont bien voulu nous suivre dans notre lutte contre nos opposants.

Lorsqu'après avoir observé la pellagre à Pavie et à Milan, comme nous l'avons observée nous-même au grand hôpital de cette dernière ville, en 1846, sous les auspices du docteur Calderini, Fanzago vint en 1789 à l'université de Padoue, dont il devait être plus tard professeur, il fut fort étonné de retrouver dans les salles de l'hôpital la pellagre dans l'affection qui y était désignée sous le nom de scorbut alpin. Le premier mémoire qu'il publia, et qui repose sur seize observations recueillies à l'hôpital Saint-François, souleva, nous l'avons dit, une véritable tempête dans l'université et donna lieu, comme le mémoire que nous avons adressé à l'Académie de médecine en 1855, et qui reposait sur cinquante-quatre observations, à une controverse longue et ardente, qui ne céda plus tard, comme pour nous, qu'à l'évidence des faits.

Il est vrai que, de même que nous avons été encouragés dans notre lutte par M. Landouzy d'abord, par M. G. Hameau, fils du vénérable Hameau, dont nous parlerons tout à l'heure, par MM. Bouchard, Pain et Labitte, Falret, Voisin, Baillarger, Moreau (de Tours), Daviers, etc., et par tous les médecins enfin qui, répondant chaque année à notre appel, sont venus vérifier *de visu* l'exactitude de nos observations, Fanzago fut soutenu dans la sienne par J. P. Frank, Widemar, Sartogo, Paul Della Bona, et plusieurs autres auxiliaires, et finit par faire prévaloir son opinion sur l'identité des maladies lombarde et vénitienne, comme nous avons fini nous-même par faire admettre l'identité de la pellagre des asiles d'aliénés et de toutes les pellagres connues, mais sans avoir eu besoin, comme nous, de jeter finalement à ses adversaires un défi scientifique resté sans réponse.

A dater de cette époque, la maladie est définitivement

entrée dans le domaine de la science sous son véritable nom de pellagre; et, de même qu'en France, depuis les observations de M. Landouzy et les nôtres, on a vu la notion du mal se répandre et la maladie apparaître plus fréquente à mesure qu'elle était plus connue, on s'est bientôt aperçu que la pellagre était beaucoup plus répandue qu'on ne le croyait, et qu'elle régnait dans presque toutes les provinces de la Lombardie, de la Vénétie, et même au delà. C'est ainsi que Facheris la signala dans la province de Bergame, Sabatti aux environs de Brescia, Mazzanelli dans le Tyrol, Allionni, Buniva, Moris, Boerio, etc., dans plusieurs provinces du Piémont, et particulièrement dans la province d'Ivrée, Guerreschi, Bellota, dans le duché de Parme.

Déjà elle avait été signalée et étudiée en Toscane par Chiarugi, en 1780, et par Farini, dans la Romagne.

Si, à l'époque de l'histoire de la pellagre à laquelle nous sommes arrivé, nous jetons un regard rétrospectif sur l'évolution qu'a subie la notion scientifique du mal pellagreux depuis Casal, nous la voyons naître, d'abord, et formuler pour la première fois par Casal sous le nom de mal de la rose, nous la voyons ensuite se développer en Vénétie sous les noms différents de pellagre et de scorbut alpin; et, enfin, nous assistons à un travail synthétique qui a pour résultat final la reconnaissance du principe de l'identité du mal de la rose, du scorbut alpin et de la pellagre. A partir de cette époque, la maladie qui avait reçu les noms divers de pella-rella, de pellarina, de mal del padrone, de mal della miseria, de mal del sol, salso, salcedine, lepra lombardica, scottatura di sole, calora del fegato, mal de la spienza, lepra asturiensis, etc., conserva, d'un commun accord, celui de pellagre, qui parut devoir lui rester définitivement. A partir de cette époque aussi, la maladie fut, de la part de nos confrères italiens, l'objet des études les plus sérieuses, ainsi qu'on en peut juger par l'ensemble des travaux auxquels elle a donné lieu, et dont nous donnons ci-après l'énumération.

1755. Thierry Giacopo. — Description d'une maladie appelée le mal de la Rosa, *nel* Recueil d'observations de médecine, de chirurgie et de pharmacie. Janvier 1755, Paris. — Scrisse questo trattato mentre trovarati in Ispagna presso il duca de Duras, ambasciatore di Francia.

1771. Frapolli Francesco. — Animadversiones in morbum vulgo Pellagra. — Mediolani, 1771.

1776. Odoardi Jacopo. — Medico fisico della citta di Bellund. Di una specie particolare di scorbuto : Dissertazione recitata nell' academia di Belluno, il 18 juglio 1776. Venezia, 1776. — Se ne legge un trasunto nella « Raccolta degli opusculi scelti sulle scienze e sulle arti. » — Tom. V, Milano, 1780.

1778. Zanetti Francesco. — Dissertatio de morbo vulgo Pellagra. Nell opera : « Nova acta Physico-medica, Academiæ naturæ curiosorum. » — Tom. VI. Novimb. 1778.

1779. Alberti. — Theses de Pellagra (in occasione di laurea sotto la direzione del prof. Borsieri nell' universita di Pavia).

1780. Gherardini Nichele. — Descrizione della Pellagra. — Milano, 1780.

1781. Albera, Gio. Maria. — Trattato teorico-pratico della malattia dell' *insolato di primavera*, vulgarmente detta Pellagra. — Varèse, 1781.

1736 à 1789. Strambio Gaetano. — De Pellagra. Observationes, quas in regio pellagrosorum nosocomio collegit doct. Cajetanus Strambio. — Mediolani, 3 vol. dal 1786 al 1789.

1787. Jansen Francesco Zaverio. — De Pellagra, morbo in Mediolanensi ducatu Endemio. Lugdun. Batav. 1787. E riportata l'operetta anche nell'. « Delectus opuscul. med. » di G. P. Frank. — Tom. IX, page 235. 1790.

1788. De epidemicis et contagiosis morbis, Acroasis. — Neapoli, 1788 (visi Annunzia la comparsa della pellagra anche nel Modonese).

1789. Fanzago dottor Francesco Luigi. — Memoria sopra la Pellagra del territorio Padovano. — Padova 1789. — Si trova anche nelle « Memoriæ dell' Academia de Scienze, Lettere, ed Arti di Padova. » Di detto anno.

1790. Widemar Giovanni. — De quadam impetiginis specie vulgo pellagra nuncupata, disquisitio. — Mediolani, 1790.

1791. Sartogo Pietro — Sulla memoria del dottor Fanzago intorno alla Pellagra. Articolo inscrito negli. « Aneddoti Patrii. » — Tome XXIII. 1791.

1791. Dalla Bona. — Discorso comparativo sopra la Pellagra, l'elefantiasi di Greci o lepra degli Arabi, e lo scorbuto. — Venezia, 1791.

1791. Soler Luigi. — Osservazioni teorico-pratiche che formano la storia esatta di una particolare malattia. — Venezia, 1791.

1792. Fanzago Francisco Luigi. — Parallelli fra la Pellagra ed altre malattie che più le assomigliano. — Padova, 1792.

1792. Cerri Giuseppe. — Lettera sulla Pellagra al G. P. Frank, nel « Nuovo Giornale della più recente litteratura. » — Milano, 1792. Fascicoli di marzo e ottobre.

1794. Strambio Gaetano. — Due dissertazioni sulla Pellagra. — Milano, 1794.

1794. Careno Luigi. — Tentamen de morbo Pellagra Vindobonæ observato. — Vindobonæ, 1794.

1794. Terzaghi Antonio. — Lettera al G. P. Frank edita poi da Giuseppe Frank, figlio, nella sua opera. « Prax. med. univ. præcepta. » — Vol. III, sect. 2.

1795. Villa G. — Sulla Pellagra dell agro Lodigiano nel « Giornale fisico-medico » del profes. Brugnatelli. — Tom. IV, 1795. Pavia.

1795. Comini Michele. — Lettera sulla Pellagra del Trentino nel « Giornale per servire alla storia ragionata della medicina. » — Tom. X, page 131.

1795. ALLIONI CARLO. — Ragionamento sopra la Pellagra, colla risposta al dottor Gaëtano Strambio. — Torino, 1795, e nel « conspectu præsentanæ morborum conditionis. » Torini, 1793.

1804. FACHERIS GIACOMO. — Delle malattie del dipartemento del serio, al capitolo Pellagra. — Bergamo, 1804.

1804. CERRI GIUSEPPE. — Lettera al cittad Giuseppe Brambillo in risposta ad alcuni quesiti sulla Pellagra, nelle « Effemeridi fisico-mediche. » Milano, 1804.

1805. BUNIVA. — Della Pellagra, negli « Actes de l'Académie des sciences de Turin. » — Tom. III, 1805, e nei successivi atti dal 1808 al 1809.

1805. CERRI GIUSEPPE. — Lettera seconda al prof. Rezzia, in risposta ad alcuni quesiti sulla pellagra, nelle « Effemeridi fisico-mediche di Milano. » — 1805.

1805. MARABELLI. — Della Pellagra, nella sua « Biblioteca di Campagna. » — 1806.

1807. CERRI GIUSEPPE. — Trattato della pellagra malattia che domina fra le popolazioni di Campagna del regno d'Italia. — Milano, 1807.

1807. FANZAGO FRANCISCO LUIGI. — Delle cause della Pellegra. — Memoria letta all Academia di Padova. Nel vol. V delle memorie di Quella

1807. GHIRLANDE GASPARE. — Lettera al dott. Giuseppe Cerri intorno alla Pellagra dominante nel Trevisano. Nell' opera del Cerri lattato della Pellagra.

1808. GRIVA TOMASO DOMINICO. — De Pellagra dissertatio. — Torini, 1808.

1810. MARZARI GIOVANNI BATTISTA. — Saggio medico-politico sulla Pellagra e Scorbuto. — Venezia, 1810.

1811. CERRI GIUSEPPE. — Osservazioni intorno al Saggio del Marzari, sulla Pellagra. — Milano, 1811.

1812. MARZARI GIO-BATTISTA. — Lettera al dott. Thiene, di Vicenza, sulla Pellagra. — Treviso, 1812.

1813. ERCOLE GIGLI. — Relazione inedita.

1814. TOMMAZINI GIACOMO. — Relazione sulla Pellagra, nella « Gazetta di Parma. » — Settembre 1814.

1814. Chiarugi Vincenzo. — Saggio di richerche sulla Pellagra. — Firenze, 1814.

1814. Guerreschi. — Osservazioni sulla Pellagra, nel vol. XIV « degli Atti della societa medico-chirurgica di Parma. »

1814. Farini. — Memoriæ della societa medico-chirurgica di Bologna. — Vol. II, fascicolo X.

1814. Littera del secretario Aldobrandini, del 22 giugno 1814.

1815. Marzari Gio-Battista. — Della Pellagra e della muniera di estirparla. — Venezia, 1815.

1815. Ruggeri Gaetano. — Riflessioni intorno alla memoria del Marzari scritte per invito Dello Ateneo Veneto, Padova, e nel « Giornale di medicina-pratica » di Biera. — Tom. VIII, page 106.

1815. Fanzago Francesco Luigi. — Memoria sulla Pellagra divisa in due parti. — Padova, 1815.

1815. Pierrotti. — Appunti inediti sulla Pellagra desunti da diversi ammalati ricevuti nello spedale di Modigliano. Communicati in fretta al prof. Chiaruggi.

1816. Cerri Giuseppe. — Lettera sulla Pellagra, negli « Annali universali di medicina » del dott. Omodei. — 1816 e 1817.

1816. Fanzago, Francesco Luigi. — Istruzione catechistica sulla Pellagra scritta per ordine del governo di Venezia. — 1816.

1817. Belotti. — Congetture sulla cagione efficiente della Pellagra. Piacenza, 1817. — Negli « Annali universali di medicina » del dott. Omodei, aprile 1818.

1817. Boerio A. — Storia della Pellagra nel Canavese. — Torino, 1817.

1817. Alghieri G. — Trasunto d'una dissertazione del dott. Moro, sulla Pellagra. Nelle « Memoriæ dell' Academia d'agricultura di Verona. » — Tome III, page 221.

1817. Calori. — Dell' origine della Pellagra.

1817. Amoretti (cav.) — Istruzione sulle palate. — Milano, 1817.

1818. Mandruzzato. — Osservazioni anatomico-patologiche raccolte negli anni 1815, 1816, nel « Nuovi Commentari di medicina e chirurgia. » — Padova, 1815.

1818. MANDRUZZATO. — Congetture sulla causa efficiente della Pellagra, nel « Annali universali di medicina » del dott. Omodei. — Aprile 1818.

1818. ZECCHINELLI, GIO MARIA. — Alcune riflessioni sanitario-politiche sulla Pellagra. — Padova, 1818 : e negli « Annali universali di medicina » del dott. Omodei. — Décembre 1818.

1818 RUGGERI CESARE. — Nella sua traduzione del « Dizionario chirurgico » all' articolo : Risipela periodica. — Venezia, 1818.

1818. MORIS GIUSEPPE, di Orbassano. — Dissertatio de Pellagra augusta Torinorum, 1818 : negli « Annali universali di medicina del dott. Omodei. — 1819.

1819. CERRI. — Littera sesta interno alla Pellagra, 20 juglio 1819, diretta al dott. Amodei. Negli « Annali universali di medicina. — Agosto 1819.

1820. CERIOLI GASPARE. — De morbis qui in Cremonensi provincia ab anno 1808 à 1818 viguere commentarium. « Annali universali di medicina. » — Jennajo 1820.

1822. STRAMBIO GAETANO. — Lettere ad un suo amico sulla Pellagra. — Milano, 1822.

1822. STOFFELLA P. — Dissertatio de morbo nuncupato Pellagra. — Vindobonæ, 1822 ; e nel Delectus opusculorum di G. Frank. — Tome II.

1823. CERRI. — Lettera intorno alla Pellagra. « Annali universali di medicina » del dott. Omodei, vol. XXX. — Jennajo 1823.

1824. ZARLA app. — De Pellagra dissertatio. — Pavia, 1823.

1824. De ROLANDIS. — Della Pellagra, nel « Repertorio medico-chirurgico di Torino, » del 1824.

1824. STRAMBIO GIOVANNI. — Cagioni, natura e sede della Pellagra desunte dai libri di Gaetano Strambio, e dai principii della dottrina broussaisiana. — Milano, 1824.

1824. CERRI ALBERICO. — Causa è rimedio della Pellagra. — Nella Biblioteca Italiana, settembre 1824.

1824. GRIVA TOMMATO DOMENICO. — Osservazioni teorico-pratiche sulla Pellagra. — Torino, 1824.

1825. Fontana Nicola. — Nuove indagini sopra l'indole consagiosa della Pellagra, nel « Repertorio medico-chirurgico di Torino. » — Agosto 1825.

1825. Frank Guiseppe. — Nella grand' opera : « Prax. med. univ. præcepta, » all' articolo de Pellagra, lib. III, page 206 del l'edizione di Torino.

1826. Sette Vincenzo. — Lettera al dott. Gio Strambio, nel « Giornale critico di medicina analitica, » vol. IV, fasc. vi.

1826. Bazzanti. — Storia della Pellagra del commune di modiglana.

1827. Liberali, Sebastiano. — Sulla conditione flogistica della mania pellagrosa. Lettera al prof. Brera. « Annali universali di medicina, » del dottor Omodei.

1828. — De Rolandis. — Cenni medico-statistici della provincia d'Asti. — Asti, 1828.

Le mouvement scientifique relatif à la Pellagre se résume pour l'Allemagne, dans les ouvrages suivants :

1792. Titius Costanzo. Oratio de Pellagræ morbi inter insubriæ austriacæ agricolas grassantis pathologia. — Wurtembergaï, 1792. Inscritaben aneo nel tom. XII del « delusus opusculorum med. » di G. P. Frank.

1795. — Frank Luigi. — Bemerkungen neber die starkende kraft Warmer Bader in Pellagra. Inder « Salzb. med. chirg. zeitung, » t. II, page 70.

1801. Sprengel Curzio. — Nel suo manuale di Patologia. — Pesth, 1801. Tom. III.

1807. Schlegel Theophilus. — Briefe ciniger sterzte in Italien neber das Pellagra, uebersertz von doct Schlegel. « Materialien fur die sta atsarzeneywissenschapt, und pratischen Heilkund. » — Iena, 1807.

1814. Sprengel Curzio. — Institutiones pathologiæ specialis.

Pour l'Angleterre, dans les ouvrages qui suivent :

1787. Towsend. — Voyage en Espagne fait dans les années 1786 et 1787. Cet ouvrage a été traduit en français par le Dr Pictet-Mallet de Genève sur la 2e édition, en 1809.

1817. HOLLAND, HENRI. — On the Pellagra of Lombardi. Nelle « Medico-chirurgic transactions, » Tome VIII. — Londres, 1817.

Pour la Hollande :

1787. Thèse de Janson. — Leyde.
Thèse de Vander Henvelle, concernant les observations de Hollen Haguen.

Pour la Russie :

1774. REISE dusch Russland. — Pétersburg.

Je n'ai pas besoin d'ajouter que les auteurs de ces quatre nations ne parlaient de la pellagre, dans leurs ouvrages, que sur la foi d'autrui, ou sur des observations recueillies en Italie et en Espagne, n'ayant eu aucune occasion d'en recueillir dans leur patrie même.

Parmi les autres pays, nous n'en connaissons aucun qui ait pris part au mouvement scientifique relativement à la pellagre, à l'exception de la France, dont il nous reste à parler.

Nous avons dit plus haut que c'est Thiéry qui, le premier, a parlé en France du mal de la rose; que Sauvages l'avait, d'après lui, fait entrer dans sa Nosologie sous le nom de lèpre des Asturies, et qu'un médecin français, nommé Thouvenel, avait eu l'honneur d'appeler l'attention des médecins italiens sur l'analogie du mal de la rose et de la pellagre italienne. Il nous reste à faire connaître le mouvement scientifique auquel a donné lieu la pellagre dans notre pays, après les trois médecins que nous venons de nommer.

De 1798, année dans laquelle Thouvenel publia, au delà

des Alpes, son livre sur le climat de l'Italie jusqu'à l'année 1829, ce mouvement scientifique se résume :

1° Dans un travail présenté par Levacher de la Feutrie à la Société médicale d'émulation sur la pellagre, que l'auteur avait observée en Lombardie en 1787. Ce travail constitue beaucoup moins un exposé des observations personnelles de l'auteur, qu'une discussion et qu'une critique assez souvent fondée, des opinions qui avaient cours en Italie.

2° Dans quelques articles de Dictionnaire, et particulièrement dans ceux de Jourdan et de M. Rayer, qui sont remplis des plus judicieuses remarques, si l'on a égard, surtout, à l'époque où ils ont paru.

3° Dans quelques notes insérées dans divers traités de maladies de la peau, mais dont aucune ne mérite d'être mentionnée.

Ajoutons, pour compléter ce tableau de l'état de la science jusqu'à Hameau, que plusieurs des médecins attachés à l'armée française pendant les campagnes d'Italie eurent occasion d'étudier la pellagre, mais qu'aucun d'eux n'a publié le résultat de ses observations. Enregistrons, toutefois, avec toute la réserve que commandent aujourd'hui les nouvelles notions de la maladie en France, ce fait que quelques soldats français contractèrent, dit-on, alors la maladie, et que deux d'entre eux furent observés à Paris, l'un dans le service d'Husson, à l'Hôtel-Dieu, et l'autre à l'hôpital Saint-Louis, dans le service d'Alibert.

Troisième période (de l'année 1829 à l'année 1854.)

L'immunité dont semblait jouir la France, sous le rapport de la pellagre, explique suffisamment le peu d'intérêt que devaient offrir les publications qui y avaient trait. Il appartenait à un modeste praticien de la Teste de Buch, de démontrer que cette immunité était illusoire, et de rendre à son pays l'éminent service de lui ouvrir les yeux, et de lui signaler l'existence du fléau, pour le mettre à même d'y remédier dans la mesure du possible. Ce praticien, dont le nom ne saurait être prononcé avec trop de respect, et que porte d'ailleurs si dignement son fils, est le vénérable Hameau.

Ce médecin observait depuis 1818 déjà, dans le rayon de sa clientèle, qui s'étendait jusque dans le bassin d'Arcachon et dans les Landes, une maladie à laquelle il n'osait donner un nom. Mais ce ne fut qu'en 1829, devant la Société royale de médecine de Bordeaux, qu'il la signala dans une note dont je reproduis ici les premiers mots :

« Une maladie de la peau, que je crois peu connue, et « qui est des plus graves, menace d'attaquer la population « du pays que j'habite. Je veux seulement en exposer les « principaux symptômes, pour savoir si elle aurait été « observée par quelqu'autre médecin, et, par ce moyen, « me mettre à même de porter des secours efficaces à « ceux qui ont le malheur d'en être atteints. »

Cette communication du docteur Hameau n'avait pas encore eu de retentissement hors du département de la Gironde, et n'était certainement pas connue du docteur Brierre de Boismont lorsque, revenant d'Italie, il lut, en novembre 1830, à l'Académie des sciences, et publia ensuite son mémoire sur la pellagre et la folie pellagreuse, qui n'excita, paraît-il, qu'un intérêt en quelque sorte platonique, à raison de la fausse sécurité dans laquelle on était encore pour la France, à l'endroit du fléau.

Le fait communiqué par Hameau ne tarda pas, toutefois,

à se répandre et à recevoir l'interprétation scientifique que ce modeste médecin n'avait pu lui donner, dans l'ignorance où il était, avec presque tout le monde, des travaux de Thiéry et de Levacher.

C'est aux médecins de Bordeaux, et en particulier à MM. Gintrac père et Bonnet, que revient l'honneur d'avoir reconnu la pellagre dans le mal dit : de la Teste, dont plus tard M. Arthaud signalait aussi l'identité avec le mal de la rose, et d'avoir fixé la science sur la nature du mal, suivant les idées qui commençaient à avoir cours.

Le docteur Léon Marchand, médecin des épidémies, suivant la mission qu'il en avait reçue de l'administration, laquelle s'était émue des faits signalés par Hameau, se rendit dans les Landes, et y vérifia l'exactitude des observations du médecin de la Teste.

La gravité du mal parut telle au préfet de la Gironde, d'après les rapports qui lui étaient présentés, qu'il institua un prix pour l'étude de la pellagre, après avoir pris l'avis du conseil de salubrité.

Tous les travaux rédigés en vue de ce concours, et plusieurs autres communications, démontrèrent l'extension du fléau, et il en fut de la pellagre des Landes comme il en avait été de la pellagre de Lombardie et de Vénétie, et comme il en est en ce moment de la pellagre des asiles d'aliénés et de la pellagre sporadique ; il se trouva qu'elle était d'autant plus fréquente qu'elle était mieux connue.

C'est ainsi que les travaux de MM. Casaban, Lafargue, Saint-Martin, Ardusset, Dudebout et Lestelle signalèrent l'existence de l'endémie dans tout le territoire compris entre la Gironde et l'Adour, et particulièrement dans les Grandes-Landes, et que les constatations de MM. Lalesque,

Beyris, Courbin, Mouton, Pauilhac, la montrèrent s'étendant à toutes les landes de la Gironde.

L'intensité du fléau signalé par Hameau était telle, que M. Léon Marchand, dans un mémoire présenté à l'Académie de médecine en 1843, ne craignit pas d'évaluer le nombre des pellagreux landais à *trois mille*.

Quant à son extension, l'ensemble des observations et des travaux publiés par Miquel, Calès, Roussilhe, Verdoux, Fontan, Jonquet, et M. le professeur Courty, démontre que la pellagre existe à l'état endémique dans toute la région méridionale et occidentale de la France.

Tel était l'état de la science, lorsque l'apparition de quelques cas isolés dans diverses contrées indemnes d'endémie, donna lieu de penser que la pellagre pouvait exister à l'état sporadique, et, parmi ces cas, je dois signaler surtout les trois observés à l'hôpital Saint-Louis en 1842 et 1843, les deux premiers, dans le service de M. Gibert, le troisième, dans celui de M. Devergie, qui l'a présenté à l'Académie de médecine dans sa séance du 25 juillet 1843, parce que l'histoire de ces trois cas marque, pour ainsi dire, une ère dans l'étude de la pellagre, et qu'elle a servi de base à la publication du premier traité classique, en France, sur la matière.

Une observation, publiée en 1844 par M. Brugière de la Motte et recueillie dans le département de l'Allier; plus deux autres du même médecin; une vingtaine de cas observés dans les hôpitaux de Paris, parmi lesquels un dans le service de M. Rayer, et recueilli par M. le docteur Cahen, en 1845; un dans le service de M. Honoré, à l'Hôtel-Dieu, en 1846; un dans le service de M. Cazenave, à l'hôpital Saint-Louis, en 1848; un autre dans le même hôpital, service de M. Devergie (1848); un cas observé par M. Bertoni, en 1848; quatre cas signalés en 1849 et 1850, par MM. Devergie, Beau, Marotte et Becquerel; un cas observé par M. Barth, et mentionné par M. Leudet dans les comptes rendus de la Société anatomique, en 1852; et enfin, un cas observé par M. Mérier, et publié par lui, en 1853, dans la *Gazette des hôpitaux;* un cas cité par M. Landouzy, dans une lecture à l'Académie, en 1852; un cas dans la Charente, observé par M. Berthet; un dans la Haute-Vienne, rapporté par M. Alaboissette; en tout vingt-cinq cas, constituent, à proprement parler, le bilan de la pellagre sporadique, en France, jusqu'à la fin de la période dont nous nous occupons, et jusqu'aux derniers travaux de M. Landouzy.

Nous n'avons pas cru devoir y faire entrer quelques cas cités par M. Gintrac, en 1836, sous le nom de pellagre sporadique, parce que le lieu où il les a observés les rend plus que suspects d'endémie.

Quelques cas observés en Westphalie, suivant Brundis; trois cas observés à Vienne, en 1794, par Careno; deux cas observés à Iéna, par Sturk; un cas de pellagre africaine, observé par M. Hameau, fils, en 1850, sur un soldat revenu d'Algérie, où il avait passé sept ans; quelques cas signalés par le docteur Brucherie, en Afrique; un cas observé par le professeur Vergari, en 1846, et que j'ai pu constater moi-même à l'hôpital des prisons de Naples; deux ou trois autres, cités par Renzi, Semmola, et quelques faits, enfin, observés en Grèce, sur la côte occidentale, complètent ce même bilan de la pellagre sporadique hors de France.

Nous ne croyons pas devoir y comprendre les cas observés par Pruner-Bey, en Égypte, par Gmelin, en Perse, par Lachaize, en Pologne, parce qu'ils pourraient bien se rattacher à une véritable endémie.

Nous aurons, d'ailleurs, à revenir sur ce sujet, à propos de la distribution géographique de la pellagre.

C'est dans le cours de la période que nous examinons que parut l'importante monographie qui devait produire une sorte de révolution dans les idées sur la cause et la nature de la maladie. Je veux parler du mémoire de M. Balardini, mémoire dans lequel cet honorable médecin émit l'opinion que la pellagre ne reconnaissait pas d'autre cause que l'alimentation par le maïs altéré par le verdet. On sait quel a été le succès de cette opinion, qui devait céder plus tard à l'évidence des faits, et j'ai dit plus haut l'influence qu'elle avait exercée sur la notion de la maladie, en fournissant pendant longtemps une sorte de criterium pour le diagnostic des cas de pellagre.

Cette opinion, devant être l'objet d'un examen spécial dans le chapitre consacré à l'étiologie, je me borne à la mentionner ici, et à rappeler l'appui chaleureux et convaincu qu'elle a trouvé d'abord dans l'important traité de M. Roussel, puis dans quelques monographies de M. Costallat, et dans un rapport du conseil d'hygiène, sur un mémoire du même M. Costallat, qui, comme conséquence de ses idées sur la cause de la pellagre, demandait l'intervention officielle pour l'adoption d'une mesure tendant à soumettre le maïs à la torréfaction par le procédé Bourguignon, avant de le livrer aux usages alimentaires.

Il m'est impossible de parler du mémoire de M. Balardini, sans rappeler le rapport dont il a été l'objet de la part d'une commission du congrès scientifique de Milan, devant lequel ce médecin avait lu la première partie de son mémoire, dans la séance du 13 septembre 1844. Cette commission était composée des docteurs Capsoni, du chevalier Trompeo, Charles-François Calderini, Émile Casanova, et Moïse Rezzi, rapporteur. Nous aurons à revenir plus tard sur cet important document.

C'est dans la même période, en 1849, que M. Baillarger a publié son important mémoire sur la paralysie générale chez les pellagreux, mémoire dans lequel ce savant médecin a établi entre la paralysie générale et la paralysie pellagreuse une analogie qui a été vivement contestée, et qu'expliquent aujourd'hui, ainsi que nous le ferons voir dans une autre partie de cet ouvrage, les notions récemment acquises sur la pellagre consécutive aux folies paralytiques et autres.

Je dois aussi une mention spéciale à l'excellent mémoire publié par M. Villemin sur la pellagre sporadique, à Paris, affection dont il avait observé quelques cas dans le service de M. Rayer, et à la partie relative à cette affection, dans le traité de M. Rayer sur les maladies de la peau, appendice de 1847.

Nous terminons l'exposé historique de la troisième période de l'histoire scientifique de la pellagre, par l'énumération des publications qui ont paru dans le cours de cette même période.

OUVRAGES ITALIENS :

1829. TRIBERTI ANTONIO. — Della causa della Pellagra. Articolo inscrito nella « Minerva Ticineze. » 1829. Pavia. — Riportata anche nell' appendice della Gazzetta di Milano, 25 marzo 1830.

1830. Carraro. — Osservazioni sulla Pellagra, negli « Annali universali di medicina, » fascicolo di novembre 1830, n. 167.

1830. Fantonetti. — Appendice alla sua traduzione dell' Opera di Rayer sui mali della pelle. — Milano, 1830.

1831. Liberali Sebastiano. — Sulla conditione flogistica della mania pellagrosa e della Pellagra in generale. Nel vol. XLIV, XLVI, L, LIV degli « Annali universali di med. » e separatamente. — Milano, 1831.

1831. Santini Ippolito. — Storia d'un Pellagroso suicida. « Annali universali di medicina. » — Giugno, 1831.

1832. Spessa Augusto. — Nuove osservazioni sulla Pellagra lette alt' Altenes di Treviso, il marzo 1831, negli « Annali universali di medicina, » vol. LXIV, 1832.

1832. Vay, A. — Nuovo saggio sulla Pellagra. — Torino, 1832.

1833. Girelli Francesco. — Prospetto clinico-medico dei Pellagrosi curati nello spedale di Brescia, negli anni 1827, 1828, 1829. Nelle sue « Memorie mediche. » — Brescia, 1833.

1833. Del Chiappa. — Soluzione di quesiti intorno alla Pellagra. « Annali universali di medicina, » 1833, vol. LXV.

1839. Bargnani Alessandro. — Considerazioni patologico-pratiche sulla Pellagra. « Annali universali di medicina, » febbrajo-marzo, 1836.

1836. Mugna Gio Battista. — La clinica del professore Giacomini. — Padova, 1836.

1836. Fornazini Luigi. — Della Pellagra. Dissertazione in occazione di sua laurea in medicina.

1836. Nardi Carlo. — Cause e cura della Pellagra, etc. — Milano, 1836.

1839. Liberali Sebastiano. — Sulla condizione flogistica della Pellagra, e sua diffusione sull' asse cerebro spinale, con prospetto| dei pellagrosi curati nel 1838 nello spedale di Treviso, 1839.

1839. Farini Carlo Luigi. — Osservazioni teorico pratiche sulla Pellagra, nelle « Memoriæ della societa medico-chirurgica di Bologna, » vol. II, fasc. 2.

1841. Nobili Santo. — Della Pellagra o risipola lombarda. — Milano, 1841.

1842. Jacen. — Della condizione essenziale della Pellagra. Nel « Memoriale della medicina contemporanea di Venezia, » fascicoli di settembre e ottobre 1842.

1842. Frank Giuseppe. — Esame dell' opera del dott. Nobili sulla Pellagra. Nella « Biblioteca Italiana, » fascicoli 10, 1842.

1844. Calderini Carlo Gallo. — Rapporto intorno ai Pellagrosi assojettati alla cura balneario nello spedale di Milano l'estate dell' anno 1843. Negli « Annali universali di medicina, » aprile 1844.

1844. Rizzi Mose. — Delle pellagrose delirante curate nello spedale di Milano dal settembre 1842 a tutto aprile 1844. « Annali universali di medicina. » — 1844.

1844. Festler Francesco Zaverio. — Memoria teorico-pratica sulla Pellagra è sull' uso dell cloro-liquido nella medicina. Inscrita nel « Giornale per servire ai progressi della patologia e terapia. » — Venezia, 1844.

1844. Strambio, Gio. — Nell' opera « Milano e il suo territorio, » publicata nella occazione del VI Congresso degli scienziati italiani. — Milano, 1844.

1844. Rapport de la Commission du Congrès scientifique de Milan chargée d'examiner un mémoire du Dr Balardini sur la Pellagre.

1845. Balardini. — Della Pellagra, del grano turco quale causa precipua di quella malatia et dei mezzi per arrestarla. Memoria del dottor Lodovico Balardini R. Medico di delegazione in Brescia. — Milano, 1845.

1846. Francesco Girelli. — Prospetto medico statistico de Manicomi di Brescia. « Annali d'Omodei. »

1846. Cipriani. — Atti del Congresso scientifico italiano di Genova, del 1846.

1847. Labus. — La Pellagra investigata sopra quasi due cento Pellagrini memoria con nove tavole. — Milano.

1847. Vergari. — Relation d'un cas observé à l'hôpital des prisons de Naples. — Esculape Napoli.

1848. Relazione della comm. Piemontese sulla Pellagra. « Ann. d'Omodei. » — Tome 124.

1849. Verga. — Della Pellagra et della Paralysie generale degli alienati. — Gaz. medica Lombarda, 1849.

1850. Vignoli. — Sulla Pellagra. — Gazetta medica italiana federativa.

1851. Paolini Marco (prof.). — Annotazioni cliniche sulla Pellagra in especie dell' agro Bolonese. — Bulletin des sciences médicales de Bologne, mai et juin 1851.

1851. Ferroni B. — Brevi cenni sulla prima comparsa della Pellagra nella comm. di Pietra santa. — Gaz. med. Toscana.

1853. Verga. — Article sur la pellagre. — Gaz. med. Italiana Lombarda.

1853. Brugnoni. — Cenni storici topografici sul manicomio di Bergamo. « Annali universali di med. »

1853. Girolani G. — Sulla Pellagra nella provincia di Urbino et Pesaro.

1853. Verga. — Lettera al dott. Baillarger.

1854. Lussana. — Studi pratici sulla Pellagra et plusieurs autres travaux remarquables de MM. Labus, Verga, Trompeo, C. G. Calderini, Rizzi, Nardi, Triberti, Liberali, Strambio, Gomo, Bugnoni, Bellani, Mottini, Maraglio, Cipriani et autres.

OUVRAGES FRANÇAIS ET AUTRES.

1829. — Note lue par M. Hameau de la Teste de Buch devant la Société de médecine de Bordeaux, sous le titre de Description d'une maladie nouvelle.

1830. Brierre de Boismont. — Travail lu à l'Académie des sciences en novembre.

1832. Alibert. — Maladies de la peau. Article : Pellagre.

1834. Brierre de Boismont. — De la Pellagre et de la folie pellagreuse.

1836. Bonafous. — Histoire naturelle et agronomique du maïs.

1837. Lagneau. — Article : Pellagre, du grand Dictionnaire de médecine.

1838. Rayer. — Traité théorique et pratique des maladies de la peau.

1840. LACHAIZE. — Sur la maladie observée en Pologne par suite de la disette en 1840. — Revue médicale, 1846.

1841. GINTRAC. — Fragments de médecine clinique. — Bordeaux.

1842. ROUSSEL. — Histoire d'un cas de pellagre observé à l'hôpital Saint-Louis, dans le service de M. Gibert. — Revue médicale, juillet 1842.

1843. LÉON MARCHAND. — Mémoire lu le 25 juillet 1843 à l'Académie de médecine de Paris.

1843. GIBERT et DEVERGIE. — Relation d'un nouveau cas observé à l'hôpital Saint-Louis. — Revue médicale, juillet 1843.

1843. DEVERGIE. — Relation d'un troisième cas. — Gaz. des hôpitaux, juillet 1843.

1844. BRUGIÈRE DE LA MOTTE. — Relation de quelques cas observés dans le département de l'Allier — Gaz. des hôpitaux, 1844.

1845. TH. ROUSSEL. — De la Pellagre, de son origine, de ses progrès, de son existence en France.

1845. CAHEN. — Observation de pellagre sporadique recueillie à l'hôpital de la Charité (service de M. Rayer). — Gaz. des hôpitaux, 1845.

1845. JOLLY. — Rapport à l'Académie de médecine.

1845. ROUSSILHE, chirurgien en chef de l'hôpital de Castelnaudary. — Observations. — Journal de médecine de Bordeaux.

1846. HONORÉ. — Observation recueillie à l'Hôtel-Dieu.

1846. GENSONNA. — Mémoire adressé à l'Athénée de médecine de Paris.

1847. Documents pour servir à l'étude de la Pellagre des Landes, recueillis par les soins du Conseil de salubrité de la Gironde, publiés sous les auspices du Ministre de l'agriculture et du commerce. Ces documents comprennent :

Rapport sur un plan d'étude applicable à la pellagre des Landes, par M. ARTHAUD. — Première circulaire adressée aux médecins et chirurgiens des communes landaises du département de la Gironde. — Questions relatives à l'étude de la pellagre. — Description d'une maladie nouvelle observée par M. HAMEAU. — Note sur la feuille d'observations destinée à en simplifier l'étude. — Mémoire sur une maladie de la peau (peu connue), observée dans les environs de la Teste, par M. HAMEAU. — La Pellagre Landaise, sa nature, les moyens de la prévenir et ceux de la guérir, quand elle est développée, par M. LALLESQUE, fils. — Considérations sur la pellagre landaise ou érythème du printemps, par M. BEYRIS. — Rapport sur le concours ouvert au sujet de l'étude de la Pellagre des Landes, par M. L. MARCHANT. — Deuxième circulaire aux médecins et aux chirurgiens des communes landaises du département de la Gironde. — Mémoire sur la pellagre, par M. ARDUSSET. — Lettre à M. le docteur L. Marchant, par M. HAMEAU. — Lettre à M. le docteur Pariset, par M. HAMEAU. — Fascicule d'observations cliniques. — Rapport général sur la pellagre des Landes, adressé à M. le Préfet, par M. L. MARCHANT.

1847. CAZENAVE et SCHEDEL. — Traité des maladies de la peau.

1848. CAZABAN. — Recherches sur la pellagre, dans l'arrondissement de Saint-Sever (Landes).

1848. CAZENAVE. — Relation d'un cas de Pellagre observé à l'hôpital Saint-Louis. — Gazette des hôpitaux, 1848.

1848. BERTONI. — Relation d'un cas de Pellagre. — Gazette des hôpitaux, 1848.

1848. DEVERGIE. — Relation d'un nouveau cas. — Gazette des hôpitaux, 1848.

1849. DEVERGIE. — Relation d'un nouveau cas. — Gazette des hôpitaux, 1849.

1849. BAILLARGER. — De la paralysie générale chez les pellagreux. Lettre au docteur Gaëtano Strambio. Annales médico-psychologiques. — Cahier de juillet 1849.

1850. COURTY. — Mémoire sur quelques observations de pellagre recueillies dans la vallée du Vernet (Pyrénées-Orientales). — Gazette médicale.

1850. BEAU. — Histoire d'un cas de pellagre. — Gazette des hôpitaux, 1850.

1850. MAROTTE. — Histoire de deux cas de Pellagre. — Gazette des hôpitaux, 1850.

1850. BECQUEREL. — Relation d'un cas de Pellagre. — Gazette des hôpitaux.

1850. DEVERGIE. — Relation d'un cas de Pellagre. — Union médicale.

1850. BERNARDET. — Relation d'un cas de Pellagre. — Société médicale d'émulation. Séance du 11 avril 1850.

1851. CAZENAVE, fils, de Pau. — Deux observations de Pellagre. — Union médicale.

1851. ALABOISSETTE. — Observation de Pellagre recueillie dans la Haute-Vienne. — Union médicale, tome V.

1851. SAINT-MARTIN-D'AMON (Landes). — Mémoire adressé à la Société de médecine de Bordeaux.

1852. BARTH. — Relation d'un cas de Pellagre. — Gazette des hôpitaux.

1852. CREBESSAC. — Sur la Pellagre (Thèse). Paris.

1853. MERIER. — Relation d'un cas de Pellagre sporadique. — Gazette des hôpitaux.

Bien que publié par l'auteur comme cas de Pellagre sporadique, cette observation se rapporte évidemment à la Pellagre consécutive à la folie.

1853. BARTH. — Relation d'un cas observé à l'hôpital Saint-Antoine. — Société anatomique.

1853. GIBERT. — Observation communiquée à l'Académie de médecine, séance du 1er août 1853.

1853. G. HAMEAU. — Dissertation inaugurale sur la Pellagre.

1854. CAILLAT. — Mémoire publié dans l'Union médicale.

1854. Plusieurs Thèses reçues à Montpellier.

Observations de M. Daraignez, de M. Junquet, de M. Laffon et de M. Boulet. — Plusieurs articles de dictionnaires et de traités de Pathologie et en particulier de celui de M. le professeur Grisolle.

OUVRAGES ALLEMANDS :

BRANDIS. — Erfahrungen über die Wirkung den Eisen mittel Hannover, p. 254.

1794. CARENO. — Tenstamen de morbo Pellagra Vindobona observato. — Vindob., 1794.

1799. STARK. — Handbuch zur kountniss und Heilung innerer. — krank — eiter. 1799.

1840. HAMMER. — Journal der practishen medizin. — Hufeland, 1840.

Quatrième période.

Grâce surtout au talent avec lequel elle a été soutenue par son auteur, M. Balardini, et défendue par M. Roussel, l'opinion qui attribue la pellagre à l'influence exclusive du maïs était généralement admise et avait, en quelque sorte, acquis force de loi, lorsqu'au mois de juillet 1855 je présentai à l'Académie de médecine une note dans laquelle je signalais le fait de l'existence, dans les deux asiles de Rennes et d'Angers, d'une affection dans laquelle je crus reconnaître les caractères de la pellagre que j'avais observée en Lombardie en 1846, sous les auspices de MM. Calderini.

Un relevé de cinquante-quatre cas, observés en une seule année dans les deux établissements, sur un nombre de 929 aliénés, fut produit à l'appui de ce fait.

L'apparition de la pellagre dans les conditions où je la signalais renversait, d'abord, l'ordre établi des choses, en ce qui concerne les rapports de cette maladie avec l'aliénation mentale. Il était généralement admis, en effet, jusqu'à ce moment, que les pellagreux devenaient aliénés, mais, il n'était venu à la pensée de personne que les aliénés pussent devenir pellagreux, à d'autre titre que sporadiquement, et de même que le commun des hommes. D'un autre côté, les aliénés chez lesquels je constatais la pellagre n'ayant jamais mangé un atome de maïs, ma communication portait à l'hypothèse étiologique de cette graine, la plus sérieuse atteinte qu'elle ait jamais reçue, aussi causa-t-elle parmi ses plus chaleureux champions, un véritable désarroi et ne fut-elle accueillie par la majorité, qu'avec surprise et incrédulité.

Ébranlé moi-même par le doute général, j'étudiai de nouveau le fait dont il s'agit. Non-seulement, je puisai dans cette étude des raisons de plus en plus fortes de l'admettre, mais encore, je fus conduit par les résultats d'une enquête dans les principaux asiles de France, et par la certitude acquise qu'il n'existait au dehors de ces asiles et dans les pays environnants aucune trace de l'affection signalée par moi, à émettre l'opinion que l'aliénation mentale qui, au lieu d'être, comme on l'avait toujours pensé jusqu'ici, *consécutive* à la pellagre, lui était, dans l'espèce, *primitive*, ne devait pas être étrangère à son développement.

Mais, par des raisons que j'indiquais alors, j'eus le soin d'ajouter qu'elle ne constituait qu'une *prédisposition*. J'allai même plus loin; je finis par rattacher la pellagre, chez les aliénés, à un état de cachexie spéciale et propre aux aliénés, admis par tous les aliénistes, bien que n'ayant été décrit par aucun, et désigné par eux sous les noms de marasme nerveux, épuisement, consomption. Tout en maintenant le principe de son identité avec toutes les pellagres connues, je n'hésitai pas à la considérer comme une des formes de cette cachexie qui se rattache à ce que les médecins anglais, ont appelé « gradual exhaustion, » et qui me semble correspondre à l'état que M. Workmann, médecin américain, a décrit dans ces derniers temps, sous le nom de « phthisie latente chez les aliénés. »

Ces opinions furent successivement exposées à la suite de ma communication, 1° dans un mémoire publié dans les Archives de médecine, numéros de mars et suivants, 1858, sous le titre : *D'une variété de pellagre propre aux aliénés,* à propos d'une endémie de cette affection, observée à l'asile du département de Maine-et-Loire. Ce mémoire avait pour objet l'étude du fait que deux ans auparavant, dans ma note à l'Académie, je m'étais borné à constater. Je ne présentai cette affection dans l'espèce, comme une variété de pellagre, qu'à raison de la condition toute spéciale dans laquelle elle se présentait; mais, cette désignation n'impliquait nullement de ma part, comme l'ont pensé quelques personnes qui n'ont pas lu avec assez d'attention ce mémoire, la pensée de la séparer des autres pellagres connues.

2o Dans un second mémoire, publié dans les Annales médico-psychologiques, cahier d'avril 1859. Le but de ce mémoire a été de faire connaître le résultat d'une enquête scientifique dans la plupart des asiles de France, et de prouver par là que le fait signalé par moi antérieurement n'était pas circonscrit aux deux établissements de Rennes et d'Angers, qu'il était plus général et constituait bien le type d'une affection consécutive à l'aliénation mentale, tout en restant plus ou moins dépendante pour son développement, des conditions hygiéniques propres à chaque milieu antérieur ou actuel. On sait que le résultat de cette enquête a été généralement confirmatif.

3o Dans un mémoire publié dans les Archives générales de médecine, numéro d'avril 1860, sous le titre : *D'une cachexie spéciale et propre aux aliénés*. L'objet de ce mémoire était de rattacher à la dite cachexie, admise par tous les aliénistes comme une de ses formes, la pellagre observée chez les aliénés, tout en maintenant encore, et plus que jamais, son identité avec toutes les autres pellagres connues.

4o Dans plusieurs articles de journaux de médecine, en réponse à des objections qui m'étaient présentées.

La plupart de ces documents ont été communiqués par moi à l'Académie des sciences.

Avant d'aller plus loin, je dois reconnaître que M. Landouzy a été un des premiers à admettre le fait que je signalais, après un examen *de visu* de la pellagre sporadique qu'il observait en Champagne, de celle que je constatais à l'asile de Sainte-Gemmes, et, enfin, de la pellagre landaise, et à prêter à ma cause l'appui de son talent incontesté.

Non-seulement, en effet, dans l'importante monographie qu'il a publiée en 1860, quatre ans après ma première communication à l'Académie de médecine, et deux ans après mon premier mémoire des Archives, il proclama hautement l'identité de la pellagre des asiles d'aliénés et de toutes les autres pellagres, en s'appuyant sur mes observations et sur d'autres, en nombre considérable, recueillies par lui-même dans les asiles de Fains, de Châlons, de Mareville, etc., mais encore il admit l'influence de l'aliénation mentale sur le développement de la pellagre, influence qu'il ne craignit pas de qualifier d'*énorme*.

Pour compléter l'hommage que je rends ici à ce savant médecin, je ne puis que reproduire le passage suivant de sa brochure :

« L'influence de l'aliénation mentale ressort, dit-il (page 159), des observations de M. Billod. Déjà, après un premier voyage en Lombardie, M. Baillarger avait proclamé que plus de moitié des pellagreux provenaient de parents aliénés, et plus de moitié des aliénés de parents pellagreux; mais c'est certainement à M. Billod qu'est due la démonstration clinique de l'influence énorme de la folie sur la pellagre. J'ai visité l'établissement où ont eu lieu ses importantes recherches, et j'ai constaté avec mon confrère l'identité complète entre ces pellagres et les nôtres. J'ai visité également les asiles de Châlons, de Fains, de Mareville et de Laon, et ils fournissent les mêmes résultats... Ma visite dans les Landes *m'avait également prouvé l'identité de la pellagre endémique et de notre pellagre sporadique.*

M. Landouzy produit, d'ailleurs, dans tout le cours de son mémoire, et plus spécialement aux pages 112, 113, 114 et 115, des arguments irréfutables à l'appui de ses opinions, et je ne puis qu'y renvoyer le lecteur.

Je suis heureux de signaler comme un des premiers adhérents à mon opinion sur l'identité de la pellagre des asiles d'aliénés et des autres pellagres, et sur l'influence de la folie, l'homme le plus compétent, peut-être, en la matière, car il doit cette compétence à la tradition paternelle alliée à son mérite propre. Je veux parler de M. G. Hameau de la Teste, fils du vénérable Hameau qui, nous l'avons rappelé plus haut, a attaché si glorieusement et si modestement son nom à l'histoire de la pellagre dans les Landes.

L'affection signalée par moi reparaissant chaque année à la même époque dans mon service, et mes informations m'ayant appris qu'il en était de même dans la plupart des établissements d'aliénés, bien qu'à des degrés divers, sans que l'on observât rien de semblable chez les gens sains d'esprit, je fis chaque année, par l'intermédiaire de l'Académie de médecine et par la voie de la presse médicale, appel à tous les médecins désireux de vérifier le fait sur les lieux et *de visu*. De nombreux médecins, parmi lesquels je suis heureux de pouvoir citer, en outre de MM. Landouzy et Hameau, MM. Parchappe, Antelme, Brierre de Boismont, Falret père et fils, Morel, Petit, Fougères,

Berthier, Labitte, etc., ainsi que la plupart de mes confrères d'Angers, et je ne crois pas trop m'avancer en affirmant que pas un seul n'est parti avec le moindre doute, non-seulement sur la question d'identité, mais encore sur celle de l'influence de la folie sur la production de la pellagre.

Je n'ai pas compris, parmi ces visiteurs, afin d'en faire l'objet d'une mention spéciale, M. Bouchard, délégué par la Société de médecine de Lyon, à l'effet d'étudier la pellagre des aliénés de Sainte-Gemmes, et qui, après s'être rendu dans les Landes pour s'y livrer à une étude comparative de la pellagre endémique et de la nôtre, a publié l'excellent ouvrage que la Société de médecine de Strasbourg a si justement récompensé.

Je ne mentionne ici que pour mémoire une visite de M. Costallat, car cette visite a eu lieu au mois de décembre, c'est-à-dire en plein hiver, à une époque où, notre confrère le sait aussi bien que personne, il n'existe pas plus de traces d'érythèmes pour la *vraie* que pour la *pseudo-pellagre*. Rappelons en passant, que pseudo-pellagre veut dire, pour M. Costallat, *pellagre* en tout semblable à la *vraie pellagre*, et s'en distinguant uniquement parce qu'elle se produit en dehors de l'usage du maïs.

En dépit des dénégations probables de notre honorable confrère, nous continuerons à lui attribuer cette manière d'envisager la pseudo-pellagre, jusqu'à ce qu'il lui ait assigné d'autres caractères qui la distinguent de la pellagre considérée par lui comme type, que celui tiré de la différence d'alimentation, quant au maïs.

Pour m'édifier moi-même de nouveau, je fis un troisième voyage en Italie, et plus spécialement dans les provinces lombardes, en Vénétie et dans la Toscane, et je parcourus les Landes, accompagné de MM. Hameau, Brierre de Boismont et Desmaisons, sous la direction spéciale d'un confrère aussi savant que modeste, M. le docteur Gazailhan de Biscarosse, ainsi que d'autres honorables praticiens landais.

Je m'empresse de faire observer, à cette occasion, que loin d'entreprendre ces voyages avec une idée préconçue, relative à l'identité des deux maladies que je voulais comparer, je partais, au contraire, avec le désir de constater quelques différences qui me permissent de rattacher les accidents observés à une maladie nouvelle et autre que la pellagre, qu'il eût été plus intéressant pour moi d'avoir découverte.

Or, je suis revenu de ces diverses explorations avec une conviction de plus en plus profonde que la pellagre des asiles d'aliénés ne différait de toutes les pellagres connues admises jusqu'ici, que par cette circonstance d'être consécutive à la folie, au lieu de lui être primitive; et cette conviction, je n'avais pas eu de peine à la faire partager à nos confrères italiens, si j'en juge par la réflexion suivante, que leur inspira la vue d'une photographie représentant l'érythème pellagreux d'un aliéné de Sainte-Gemmes : « Nous en voyons quelquefois d'aussi caractérisés, mais c'est très-rare. »

Au retour de ces voyages, je fis connaître le résultat de mes observations sur la pellagre en Italie, dans un rapport à S. E. le ministre de l'intérieur, rapport qui a été publié en 1860.

L'endémie ayant reparu l'année suivante dans mon service, j'envoyai à l'Académie des sciences une nouvelle note sur sa marche, et je communiquai en même temps cette note à la Société médico-psychologique, où elle donna lieu à une discussion des plus intéressantes, à laquelle prirent part MM. Girard de Cailleux, Baillarger, Moreau (de Tours), Delasiauve, Brierre de Boismont et Marcé. Ce dernier déclara même, à cette occasion, qu'il observait chez les aliénés de la ferme Sainte-Anne des faits confirmatifs de ceux que je signalais. Il a, depuis, renouvelé cette déclaration dans son important traité de Pathologie mentale.

Je rappelle encore que trois de mes pellagreux avaient été envoyés par moi et présentés à l'Académie de médecine par M. Baillarger, dans la séance du 7 juillet 1857, mais, sans que j'aie attaché une grande importance à cette présentation, car la nécessité de choisir des pellagreux parmi les plus valides, pour leur faire faire un voyage de quatre-vingt-dix lieues pendant la chaleur, ne m'avait pas permis de présenter les principaux types. J'y ai depuis suppléé par des reproductions photographiques.

Pour ne rien négliger, enfin, de ce qui pouvait porter la conviction dans les esprits et contribuer à l'élucidation du problème, je songeais, suivant le conseil qui m'en avait été donné par M. Lasègue, à envoyer deux cas types de pellagre des aliénés, et à prier MM. Hameau et Landouzy d'en envoyer, le premier, deux des Landes, et le second, deux de Reims, à la même époque. Ces divers cas, réunis dans les salles de l'Hôtel-Dieu, M. Lasègue s'était offert à prier M. le professeur Trousseau de vouloir bien en faire l'objet de quelques-unes de ces leçons qui ont élevé si haut la gloire de son enseignement. Mais, il n'a dépendu ni de M. Hameau, ni de moi, qu'il fût donné suite à ce projet.

L'ensemble de ces efforts, dont j'ai cru devoir présenter l'exposé, dans le seul but de prouver l'influence qu'exerce souvent une idée préconçue sur l'admission des faits les plus évidents et les plus faciles à vérifier, et la peine que l'on éprouve parfois à faire prévaloir les vérités les plus simples et les plus élémentaires, l'ensemble de ces efforts dis-je, a eu pour premier résultat de faire admettre :

1° Le fait de l'existence d'une pellagre dans les asiles d'aliénés ;

2° Celui de l'identité de cette pellagre et de toutes les pellagres connues ;

3° Celui de l'antériorité de la folie sur la pellagre dans tous les cas cités par nous.

Restait la question, aujourd'hui résolue par l'affirmative, de savoir si, dans ces mêmes cas, l'aliénation devait être considérée comme ayant constitué une prédisposition à la pellagre, et quelqu'évidente que fût cette proposition, contre laquelle je ne connais plus désormais aucun opposant, je n'ai pas besoin de rappeler l'opposition qu'elle a rencontrée chez celui même qui, plus que personne, devait être fondé à l'admettre, non plus que les discussions auxquelles elle a donné lieu, et qui ont été closes par un défi scientifique [1], resté sans réponse, de la part de mes adversaires. Il est vrai que ce défi fut suivi presqu'immédiatement de la publication d'une note communiquée par

[1] Voir à la fin de cet ouvrage, le texte de ce défi qui n'a été relevé par personne. Je fais remarquer que MM. Roussel et Costallat, en ne le relevant pas pour la première question proposée, ont fait, en quelque sorte, défection de la cause du maïs, car l'élucidation de cette question devait, en démontrant qu'une affection ayant tous les caractères de la pellagre existait dans des conditions où l'on ne pouvait invoquer l'influence du maïs, fournir le premier élément de démonstration demandée par la commission de l'Académie à l'expérience de la torréfaction du maïs. Il est évident que si, avec la bonne farine la pellagre persistant, on peut affirmer, avec ladite commission, que le verdet n'en est pas la cause, on doit le dire, à plus forte raison, quand il n'y a jamais eu usage de cette farine.

moi à l'Académie des sciences, dans la séance du 9 novembre 1860, note qui, contenant le relevé de 561[1] cas de pellagre observés dans quarante-quatre asiles sur cinquante-sept, et pour 28,000 aliénés, résolvait définitivement, par les faits les plus positifs, la question en litige.

Par suite de cette série d'efforts aidés du concours de ceux qui ont eu les premiers le courage de secouer le joug de l'idée préconçue, je crois pouvoir dire aujourd'hui, sans craindre d'être démenti par personne, que l'adhésion est unanime, et que du souvenir d'une lutte dans laquelle je n'avais plus, en dernier lieu, qu'un seul adversaire, il ne reste plus que l'étonnement de l'avoir vu se produire et durer si longtemps, à propos de faits pourtant si simples, si positifs et si faciles à vérifier.

Quatre ans après ma première communication à l'Académie de médecine, et plus d'un an après la publication de mon mémoire dans les Archives de médecine, parurent les travaux de M. Landouzy sur la pellagre sporadique. Déjà, ce médecin avait communiqué à l'Académie de médecine, en 1852, un cas de pellagre sporadique, et l'avait fait suivre, paraît-il, de quelques autres observations. Mais, outre que ces cas lui avaient été communiqués par M. Collard et d'autres médecins, comme ils ne faisaient qu'ajouter deux ou trois faits à l'ensemble des faits isolés et déjà épars dans la science, leur relation ne saurait être considérée comme le point de départ véritable de ses études remarquables. Ce point de départ est incontestablement dans la communication que fit plus tard M. Landouzy

[1] Ce relevé qui ne portait que sur le nombre des faits connus dans le moment, s'est élevé par suite d'une information plus complète, au chiffre beaucoup plus considérable qui résulte aujourd'hui des résultats de notre enquête dans les asiles d'aliénés.

au même corps savant, dans sa séance du 31 août 1858, de deux nouveaux cas de pellagre, communication qu'il fit suivre des réflexions suivantes, que je crois devoir reproduire ici, car elles contiennent le germe de ses études, l'idée-mère, si je puis ainsi dire, dont ses travaux ultérieurs n'ont été que le développement.

« Aux yeux d'un grand nombre de praticiens, en effet, la « pellagre doit passer inaperçue, par cela seul que les ma« lades qui s'offrent à eux ne se trouvent pas dans les con« ditions de causalité formulées dans les livres. Et comme il « est toujours possible de classer l'affection selon ses phéno« mènes prédominants, soit parmi les entérites chroniques, « soit parmi les paralysies progressives, etc., la pellagre « passe pour une maladie des plus rares à l'état spo« radique, tandis qu'en réalité, on en remarque encore « assez souvent des exemples, puisqu'en voici sept en six « ans dans mon service, et qu'un praticien distingué des « environs, M. Collard (de Beyne), m'en a, en outre, signalé « plusieurs depuis ceux que j'ai fait connaître à l'Académie.

« Nul doute qu'il en sera de la pellagre sporadique « comme de la maladie de Bright, de la maladie d'Addison, « du diabète des enfants, etc., qui deviennent de plus en « plus fréquentes, à mesure qu'elles sont mieux connues. »

C'est à partir de cette époque que ce fervent ami de la science a consacré à l'étude de la pellagre cette activité, cette ardeur qu'on lui a toujours vu mettre à poursuivre l'élucidation des questions qu'il se posait, en même temps qu'il appliquait à sa vulgarisation le talent d'exposition qui formait le caractère saillant de son enseignement clinique.

Par ses observations dans les lieux où règne la pellagre endémique et par la visite d'un certain nombre d'asiles d'aliénés, ce médecin a beaucoup contribué à résoudre la question de l'identité de la pellagre des aliénés et de toutes les pellagres connues. On lui doit aussi d'avoir, l'un des premiers avec nous, donné le signal de la réaction contre l'hypothèse étiologique du maïs, au moins dans ce qu'elle avait d'exclusif, et d'avoir, si ce n'est éclairé la question de la pellagre par des vues neuves, au moins répandu sa notion de manière à ce que le mal soit beaucoup moins méconnu qu'auparavant.

Les travaux de M. Landouzy se résument dans les diverses communications à l'Académie de médecine dont je viens de parler, à quelques communications ultérieures, soit au même corps savant, soit à l'Académie des sciences, mais surtout dans son importante monographie, publiée en 1860, après avoir paru dans les Archives de médecine, en 1859, et dans ses leçons professées chaque année, vers l'époque spéciale, à l'école de Reims.

On sait qu'à l'occasion de ces leçons, le professeur faisait l'exhibition d'un certain nombre de cas de pellagre, réunis dans ses salles pour les besoins de sa clinique.

L'ensemble des communications qui lui furent adressées, tant sur la pellagre des asiles d'aliénés que sur la pellagre sporadique, eurent enfin l'honneur d'éveiller l'attention de l'Académie des sciences et de lui inspirer une initiative qui témoigne hautement de sa sollicitude pour tout ce qui intéresse la santé publique et les progrès de la science. Je veux parler de la mise au concours, pour un prix à décerner en 1864, de la question de la pellagre.

Cette décision, constituant un point important dans l'historique de la pellagre, j'ai cru devoir, ne fût-ce que pour l'honneur du corps illustre de qui elle émane, l'enregistrer et reproduire les termes dont s'est servi le rapporteur de l'Académie pour la notifier aux concurrents.

« L'Académie propose, comme sujet d'un prix de méde-« cine à décerner en 1864, la question suivante : *Faire* « *l'histoire de la pellagre.*

« On croyait, il n'y a pas très-longtemps encore, que la « pellagre était confinée à l'Italie et à l'Espagne. Aujour-« d'hui, il n'est plus douteux que la pellagre règne d'une « manière endémique dans plusieurs départements du sud-« ouest de la France, et d'une manière sporadique en « Champagne, et, sans doute, dans beaucoup d'autres « lieux : cet état de choses, qui intéresse si gravement la « santé publique, demande une enquête étendue et systé-« matique, que l'Académie propose au zèle des médecins.

« Les concurrents devront :

« 1° Faire connaître les contrées où règne la pellagre « endémique, et celles où la pellagre sporadique a été ob-« servée, en France et à l'étranger;

« 2° Poursuivre la recherche et l'étude de la pellagre « dans les asiles d'aliénés, particulièrement en France, en « distinguant les cas dans lesquels la folie et la paralysie « ont précédé les symptômes extérieurs de la pellagre, des « cas dans lesquels la folie et la paralysie se sont décla-« rées après les lésions de la peau et les troubles digestifs « propres aux affections pellagreuses ;

« 3° Étudier, avec le plus grand soin, l'étiologie de la « pellagre, et examiner spécialement l'opinion qui attribue « la production de cette maladie à l'usage du maïs altéré « (verdet) ;

« 4° En un mot, faire une monographie qui, éclairant « l'étiologie et la distribution géographique de la pellagre, « exposant les formes sous lesquelles on la connaît pré-« sentement, et donnant au diagnostic et au traitement « plus de précision, soit un avancement pour la pathologie

« et un service rendu à la pratique et à l'hygiène publique.

« Les ouvrages seront écrits en français. »

L'impulsion donnée par les travaux dont je viens de parler ne s'est pas ralentie depuis leur publication, et a fait surgir d'autres publications sur lesquelles il me reste à dire un mot.

La plus importante de ces publications est celle du livre de M. Bouchard, qui a paru en 1862, et auquel j'ai rendu plus haut l'hommage le plus mérité. Je dois rappeler, à propos des études de M. Bouchard, qu'elles ont été provoquées par une initiative qui fait le plus grand honneur à la Société de médecine de Lyon et qui prouve, tout au moins, que ce corps savant tient à ne rester en arrière du mouvement scientifique pour aucune question. C'est, en effet, en vertu d'une délégation de la dite Société, que M. Bouchard a entrepris ses études, dont le résultat a donné lieu à une intéressante discussion. Parmi les médecins qui y ont pris part, je suis heureux de pouvoir citer notre honoré collègue, M. le docteur Arthaud, médecin en chef du quartier des aliénés de l'Antiquaille, MM. Teissier, Diday, Pasquier et Saint-Cyr. Je crois pouvoir signaler ensuite un excellent travail de M. Gintrac, fils, sur la pellagre dans le département de la Gironde ; le rapport fait sur ce travail à la Société médicale des hôpitaux, par M. Hillairet; diverses communications faites à la même Société par quelques-uns de ses membres, et en particulier par M. Archambault, et suivies de discussion; un rapport fait à la Société médicale d'émulation, par M. Brierre de Boismont, rapport qui donna lieu à une discussion à laquelle ont pris part MM. Depaul, Larrey, Giraldès, Barth et Hillairet; une savante étude publiée par M. Delasiauve, sur le délire de la pellagre, dans le journal de médecine mentale, en juin 1864; quelques mémoires ou thèses de plus ou moins de valeur; et enfin le rapport lu par M. Rayer à l'Académie des sciences, dans sa séance publique annuelle du 6 février 1865. (Voir à la fin de cet ouvrage [1]).

Pour compléter l'histoire de la période qui nous occupe, il nous reste un mot à dire de quelques publications qui ont paru dans le cours de la même période, en dehors de la France.

Parmi ces publications, nous devons une mention spéciale à l'important ouvrage de M. Carlo Morelli, de Florence, sur la pellagre, dans ses rapports médicaux et sociaux; un livre remarquable de MM. Lussana et Frua, « Sulla pellagra, » suivi, cinq ans après, des études du premier de ces auteurs sur la pellagre en Italie et hors d'Italie, qui ont été publiés dans les Annales universelles de Milan; enfin, à une excellente appréciation de l'ouvrage de M. Bouchard, insérée dans le cahier de décembre 1863 du même recueil, et dont je regrette de ne pouvoir reconnaître l'auteur sous l'initiale dont il a cru devoir la signer, et à une lettre à nous adressée par le docteur Verga, l'éminent directeur du grand hôpital de Milan, lettre insérée dans l'appendice psychiatrique aux Annales universelles, sur les lésions propres au typhus pellagreux.

Nous regrettons que notre ignorance de la langue espa-

[1] Comme se rattachant indirectement à la question de la pellagre, nous croyons pouvoir citer l'article remarquable de M. Vidal fils, dans le *Dictionnaire encyclopédique des sciences médicales* de Raige-Delorme et Dechambre, sur l'acrodynie. L'auteur de cet article met les manifestations cutanées de la pellagre comme celles de l'acrodynie sous la dépendance du système nerveux.

Nous devons mentionner aussi une observation présentée par M. Bouchard à la Société de Biologie (voir *Gazette médicale* du 24 septembre 1864), et les intéressantes études du même auteur sur la sclérose lues au Congrès médico-chirurgical de Lyon.

gnole ne nous ait pas permis de puiser dans les travaux que nos confrères de la Péninsule ont dû certainement produire sur la matière, des renseignements qui ne sauraient manquer d'être précieux.

Nous ne connaissons, parmi les travaux allemands et anglais, rien qui mérite d'être mentionné. Toutefois, pour l'Allemagne, nous croyons pouvoir citer un compte-rendu bibliographique de différents mémoires ayant trait à la pellagre, par le docteur Virchow, en 1858.

TRAVAUX FRANÇAIS.

1855. Billod. — D'une endémie de Pellagre observée dans les Asiles d'Ille-et-Vilaine et de Maine et Loire. Note communiquée à l'Académie de médecine dans sa séance du 3 juillet 1855, et publiée dans le cahier d'octobre des Annales médico-psychologiques de la même année.

1857. Tangère. — Rapport sur une observation de Pellagre (Journal de médecine de Bordeaux.) — Août.

1858. Billod. — D'une variété de Pellagre propre aux aliénés, à propos d'une endémie de cette affection observée à l'Asile du département de Maine et Loire (Archives générales de médecine, cahiers de mars et suivants).

1858. De Bucherie. — De la Pellagre et de l'efficacité des bains sulfureux dans son traitement. Thèse inaug. de Strasbourg.

1858. Du Condu. — De la Pellagre dans le Béarn. Thèse de Paris.

1858. Aubert. — De la forme du délire chez les aliénés pellagreux. — Annales médico-psychologiques, 1858.

1858. Rapport du Conseil départemental d'hygiène et de salubrité des Hautes-Pyrénées à M. le baron Massy, préfet, par M. Duplan, rapporteur.

1858. Chambert. — Rapport sur le service de l'Asile d'aliénés de Pau pour l'exercice 1857, partie relative à la Pellagre.

1858. Boudin. — Traité de géographie et de statistique médicales.

1859. Billod. — D'une variété de pellagre propre aux aliénés, ou Pellagre consécutive à l'aliénation mentale. Ann. médico-psychol., cahier d'avril.

1859. Balhadère. — De la Pellagre. Thèse. — Paris.

1859. A. Tardieu. — Rapport sur les communications de M. le Dr Costallat relatives à la Pellagre, fait au Comité consultatif d'hygiène publique.

1860. Landouzy. — De la Pellagre sporadique. — Baillière. Mémoire publié d'abord dans les Archives générales de médecine en 1859, cahier de juillet et suiv.

1860. Landouzy. — Première leçon précédée de l'examen de sept pellagreux réunis à la clinique, recueillie par MM. Palle et Destrez, internes, publiée dans la Gazette des hôpitaux et dans l'Union médicale.

1860. Billod. — D'une cachexie spéciale et propre aux aliénés. — Archives de médecine, numéro d'avril.

1860. Billod. — De la Pellagre en Italie et plus spécialement dans les établissements d'aliénés. — Rapport à S. E. le Ministre de l'Intérieur.

1860. Costallat. — Étiologie et prophylaxie de la Pellagre. — Ann. d'hygiène, tome XIII. — Le même auteur a publié, en outre, des lettres en réponse à plusieurs de ses contradicteurs, et, entr'autres au Dr Peyramole, au Dr Landouzy, au Dr Depaul, qui avaient attaqué sa manière de voir dans un rapport à la Société médicale d'émulation, et au Dr Duplan.

1860. Brierre de Boismont. — Rapport à la Société médicale d'émulation sur le mémoire de M. Costallat intitulé : « Étiologie et prophylaxie de la Pellagre. »

1860. Depaul. — Discours prononcé dans la discussion qui s'est élevée à l'occasion du rapport ci-dessus et à laquelle ont pris part encore MM. Hillairet, Giraldès, Barth et Larrey (Voir Union médicale, numéro du 5 juillet 1860).

1860. Teilleux. — D'une variété de Pellagre propre aux aliénés. Lettre à M. le Dr Billod. — Ann. médico-psychologiques, avril 1860.

1860 et 1861. P. Menière. — Le Maïs et la Pellagre et encore un mot sur la Pellagre. — Articles publiés dans la Gazette médicale, page 523 de l'année 1860, et page 325 de l'année 1861.

1860 et 1861. Boudin. — Souvenirs de la campagne d'Italie. Annales d'hygiène. — Octobre 1860, janvier et avril 1861.

1861. Landouzy. — Deuxième leçon sur la Pellagre, publiée dans la Gazette des hôpitaux et l'Union médicale.

1861. Daugreilh. — La Pellagre. — Thèse. — Paris.

1861. Leriché. — De la Pellagre connue dans quelques localités sous le nom de mal de Saint-Meen. — Gazette des hôpitaux, 17 septembre.

1861. Bonnet. — Aliénation et Pellagre. — Observations. — Archives cliniques des maladies mentales.

1861. Constantin Paul. — Vue étiologique sur la Pellagre. — Union médicale.

1861 et 1862. Auzouy. — Folie pellagreuse. — Observ. — Arch. cliniques des maladies mentales.

1861 et 1862. Combes. — Folie pellagreuse. — Observ. — Arch. cliniques des maladies mentales.

1862. Landouzy. — Troisième leçon publiée dans la Gazette des hôpitaux et dans l'Union médicale.

1862. Hurst. — Études sur la Pellagre.

1862. Billod. — Marche de l'endémie pellagreuse à l'Asile de Sainte-Gemmes, pendant l'année 1861. — Gazette des hôpitaux, 7 janvier 1862, et Annales médico-psychologiques.

1862. Archambault. — Observation de Pellagre sporadique. — Gazette des hôpitaux, 27 septembre 1862.

1862. Marcé. — Traité pratique des maladies mentales. — Articles : Pellagre et Pellagre des aliénés.

1862. Bouchard. — Recherches nouvelles sur la pellagre.

1862. Dagonet. — Traité des maladies mentales. — Article : Pellagre.

1862. Fougères. — De l'érythème pellagreux à l'Asile de Limoges. Observations. — Archives cliniques des maladies mentales.

1862. Littré. — Article sur la Pellagre. — Journal des Débats, 1862.

1862. Billod. — Note sur la Pellagre et le typhus pellagreux, lue à l'Académie des sciences, séance du 27 octobre 1862. — Gaz. hebd. de médecine, 1862, p. 725.

1863. Hillairet. — Rapport fait à la Société médicale des hôpitaux sur un mémoire de M. Henri Gintrac, ayant pour titre : De la Pellagre dans le département de la Gironde.

1863. H. Gintrac. — Le susdit mémoire.

1863. Landouzy. — Quatrième leçon. — Gazette des hôpitaux et Union médicale.

1863. Marcé. — Observation de pellagre chez un aliéné affecté d'un délire partiel. — Gazette des hôpitaux, 23 mai 1863.

1863. Billod. — Défi scientifique. — Gazette des hôpitaux, 3 septembre 1863 et Gazette hebdomadaire, 2 octobre 1863.

1863. Hardy. — Leçons sur la Pellagre. — Gaz. des hôpitaux, 23 juillet et suivants.

1863. Hardy. — Observation de Pellagre sporadique. — Gazette des hôpitaux, 1863.

1863. Billod. — Pellagre consécutive à l'aliénation mentale. Résultat d'une enquête suivie avec le plus grand soin dans 57 articles. — Note présentée à l'Académie des sciences, séance du 9 novembre 1863 et reproduite dans les comptes-rendus.

1863. Joire. — La Pellagre dans un Asile du nord de la France. — Gazette des hôpitaux, 1863.

1863. Rotureau. — Note sur le traitement de la Pellagre par les eaux de Bormio (Valteline Italienne), présentée à l'Académie de médecine dans sa séance du 3 novembre 1863.

1863. Lebret. — Communication à la Société d'hydrologie sur le traitement de la Pellagre par les eaux sulfureuses.

1863. Pain. — Lettres à M. Landouzy sur la Pellagre des Asiles d'aliénés. — Union médicale des 18 juin et 2 novembre 1863.

1863. Billod. — Réponse au Rapport de M. Hillairet. — Union méd., 2 mai 1863.

1863. Labitte et Pain. — De la Pellagre dans les hospices d'aliénés. — Note adressée à l'Académie des sciences dans sa séance du 2 novembre 1863.

1863. Legrand du Saulle. — Le délire des pellagreux envisagé au point de vue médico-légal. — Gaz. des hôpitaux et Ann. médico-psychol., cahier de juillet 1863.

1863. Note sur la Pellagre, lue à l'Académie de médecine de Bruxelles.

1864. Leudet. — Note sur la Pellagre sporadique à Rouen, lue à l'Académie des sciences.

1864. Martin-Duclaux, médecin des épidémies de l'arrondissement de Villefranche (Haute-Garonne). — Études inédites sur la Pellagre, présentées à l'Académie des sciences (séance du 9 mai 1864).

1864. Druhen aîné. — Lettre lue à l'Académie de médecine dans la séance du 13 septembre par M. de Kergaradec. — L'auteur de cette lettre assure, après une enquête de trois ans, que la Pellagre est très-rare dans le Dauphiné malgré l'usage très-répandu du maïs.

1864. Bouchard. — Observation de Pellagre présentée à la Société de biologie, et recueillie dans le service de M. Baillarger à la Salpêtrière. Comptes rendus des séances de ladite Société. — Gaz. méd. du 24 septembre 1864.

1864. Le même. — Études sur la sclérose, lues au Congrès médico-chirurgical de Lyon.

1864. Vidal fils. — Art. Acrodynie du Dictionnaire encyclopédique des sciences médicales de Dechambre.

1864. Delasiauve. — Des diverses formes mentales. Folies liées à certains états organiques ou morbides. Délire de la pellagre.

1864. Moutard-Martin. — Observation de Pellagre sporadique recueillie à l'hôpital Beaujon. — Gazette des hôpitaux du 17 novembre 1864.

1865. Rayer. — Rapport lu à l'Académie des sciences dans sa session publique annuelle. (Voir à la fin de cet ouvrage.) Ce document complète par la mention des ouvrages qui y sont appréciés la bibliographie de la Pellagre jusqu'à ce jour.

OUVRAGES ITALIENS.

1855. GIANELLI. — La necessita del manicomio dimostrato dalla storia et dalla egiena publica. — Giornale dell' istituto Lombardo.

1856. MORELLI. — La Pellagra ne suoi rapporti medico-sociali. — Firenze.

1856. LUSSANA et FRUA. — Sulla Pellagra. Memoria presentata all istituto Lombardo di science, lettere ed arti, pel concorso di fondazione Cagnola ed onorata di premia d'incoraggiamento.

1856. ZAMBELLI GIACOMO. — Su la Pellagra e sui mezzi di prevenirla. — Udine, 1856.

1857. TORRESINI. — Sopra la Pellagra dubje desiderij. — Vicenza.

1858. BERALINI. — De Pellagra. — Dissertation inaugurale.

1858. BARBO SOUCIN. — Degli studj della Pellagra in Italia ricordi. — Gazetta medico-italo-veneta.

1859. LUSSANA. — Degli studj sulla Pellagra in Italia et fuori d'Italia. — Annali universali di medicina.

1859. VASSALLO FARACI. — Intorno all etiologia e pathologia della Pellagra esposte dal dottor Morelli.

1860. ZAMBELLI GIACOMO. — Article de la Gazette médicale italo-vénitienne.

1860. BALARDINI. — Sullo stato della questione della Pellagra in Italia. — Annali universali di med. — Luglio.

1860. VERGA. — Gaz. medico-italo-veneta, numéro 32.

1860. BENVENISTI. — Richerche necroscopiche sulla Pellagra. — Gazetta medico-italiana. Prov. Venete.

1860. BALARDINI. — Igiene dell' agricoltore. — Annali universali di medicina.

1860. LUZZALLI J. — Questo sulla Pellagra — Gazetta medica italo-veneta.

1861. ROTA GAETANO. — Cenni pratici sulla Pellagra. — Gazetta medico-italiana. Prov. Venete.

1861. MANASSEI. — Rapporto fatto alla conferenza medica di Roma dalla Commissione incaricata di verificare la existenza della Pellagra in Palestina.

1862. Verga. — Dei caratteri anatomici del tifo pellagroso. — Lettera al dottor Billod.

1863. B... — Nuovo richerche sulla Pellagra. Analisi bibliografica degli studj di Bouchard. — Annali universali di medicina.

1864. Pari, Ant. Giuseppe. — Essenza della Pellagra degli agricoltori, nuovi studj teorico-pratici estesi, anchè ad una effettiva Pellagra scolastica e corredati di due tavole litografiche diretti, alle inclite amministrative autorita. — Udine, 1864.

1864. Zambelli Giacomo. — Considerazioni sopra alcuni fatti e pareri esposti dal dottor Pari nella sua opera sulla essenza della Pellagra. — Udine, 1864.

1865. Corradi (de Palerme). — Note sur l'étiologie et l'histoire de la Pellagre, déposée sur le bureau de l'Académie de médecine dans sa séance du 14 février 1865, par M. Littré.

TRAVAUX ALLEMANDS.

1858. Virchow. — Cantatt's jahresbericht fur. 1858. — Tome IV. (Compte rendu bibliographique des différents mémoires ayant trait à la Pellagre.)

CHAPITRE III.

DISTRIBUTION GÉOGRAPHIQUE DE LA PELLAGRE.

Après avoir exposé l'historique de la pellagre, et comme complément de cette étude, il me reste à présenter la distribution géographique de cette affection, tant d'après mes propres observations, que d'après les nombreux documents que j'ai été à même de consulter.

Mais, avant de présenter l'énumération des lieux où la pellagre a été observée, soit à l'état endémique, soit à l'état sporadique, soit encore à l'état de complication de l'aliénation mentale, je dois faire observer que, dans l'état actuel de la science, une distribution géographique de la pellagre ne peut être établie d'une manière rigoureuse, et surtout définitive. Malgré les progrès incontestables qu'a faits l'étude de cette affection, la diffusion de ses connaissances n'est pas encore telle que l'on puisse dire que la pellagre ait été ou soit encore constatée partout où elle existe. L'éveil donné est encore trop récent, les travaux dont elle a été l'objet, si remarquables et si nombreux qu'ils soient, ont encore répandu trop peu de lumière sur son étude, pour qu'il soit possible aux praticiens de toutes les contrées du globe de la reconnaître et de la distinguer des autres entités pathologiques avec lesquelles elle doit être souvent confondue; plusieurs sont peut-être même encore sous l'empire des idées préconçues qui ont nui si longtemps à la notion de la maladie.

Nous devons aussi, avant d'aller plus loin, poser une réserve pour ce qui concerne la distinction de la pellagre endémique et de la pellagre sporadique, et faire observer que cette distinction ne peut être encore, dans l'état actuel de la science, que toute conventionnelle et provisoire.

Il est probable, en effet, que, de même qu'on constatera un jour ou l'autre l'existence de la pellagre, soit endémique, soit sporadique, dans des contrées où on ne l'a pas encore soupçonnée, de même aussi reconnaîtra-t-on peut-être, que là où on ne l'a signalée qu'à l'état sporadique, elle existe à un degré plus ou moins endémique, lorsque, par suite d'une vulgarisation plus complète de son étude, les médecins auront acquis une égale aptitude à la reconnaître.

Ceci posé, nous croyons pouvoir présenter un résumé de la distribution géographique connue de la pellagre dans les divers pays du monde, en la distinguant en pellagre endémique, en pellagre sporadique, et en pellagre des asiles d'aliénés.

Nous suivrons autant que possible, dans cet exposé, l'ordre chronologique, si ce n'est de l'apparition, au moins de la constatation de la pellagre, et, par ce motif, nous croyons devoir commencer par l'Espagne.

ESPAGNE.

D'après M. Balardini, la pellagre endémique n'existe que dans une zône comprise entre le 42e et le 46e degré de latitude septentrionale. Sans nous porter garant, et cela pour des raisons que nous avons données plus haut, des assertions de ce médecin, nous devons reconnaître que la partie de l'Espagne dans laquelle la pellagre endémique a été signalée pour la première fois et sévit plus particulièrement, appartient à cette zône. C'est, en effet, dans les Asturies, et surtout dans celle des deux Asturies que l'on désignait sous le nom d'Asturie d'Oviédo, pour la distinguer de l'Asturie de Santillane, qu'on l'a principalement observée. Cette partie est montagneuse; on y trouve des vallées profondes et humides, et de vastes plaines. Elle est exposée à des vents violents. L'atmosphère y est ordinairement très-humide, et la température variable, suivant que soufflent les vents : nord-ouest ou nord-est qui sont très-froids, ou le vent du sud qui est brûlant.

La nourriture de ceux des habitants qui sont affectés de la pellagre est à peu près exclusivement végétale, et le maïs en forme la base. Ajoutons que, plus qu'ailleurs, les céréales y sont sujettes à s'altérer, à raison de l'humidité de l'atmosphère. Les eaux y sont bonnes, et forment la boisson principale des malheureux, bien qu'il s'y récolte beaucoup de cidre.

L'intensité du mal a diminué dans cette province depuis une dizaine d'années, comme dans toutes les autres parties de la Péninsule, par suite d'une amélioration incontestable dans les conditions hygiéniques.

Nous serons heureux de constater, à propos de la pellagre dans les Landes, un résultat analogue, d'après les assertions de M. Gazailhan de Biscarosse, de M. Hameau et de quelques autres médecins.

Il résulte des assertions de M. Costallat, de M. Landouzy, et de plusieurs autres observateurs, que la maladie règne dans la Vieille-Castille, dans l'Aragon et dans la Galice. Les assertions relatives à la Vieille-Castille, qui, montagneuse comme les Asturies, se trouve d'ailleurs dans les mêmes conditions hygiéniques sous le rapport de l'alimentation par le maïs, appartiennent naturellement à M. Costallat; et celles relatives à l'Aragon, qui est particulièrement renommé pour la fertilité de son sol, pour la beauté de ses froments et la pureté de son pain, à M. Landouzy.

« Dans le seul village de Paracuellos de Filoca, en « Aragon, où n'existe pas un seul grain de maïs, dit ce « médecin, j'ai observé ce matin (29 avril 1863) treize « cas de pellagre. »

La pellagre de l'Aragon est connue, dans cette partie de l'Espagne, sous le nom de *flema salada*.

Il résulte du rapport de M. Rayer à l'Académie des sciences que M. Costallat, s'étant rendu sur les lieux, trouva en effet une maladie très-semblable à la pellagre qu'il a sous les yeux, dans le département des Hautes-Pyrénées, qu'il habite; mais que, « néanmoins, l'identité ne lui parut pas complète, et qu'il essaya de noter des différences à l'aide desquelles il crut pouvoir rapprocher la *flema salada* de l'acrodynie de Paris des années 1828 et 1829, et l'attribua à la carie, parasite commun dans le pain mal préparé dont usent les gens de ce pays-là. »

Il suffisait, en effet, que la pellagre de l'Aragon se développât en dehors de l'alimentation par le maïs, pour que son identité avec la pellagre dût paraître suspecte à M. Costallat. Dieu nous garde de mettre en doute la bonne foi de cet honorable médecin ; mais, nous nous défions de l'esprit de système. L'absolutisme des idées de notre confrère est assez connu, pour que le désir de trouver des différences entre les pellagres survenant chez les individus qui se nourrissent de maïs et les pellagres se développant chez ceux qui n'en ont jamais mangé un atome, puisse lui être attribué sans lui faire injure. A l'exception de ce médecin et de M. Roussel, sans parler de M. Balardini, dont ils sont les adeptes si convaincus, il n'est d'ailleurs pas d'observateurs pour qui ces différences ne soient complétement illusoires; et je crois pouvoir défier qui que ce soit de faire connaître une particularité propre à la pellagre des personnes qui ont mangé du maïs, qui ne se puisse rencontrer au même degré, et avec la même fréquence, dans la pellagre des gens qui n'en ont jamais mangé.

Quelques différences existeraient-elles, au surplus, ce ne serait, dans tous les cas, de l'aveu même de MM. Costallat et Roussel, que des nuances, et l'analogie des deux pellagres resterait telle encore que la conclusion de l'une à l'autre fût forcée, c'est-à-dire que si le maïs est étranger à l'une, il ne peut être pour l'autre une cause nécessaire. Nous établirons ailleurs que ce que nous venons de dire des interprétations de M. Costallat relatives à la pellagre de l'Aragon, ne s'applique pas avec moins de force à celles du même auteur relatives à la pellagre sporadique, à la pellagre des asiles d'aliénés, et à toute pellagre enfin, survenant dans des conditions où l'influence du maïs ne puisse être invoquée. Tel est même, croyons-nous, l'absolutisme des opinions de M. Costallat, que le résultat de l'expérience qu'il propose peut être facilement prévu. Si pour cet honorable médecin les pellagres qui s'observent chez des individus qui n'ont pas mangé de maïs ne sont pas des pellagres, il ne serait pas moins logique en affirmant que les pellagres qui ne manqueront pas de continuer à se développer après la dite expérience, c'est-à-dire après l'usage du maïs torréfié, *ne sont plus* des pellagres.

Quant à la Galice, la première mention qui existe de la présence de la pellagre dans cette province remonte au père Feijoo, en 1740. Elle est d'ailleurs montagneuse, et à peu près dans les mêmes conditions que les Asturies, qui la bornent à l'est.

Peut-être la pellagre existe-t-elle à l'état endémique dans d'autres provinces de l'Espagne; mais je ne sache pas qu'elle y ait été signalée.

A l'état sporadique elle y existe sans doute, à peu près comme presque partout, peut-être même un peu plus fréquemment qu'ailleurs, et dans une proportion qui doit varier suivant la distance des provinces où elle est endémique.

PORTUGAL.

Il se peut qu'il y ait quelque mention dans la science, de l'existence de la pellagre dans certaines parties du Portugal, sous son nom propre ou sous celui d'une maladie avec laquelle elle serait confondue; mais notre ignorance complète de la littérature médicale portugaise, et l'absence de toute reproduction d'une telle mention dans les littératures française ou italienne ne nous permettent pas de nous prononcer à cet égard.

Il serait à désirer que des recherches fussent dirigées dans le sens de la constatation de la pellagre dans ce royaume qui, par sa position géographique, par ses mœurs, et par l'ensemble de ses conditions hygiéniques, a tant de rapprochement avec l'Espagne.

Le résultat de ces investigations, fût-il négatif, aurait encore son intérêt, car il donnerait lieu de rechercher les causes de l'immunité du Portugal, et permettrait peut-être de préciser la part de tel ou tel agent de l'hygiène dans la production de la maladie. Si, par exemple, dans la province d'Entre Douro-è-Minho, qui n'est séparée de la Galice, où on observe des pellagreux, que par le Minho, il n'y a pas de pellagre, il faudrait bien, pour expliquer ce fait, faire intervenir d'autres influences que celles tirées de la position géographique.

ITALIE.

Lombardie.

Cette province de la monarchie italienne appartient, comme les Asturies espagnoles, à cette zône comprise entre le 42e et le 46e degré de latitude méridionale, dans laquelle, suivant M. Balardini, se trouverait circonscrite l'endémie pellagreuse.

Elle s'étend, en effet, de 44° 50 à 46° 40 latitude nord, et, comme l'on sait, elle a pour bornes : la Suisse et le Tyrol au nord, à l'est : l'Illyrie, au sud : le Piémont et les provinces de Parme, de Modène et de Ferrare; elle est arrosée de nombreuses rivières, comprend plusieurs lacs, et possède, en outre, un grand nombre de canaux. Presque tout son territoire est uni, d'une fertilité remarquable, surtout en grains, maïs et riz. L'air y est en général salubre, sauf l'influence exercée, dans certaines parties, par un excès d'humidité. Le climat est froid dans les montagnes, mais chaud ou tempéré dans les plaines.

Malgré la bonté, dans leur ensemble, de telles conditions hygiéniques, la population rurale se trouve dans la situation décrite par M. Jourdan, dans ces termes : « Quoi« que la Lombardie soit une des contrées les plus fertiles « de l'Europe, l'habitant des campagnes se nourrit presque « exclusivement de végétaux, de pain de seigle mal cuit « et aigre, de riz, de blé de Turquie préparé de diverses « manières, de millet, de blé sarrazin, de diverses pâtes « compactes, et d'autres aliments semblables, d'une diges« tion difficile.

« Il mange rarement de la viande; et, bien que le sol « qu'il foule aux pieds produise de la vigne, sa pauvreté « lui interdit le vin; il n'a, pour étancher sa soif, que des « eaux presque toujours impures et bourbeuses, ou, tout « au plus, une espèce de piquette préparée avec le marc « des raisins macéré dans l'eau. Dévoré par la misère, il « ne peut se couvrir que de haillons, et souvent il partage « sa demeure avec des animaux immondes dont la mal« propreté n'a rien qui lui répugne, puisque la sienne est « plus grande, peut-être. Tant de privations de toute es« pèce, qui rappellent le sort affreux des paysans de la « Pologne, ne peuvent manquer d'ébranler leur constitu« tion jusque dans ses fondements. »

Cette situation résulte sans doute, pour ce pays, des nombreuses guerres dont il a été si souvent le glorieux théâtre, des taxes et impôts qu'elles ont entraînés, et qui, bien que pesant plus particulièrement sur les classes aisées, ont réduit le peuple à la misère, en vertu de cette loi de solidarité qui lie indissolublement dans notre société les intérêts du pauvre à ceux du riche.

J'ai fait plus haut l'historique de la pellagre en Lombardie; je n'y reviens que pour rappeler que les premières observations remontent, d'après J. Frank, à 1750, et ont été faites à Sesto-Calende, à l'extrémité sud du Lac-Majeur, par Antonio Terzaghi, mais que les médecins italiens font remonter son apparition, que nous croyons, nous, être aussi ancienne que le monde, à 1715, d'après des documents recueillis par Ghirlanda, si même on ne la reconnaît pas dans un passage du *Traité des maladies des artisans*, publié en 1700, où Ramazzini, l'auteur, décrit, sous le nom de *mal del padrone*, une maladie qui ne peut se rapporter qu'à la pellagre.

Depuis cette époque, les observations se sont multipliées, et de leur ensemble il résulte ce fait désolant, mais incontestable, que la Lombardie est depuis longtemps le principal foyer de la pellagre endémique, tout en faisant la part de cette tendance, que l'on me paraît y avoir, et qui m'a frappé, comme M. Larrey [1], à donner une extension trop considérable au cadre de cette affection.

Bien que la pellagre règne à peu près dans toute l'étendue de son territoire, c'est cependant dans la province de Bergame qu'on l'observe plus spécialement, et je dois reconnaître que le maïs y est en usage dans toutes les classes de la société.

« Les pellagreux abondent dans une proportion effroyable, me dit M. le docteur Brugnoni, médecin en chef de l'asile d'aliénés d'Astino, dans les dix-huit districts de la province de Bergame. Selon moi, la cause de la pellagre est complexe; ses éléments principaux sont : 1° l'hérédité; 2° la misère, avec ses suites inévitables, travaux

[1] Voir compte rendu de la séance de la Société médicale d'émulation, du 4 mai 1860.

rudes et prolongés, alimentation malsaine, insalubrité des maisons, et habitation dans les étables pendant les hivers.

« La moyenne des pellagreux admis dans l'établissement s'élève aux trois cinquièmes environ de la population entière. »

Pour la répartition de la pellagre dans la haute Italie, je ne puis que renvoyer à la carte que M. Boudin a dressée à cet effet, des quarante-quatre districts appartenant aux provinces de Milan et de Côme, et que reproduire ici ce passage extrait de ses Souvenirs de la campagne d'Italie :

« Sur quarante-quatre districts appartenant aux provinces de Milan et de Côme, ainsi qu'aux vallées de Bembo et de San-Martino (province de Bergame), on compte :

9 districts qui n'ont pas de pellagreux.

7 ayant de 0.9 à 9 pellagreux sur 10,000 habitants.

9 — de 10 à 21 — sur 10,000. —

11 — de 32 à 43 — sur 10,000. —

6 — de 47 à 58 — sur 10,000. —

2 — de 79 à 83 — sur 10,000. —

« Pour rendre ces faits sensibles aux yeux, nous avons construit une carte dans laquelle les quarante-quatre districts dont il s'agit sont représentés par six teintes graduées, dont la plus claire correspond au groupe complétement exempt de pellagreux, et dont la plus foncée représente les localités les plus infestées. Or, cette carte met en lumière l'extrême inégalité de répartition de la pellagre. Ainsi, au nord du 46e degré de latitude, on constate l'absence complète de la pellagre, à Gravedona, Dongo, Mascagno, Portezza, Bellano. Menaggio seul fait exception à cette immunité absolue ; encore n'y compte-t-on que quatre pellagreux sur 10,000 habitants ; et l'immunité se reproduit au sud de Menaggio, à San-Fedèle, Belaggio, Introbbio, et même encore à Lecco. Canzo n'a que trois, et Oggiono n'a même que deux pellagreux sur 10,000 habitants.

« Mais, à partir de ces deux localités, l'horizon s'assombrit, quelle que soit la direction que l'on prenne. A l'ouest de Canzo et d'Oggiono, nous voyons Erba avec 13 pellagreux, Côme avec 9, Varèse avec 36, Gavicate avec 34, et Angesa avec 33 pellagreux sur 10,000 habitants; à l'est, Zogno en compte 47; au sud d'Oggiono, tous les districts sont infestés à un degré de plus en plus alarmant; et le mal atteint son maximum d'intensité à Bollate et à Saronno, où l'on compte respectivement 79 et 83 pellagreux sur 10,000 habitants.

« La population de Milan compte encore 52 pellagreux sur 10,000 habitants; mais, à partir de ce point, le mal s'amoindrit de nouveau; et, au sud de la capitale de la Lombardie, on ne trouve plus que 16 pellagreux à Corsico, 2 à Marignan, et seulement 9 à Locate. »

Les quelques inexactitudes que j'ai constatées portent sur l'immunité que M. Boudin dit être complète dans les districts de Gravedona et de Bellano, au nord du 46e degré de latitude, et de San-Fedèle, au sud de Menaggio, tandis que je les vois figurer sur le tableau ci-contre, donnant la provenance des pellagreux entrés dans les années 1856 et 1857 au grand hôpital de Milan, d'après le compte rendu de M. le docteur Verga, directeur de cet établissement.

On trouve bien encore quelques différences entre les indications de M. Boudin et les résultats énoncés sur ce même tableau; mais, en général, la concordance paraît assez exacte, si l'on tient compte des différences de sources auxquelles ces deux auteurs ont dû puiser leurs renseignements.

Provenance des pellagreux entrés au grand hôpital de Milan dans les années 1856-1857.

PROVINCE DE MILAN.	NOMBRE.	PROVINCE DE COME.	NOMBRE.	PROVINCE DE PAVIE.	NOMBRE.
Ville de Milan....	27	1er district.......	4	1er district.......	23
1er district.......	119	2e *id*..........	11	2e *id*. (Bereguardo)	6
2e *id*..........	83	Cantu..........	48	Binasco..........	59
Bollate..........	93	Appiano........	44	Abbiate grasso....	116
Gorgonzola.......	108	Gravedona.......	2		
Melegnano.......	16	Lecco..........	6	TOTAL....	204
Monza..........	101	S. Fedèle.......	1		
Vimercate........	28	Oggiono.........	28	PROVINCE DE BERGAME	
Barlassina.......	106	Bririo..........	27	Treviglio.......	2
Carate..........	49	Missaglia........	17		
Busto-Arsisio.....	45	Canzo..........	11	PROVINCES DE LODI ET CREMA.	
Cuggiono........	74	Bellano.........	4	1er district de Lodi.	1
Gallarate........	49	Varèse.........	12	Pandino.........	1
Somma..........	19	Arcisate........	5		
Saronno.........	120	Tradate.........	13		
		Gavirate........	23		
		Angera.........	8		
		Luvino....... ...	3		
TOTAL....	1037	TOTAL....	267	TOTAL....	2

RÉCAPITULATION :

Provenant de la province de		Milan...........	1,037
—	—	de Côme..........	267
—	—	de Pavie..........	204
—	—	de Bergame........	2
—	—	de Lodi et de Crema.	2
		TOTAL........	1,512

Cette partie de notre ouvrage était terminée, lorsque nous avons eu communication d'un excellent travail, publié dans le fascicule de décembre 1864 des *Annales universelles de médecine de Milan*, par M. le docteur Alexandre Tassani, sur les imperfections physiques et les maladies exemptant du service militaire, dans la province de Côme. Nous croyons devoir en extraire et en traduire les détails qui suivent :

« La pellagre est, dit notre confrère, une maladie endémique, qui ne sévit que sur une partie de la population, la classe des agriculteurs, mais qui, depuis quelques années, va toujours en étendant ses racines.

« En 1830, le chiffre des pellagreux, dans cette province (Côme), était de 1,572, sur une population de 352,703 individus ; en 1856, il s'est élevé à 2,221, sur 441,474 habitants ; en 1830, les communes infestées étaient au nombre de 233 ; en 1856, la pellagre était étendue à vingt autres communes.

« Les districts les plus particulièrement frappés sont ceux d'Appiano, de Gavirate, Cantu, Varèse, Tradate, Brivio, Missaglia, Oggiono et III de Côme, tous compris dans la zône méridionale et piémontaise. Les districts de la zône septentrionale en sont exempts, ou n'en comptent que peu de cas ; ceux de Porlezza, Castiglione d'Intelvi, Dongo et Maccagno en sont tout à fait indemnes ; et ceux de Gravedona, Menaggio, Bellaggio, Canzo, Lecco, Introbbio et Bellano n'en présentent qu'un très-petit nombre de cas.

« Le rapport du nombre des pellagreux avec celui des habitants, dans les lieux infestés, est d'un pellagreux sur 100 habitants. Cette proportion varie, toutefois, beaucoup suivant qu'on la considère dans chaque commune prise isolément. C'est ainsi que dans quelques communes des districts de Gravedona, de Bellaggio et de Menaggio elle serait de 1 seulement sur 1,000 habitants; dans quelques autres communes de la zône montagneuse et piémontaise, elle serait de 1 sur 600, sur 700, sur 800, sur 900 et sur 1,000.

« La proportion est d'autant plus grande que l'on descend vers la zône méridionale, du côté de la plaine lombarde. Là, nous trouvons quelques communes qui comptent 2, 3, 4, 5, 6 pellagreux sur 100 habitants. Dans la zône piémontaise, en rive du lac de Varèse, les communes de Varèse, de Casciago et de Gagliate comptent jusqu'à 7 pellagreux sur 100 habitants; et dans celle de Cazzago, la proportion va même jusqu'à 8.

« Les localités où la pellagre se montre avec la plus grande intensité peuvent être représentées par un groupe des pays adjacents au lac dont il s'agit, par un autre groupe des communes situées au centre et sur le versant des monts Briantins; par celui qui s'étend des territoires de Rodero, Bizzarrone et Casanova, sur les frontières de la Suisse, jusqu'à la région comprise entre Appiano et Tradate, et enfin par une bande s'étendant entre Varèse et le Verbano. La ville de Côme, qui pendant longtemps n'avait pas eu de pellagreux, en compte aujourd'hui une trentaine.

« Les causes de la prédominance de cette endémie peuvent se résumer, dit notre confrère, dans la misère, la mauvaise nutrition, résultant d'une abstinence complète d'une bonne nourriture animale et de la privation du vin, l'insolation, les rudes labeurs de la vie des champs, et la transmission héréditaire. »

M. Tassani, on le voit, ne fait nullement intervenir ici l'influence du maïs comme cause spécifique. Son opinion, du reste, est celle de la presque unanimité des médecins italiens.

Après avoir fait ressortir l'étendue des troubles fonctionnels auxquels donne lieu la pellagre, depuis le derme jusqu'à l'appareil digestif, et jusqu'aux systèmes nerveux ganglionnaire et cérébro-spinal, et à propos de l'atteinte que porte à la constitution une endémie si justement appelée *mal de misère,* notre confrère relate ce fait, que, parmi les conscrits appartenant aux pays infestés, il en est beaucoup qui ont été reconnus inhabiles au service militaire pour cause de maigreur et de débilité, par suite de pellagre. Bon nombre avaient été exemptés pour cause de l'incapacité des père et mère à se procurer par le travail des moyens d'existence, parce qu'ils étaient depuis longtemps affectés de pellagre.

Cette conclusion, on le voit, est contraire à celle qui paraît résulter des assertions de M. Roussel, et d'après laquelle « l'administration militaire a cessé de voir dans la pellagre une cause d'exemption; ce qu'elle n'aurait point fait, elle qui n'a pas de théorie sur la cause, si l'observation ne lui avait enseigné la certitude de la guérison par le changement de régime. »

Aucun fait ne pouvant fournir une condamnation plus éclatante de l'hypothèse du maïs que celui qui servirait de mobile, dans ce cas, à l'administration militaire, nous sommes loin de le contredire, et nous serions plutôt tenté de nous en prévaloir, pour dire à nos deux adversaires: « Puisqu'il suffit de substituer une bonne et solide alimentation à celle dont les pellagreux font usage, pour les guérir de leur mal, quand il n'est pas parvenu à ses derniers stades, vous ne pouvez donc pas dire que ce mal résulte de l'influence spécifique du maïs. » Nous avons voulu seulement relever une contradiction entre le dire de M. Roussel et celui d'un médecin dont la compétence ne peut être récusée. La vérité est probablement, du reste, entre les deux assertions, c'est-à-dire que l'administration militaire ne voit, sans doute, un motif d'exemption dans la pellagre, que quand elle porte à la constitution des atteintes telles qu'elles ne semblent pouvoir être influencées par un changement de régime.

Il résulte du rapport de la commission du congrès de Milan de 1844, chargée d'examiner le mémoire de M. Balardini, que la maladie ne se lie pas partout à l'alimentation par le maïs. « Il est constant, en effet, dit le rapporteur, qu'il résulte de nombreuses observations, que dans plusieurs parties de la haute et basse Italie on fait usage de ce blé, sans qu'on y ait jamais rencontré de pellagre ; les habitants du Val, qui se nourrissent exclusivement de châtaignes, sont les plus atteints par la pellagre; au contraire, les paysans de la province montagneuse de Biello, qui se nourrissent presque exclusivement de blé de Turquie, sont exempts de cette affection. Il en est de même pour les provinces de Cuneo, de Varallo et de Pallanza.

Vénétie.

Province italienne de la monarchie autrichienne, la Vénétie est aussi comprise dans la zône assignée, par M. Balardini, à l'endémie pellagreuse. On sait qu'elle a pour bornes : à l'ouest, la Lombardie; le Tyrol et l'Illyrie au nord; la province de Ferrare au sud, et l'Adriatique des autres côtés.

Elle est divisée en huit provinces ou délégations, savoir : Vénise, Padoue, Polésine, Vérone, Vicence, Bellune, Trévise et Udine.

Venise, sa capitale, bâtie sur cent petites îles, est située au milieu des lagunes, vastes marais qui occupent presque tout le littoral de la Piave à la Brenta, et dont l'étendue est d'au moins 600 kilomètres carrés.

L'air des lagunes est insalubre, et l'endémie de fièvres intermittentes exerce quelquefois son influence à distance, et, à Venise, par exemple, par l'intermédiaire des vents qui soufflent de la terre ferme. C'est ordinairement au Lido que cette influence se fait sentir. Pour la climatologie de Venise et de la Vénétie, je ne puis, du reste, que renvoyer aux savantes données fournies par MM. Carrière et Grimaux de Caux.

Nous avons dit plus haut que la pellagre endémique observée pour la première fois par Nascimbeni dans le Frioul, vers l'année 1740, n'avait commencé à fixer l'attention, comme maladie nouvelle, qu'à partir de 1755, après avoir été décrite par Antonio Pujati sous le nom de *scorbut alpin*, avant qu'Odoardi, un de ses élèves, en ait fait l'objet du premier écrit qui ait paru sur la matière, et que Fanzago ait démontré l'identité du scorbut alpin avec la pellagre lombarde.

Or, le Frioul, ancienne province méridionale de l'empire d'Autriche, se divisait, comme l'on sait, en deux parties : le Frioul autrichien, chef-lieu : Trieste, et le Frioul vénitien, chef-lieu : Udine. C'est de ce dernier Frioul qu'il s'agit dans les observations de Nascimbeni, car je me suis assuré, pendant mon séjour à Trieste, que la pellagre n'existait pas dans le Frioul autrichien, aujourd'hui cercle de Trieste et de Goritz. Je tiens, en effet, des médecins du magnifique hôpital de Trieste et de l'établissement provisoire des aliénés, qu'ils ont bien quelquefois occasion de recevoir des pellagreux dans leurs salles, mais que ces pellagreux viennent presque toujours du Frioul vénitien. Dans l'Istrie, on observe de temps en temps, disent-ils, quelques cas, mais ils sont très-rares et probablement sporadiques.

Bien qu'à un moindre degré, la Vénétie partage avec la Lombardie le triste privilége de fournir l'un des principaux foyers de l'endémie pellagreuse.

Sans vouloir déprécier le mérite des travaux qui ont paru sur la pellagre en Vénétie, ils ne me semblent pas avoir l'importance de ceux que son étude a provoqués en Lombardie; ce qui s'explique, sans doute, par une différence dans le degré d'intérêt que l'on devait y prendre à raison d'une intensité moindre du fléau, ou, peut-être, de sa plus grande dissémination.

La pellagre est assez rare à Venise. C'est ainsi que, tandis que dans la seule année 1857, il était entré au grand hôpital de Milan 687 pellagreux (825 en 1856), je n'en trouvais, au moment de ma visite dans les salles de l'hôpital Saint-Jean et Saint-Paul à Venise, que 14, sans compter, il est vrai, les aliénés d'origine pellagreuse se trouvant dans les services d'aliénés. Les habitants de Venise sont, paraît-il, moins exposés à la pellagre que ceux de la terre ferme, soit parce que les conditions de la vie y sont peut-être moins misérables, soit à cause de l'influence exercée par l'atmosphère saline. Ajoutons qu'à défaut d'un grand nombre de pellagreux, cette ville compte beaucoup de scrofuleux, de rachitiques et de phthisiques, et que la chloro-anémie semble y être un accident très-ordinaire, ce qui paraît être bien plus l'effet d'une misère croissante que des conditions climatériques.

Si la pellagre est assez rare à Venise, elle est, par contre, assez répandue dans la terre ferme.

Il résulte du tableau statistique ci-contre, dressé par le docteur Fassetta, pour une période de sept années, que la province de Padoue est celle qui a présenté le plus grand nombre de pellagreux, et que l'ordre de fréquence a été en décroissant pour les provinces d'Udine et de Trévise, de Venise et de Vicence *ex æquo*, de Vérone, de Rovigo et de Bellune.

Ce tableau fait partie de la statistique de l'établissement des femmes aliénées de Venise pour la période de 1837 à 1843, par le docteur Fassetta Valentino, ancien médecin en chef de cet établissement.

Je fais observer qu'il ne donne que les pellagreux devenus aliénés.

TABLEAU INDICATIF

De la patrie, des diverses formes de folie et de la cause physique dominante (pellagre) avec la moyenne sur cent habitants.

POPULATION.	PATRIE.	MOYENNE PAR 100 HABITANTS.	MANIE.					MONOMANIE.					MÉLANCOLIE.					IDIOTISME.					STUPIDITÉ.					DÉMENCE.					TOTAL.				
			Existants au 1er janvier 1837.	Entrés pendant les 7 années.	Sortis pendant les 7 années.	Décédés pendant les 7 années.	Restants au 31 décembre 1843.	Existants au 1er janvier 1837.	Entrés pendant les 7 années.	Sortis pendant les 7 années.	Décédés pendant les 7 années.	Restants au 31 décembre 1843.	Existants au 1er janvier 1837.	Entrés pendant les 7 années.	Sortis pendant les 7 années.	Décédés pendant les 7 années.	Restants au 31 décembre 1843.	Existants au 1er janvier 1837.	Entrés pendant les 7 années.	Sortis pendant les 7 années.	Décédés pendant les 7 années.	Restants au 31 décembre 1843.	Existants au 1er janvier 1837.	Entrés pendant les 7 années.	Sortis pendant les 7 années.	Décédés pendant les 7 années.	Restants au 31 décembre 1843.	Existants au 1er janvier 1837.	Entrés pendant les 7 années.	Sortis pendant les 7 années.	Décédés pendant les 7 années.	Restants au 31 décembre 1843.	Existants au 1er janvier 1837.	Entrés pendant les 7 années.	Sortis pendant les 7 années.	Décédés pendant les 7 années.	Restants au 31 décembre 1843.
396,559	Udine....	0.0148	3	21	7	12	5	»	»	»	»	»	1	8	1	6	[illegible]	»	»	»	»	»	1	25	10	13	3	»	»	»	»	»	5	54	18	31	10
321,864	Vicence...	0.0080	1	12	3	6	4	»	»	»	»	»	»	5	3	2	[illegible]	»	»	»	»	»	1	7	2	5	1	»	»	»	»	»	2	24	8	18	5
289,145	Padoue...	0.0380	2	38	13	20	7	»	4	2	1	1	»	28	14	13	[illegible]	»	»	»	»	»	1	36	16	16	5	1	»	»	»	1	4	106	45	50	15
288,286	Vérone...	0.0034	»	2	1	»	1	»	»	»	»	»	2	1	2	1	[illegible]	»	»	»	»	»	»	5	1	2	2	»	»	»	»	»	2	8	4	3	3
264,468	Trévise..	0.0158	1	13	4	6	4	»	»	»	»	»	»	9	4	3	[illegible]	»	»	»	»	»	»	16	8	7	1	»	3	1	2	»	1	41	17	18	7
258,818	Venise....	0.0096	1	13	3	8	3	»	1	»	1	»	»	4	1	»	[illegible]	»	»	»	»	»	»	5	3	1	1	»	1	»	1	»	1	24	7	11	7
144,066	Rovigo...	0.0028	»	2	»	2	»	»	»	»	»	»	»	2	»	2	»	»	»	»	»	»	»	»	»	»	»	»	»	»	»	»	»	4	»	4	»
137,852	Bellune...	0.0029	»	2	»	2	»	»	1	»	1	»	»	1	»	1	»	»	»	»	»	»	»	»	»	»	»	»	»	»	»	»	»	4	»	4	»
			8	103	31	56	24	»	6	2	3	1	3	58	25	28	8	»	»	»	»	»	3	94	40	44	13	1	4	1	3	1	15	265	99	134	47

Le tableau ci-après, que je tiens de l'obligeance du docteur Vigna, médecin en chef de l'asile des hommes aliénés (San-Servolo), à Venise, constate qu'au moment de ma visite de cet établissement, au printemps de 1861, il était entré, depuis le 1er janvier 1860, 100 aliénés par suite de pellagre et répartis, ainsi qu'il suit, dans les diverses provinces :

Vérone	22
Venise	20
Trévise	16
Vicence	16
Padoue	11
Udine	11
Bellune	4
Rovigo	»

Ce tableau donnerait, pour les aliénés pellagreux admis dans cet établissement, un résultat un peu différent de celui qu'avait obtenu le docteur Fassetta pour les femmes aliénées reçues à l'hôpital Saint-Jean et Saint-Paul; et cette différence, peu appréciable vu l'inégalité des périodes sur lesquelles portent les résultats dans les deux établissements, peut s'expliquer par une différence dans les sexes quant à la disposition à la pellagre, et aussi dans les conditions de l'admission sous le rapport administratif.

Il existait, au moment de ma visite, 93 aliénés par suite de pellagre, répartis ainsi qu'il suit :

Province de Trévise	21
— d'Udine	18
— de Venise	18
— de Vérone	13
— de Padoue	12

Province de Vicence.................. 8
— de Bellune.................. 3
— de Rovigo.................. »

Pour un total de 355 aliénés.

Le nombre de pellagreux aliénés entrés pour la période décennale de 1847 à 1857 avait été de 760, sur un total de 1,948 aliénés, soit plus du tiers.

Suit la répartition d'après un tableau emprunté à l'ouvrage du docteur Salerio, sur l'asile San-Servolo :

Province de Venise.................. 95
— de Padoue.................. 118
— de Vicence.................. 83
— de Vérone.................. 109
— de Trévise.................. 209
— de Rovigo.................. 12
— de Bellune.................. 22
— d'Udine.................. 112

La dernière statistique de la période quinquennale 1857-1861 pour le même asile donne 411 aliénés d'origine pellagreuse, sur lesquels on a compté : 310 entrés et 101 existants :

Province de Venise.................. 68
— de Vérone.................. 56
— d'Udine.................. 65
— de Trévise.................. 78
— de Rovigo.................. »
— de Padoue.................. 61
— de Vicence.................. 67
— de Bellune.................. 16

D'après le tableau du docteur Fassetta pour l'établissement des femmes aliénées, on voit que la forme prédominante serait d'abord : la stupidité, la manie viendrait ensuite, puis la mélancolie. Mais, comme on y fait entrer parmi les stupides probablement un grand nombre d'individus atteints de mélancolie avec stupeur, affection dont l'étude n'avait pas encore été élucidée par les travaux de M. Baillarger, il me semble en résulter que la mélancolie est, comme partout, la forme prédominante, chez les pellagreux aliénés, aussi bien que chez les aliénés pellagreux.

Toutefois, le tableau suivant donne un résultat différent pour les 93 aliénés pellagreux de l'asile de San-Servolo, que j'ai trouvés au moment de ma visite, et fait sensiblement prédominer la manie sur la mélancolie :

Manie..................	53
Mélancolie	21
Démence.................	17
Idiotisme	2

A quelque chose près, la même différence ressort de la statistique du docteur Salerio pour la période quinquennale 1857-1861. Sur les 411 aliénés d'origine pellagreuse, qui ont fait partie de la population de son asile pendant cette période, il a compté, en effet : 2 idiots, 3 monomanes, 117 mélancoliques, 144 déments et 145 maniaques.

Ici je pose, en passant, une réserve pour les deux cas d'idiotisme qui, n'ayant pu que préexister à la pellagre, me semblent se rattacher aux cas de pellagre consécutive. Il y a lieu de tenir compte aussi du nombre de cas de démence qui peuvent avoir été consécutifs soit à la mélancolie, soit à la manie.

Le docteur Salerio en publiant sa statistique des aliénés pellagreux ou autres de l'asile San-Servolo, la fait suivre de cette réflexion : « Ce qu'il y a de remarquable dans ces tableaux, c'est la rareté de la pellagre à Rovigo et celle aussi des aliénés non pellagreux. » Nous ne pouvons que prendre acte de cette importante déclaration et qu'en tirer une conclusion contre l'existence réelle d'une folie spéciale dite : pellagreuse. S'il existait, en effet, une telle folie, on se demande pourquoi la cause qui influe sur sa fréquence, influerait également sur celle des folies de toute autre nature. Notons, d'ailleurs, que le docteur Salerio, non plus qu'aucun autre médecin italien, ne mentionne le moindre caractère spécial qui distingue les maniaques, mélancoliques, monomanes et déments d'origine dite : pellagreuse, des maniaques, mélancoliques, monomanes et déments de toute autre origine.

Je termine ce qui est relatif à la pellagre, en Vénétie, par ce fait : que l'état de cachexie auquel elle se lie m'a paru plus prononcé qu'ailleurs, et revêtir plus souvent le caractère scorbutique, ce qui contribue à justifier le nom de scorbut alpin qui lui a été primitivement donné, et par cet autre fait : que l'usage du maïs est aussi très-répandu en Vénétie, mais que, de même que dans le Milanais, il n'y donne pas la mesure de l'intensité du fléau, c'est-à-dire que ce n'est pas dans les provinces où l'on mange le plus de maïs que l'on trouve le plus de pellagreux.

Je reproduis à la fin de cet ouvrage un extrait de quatorze observations que j'ai recueillies dans mon voyage de 1861.

Tyrol.

Il résulte des assertions de Comini, Stafella et Mazzanelli, que la pellagre règne dans les vallées du Tyrol.

Mais, les observations de ces médecins remontant déjà très-haut, celles de Comini à 1795 et celles de Stafella à 1822, auraient besoin d'être confirmées, au moins pour l'époque actuelle, par de nouvelles constatations.

Je ne puis, du reste, que consigner ici le résultat négatif d'une exploration faite par moi dans cette partie du Tyrol qui confine au cercle de Salzbourg, à Salzbourg même et dans ses environs.

On y trouve des goîtreux et des crétins, mais pas de pellagreux, que je sache.

Piémont.

Le Piémont, situé à l'est des Alpes grecques et au nord des Alpes maritimes, se rapproche, par plusieurs points de sa topographie et de ses conditions climatériques, de la Lombardie, qui l'avoisine.

Le Pô qui l'arrose, ainsi que plusieurs autres rivières qui sillonnent ses plaines, y entretiennent des conditions d'humidité favorables à la culture du riz, mais nuisibles dans une certaine mesure et sur certains points à la salubrité.

La pellagre y a été signalée par de Rolandis, après Allioni, Bussiva, Griva, Moris et Bœrio, et y règne endémiquement, bien qu'à un degré beaucoup moindre qu'en Lombardie.

Assez rare dans la province de Turin, c'est surtout dans celle d'Ivrée qu'on l'observe. L'alimentation par le maïs y est en usage. Pour nos confrères du Piémont comme pour ceux de Lombardie, c'est une des causes principales, mais elle n'est ni unique ni exclusive. L'endémie pellagreuse résulte, suivant eux, d'un concours de conditions hygiéniques dans lesquelles l'usage du maïs n'entre que pour une part.

Province de Ferrare.

Il résulte d'une note qui m'a été communiquée par M. le docteur Gambari, médecin-directeur du nouvel établissement des aliénés de Ferrare, qu'il y a beaucoup de pellagreux dans cette province et qu'aujourd'hui, sur 110 aliénés, on en compte 14 d'origine pellagreuse.

Suivant cet honorable confrère, qui, à l'encontre de la plupart des médecins italiens, partage les idées de M. Balardini, la pellagre, dans la province de Ferrare, est une maladie nouvelle qui remonte à 40 ans à peine et dont l'invasion a coïncidé avec une plus grande généralisation dans l'usage du maïs, généralisation dont il explique les causes en ces termes :

« Au commencement de ce siècle, l'agriculture était « assez arriérée dans le pays ; ce que l'on récoltait le plus « dans ces terrains si fertiles était le froment et le maïs. « Le froment était assez abondant pour que le cultivateur « mangeât plus de pain que de polenta [1]. D'après les avan- « tages obtenus par la culture du chanvre dans la pro- « vince de Bologne, les propriétaires eurent l'idée de « substituer cette culture qui demandait peu d'engrais à « celle du maïs, et de remplacer le maïs qu'ils cultivaient « par du maïs qu'ils achetaient pour nourrir leurs fer- « miers. » Or, ce maïs acheté et provenant des Romagnes et des Marches s'est trouvé inférieur en qualité à celui que l'on récoltait, et notre confrère n'hésite pas à attribuer à la différence qui en est résultée pour les conditions alimen-

[1] Nom donné à la farine de maïs.

taires, les développements de la pellagre dans le pays. Il explique, d'ailleurs, la différence qui existe sous le rapport de l'intensité de l'endémie entre la province de Ferrare et les provinces Lombardo-Vénitiennes, « parce que les propriétaires de la première n'ont pas l'habitude de faire manger de la polenta au cultivateur pendant toute l'année, et qu'ils lui donnent du pain de froment vers la fin du printemps et pendant l'été, tandis qu'en Lombardie et surtout en Vénétie, les cultivateurs mangent la polenta pendant toute l'année. »

C'est uniquement pour satisfaire à l'impartialité dont nous nous sommes fait une loi dans tout le cours de cet ouvrage, que nous reproduisons ici l'opinion de M. Gambari. Mais, nous verrons, à propos de l'étiologie, que ses arguments ne sont rien moins qu'irréfutables et reposent, dans tous les cas, sur des assertions dont il est impossible de fournir la preuve.

Notre confrère confond, par exemple, l'époque à laquelle la pellagre a été signalée avec celle où elle est apparue. Elle a pu et dû, sans doute, avant l'époque où on l'a signalée, avoir été méconnue, comme elle l'a été presque partout où la notion de la maladie n'avait pas encore été suffisamment répandue; l'histoire de la pellagre en Lombardie, en Vénétie et ailleurs, en fournit à chaque pas la preuve.

Sous la réserve de cette observation, il résulte des assertions de M. Gambari, que la pellagre n'a été signalée qu'il y a 40 ans environ dans la province de Ferrare, qu'elle y règne endémiquement, mais à un degré beaucoup moindre qu'en Lombardie et en Vénétie.

Province de Bologne.

La pellagre règne à peu près au même degré dans cette province que dans celle de Ferrare.

Je me rappelle avoir vu, dans la visite que j'ai faite en 1846 de l'établissement des aliénés de Bologne, sous les auspices de M. le docteur Gualandi, fils, aujourd'hui médecin en chef de l'asile de Rome, plusieurs pellagreux des collines et plaines environnantes, dans une circonscription de 20 à 25 kilomètres.

Il s'en présentait alors, d'avril à septembre, environ 60.

Province de Parme et Plaisance.

La pellagre est aussi endémique dans cette province, ainsi que cela résulte de l'extrait ci-après d'une note qui m'a été remise en 1846 par M. le professeur Riva et dont les appréciations diffèrent peu des résultats d'une information plus récente :

« La sixième partie des morts dans mon établissement appartient aux pellagreux, parmi lesquels, morts de la pellagre, les hommes sont aux femmes : comme 1 est à 2,004.

« La forme prédominante de l'aliénation mentale chez les pellagreux, est la mélancolie.

« La pellagre est, avec l'hérédité et les excès alcooliques, la cause principale de l'aliénation mentale, et elle contribue à faire prédominer les causes physiques sur les causes morales de cette affection dans le duché de Parme et de Plaisance.

« Je n'attribue pas le développement de la pellagre au

seul usage du maïs, mais bien à l'ensemble de plusieurs circonstances telles que : l'habitation malsaine, l'insolation, l'humidité, l'excès de fatigue, la mauvaise alimentation, toutes circonstances inhérentes à la vie des paysans, surtout de ceux de la plaine. »

Province de Modène.

La pellagre règne aussi dans cette province, mais à un degré beaucoup moindre que dans la précédente, ce qui peut s'expliquer parce que l'agriculteur y jouit d'une certaine aisance. C'est ainsi que dans l'établissement Saint-Lazare, situé à 2 kilomètres de la ville de Reggio, il n'a été reçu, du 1er janvier 1822 au 31 décembre 1844, c'est-à-dire en 23 ans, que 77 pellagreux sur 1,009 aliénés.— Le nombre s'en est accru quelque peu depuis. Ils viennent de la partie occidentale de la province, c'est-à-dire du côté de Parme et des vallées du Pô.

États de l'Église.

La pellagre est inconnue à Rome ou, du moins, ne s'y observe qu'à l'état sporadique. Lors de mon séjour dans cette ville, en mai 1859, un cas venait d'être observé à l'hôpital San-Gallicano ; mais, l'étonnement qu'il a causé à nos confrères de Rome, m'a fourni la meilleure preuve de la rareté de la pellagre et, en tout cas, de l'absence d'endémie dans la capitale des États de l'Église et dans les campagnes environnantes. M. le docteur Grana m'a affirmé, du reste, que dans les montagnes de la Sabine, de même que dans les Abruzzes, la pellagre n'est pas moins inconnue, bien que les paysans fassent un usage habituel et presque exclusif du maïs, et que les Marais Pontins eux-mêmes sont exempts de cette endémie.

Il serait à désirer, toutefois, que le fait, pour ce qui concerne cette dernière contrée, fût l'objet de nouvelles informations ; le résultat, dût-il être négatif, serait encore d'un grand intérêt au point de vue des inductions qui pourraient en être tirées pour l'étiologie de la pellagre, relativement à l'influence de la cachexie paludéenne sur le développement de cette affection.

Province de Macerata et d'Ancône.

N'ayant pu me rendre à Macerata et à Ancône, villes de l'État Pontifical où existent des établissements d'aliénés, ni correspondre avec les honorables confrères chargés de leur direction médicale, je manque de renseignements sur l'état sanitaire de cette province, sous le rapport de la pellagre ; mais, j'ai lieu de penser, d'après ce qui m'a été dit à Rome, si ce n'est qu'ils seraient négatifs, au moins qu'ils constateraient une situation des plus atténuées quant à l'existence de l'endémie.

Délégation d'Urbin et de Pesare.

La délégation d'Urbin et de Pesare, dont Pesaro est le chef-lieu, ne jouit pas de la même immunité que Rome sous le rapport de la pellagre. Cette maladie y règne, en effet, endémiquement, surtout dans la partie montagneuse, sur les confins de celle de Forli.

Les renseignements transmis à notre honorable confrère, le docteur Giuseppo Girolami, médecin-directeur de l'asile des aliénés de Pesare, et consignés par lui dans un mémoire sur la pellagre dans la province d'Urbin et de

Pesare, publié en 1853, s'accordent à placer la cause de cette affection dans l'abus de l'alimentation par le maïs, favorisée dans ses effets morbifiques par l'influence d'une topographie spéciale et par les privations qu'engendre la misère.

C'est ainsi que le docteur Tintori, médecin à Monte Grimano, en rapportant l'histoire d'un aliéné envoyé par lui à l'hospice de San-Benedetto et affecté de pellagre, ajoute que près des deux tiers de la population devenaient tributaires de cette terrible affection dont le développement lui paraît devoir être attribué à l'alimentation à peu près exclusive par le maïs, jointe aux autres effets d'un régime alimentaire trop restreint.

Le même fait est confirmé par le docteur Giuseppe Azzaroli, qui fait coïncider les développements de la pellagre à Monte Grimano, avec l'introduction de la culture du maïs dans le pays, il y a cinquante ans à peine, et qui voit dans l'abus du vin une cause adjuvante.

Sans perdre de vue que la pellagre est une compagne inséparable de la misère, ce même médecin croit que l'imparfaite maturité du grain par des raisons topographiques et la facilité avec laquelle il s'altère par suite, dans les lieux étroits et mal adaptés où on le conserve, contribuent beaucoup à la production de cette endémie, et il termine en disant qu'à Monte Luciano, à Monte Altaveglio, à Ripalta, à Val di Terra, à Castello di Monte, à Valle San Anastasio et à Monte Maggio, où il a plus ou moins rencontré la pellagre, il n'est parvenu à la guérir que chez les individus qui ont pu changer leur mode d'alimentation. Un autre médecin, le docteur Fabrini, fait intervenir, pour l'explication de quelques cas rares de pellagre qui s'observent à San Giovanni in Marignano, l'insalubrité des habitations, la mauvaise qualité de la nourriture et l'insigne malpropreté des habitants.

Le docteur Francesco Bartolucci explique plus particulièrement la présence de la pellagre à Monte Colombo par l'influence combinée de l'usage du maïs et de certaines eaux saumâtres et corrompues qui stagnent au pied de quelques monticules incultes et stériles.

San Giovanni in Marignano et Monte Colombo ne sont pas, il est vrai, dans la province de Pesare, mais ils se trouvent sur les confins.

Le docteur Bucci, médecin à Saint-Léon, où la pellagre est peu fréquente, ne croit pas à l'influence unique et exclusive du maïs et fait intervenir concurremment la misère et toutes les privations qui l'accompagnent.

Il observe avec raison : que les individus qui font du maïs leur seule nourriture sont, d'ordinaire, des gens misérables, condamnés à toutes sortes de privations, aux plus laborieux exercices du corps, au manque des vêtements nécessaires, à la malpropreté et à l'insalubrité des habitations, toutes conditions dont l'influence ne saurait être contestée.

Il n'y a pas de pellagre à Mercatello, d'après le docteur Guizzardi, qui attribue cette immunité à la salubrité de l'air, à l'abondance des comestibles de toutes sortes et à l'usage très-restreint du maïs.

Il ne paraît pas y avoir d'indice de pellagre à Gradava, Catholica, Cartoceto, Saltara, Bargni, Monte Maggiore, San Angelo, Ginestreto, Monte Cicardo, Monte Giudoccio, Monte Gridolfo et Colbordolo. Il n'en a été que très-rarement observé à Mondamo, Saladoccio et Taroleto.

Délégation de Pérouse.

La délégation de Pérouse, de même que la précédente, est décimée par la pellagre. Il résulte même des renseignements qui me sont fournis par le docteur Bonucci, directeur-médecin de l'hôpital des aliénés de Sainte-Marguerite, à Pérouse, un des plus dignes représentants de notre spécialité en Italie, auteur d'un traité très-remarquable de pathologie mentale, que lorsque cette affection commença à apparaître dans la province, elle y prit immédiatement les proportions d'un véritable fléau.

« Cette apparition, ajoute notre honorable confrère, ne fut précédée ni d'une augmentation de la quantité de maïs employée aux usages alimentaires, ni d'une modification en mal de la qualité de ce grain, qui abonde dans nos campagnes. Si le maïs est pour quelque chose dans le développement de la pellagre, il semble qu'il ait besoin pour cela du concours d'autres causes. Dans cet ensemble de causes il y a toujours un côté mystérieux, comme pour beaucoup d'endémies et, par exemple, pour le crétinisme. Aucun des éléments sensibles de cette étiologie ne peut, pris à part, rendre compte du résultat. Outre ceux que j'ai notés dans mon rapport, j'ai eu trois autres pellagreux (deux femmes et un homme).

« Dans les antécédents de tous, j'ai constaté des souffrances physiques et des douleurs morales qui, je n'en doute pas, ont coopéré au développement du mal. »

Province de Ravenne.

J'extrais d'une note qui m'a été transmise par le docteur Cassiano-Tozzoli, médecin-directeur de l'asile des aliénés d'Imola, petit établissement à l'organisation duquel avait concouru Pie IX, pendant qu'il était évêque de cette ville, et dont Sa Sainteté m'avait dit quelques mots, les passages suivants :

« La pellagre règne depuis bien longtemps dans nos provinces et s'y observe particulièrement dans les endroits montagneux où les habitants se nourrissent presque exclusivement de maïs. Chez nous, la cause de cette maladie n'a pas été bien déterminée, mais on y est porté à croire que la pellagre dérive d'un concours de causes parmi lesquelles se font surtout remarquer une alimentation insuffisante, le manque de vin, une eau malsaine et l'influence de l'insolation.

« La moyenne des pellagreux qui entrent chaque année dans notre établissement est de 10 à 12 sur 80 aliénés.

« L'aberration mentale se manifeste le plus souvent dans la 3e année de la maladie et sous forme de manie avec tendance au suicide.

« Jamais la pellagre n'est apparue chez nos aliénés qui, avant leur entrée, avaient toujours été exempts de cette maladie. »

Toscane.

Avant de faire connaître le résultat de mes dernières investigations, dans l'ex-capitale de la Toscane, je ne crois pas sans intérêt de reproduire ici un extrait de quelques notes que j'avais recueillies dans mon premier voyage en 1846.

Les premières observations sur la pellagre en Toscane ne remontent qu'à 1780. C'est seulement à cette époque que le docteur Chiaruggi, de Florence, a fait imprimer une monographie aussi précise qu'érudite sur cette maladie. Elle règne au nord-ouest de la Toscane, au pied de la chaîne centrale des Apennins, sur une superficie de 228 milles carrés toscans, formant la vallée dite : de Mugello, belle et délicieuse contrée, d'un climat tempéré, entrecoupée de collines aussi agréables que nombreuses, fertiles et produisant, en abondance et sans efforts de culture, des fruits de toutes sortes.

En remontant vers le sommet, cette même maladie se rencontre dans presque toute la partie orientale des Apennins formant ce que l'on appelle la Romagne Toscane, sur une étendue d'environ 530 milles carrés toscans, où se trouvent les territoires de Bagni, de Santa Sophia, de Galeata, de Portico, de Rocca, de San Casciano, de Doravola, de la terre du Soleil, de Tredozio, de Modigliana, de Palazuolo, de Firenzuola. Le climat de la Romagne Toscane, comme celui de Mugello, est très-sain. Les eaux potables y sont toutes de bonne qualité. La pellagre s'y montre plus grave et plus particulièrement mortelle que dans le Mugello, ce qui tient probablement à ce que la misère y sévit avec plus de force.

Beaucoup de pellagreux toscans sont soignés dans un hôpital à Modigliana. Beaucoup d'autres, et particulièrement ceux qui proviennent de Mugello et d'une partie de la Romagne, sont transportés à l'hôpital des maladies de la peau de Florence. Le professeur Cipriani, chargé de ce service, m'affirma, lors de ma visite, que presque tous les malades qu'il avait observés jusqu'à ce jour avaient fait un long usage du maïs, mais que, parmi les observations qu'il a recueillies pendant deux ans, il y avait 6 individus qui n'avaient jamais fait usage de cette farine, et 14 dont la nourriture avait toujours été excellente, n'ayant usé que modérément de cette farine et que concurremment avec la viande et le vin.

Les pellagreux de Mugello, m'assura M. Cipriani, vivent longtemps. Il est commun de voir des habitants de ce pays vivre avec la maladie 10 et 15 ans. Sur le quart d'entre eux, pendant 5 ou 6 ans, la pellagre affecte d'une manière absolue le type intermittent. Ils deviennent malades en mai, restent souffrants pendant tout l'été et jouissent d'une santé parfaite pendant tout l'hiver. A en juger par l'observation des malades traités à l'hôpital de Florence, le nombre de ceux qui finissent par devenir fous doit être bien faible.

Sur 200 malades, dans le cours de trois ans, 7 seulement passèrent de l'hôpital des maladies cutanées à l'hôpital des aliénés. Sur ces 200 mêmes malades, 2 seulement tentèrent de se suicider, l'un d'eux en se précipitant du haut d'une terrasse.

A l'hôpital des maladies de la peau, où ordinairement les pellagreux sont envoyés pour y être traités par les bains, on n'observe guère que le 1er et le 2e stade de la maladie; il est rare d'y observer le 3e stade. Dans le 1er stade se voit toujours l'éruption caractéristique dite : action solaire (gettatura solare), l'érythème pellagreux. Mais, cette altération du derme des pellagreux est loin de s'observer aussi constamment dans le 2e stade. Dans quelques cas, elle est nulle ou à peine appréciable. Quelquefois, après un délai de 30 à 40 jours, M. Cipriani a vu, indépendamment de l'action solaire, apparaître sur le dos des mains les signes caractéristiques de la pellagre.

Il n'existait à l'asile des aliénés, au moment de ma visite, aucun cas de pellagre primitive ou consécutive à l'aliénanion mentale, mais, ayant appris qu'à l'hôpital des maladies de la peau il y en avait deux cas bien caractérisés, je m'empressai d'aller les examiner.

Je reproduis à la fin de cet ouvrage les observations de ces deux cas recueillies par M. Michelozzi, aide de clinique.

Je dois encore à l'obligeance de cet honorable confrère les renseignements ci-après sur la pellagre en Toscane.

Le nombre des malades pellagreux qui, de toutes les parties de la Toscane, viennent pour être traités à l'hôpital de Sainte-Lucie, varie annuellement de 150 à 200 par année. Ils entrent particulièrement du mois de mai au mois de septembre, rarement plus tôt. Les deux malades qui s'y trouvaient au moment de ma visite, le 9 avril 1859, étaient donc en avance sur l'époque précitée.

Le chiffre des pellagreux va en augmentant dans l'hôpital parce que la maladie s'étend avec une grande rapidité dans le pays, tandis qu'autrefois elle était presque exclusive à la basse Romagne et au Mugello.

C'est surtout, depuis le choléra de 1855, que la pellagre a pris cette extension en Toscane. Cette épidémie a laissé après elle un affaiblissement de la constitution qui a dû favoriser le développement des accidents pellagreux ou plutôt l'action des causes spéciales de la pellagre.

A propos de cette épidémie, et bien qu'il soit étranger à la question qui nous occupe, notons ce fait curieux que nous a signalé le docteur Bini, à savoir : que le 5 mai 1854 commença dans l'asile des aliénés une épidémie de diarrhée qui a duré une année et que, l'année suivante, jour pour jour, c'est-à-dire le 5 mai 1855, éclatait l'épidémie de choléra qui a frappé le quart de la population.

En général, chez les malades admis à Sainte-Lucie, les phénomènes cutanés sont beaucoup moins marqués que ceux de la cachexie pellagreuse, et il n'existe jamais aucun rapport de proportion entre eux. Parmi ces derniers se font surtout remarquer : d'abord les troubles du côté du tube digestif, ensuite l'appauvrissement du sang, les accidents scorbutiques, le marasme, enfin, les symptômes du côté de l'axe cérébro-spinal.

L'épidémie de choléra qui, en 1855, désola la Toscane, sévit particulièrement sur les pellagreux, et un très-grand nombre de ces malheureux en furent les victimes. A Sainte-Lucie, il ne se trouvait alors que neuf pellagreux, 3 hommes et 6 femmes.

Dès l'apparition du choléra dans l'établissement, tous ces pellagreux en furent atteints dans un court espace de temps, et tous succombèrent rapidement.

Dans l'année qui suivit l'invasion du choléra, le chiffre des pellagreux entrés à Sainte-Lucie fut moindre, mais bientôt après ce chiffre fut celui que nous avons indiqué plus haut.

La manière dont les pellagreux finissent peut se résumer ainsi : 1° quelques-uns succombent; 2° d'autres, leur délire ayant passé à l'état chronique, sont envoyés à l'établissement d'aliénés, mais ce cas est rare; 3° il en est chez qui le phénomène cutané a disparu tant bien que mal, mais qui conservent un certain degré de cachexie. Ceux-là sont dirigés sur l'hôpital de Sainte-Marie-Nouvelle et, s'ils y acquièrent une amélioration, sont renvoyés chez eux; 4° ceux qui restent sans obtenir aucune modification avantageuse dans leur état, sont placés dans la division des chroniques, si la mort ne les a pas auparavant enlevés; 5° enfin les malades qui obtiennent une guérison durable ou passagère, c'est-à-dire une validité apparente, sont renvoyés dans leurs foyers où ils retrouvent les mêmes causes qui ont primitivement altéré leur santé et sont repris le plus ordinairement par la pellagre.

Province de Gênes.

La pellagre n'est point endémique dans cette province. Cinq cas ont bien été observés dans l'asile des aliénés de Gênes, mais c'était dans les premiers temps de l'ouverture de l'asile, et les sujets venaient de Lombardie.

L'alimentation par le maïs est assez en usage chez les habitants de cette province, mais elle y est à beaucoup près moins exclusive qu'en Lombardie et que dans certaines parties du Piémont.

Provinces des Deux-Siciles.

La pellagre ne s'observe à l'état endémique dans aucune de ces provinces, bien que, dans plusieurs, l'alimentation par le maïs y soit aussi exclusive et constante que dans le nord de l'Italie. Quelques faits y ont bien été constatés en deçà et au-delà du Phare, d'après les docteurs Nardi, Semmola et de Renzi, et j'ai parlé moi-même d'un cas que j'ai observé à l'hôpital des prisons de Naples en 1843, sous les auspices du docteur Vergari; mais ces cas se rapportent, sans aucun doute, à la pellagre sporadique.

Ile de Sardaigne et autres îles italiennes.

L'île de Sardaigne semble aussi jouir d'une immunité complète par rapport à la pellagre, d'après le docteur Sacchero, qui y a séjourné plusieurs années.

Il en est de même des autres îles italiennes.

Il résulte de l'exposé qui précède :

1° Que la pellagre est endémique, à des degrés divers, dans les provinces de Pérouse, d'Urbin et de Pesare, de Ravenne des États de l'Église, dans une partie de la Toscane (Romagne toscane et Mugello), dans la Vénétie, dans le Milanais, dans une partie du Piémont, et que les autres parties de l'Italie semblent jouir, sous ce rapport, d'une certaine immunité, ou que, du moins, la pellagre n'y est observée qu'à l'état sporadique ;

2° Que l'intensité de l'endémie va sensiblement en diminuant du nord vers le midi, et à mesure qu'on s'éloigne du degré de latitude assigné comme limite extrême par M. Balardini, à la zône de cette endémie ;

3° Que dans les pays où elle est endémique, elle se lie fréquemment à l'aliénation mentale ;

4° Que, encore bien que l'alimentation par le maïs soit en usage dans la plupart des lieux où règne l'endémie pellagreuse, elle n'y donne pas la mesure de son intensité, c'est-à-dire qu'il n'existe pas de proportion rigoureuse entre le degré de cette alimentation et ladite intensité et que même elle règne, bien qu'exceptionnellement, dans des contrées où le maïs n'est pas usité ;

5° Que l'alimentation par le maïs, avec ou sans altération par le verdet, suivant l'opinion générale des médecins italiens, si compétents dans une question pour laquelle ils ne sont pas réduits, comme la plupart des médecins français, à des vues purement théoriques, est une des causes principales de la pellagre, mais que cette cause est loin d'être unique et exclusive; que la cause de la pellagre est pour ces mêmes médecins complexe et variable, c'est-à-dire qu'elle résulte du concours d'un ensemble de causes qui se résument dans le mot : misère, dans sa double acception physique et morale, et dans lesquelles l'usage du maïs n'entre que pour une certaine part.

ALLEMAGNE.

On s'accorde généralement à considérer l'Allemagne comme indemne de la pellagre, au moins à l'état endémique. A part, en effet, les trois cas observés à Vienne en 1794, par Aloysius Careno, et les deux signalés à Iéna par Stark, plus quelques cas isolés en Westphalie, d'après Brandis et Gmelin, qui appartiennent sans doute à la pellagre sporadique, on n'en trouve aucune mention, sans que l'on puisse exciper, je crois, de ce qu'elle aurait été méconnue.

Le goût très-prononcé des Allemands pour les travaux bibliographiques qui ont dû porter promptement à leur connaissance l'existence de la maladie dont il s'agit, ne permettrait déjà aucun doute à cet égard, si l'on ne savait d'ailleurs que, des premiers, les médecins de cette nation ont dû avoir l'éveil à l'endroit de la pellagre. C'est, en effet, dans un journal allemand, que la première dissertation de Zanetti, sur la pellagre lombarde (Nuremberg, 1778), a vu le jour. On sait aussi que le mémoire de Gherardini a été presque immédiatement traduit en allemand (Lemgo, 1782); qu'il en est de même de l'ouvrage de Strambio. Les mémoires originaux de Jansen, de Vander-Heuvelle, de Titius Costanzo, de Louis Franck, de Schlegel, de Stofella, etc., sont venus prouver ensuite, comme le Journal de Virchow le prouve encore de nos jours, que l'on était en Allemagne parfaitement au courant de la science, pour ce qui touche à la pellagre.

Dans un voyage que j'ai fait en Allemagne en revenant

de Lombardie, j'ai pu me livrer à une information qui ne m'a laissé aucun doute sur son immunité quant à la pellagre, au moins pour la haute et basse Autriche, pour la Styrie, la Bavière, le Wurtemberg, la Hesse, pour Francfort, pour le grand duché de Bade, le duché de Nassau, et enfin pour les provinces Rhénanes, que j'ai parcourues. J'ai lieu de penser qu'il en est de même pour l'Allemagne septentrionale et notamment pour la Prusse, bien que je manque de toute donnée à cet égard.

HONGRIE.

Il résulte de renseignements transmis à M. Bouchard [1] par M. le professeur Sigmund, de Vienne, que la pellagre existe à l'état endémique avec une fréquence variable dans différentes parties de la Hongrie, mais principalement sur les bords du Danube et de la Theiss. M. Sigmund a retrouvé sur la misérable population de ces contrées, la maladie qu'il avait autrefois étudiée chez les paysans vénitiens, et a pu constater l'identité des symptômes qu'elle présente dans ces deux pays; seulement elle lui a semblé moins fréquente en Hongrie qu'en Italie. Sur certains points, elle semblait presque être sporadique. Les plaines qui bordent le Danube et dans lesquelles la pellagre hongroise sévit presque exclusivement, sont souvent recouvertes par les inondations de ce fleuve; les eaux stagnantes n'y sont pas rares, et l'exposition du pays à tous les vents produit souvent des changements subits de température.

« La population ne mange jamais de maïs; elle se nourrit de pain et de viande de porc ou de bœuf, mais l'usage du vin est inconnu et les paysans ne boivent qu'une

1 Bouchard, *Recherches nouvelles sur la pellagre*, 1862.

eau de mauvaise qualité. Les logements sont insalubres et partout règne la plus révoltante malpropreté ; les habitants gardent leurs vêtements sans les laver jusqu'à ce qu'ils soient usés sur leurs corps ; ils vont jusqu'à considérer leur saleté comme un moyen efficace de tuer la vermine. »

L'influence de l'insolation est d'ailleurs excessive pendant l'été, dans les plaines dont il s'agit.

Principautés unies de Moldo-Valachie.

La pellagre a été observée en Moldo-Valachie, mais il est encore impossible, d'après les seules données qui existent, de se prononcer d'une manière absolue sur la question de savoir : si elle y règne endémiquement ou à l'état sporadique. Il y a lieu, toutefois, de tirer quelques inductions de l'identité probable entre la pellagre et la maladie nouvelle dont la princesse Cantacuzène Ghika a parlé à M. Caillat.

Je ne puis, du reste, que reproduire ici la note suivante extraite des bulletins de l'Académie de médecine, tome II, page 9, et insérée depuis dans l'*Union Médicale*.

« Le maïs, dit le docteur Caillat, auteur de cette communication, introduit en Moldo-Valachie vers le milieu du XVIIe siècle, par Serban Cantacuzène Ier, bienfait qui a valu à ce prince le nom de *Providence des paysans*, y est devenu, depuis lors, la base de l'alimentation de presque toutes les classes de la société, et pourtant l'affection pellagreuse est complétement inconnue dans ce pays. J'ai visité les villes et un grand nombre de villages de la haute et de la basse Valachie. J'ai interrogé les habitants, consulté les médecins, dont un, entre autres, M. Trach, avait observé cette maladie dans les campagnes du Milanais. Je n'ai pu observer ni recueillir un seul cas de cette affection. Pourquoi celle-ci, qui s'est montrée en Espagne sous le nom de *mal de la Rosa*, en Italie et dans les landes de Bordeaux sous celui de *mal de la Misère*, peu après l'introduction du maïs, ne se rencontre-t-elle pas en Valachie, où cependant l'usage du blé de Turquie est plus ancien, plus général et beaucoup plus exclusif ? Cette immunité, la doit-elle, comme la Sicile et la Bourgogne, à la grande sécheresse du climat ou à la dessiccation des épis au four, conditions qui préviennent ou détruisent le *sporisorium maydis*, principe intoxicant de cette céréale?

« Il ne saurait en être tout à fait ainsi, car le climat de la Moldo-Valachie est humide et l'usage du four y est complétement inconnu dans les campagnes. Et, pourtant, si la production parasite, qui joue le rôle d'agent morbifique principal dans l'étiologie de la pellagre ne se montre point et, après elle, l'affection pellagreuse, cela tient à des circonstances fort analogues qui ont été indiquées plus haut.

« La cause de cette immunité est due, selon moi, d'abord à la parfaite maturité du grain, grâce aux fortes chaleurs de l'été; ensuite, à l'entente parfaite qui préside à la construction et à l'emplacement des greniers à maïs ou séchoirs usités dans ce pays.

« J'étais sur le point de rentrer en France, emportant la croyance que la pellagre n'existe point dans les provinces danubiennes, quand la princesse moldave Cantacuzène Ghika vint voir, à Bucharest, sa fille qui recevait mes soins, et m'apprit, vers la fin de 1847, que dans Michaïleni et sur d'autres points de la Moldavie, une maladie nouvelle, désignée sous le nom de lèpre épidémique, s'était montrée et présentait les caractères qui suivent : rougeur et gonflement des mains et des pieds, plus tard, existence d'écailles épaisses, enfin, diarrhée, hydropisie et délire terminé assez souvent par la mort.

« Vu l'époque beaucoup trop rapprochée de mon départ, je n'eus pas le temps de franchir les vingt-cinq postes qui me séparaient du théâtre de l'épidémie; mais je me hâtai de présenter à notre agent diplomatique une note assez détaillée avec prière de la faire parvenir, par l'intermédiaire du Consul de France à Jassy, au docteur Finkinchtein, à l'observation duquel cette maladie s'était présentée. Ma note fut envoyée; mais, depuis, les événements de 1848 étant survenus, nos représentants consulaires furent changés et je n'ai pu recevoir les renseignements demandés sur la ressemblance possible entre la pellagre et l'endémie dont on venait de me révéler l'existence. »

POLOGNE.

Il semble résulter des assertions de Lachèze [1], que la pellagre aurait été observée en Pologne à l'époque où, par suite de la disette de 1846, l'alimentation par le maïs devint trop exclusive.

Il est impossible, en effet, de ne pas reconnaître les caractères de la pellagre dans la maladie endémique qui s'est développée.

Au point de vue de nos idées sur la nature de la pellagre qui ne serait qu'un érythème lié à une cachexie plus ou moins spéciale, il ne saurait y avoir de doute à cet égard.

GRÈCE.

D'après quelques données récentes qui ne me semblent devoir être admises que sous toutes réserves, quelques cas isolés auraient été observés en Grèce, sur la côte occiden-

[1] *Revue médicale,* Mars 1846. Lettre écrite par M. le docteur Lachèze à Prus.

tale où Holland ne l'avait pas trouvée cependant dans son voyage en 1787.

BELGIQUE.

Dans le cours de mon voyage en Belgique, je n'ai recueilli, pour ce qui concerne la pellagre endémique et sporadique en dehors des asiles d'aliénés, que des renseignements absolument négatifs.

GRANDE-BRETAGNE.

Il en est absolument de même pour les Iles Britanniques où, cependant, la notion de la maladie a dû se répandre de bonne heure, grâce aux écrits de Thowsand.

Toutefois, M. le docteur Brown, inspecteur général du service des aliénés de l'Écosse, m'écrivait le 14 décembre 1860 que, pendant une inspection dans les parties les plus reculées de l'île et vers l'Orient, il avait observé chez deux idiots de la même famille, une altération de la peau qu'il qualifie « d'une espèce de pellagre, » ajoutant qu'il n'a jamais eu d'autres exemples de la pellagre italienne. Tout en regrettant de ne pouvoir les accompagner de détails plus circonstanciés, j'ai cru devoir enregistrer ces faits, sous cette réserve qu'ils se rapportent probablement à la pellagre consécutive à l'aliénation mentale.

L'absence de la pellagre en Angleterre et surtout en Irlande, où la misère dépasse, comme l'on sait, tout ce que l'on peut concevoir, soulève une question qui se rattache au point de doctrine que nous avons émis dans notre introduction; c'est celle de savoir : si, la pellagre étant un érythème déterminé par l'insolation et lié à un état de cachexie produit par la misère, dans des conditions où l'insolation, comme en Angleterre, ne peut s'exercer à un degré suffisant pour produire l'érythème, l'état de cachexie auquel il se lie n'en existe pas moins; or, la réponse dans un sens affirmatif ne saurait être douteuse. C'est une généralisation, dans l'espèce, de l'explication admise jusqu'ici pour quelques faits exceptionnels, dans les seuls milieux endémiques, et dans lesquels on admet une pellagre sans pellagre, *pellagra sine pelle ægra*, comme *variolæ sine variolis*.

Nous reviendrons sur ce point à propos de l'étiologie et nous donnerons à cette observation toute la généralisation dont elle sera susceptible, en l'appliquant aux effets de la misère dans les villes où le soleil ne pénètre pas et en adressant aux partisans de l'opinion contraire, s'il pouvait en exister, cette simple objection : supposez le cas où, toutes choses étant égales d'ailleurs, en Lombardie et dans les Landes, quant à la misère, à l'alimentation et à l'ensemble des conditions hygiéniques, l'insolation ne pourrait s'exercer, n'observerait-on pas tous les accidents propres à la pellagre, sauf l'érythème, c'est-à-dire une cachexie à laquelle il ne manquerait que l'érythème pour être caractérisée de pellagre?

Nous n'avons aucune donnée relativement à l'existence de la pellagre en Amérique, en Russie, en Chine et dans les autres contrées du monde connu. Nous devons, toutefois, mentionner pour l'Inde une maladie spéciale sur laquelle les médecins anglais résidant dans ce pays ont appelé l'attention, désignée par eux sous le nom de Burning of The feet (brûlement des pieds), observée jusqu'ici chez les Cipayes et attribuée à l'usage de riz altéré, tout en réservant notre opinion relativement à l'analogie que

M. Hurst, médecin aide-major, semble admettre entre cette maladie et la pellagre [1].

EGYPTE.

Il me paraît impossible de ne pas être frappé des analogies qui existent entre la maladie endémique, constatée par Pruner Bey, en Égypte, et la pellagre.

PERSE.

La même observation s'applique à la maladie endémique observée en Perse, d'après Gmelin.

AFRIQUE.

Il résulte de données fournies par le docteur de Bucherie, qui a résidé quelque temps dans les environs de Constantine et consignées dans sa thèse (de la Pellagre et de l'efficacité des bains sulfureux dans son traitement, Strasbourg, 1858), que la pellagre avait été constatée chez les habitants de la vallée du Bu-Mezug et dans les prisons d'Ain et Bey.

Un cas de pellagre africaine a, de plus, été observée par M. G. Hameau, à l'hôpital Saint-André de Bordeaux, en 1850, sur un soldat à son retour d'Algérie.

M. de Bucherie assure, d'ailleurs, que vers la fin de 1851, le docteur Abeille avait le premier observé la pellagre chez les tribus arabes auprès de Calle, entre Bône et Tunis. Pour qui connaît les mœurs des Arabes et leurs conditions

[1] Voy. Calcutta, *Med. transact.*, II, p. 275, III, p. 44 et 267; Madras, *Quart. med. journ.*, I, p. 411, IV p. 242; *India journ. of med.*, Sc. II, p. 460. Janus I, p. 257.

alimentaires dans lesquelles le règne végétal prédomine si sensiblement sur le règne animal, rien ne saurait être plus vraisemblable, abstraction faite de la confiance que doivent inspirer les observateurs.

FRANCE.

Signalée pour la première fois en France par Hameau, en l'année 1829, dans une lecture à la Société de médecine de Bordeaux, d'après des observations qui dataient de 1818, la pellagre n'a été connue, d'abord, que sous le rapport endémique. Mais, comme d'une part, chez quelques-uns des malades sur lesquels portaient ces observations, le mal remontait à une époque antérieure à cette dernière date et que, de l'autre part, M. Gautier de Claubry avait déjà rencontré des pellagreux en 1809, en traversant les Landes, il en résulte évidemment que l'époque à laquelle Hameau l'a observée pour la première fois est loin d'être celle à laquelle elle est apparue, et que cette apparition doit être de beaucoup antérieure.

D'après la manière dont la pellagre me paraît devoir être envisagée, à savoir : comme un érythème déterminé par l'insolation et lié à une cachexie déterminée par la misère, il ne saurait être douteux que l'existence de la pellagre doive dater de l'époque où cette double condition de l'insolation et de la misère a dû s'exercer, c'est-à-dire qu'elle remonte à l'enfance du monde.

Avant même d'être signalée par Hameau et longtemps avant d'entrer dans le domaine de la science sous son nom technique de pellagre, elle était connue et désignée par le peuple sous le nom de gale de saint Aignan ou saint Ignace.

J'ai dit plus haut, dans les considérations générales qui ont servi d'introduction à cette étude sur la pellagre, les raisons qui avaient pu la faire méconnaître comme maladie caractérisée par la triade pathologique des auteurs. Ces raisons ne s'appliquent pas moins à la pellagre des Landes qu'à toutes les pellagres connues. Il est évident, en effet, que dans les Landes comme ailleurs, les accidents cutanés, digestifs et nerveux ont dû être d'instinct considérés comme des maladies distinctes, pouvant dépendre d'une même cause générale ou même spéciale, mais, sans enchaînement pathologique les unes avec les autres, puisqu'on les voyait aussi bien alterner à d'assez longs intervalles que se manifester simultanément et que leur succession n'offrait, dans tous les cas, aucun ordre régulier. Rien n'était plus naturel, on le comprendra aisément, que de ne pas reconnaître le caractère d'une maladie à ce qui n'était qu'un état disposant à des maladies, à l'instar de l'état puerpéral, par exemple, que personne ne confond avec les maladies auxquelles il dispose et dont personne n'a songé à faire une maladie.

Quoi qu'il en soit, l'ancienneté de la pellagre dans les Landes ne peut être un instant douteuse. Cela ne saurait résulter plus évidemment que des précieux documents recueillis par M. Léon Marchand, et, par exemple, de cet extrait d'une lettre écrite par M. Beyris à ce médecin : « Qu'il y avait plus de 100 cas de pellagre dans la contrée qu'il habite, qu'elle y règne inconnue et quelle est aussi ancienne que ses habitants, puisque plusieurs ancêtres de ses clients en sont morts, » et de cette assertion du même M. Léon Marchand : « Il paraît que la maladie avait été observée dès la fin du dernier siècle. »

J'insiste sur le fait de l'ancienneté probable et même

certaine de la pellagre dans les Landes, parce que la prétendue coïncidence de son invasion avec l'époque où l'alimentation par le maïs a été adoptée d'une manière plus ou moins exclusive, a fourni le principal argument à l'hypothèse étiologique de M. Balardini.

Ainsi que cela se passe d'ordinaire en médecine, à partir du jour où la communication de Hameau eut éveillé l'attention et où la notion de la maladie se fut formulée dans les esprits, on ne tarda pas à la voir se généraliser et de nombreuses observations réunies pour la plupart dans le recueil de documents publiés par M. Léon Marchand, en 1847, sous les auspices du Ministre de l'agriculture et du commerce, établirent bientôt, de la manière la plus positive, l'existence de l'endémie pellagreuse dans ces immenses plaines sablonneuses qui s'étendent le long de l'Océan, entre la Gironde et l'Adour, et auxquelles on a donné le nom de Landes, et dans toute l'étendue d'une zône comprise entre l'embouchure de ces deux fleuves, d'une part, et entre la Garonne et l'Océan d'autre part, mesurant une surface de 280 myriamètres carrés. Tels étaient les ravages occasionnés par le fléau, qu'en 1843, nous l'avons dit plus haut, M. Léon Marchand évaluait à plus de 3,000 le nombre annuel de ses victimes.

Ajoutons que si la généralisation des observations a pu, depuis cette époque, encore en augmenter le nombre, il n'en résulte pas pour cela que le fléau ait augmenté d'intensité, l'augmentation ne portant que sur le nombre des cas constatés. Il paraît même résulter de l'ensemble des renseignements qui me sont parvenus, que le mal semble aller en décroissant.

Dans l'exploration que j'ai faite dans une partie des Landes, en compagnie de MM. Brierre de Boismont, Desmaisons et Hameau, j'ai pu constater moi-même et d'après le témoignage de M. Gazailhan et d'autres confrères landais, une diminution sensible.

Il ne saurait être douteux pour personne que cet important résultat soit dû à l'augmentation du bien être produit par l'élévation des salaires, par cette vivification que finit toujours par amener l'établissement d'un chemin de fer dans les pays qu'il traverse, par ces améliorations, enfin, dont on est redevable à l'initiative du Souverain et qui ont, comme l'on sait, pour objet principal un plus grand développement des sapinières. L'influence de ces dernières améliorations doit et devra être d'autant plus sensible que, de notoriété publique, dans les Landes, les résiniers, au point de vue du bien être et de l'immunité quant à la pellagre, sont avec les pêcheurs dans des conditions de beaucoup meilleures que les bergers et les vachers sur lesquels le fléau appesantit plus exclusivement son influence meurtrière.

Les conditions hygiéniques dans lesquelles se trouvent les Landais qui deviennent pellagreux, se résument dans une influence climatérique résultant de changements brusques de température et caractérisée par des excès de chaleur en été, de froid en hiver; dans l'aridité du sable, et la température élevée pendant l'été de sa couche superficielle qui détermine une sécheresse de l'air; dans des circonstances d'humidité résultant du défaut de perméabilité du sol formé presque partout d'une couche de sable reposant sur une couche dense, imperméable, d'épaisseur variable, ressemblant à un minerai de fer, contenant, en effet, quelques parcelles ferrugineuses, couche dite : alios, et reposant elle-même sur une autre couche de sable; dans l'usage d'une eau dont M. Faure a pu dire « qu'il avait peine à comprendre que les hommes pussent boire et employer pour leurs besoins une eau aussi chargée d'humus; » « dans l'insalubrité d'habitations mal construites, obscures, dit M. Jolly, humides, sans carrelage, ni plafond, ni croisées : de telle sorte que l'air et la lumière n'y pénètrent que par la toiture ou la porte d'entrée qui, au lieu de vitrage, offre une simple toile de canevas; » dans la malpropreté; dans l'alimentation la plus déplorable dans laquelle prédomine presque partout un maïs le plus ordinairement récolté dans de mauvaises conditions et, par suite, altéré par le verdet; dans la privation de vin et dans la misère, en un mot, dans sa double acception physique et morale; j'ajoute : forcée ou volontaire, car, sans admettre l'expression de ladrerie dont s'est servi M. Léon Marchand pour rendre l'avarice du Landais, il est de fait, cependant, que ses privations ne sont pas toujours le résultat du défaut de ressources.

Je termine ce résumé des conditions hygiéniques propres aux pellagreux landais, en disant que les vents qui soufflent habituellement dans cette contrée sont ceux du nord-ouest et de l'ouest, tous deux vifs et secs.

Quoi qu'il en soit de ces conditions hygiéniques, il ne saurait être douteux qu'il résulte de leur ensemble une constitution médicale dont la pellagre endémique est le résultat et dont les signes extérieurs sont : un teint basané ou blafard, avec un aspect plus ou moins terreux, un état de sécheresse particulière de la peau, des rides prématurées, de la maigreur, toutes les apparences d'une constitution chétive, un air plus ou moins triste et déprimé, qui semble témoigner dans ce malheureux pays d'une sorte d'harmonie entre les hommes et les choses. Tels sont les traits dont j'ai été frappé dans mon excursion dans les

Landes. La dépression et la tristesse en particulier, m'y ont paru plus prononcées qu'en Italie, où elles m'ont semblé relevées par un reste de cette vivacité qui est le propre du caractère italien.

Je ne puis, du reste, pour ce qui concerne la topographie des Landes, les mœurs et coutumes des Landais, comme pour tout ce qui se rattache à leur hygiène publique et privée, que renvoyer aux mémoires de M. Léon Marchand, aux ouvrages de MM. Roussel, Bouchard, etc.

De l'ensemble des documents qui ont été recueillis jusqu'à ce jour, il résulte que la zône dans laquelle l'endémie pellagreuse sévit plus particulièrement, comprend, dans une étendue variable pour chacun d'eux : les départements de la Gironde, des Landes, des Hautes et Basses-Pyrénées, des Pyrénées orientales, de la Haute-Garonne, de l'Aude, mais que ses lieux d'élection, si je puis ainsi dire, sont les deux premiers départements et spécialement cette partie de leur territoire connue sous le nom de Landes de Gascogne et Landes de Bordeaux.

C'est dans la zône dont il s'agit qu'ont été observées et signalées :

1o La pellagre dite : du Lauraguais, plaine comprise dans les deux départements de la Haute-Garonne et de l'Aude, par MM. Laffon et Roussilhe, aux environs de Castelnaudary, par MM. Calés et Miquel aux environs de Villefranche ;

2o La pellagre des Pyrénées, celle des Hautes-Pyrénées, par M. Vertoux d'abord, puis par M. Duplan, à Labassères ; celle des Basses-Pyrénées, par M. Roussel, à Nay, à Saint-Pé, à Morlaas, à Saint-Abit, à Claracq, à Cloaraze, etc. ; celle des Pyrénées orientales, par le docteur Junquet et M. le professeur Courty, qui en fit l'objet d'un remarquable mémoire publié dans la *Gazette médicale*, en 1850.

Je ne veux pas terminer ce qui concerne la pellagre plus ou moins endémique en France, sans rappeler que Thouvenel, dès 1796, écrivait, à propos de l'identité de la pellagre et du mal de la rose, qu'il avait observé la même maladie chez les paysans de Sologne et que M. Lalesque a émis en 1836 l'opinion qu'on la trouvera dans certaines parties de la Champagne, dans la Sologne et dans la basse Bretagne.

Je ne sache pas qu'aucune observation ultérieure soit venue confirmer les assertions du premier et les prévisions du second. Je dois dire, même, qu'un séjour prolongé dans les départements de Loir-et-Cher et du Loiret qui comprennent la plus grande partie de la Sologne dite : Pouilleuse, ne m'a fourni à cet égard aucune donnée confirmatrice. Je fais observer, d'ailleurs, que la Sologne se rapproche par ses conditions hygiéniques des Marais Pontins où la pellagre ne paraît pas être endémique. Sans nier absolument l'existence possible de la pellagre dans la Sologne, j'incline à ne pas l'admettre à l'état endémique, en subordonnant, toutefois, cette donnée à des informations plus positives qui me semblent on ne peut plus désirables.

Pour la basse Bretagne, je n'ai d'autres données que celles qui me semblent résulter de la rareté de la pellagre à l'asile des aliénés du département du Finistère, et de ce fait qu'elle n'y a été observée que consécutivement à l'aliénation mentale par le médecin distingué qui dirige cet établissement. Si la pellagre était endémique en Bretagne, l'asile de Quimper, comme les asiles d'Italie, devrait contenir un certain nombre d'aliénés chez lesquels on aurait constaté des antécédents de pellagre. Or, je le répète, il ne paraît en être rien. J'ajoute que le résultat de mes propres informations pour la haute Bretagne, que j'ai habitée un an, a été négatif.

Quant à la Champagne, je suis porté à considérer les cas de pellagre que M. Landouzy y observait chaque année, comme se rapportant à une certaine endémie dont la constatation confirmerait au moins, pour cette partie de la France, les prévisions de M. Lalesque.

Lorsque j'ai vu, par exemple, M. Landouzy annoncer dans une lettre à l'Académie, le 9 juin 1863, qu'il y avait dans son hôpital 8 cas de tous types, et en dehors, aux environs de Reims, 12 autres cas, à savoir : 20 pour l'arrondissement de Reims, et lorsque j'ai comparé ce nombre à celui des cas de pellagre sporadique qui s'observaient ailleurs et notamment à Paris où l'on serait bien embarrassé pour en trouver 3 ou 4 cas chaque année, je me suis demandé s'il n'existait pas en Champagne une certaine endémie. Cette endémie, sans doute, serait beaucoup moins intense que celle des Landes, mais, elle me semblerait appréciable, cependant, et presqu'au même degré que celle qui est propre aux départements des Basses-Pyrénées et de la Haute-Garonne par exemple, en France, et à la province de Parme, en Italie.

De l'exposé qui précède, il me semble résulter évidemment : que l'existence de la pellagre constitue un fait beaucoup plus général qu'on ne l'avait cru jusqu'à présent ; que son extension suit exactement les progrès de la notion qui s'y rapporte et ne saurait être considérée comme le fai d'une augmentation véritable dans l'intensité du fléau, qui, loin de là, paraît tendre à diminuer, et qu'enfin, tout en la maintenant pour les principaux foyers de l'endémie pellagreuse, la zône dans laquelle M. Balardini avait cru pouvoir la circonscrire doit être élargie et peut être comprise entre le 30e et le 55e degré, au lieu du 43e et du 46e degré de latitude septentrionale, et entre le 10e et le 60e degré de longitude.

PELLAGRE SPORADIQUE.

La dissémination des cas de pellagre sporadique enregistrés dans les annales de la science étant toute fortuite et indépendante de toute circonstance de lieu, leur distribution géographique ne saurait avoir, au point de vue de l'hygiène, aucune importance véritable, et si nous en dressons ici le bilan, avec la désignation des lieux où ils ont été observés, c'est beaucoup plus pour satisfaire à une condition de notre programme et pour établir un élément de comparaison avec les autres pellagres, que pour en tirer la moindre induction relativement à l'hygiène des lieux où ils ont été observés.

J'ai réuni dans le tableau ci-après tous les cas de pellagre sporadique dont il m'a été possible de trouver la mention.

NOMBRE.	DATES.	LIEUX OU ILS ONT ÉTÉ OBSERVÉS.	NOMS DES OBSERVATEURS.
1	1842	Paris, hôpital St-Louis, service de M. Gibert.	Th. Roussel.
1	1843	Id. id.	Gibert et Devergie.
1	Id.	Id. id.	Devergie.
3	1844	Département de l'Allier..................	Brugière de Lamotte.
1	1845	Paris, la Charité, service de M. Rayer.....	Cahen.
1	1846	Id. Hôtel-Dieu......................	Honoré.
4	1847	Id. la Charité, service de M. Rayer.....	Willemin.
1	1848	Id. hôpital St-Louis..................	Cazenave.
1	Id.	Chierzac (Charente)....................	Berthet.
1	Id.	Paris, hôpital St-Louis..................	Bertoni.
1	Id.	Id. id.	Devergie.
1	1849	Id. id.	Id.
1	1850	Id. id.	Beau.
2	Id.	Id. hôpital Ste-Marguerite............	Marotte.
1	Id.	Id. la Pitié..........................	Becquerel.
2	Id.	Id. hôpital St-Louis..................	Devergie.
1	Id.	Id.	Bernardet.
1	1851	St-Sulpice-les-feuilles (Haute-Vienne).....	Alaboisette.
1	1852	Paris..............................	Barth.
1	Id.	Beiné (Marne)..........................	Collard.
1	1853	Paris..............................	Gibert.
1	1854	Beiné (Marne)..........................	Collard.
1	Id.	Prunay (Marne)..........................	Id.
1	1858	Loivre (Marne)..........................	Id.
1	1859	Angers, Hôtel-Dieu......................	Victor Laroche.
7	1860	Reims..............................	Landouzy.
2	1861	Puy-de-Dôme	Bourgade.
3	Id.	Lyon..............................	Bouchard.
17	Id.	Reims	Landouzy.
21	1862	Id.	Id.
11	1863	Id.	Id.
1	Id.	Paris..............................	Archambault.
1	Id.	Id.	Hardy.
1	Id.	Id.	Guérin.
1	Id.	Ste-Marie-aux-Mines (Haut-Rhin).........	Duclout.
1	1864	Paris, hôpital Beaujon..................	Moutard-Martin.
1	Id.	Angers, Hôtel-Dieu......................	Farge.
99			

Nota. Je n'ai pas compris dans ce tableau les quelques cas observés par MM. Cazenave, à Pau; Mérier, à Blois; Lunier, à Niort, bien que ces auteurs les aient produits comme cas de pellagre sporadique sans lien avec l'aliénation, parce qu'ils se rattachent, suivant moi, à la pellagre des asiles d'aliénés.

En ajoutant à ces 99 observations celles qui ont été recueillies d'après M. Landouzy (voy. 3e leçon), dans ces derniers temps, par MM. Bouley et Delpech, à l'hôpital Necker; par les docteurs Peteau, Simon, Dumange, Sobrier, dans l'Aisne; par les docteurs Gossemont, dans l'Aube; Neucourt, dans la Meuse; Bréhant et Thomas, dans les Ardennes; Saucerotte fils, dans la Meurthe; Urban et Valentin, sur les confins de la Marne; Roussat, dans la Vienne; Gausselet et Morlos, dans la Côte-d'Or; Van Ruymbert, dans la Lys; plus quelques cas observés dans les provinces des Deux-Siciles, en Wesphalie, à Vienne, à Iéna, on obtient un total de 118 cas de pellagre sporadique au plus, soit pour tenir compte de ceux que j'aurais pu omettre, 130 pour la France entière et pour tous les pays où ont pu être recueillies ces observations.

Je n'ai pas besoin de dire que je ne donne pas plus ce chiffre comme représentant le nombre réel des cas de pellagre qui ont dû exister, que je ne présenterai tout à l'heure le nombre des cas de pellagre recueillis dans les asiles comme représentant leur nombre véritable, et que je fais parfaitement la part de ceux qui ont pu être méconnus. Mais, sauf cette réserve, il me paraît impossible de ne pas être frappé de l'énorme proportion des cas de pellagre observés dans les asiles d'aliénés consécutivement à l'aliénation mentale, par rapport aux cas de pellagre sporadique.

En terminant ce qui est relatif à la pellagre sporadique, je tiens à faire observer que ce n'est que sous toutes réserves, que j'y ai rapporté les cas observés en Champagne qui pourraient bien se rapporter à la pellagre endémique et que leur élimination, très-rationnelle suivant moi, réduirait les cas de pellagre sporadique connus à un nombre bien minime.

Répartition de la pellagre dans les asiles d'aliénés, particulièrement en France.

Pour cette partie de notre travail, nous ne pouvons que reproduire d'abord le tableau que nous avons adressé à l'Académie des sciences, le 9 novembre 1863, après y avoir ajouté quelques cas nouveaux, et réserver le détail pour la fin de cet ouvrage.

Tableau n° 1. — Asiles français.

NUMÉROS.	ASILES.	POPULATION.	ALIÉNÉS PELLAGREUX.	OBSERVATIONS.
1	Aix	280	8	Observations de M. le docteur Pontier.
2	Alençon	338	1	Sous toute réserve, le docteur Belloc m'ayant déclaré qu'il observait fréquemment des érythèmes chez les aliénés.
3	Armentières	532	»	Sous toute réserve, le Dr Butin ayant fait la même déclaration antérieure.
4	Auch	210	7	Observations de M. le docteur Teilleux.
5	Aurillac	112	1	D'après M. Landouzy.
6	Auxerre	378	»	Sous toute réserve, à défaut de renseignements précis.
7	Avignon	502	39	Observations de M. le docteur Campagne.
8	Blois	70	1	A l'époque où ce cas a été observé la population n'était que de 70 aliénés.
9	Bonneval (Eure-et-Loir)	140	2	Observations de M. le docteur Dagron.
10	Bordeaux	452	1	Observation recueillie par M. le docteur Dubiau dans le service de M. Bazin.
11	Bourg	826	27	Observations de M. le docteur Berthier pour trois années.
12	Cadillac (Gironde)	372	»	Sous toute réserve, à défaut de renseignements.
13	Caen	720	5	D'après M. Landouzy.
14	Chalons (Marne)	333	3	D'après M. Landouzy.
15	Chambéry (Bassens)	335	6	Observations recueillies par moi sous les auspices du docteur Fusier.
16	Charité (la) (Nièvre)	568	3	D'après M. Landouzy.
	A reporter	6,168	104	

NUMÉROS.	ASILES.	POPULATION.	ALIÉNÉS PELLAGREUX.	OBSERVATIONS.
	Report...	6,168	104	
17	Clermont (Oise)...	1,300	79	Observations de MM. les docteurs Pain et Labitte.
18	Dijon...........	331	2	Observations de MM. les docteurs Bès-de-Berg et Renaudin.
19	Dinan (Côtes-du-Nord).	580	8	Observations de M. le docteur Bigot.
20	Dôle (Jura)......	240	»	Sans réserve eu égard à la compétence incontestée de l'observateur, M. Foville.
21	Fains (Meuse)....	422	8	Observations de MM. les docteurs Auzouy, Bonnet et Merier.
22	Grenoble (Saint-Robert).	282	»	Sous réserve, à défaut de renseignements.
23	Lafond (Charente-Inférieure).	366	1	D'après M. Landouzy.
24	Leyme (Lot).....	434	»	Sous réserve.
25	Lille (l'Hommelet).	556	17	Observations de M. le docteur Joire.
26	Idem (femmes)...	413	»	Sous réserve.
27	Limoges	312	22	Observations de M. le docteur Fougères.
28	Lyon............	721	8	D'après MM. Landouzy et Bouchard.
29	Mans (le)	426	2	Observations de M. le docteur Etoc Demazy.
30	Maréville........	1,400	61	Observations de MM. les docteurs Auzouy, Teilleux et Renault du Mottey.
31	Marseille........	890	2	Sous réserve, le docteur Lisle n'ayant pas encore eu le temps de se livrer à des observations. Les 2 mentionnées ont été relevées par M. Giraud, médecin en chef de l'une des sections.
32	Mayenne (la Roche-Gandon).	191	7	Observations de M. le docteur Arnozan.
33	Nantes..........	623	5	Observations de M. le docteur Petit.
34	Napoléon-Vendée.	180	3	Observations de M. le docteur Dagron.
35	Niort...........	222	27	D'après M. Landouzy.
36	Orléans.........	535	2	Observations de M. le docteur Payen.
37	Paris (Bicêtre et ferme Ste-Anne).	960	12	Observations de M. le docteur Marcé.
38	Paris (Salpétrière).	1,491	3	Observations de MM. les docteurs Falret et Baillarger.
	A reporter...	19,043	373	

NUMÉROS.	ASILES.	POPULATION.	ALIÉNÉS PELLAGREUX.	OBSERVATIONS.
	Report...	19,043	373	
39	Pau............	450	15	Observations de MM. les docteurs Chambert et Auzouy.
40	Poitiers.........	209	1	Constaté par moi dans une visite de cet établissement.
41	Pontorson.......	393	3	Dont 2 de M. le docteur Barrey et 1 de M. Binet.
42	Quimper........	260	4	Observations de M. le docteur Baume.
43	Rennes.........	400	43	Observations recueillies par moi, et par M. le docteur Lemenant des Chesnais.
44	Rodez..........	139	2	Observations de M. le docteur Combes.
45	Rouen (Saint-Yon)	820	2	Observations de M. le docteur Morel.
46	Id. (Quatre-Mares)	460	7	D'après M. Landouzy.
47	St-Alban (Lozère).	113	»	Sans réserve, eu égard à la compétence incontestée des observateurs.
48	St-Dizier (Haute-Marne).	334	4	Observations de M. le docteur du Grandlaunay.
49	Stéphansfeld (Bas-Rhin).	725	1	Observation de M. le docteur Dagonet.
50	Sainte-Gemmes...	710	136	Observations recueillies par moi en 10 ans, soit 12 environ par an.
51	St-Lizier (Ariège).	158	5	Observations de M. le docteur Viret.
52	St-Venant (Pas-de-Calais).	422	»	Sous réserve, à défaut de renseignements.
53	Toulouse........	260	»	Sous réserve.
54	Tours...........	358	1	
	TOTAL...	25,254	597	

Tableau n° 2. — Asiles étrangers dans lesquels, à ma connaissance, il a pu être recueilli quelques observations.

NUMÉROS.	ASILES.	POPULATION.	ALIÉNÉS PELLAGREUX (pellagre consécutive).	OBSERVATIONS.
1	Turin	»	30	Observés par M. le docteur Bonacossa.
2	Bergame (Astino).	»	2	Observés par MM. les Drs Brugnoni et P. Calvi.
3	Pérouse.........	»	1	Observé par M. le docteur Bonucci.
4	Florence........	»	4	Recueillis par moi, sous les auspices de M. le docteur Bini.
5	Gand...........	»	1	Observé par Guislain.
		»	38	A ajouter à ceux qui précèdent, soit : 635.

Tableau n° 3. — Maisons de santé françaises ou italiennes.

1 Cas cité par M. Landouzy, dans son mémoire de 1860. (Voir l'observation 13.)

3 Cas au moins cités par M. Verga et observés à San Celso, Milan.

TOTAL... 4 Cas à ajouter à ceux qui précèdent, soit : 639.

Tableau n° 4. — Aliénés devenus pellagreux consécutivement à l'aliénation mentale en dehors des établissements spéciaux.

5 Cas cités par M. Landouzy, dans son mémoire de 1860. (Voir les observations, nos 2, 3, 8, 13 et 18.)

1 Cas type cité par le même auteur, dans sa 4e leçon.

et 1 autre qui m'a été communiqué par M. le docteur Rota

TOTAL... 7 Cas à ajouter à ceux qui précèdent.

TOTAL GÉNÉRAL : 646.

Tableau n° 5. — Dans les asiles suivants, le nombre des pellagreux est considérable, mais la pellagre y a été primitive à l'aliénation mentale.

NUMÉROS.	ASILES.	POPULATION.	PELLAGREUX ALIÉNÉS. (Pellagre dite primitive.)	OBSERVATIONS.
1	Senavra (Milan)...........	585	195	Un tiers environ.
2	San Servolo (Venise).......	387	93	
3	Hôpital St-Jean et St-Paul (id).	350	93	
		1.322	281	

Les considérations dont j'ai fait suivre le relevé qui précède devant trouver leur place dans le chapitre de l'étiologie, nous nous abstenons de les reproduire ici, sauf le passage ci-après :

« Le résultat de cette enquête, exposé dans les tableaux ci-joints, peut être résumé dans les proportions suivantes : 1° Sur 59 asiles, 49 ont présenté des cas de pellagre consécutive; 2° le nombre de ces cas s'est élevé à 635 pour une population moyenne de 30,000, environ; soit, environ, 2 sur 48 aliénés; 3° sur les huit asiles dans lesquels il n'en a pas été constaté, il en est deux (Dôlo et Saint-Alban) pour lesquels la chose est certaine, et six pour lesquels il y a lieu de réserver toute opinion, à défaut de renseignements; 4° en dehors des asiles, il a été constaté 7 cas de pellagre consécutive à l'aliénation; 5° il en a été observé 4 dans les maisons de santé; 6° en additionnant tous ces chiffres, on a un total de 646 cas connus de pellagre consécutive contre 130 cas, à peine, de pellagre sporadique, depuis les premières observations jusqu'aux plus récentes.

CHAPITRE IV.

SYMPTOMATOLOGIE. DESCRIPTION DES SYMPTOMES. MARCHE.

En dépit de tout effort pour y voir autre chose, la pellagre ne pouvant se comprendre que comme une altération de la peau, produite par l'insolation et liée à un état général de l'organisme, son étude doit comprendre : 1° celle de ladite altération de la peau, abstraction faite de l'état général auquel elle se lie ; 2° celle dudit état général. C'est cette double étude que nous allons aborder, sous le rapport de la symptomatologie.

1° Altérations de la peau caractéristiques de la pellagre.

Avant de présenter la description de ces altérations, nous devons tout d'abord en éliminer celles qui se rapportent à cet érythème solaire auquel on a donné le nom vulgaire de *coup de soleil,* dont le caractère idiopathique ne peut laisser aucun doute, et qui ne saurait d'ailleurs être confondu avec celui qui doit nous occuper, car il en diffère presque toujours par le siége, qui est la face, par sa durée, qui n'est que de quelques jours, et par l'époque où il se produit, époque qui n'a rien de déterminé, et qui dépend des conditions tout accidentelles dans lesquelles l'influence du soleil a dû s'exercer. Nous réservons le nom de pellagre pour celui que nous allons décrire, fût-il quelquefois accidentel et indépendant de toutes conditions spéciales de l'économie, et ne dût-il jamais se compliquer des accidents digestifs ou nerveux qui doivent éclairer finalement l'observateur sur l'existence desdites conditions spéciales. Dans ces derniers cas, la pellagre sera considérée par nous comme idiopathique, sauf complications ultérieures.

Cette réserve faite, nous croyons pouvoir résumer, ainsi qu'il suit, la symptomatologie de la pellagre, en tant qu'altération de la peau spéciale.

ERYTHÈME PELLAGREUX. (SYMPTOMES CUTANÉS DES AUTEURS.)

L'affection débute le plus ordinairement au printemps et à une époque de cette saison, qui varie suivant les lieux, et, pour un même lieu, suivant que la transition de l'hiver au printemps a été, pour ainsi dire, plus ou moins ménagée, et que l'invasion des chaleurs est plus ou moins précoce, plus ou moins brusque.

Soumise à de certaines conditions météorologiques accidentelles, et qui ont pour effet de retarder l'influence de l'insolation, on voit son apparition également retardée, et il arrive même quelquefois que, le temps changeant tout à coup, par une de ces vicissitudes atmosphériques si fréquentes aux époques d'équinoxe, on voit le mal avorter en quelque sorte, ou se suspendre jusqu'au retour de la chaleur. Ajoutons que dans ces cas, le malade ayant subi déjà, pour ainsi dire, une première épreuve d'acclimatement, paraît être moins sensible à l'influence de l'insolation lorsqu'elle recommence à s'exercer, et que l'intensité de l'éruption s'en trouve généralement atténuée.

Nous avons été plusieurs fois, à l'asile de Sainte-Gemmes, à même de vérifier ce fait, et nous avons appris que les mêmes remarques se faisaient en Lombardie, dans les Landes et ailleurs.

Sauf les variations accidentelles dont nous venons de parler, le début paraît être, en général, plus précoce en Lombardie, en Vénétie et en Toscane, que dans les Landes et les Asturies, et, dans ces deux dernières, qu'à l'asile de Sainte-Gemmes et en Champagne.

Tandis, en effet, qu'en Italie l'affection se manifeste vers la fin d'avril ou dans les premiers jours de mai, on ne la voit, en général, apparaître dans les Landes que vers le 15 mai, et à l'asile de Sainte-Gemmes, elle ne se montre que vers la fin de ce même mois, ou dans les premiers jours de juin.

C'est aussi à peu près à la même époque qu'elle apparaît en Champagne, si j'en juge par l'époque à laquelle M. Landouzy a fait ses quatre leçons successives sur la pellagre, précédées de l'exhibition d'un certain nombre de pellagreux.

Dans quelques cas, on voit l'éruption survenir à d'autres époques de l'année. C'est ainsi que nous l'avons vue, dans quelques cas, débuter en juillet, en août, en septembre, etc., une fois même en hiver; que M. Gintrac fils a constaté une éruption également en hiver; que Hameau l'a vue se développer au mois d'octobre et Chioppa au mois de février. Je tiens, enfin, de M. Foville, fils, l'observation d'un tailleur de pierre, de Dôle, chez lequel il a constaté un érythème pellagreux: type, sur la face dorsale des mains, ne se manifestant qu'en hiver et par le froid. Mais, ces cas sont certainement exceptionnels, et dépendent le plus souvent de conditions accidentelles qui n'ont pas permis au malade de s'exposer à l'insolation à l'époque où elle produit d'ordinaire son effet spécial. Nous aurons à nous expliquer, à propos de l'étiologie, sur ces conditions accidentelles qui peuvent faire varier l'influence de l'insolation sur l'éruption pellagreuse.

Dans les jours qui précèdent l'éruption, on constate dans l'état général de la peau quelques indices d'un travail, en quelque sorte, préparatoire. Ces indices, si vagues, si indéterminés qu'ils échappent à une description, sont d'ailleurs trop peu caractérisés pour constituer, à proprement parler, des prodromes. Ce sont plutôt des nuances que des signes réels; mais ces nuances ne trompent pas les observateurs spéciaux, et j'en ai eu la preuve dans une des visites que j'ai reçues de M. G. Hameau. Cette visite avait lieu à une époque du printemps où il n'existait encore aucune trace visible d'érythème; et cependant ce praticien exercé n'hésita pas à me dire ces mots significatifs : « Les mains de vos aliénés se préparent bien; elles ressemblent à celles de nos pellagreux landais à la même époque. Ou je me tromperais, ou vous n'allez pas tarder à voir apparaître une succession d'érythèmes caractéristiques. » Notre honorable confrère était à peine parti que sa prévision se réalisait de tous points. L'année même fut exceptionnellement remarquable par le nombre et l'intensité des cas observés.

Autant que l'on peut les exprimer, les indices de ce travail préparatoire de la peau semblent consister dans une modification presque insensible de sa couleur, dont les tons sont peut-être un peu plus vifs, plus accentués que d'ordinaire, dans une sorte de raptus préliminaire.

Les premières manifestations consistent dans une rougeur érythémateuse, d'une teinte plus ou moins vive, assez souvent scarlatineuse, apparaissant par points isolés, ou d'une manière uniforme, sur certaines parties du corps découvertes, et, plus spécialement, sur la face dorsale des mains et des avant-bras, sur le cou et sur le devant du sternum, sur le bas des jambes et sur certaines parties de la face, particulièrement le nez, le front et les pommettes.

Cette teinte ne tarde pas à s'accroître, à s'accompagner de chaleur, assez souvent de gonflement, et à revêtir enfin tous les caractères d'une inflammation tégumentaire. Les malades éprouvent alors un sentiment de cuisson et de tension qui ne dure que quelques jours, et cesse en même temps que s'opère la desquamation. Cette inflammation, très-variable en intensité, est le plus ordinairement érythémateuse; dans quelques cas elle est érysipélateuse et amène la production de véritables phlyctènes, lesquelles, en se desséchant, laissent après elles des croûtes noirâtres.

Nous avons observé à Sainte-Gemmes quelques exemples de cet érythème phlycténoïde, et nous en avons fait reproduire par la photographie les types principaux qui ont été mis sous les yeux de la plupart de nos collègues. Cette forme d'érythème paraît être plus rare en Italie et dans les Landes. Les médecins de ces localités ont été, du moins, unanimes à nous déclarer qu'ils en observaient rarement d'aussi caractérisés. Il paraît avoir été noté plus spécialement dans le mal de la rose.

Ajoutons que cet érythème, même lorsqu'il est phlycténoïde et revêt tous les caractères de la brûlure au deuxième degré, sauf la douleur, ne donne lieu ordinairement à aucun mouvement fébrile, et que si l'on en constate parfois, il doit être attribué bien moins à la réaction produite par une telle inflammation qu'à une affection gastro-intestinale concomitante.

Dans quelques cas, l'affection débute par un gonflement de la face dorsale des mains, avec une teinte plus ou moins cyanosée, livide, résultant d'une stase sanguine produite dans ces parties par le ralentissement de la circulation capillaire, et produisant dans les tissus, si ce n'est une sorte de mortification, au moins une diminution de vitalité qui les rend plus accessibles à l'influence de l'insolation. Ce gonflement ne tarde pas à être suivi de desquamation. Cette forme, en quelque sorte, passive de l'érythème se rencontre plus souvent chez les aliénés que chez les autres pellagreux.

Les limites de l'érythème pellagreux sont variables. Tantôt, en effet, il occupe exclusivement une seule des parties que nous lui avons assignées pour siége, à l'exclusion des autres; tantôt il les affecte dans leur plus ou moins grande généralité. C'est ainsi, par exemple, qu'on le voit quelquefois borné aux deux mains, à une seule; sur ces mains aux doigts, à la surface métacarpienne, à la naissance de l'avant-bras; au bas des deux jambes ou d'une seule, aux deux cou-de-pieds ou à un seul; à la face antérieure du sternum, au cou, où il forme ce que Casale a appelé : le collier pellagreux; aux oreilles, aux joues, au nez, et que, d'autres fois, on lui voit envahir presque simultanément la pluralité de ces parties. Mais, celle d'entre toutes les régions du corps qui constitue le siége principal, le siége d'élection, en quelque sorte, de l'érythème pellagreux, est, sans contredit, la face dorsale des mains, où il forme, tantôt le gant, tantôt la mitaine, tantôt la manchette dits: pellagreux, suivant qu'il est limité aux doigts, au poing, ou à la naissance de l'avant-bras, lorsqu'il n'occupe pas en même temps ces trois parties. Ajoutons que, lorsqu'il affecte la face dorsale des deux mains et la partie inférieure de l'avant-bras, il n'y occupe pas une étendue nécessairement égale, et que, dans tous les cas, il est limité dans les diverses parties où il siége par la portion de tégument qui n'est pas protégée par les vêtements. C'est ainsi, par exemple, qu'on ne le voit envahir le devant du sternum que dans les cas où la chemise se trouve disjointe et que dans les limites de son écartement; que sur le cou-de-pied de mes aliénés pellagreux, il respecte la partie recouverte par la bride des sabots; que chez les échassiers des Landes, le bout de courroie qui pend d'un côté protége toujours la partie qu'il recouvre; que chez ceux qui ont des bas troués, dit Landouzy, l'érythème a seulement la forme et l'étendue du trou, et qu'enfin, un des prédécesseurs du docteur Verga, directeur du grand hôpital de Milan, limita, dans quelques expériences spéciales, l'érythème au pourtour d'une rondelle d'un diamètre déterminé appliquée sur une partie du tégument.

Voici, d'après Landouzy, l'ordre de fréquence, sur 42 cas de pellagre, des parties atteintes par l'érythème : douze fois il s'est borné aux mains; quatorze fois, il s'est étendu aux mains, au visage et à la partie supérieure de la poitrine; neuf fois, il a envahi en même temps les mains et les pieds; deux fois, il s'est borné au visage, affectant principalement le front, le nez et les oreilles; deux fois, il a envahi le tronc, les bras et les cuisses, sous forme de peau bronzée squammeuse; quatre fois, il a envahi la face palmaire, en même temps que la face dorsale des mains.

Sur l'ensemble, enfin, trente-neuf fois il a envahi les mains, avec ou sans limitation à cette seule partie.

Sur 129 cas de pellagre chez les aliénés, il a occupé, d'après nos observations :

Les deux mains seulement.................	90 fois.
Une seule main........................	3 —
Les mains et les pieds.....................	12 —
Les mains, les pieds et le visage...........	5 —
Les mains, les pieds et le devant de la poitrine	0 —
Les mains et le visage.....................	17 —
Les pieds et le visage.....................	1 —
Le visage seulement.......................	0 —
Les pieds seulement.......................	0 —
Les mains et le devant de la poitrine.......	1 —
Les pieds et le devant de la poitrine.......	0 —
Le devant de la poitrine seulement.........	0 —
La face palmaire des mains seulement......	0 —
Le tronc, les bras, les cuisses..............	0 —

J'ai lieu de penser que la proportion est, à peu près, la même pour la pellagre endémique.

Quelques jours après son apparition, la rougeur érythémateuse est suivie d'un commencement de desquamation. Celle-ci se fait habituellement d'une manière inégale et par écailles plus ou moins larges. Il n'est pas rare, toutefois, de la voir s'opérer par une furfuration donnant à la peau l'apparence qu'elle aurait, si elle avait été arrosée par de l'eau de chaux.

Le lecteur trouvera dans la série d'observations consignées à la fin de cet ouvrage des exemples de ces divers modes de desquamation, non-seulement pour la pellagre des aliénés, mais encore pour la pellagre endémique.

Le travail de desquamation est annoncé par un changement dans la coloration de l'érythème, qui passe, en général, du rose au rouge foncé, quelquefois lie de vin. Presque aussitôt on le voit se ternir, la peau se ride, se gerce, et l'exfoliation commence.

Dans le cas de desquamation par écailles, l'épiderme altéré s'enlève sur certains points, reste quelque temps adhérent sur d'autres avant de tomber.

Les parties du derme successivement découvertes restent pendant un certain temps lisses, luisantes et d'un rose vif, dont les teintes vont successivement en s'affaiblissant jusqu'au blanc mat, et elles ne tardent pas à se recouvrir d'un épiderme de nouvelle formation. Longtemps encore la peau conserve des stygmates qui lui donnent, comme on l'a dit, l'aspect d'une cicatrice de brûlure ou d'une pelure d'oignon, puis elle finit par reprendre une partie de ses caractères normaux. Toutefois, et dans les cas mêmes où toute trace d'altération semble avoir disparu, il demeure évident pour un observateur attentif que la peau est plus sèche, moins élastique, et que ses fonctions perspiratrices ont diminué.

Au moment de la desquamation, les malades accusent une certaine démangeaison qui succède à la sensation de chaleur insolite, mais modérée, qu'ils éprouvaient.

Dans le cas où l'érythème a pris le caractère phlycténoïde, il laisse, nous l'avons dit, après lui des croûtes noirâtres, qui restent plus ou moins longtemps adhérentes, qui se détachent quelquefois, en produisant des érosions un peu sanguinolentes et très-rarement des ulcérations même. L'épiderme de nouvelle formation qui vient recouvrir les parties déjà dénudées donne, dans quelques cas, à la peau un aspect caractéristique. Il se dégage, en même temps, de ces mêmes parties une odeur *sui generis* qui rappelle plus ou moins celle des plaies en voie de cicatrisation.

Dans quelques cas, l'altération se borne à une simple rougeur, se terminant par résolution ou par une légère exfoliation épidermique.

Le déclin de l'altération commence avec la desquamation, et sa disparition, sauf quelques exceptions, est à peu près complète six semaines après, de telle sorte que la durée totale de l'éruption excède rarement deux mois. Ajoutons que dans le cours de cette période, et sous l'influence renouvelée de l'insolation, une nouvelle éruption peut venir s'ajouter à la première, avant même que celle-ci ait parcouru son évolution complète. En général, l'intensité de ce nouvel érythème est beaucoup moindre que celle du précédent.

Tels sont dans leur ensemble, et pour la plus grande majorité des cas, les caractères de la première éruption pellagreuse. Toutefois, dans quelques cas, l'altération de la peau, pour ainsi dire chronique dès le début, se traduit par une hypersécrétion de l'épiderme, avec accumulation plus ou moins considérable de pigment. C'est l'érythème dit : *crasseux*, parce qu'il donne aux parties l'aspect d'une peau recouverte de crasse. La desquamation, dans ces cas, s'opère par une exfoliation de l'épiderme épaissi et laisse après elle une surface lisse, comme dans la forme précédente, mais d'un blanc un peu rose d'abord, qui ne tarde pas à devenir mat. Il suffit, pour produire cette exfoliation, d'un simple grattage, et l'on voit alors l'épiderme se détacher en une poussière noire. Dans quelques cas, l'épaisissement de l'épiderme et l'accumulation de pigment sont tels, qu'ils forment à la surface de la peau comme une couche, non plus de crasse, mais de boue sèche et concrète. Dans un cas observé par moi au grand hôpital de Milan, et dont on trouvera l'observation dans l'appendice de la fin de cet ouvrage, la main avait certainement l'aspect qu'elle aurait eu si, après l'avoir plongée dans un bain de boue, on l'eût laissée sécher sans l'essuyer. J'ai assez fréquemment eu occasion d'observer des exemples d'érythème crasseux à l'asile de Sainte-Gemmes et dans les Landes, mais je dois dire que jamais je n'en avais observé d'aussi caractérisé.

Je crois devoir rattacher à une altération cutanée de la même nature que la forme d'érythème dont il s'agit les exemples de peau bronzée, rappelant plus ou moins la maladie d'Addison, que j'observe depuis longtemps chez les aliénés et que M. Bonacossa a observés lui-même à l'asile de Turin, qu'il n'est pas rare de rencontrer chez les individus soumis à l'endémie, et que je considère comme constituant, en quelque sorte, le sceau de cette même endémie, en dehors même de toute autre altération effective. L'absence de toute altération des capsules surrenales chez les individus qui me l'ont présenté, l'état de cachexie spéciale à laquelle on finit toujours par la voir se lier, l'apparition subséquente, chez quelques-uns d'entre eux, d'une forme plus caractéristique de l'érythème pellagreux, ne me laissent aucun doute à cet égard. Un fait, entre autres, que j'ai observé dans mon service, et dont on trouvera plus loin l'observation, a beaucoup contribué à me donner cette conviction. Il s'agit d'une femme chez laquelle j'avais constaté pendant très-longtemps un masque noirâtre et comme formé par une couche de crasse, sans qu'il eût été le siége de desquamation, et chez qui je vis finalement cette desquamation se produire, laissant après elle le derme lisse et d'un blanc mat, en même temps que la face dorsale des mains présenta les traces non douteuses d'un érythème spécial.

A l'occasion de la peau bronzée des pellagreux et des aliénés plus ou moins cachectiques, qu'il me soit permis d'examiner une question qui me semble s'y rattacher beaucoup plus qu'on ne pourrait le croire.

Dans un remarquable article publié dans la *Gazette hebdomadaire de médecine*, nos des 1er et 8 janvier 1862, par M. Jaccoud, sur les maladies bronzées, à propos d'une observation de M. le professeur Fauvel, de Constantinople, je vois relater ce premier fait qu'un phénomène commun rapproche les faits si nombreux de maladies bronzées, à savoir : une asthénie plus ou moins profonde, asthénie qui tient la première place dans tous ces faits; puis, ce second fait établi par Bulh, en 1860, à savoir : que sur 74 cas on a observé la coloration bronzée sans lésion des capsules surrénales : 40 fois, la lésion sans coloration : 24 fois; c'est-à dire, que sur 74 cas, la relation signalée par Addison a manqué : 34 fois. Or, si je rapproche ces deux faits de l'existence de la peau bronzée en dehors de toute lésion des capsules surrénales, chez des aliénés ou des pellagreux plus ou moins cachectiques ou en voie de le devenir, sans qu'il soit possible de rattacher ladite coloration à une autre cause qu'à l'altération de la sécrétion pigmentaire dépendant d'une cachexie spéciale, je me demande si ce n'est pas gratuitement que l'on a attribué à la lésion des capsules surrénales la valeur d'une lésion : principe, et si ce n'est pas, en définitive, à l'asthénie que doivent se rapporter la plupart des cas de mélano-dermie signalés jusqu'à ce jour.

Il en serait, d'après cette vue, de la cachexie dite : pellagreuse et de la cachexie spéciale des aliénés comme des cachexies tuberculeuse, cancéreuse et scrofuleuse, quant à leur influence sur la pigmentation et, par suite, sur la production de la mélano-dermie.

En tout état de cause, il n'y a peut-être pas de témérité à exprimer cet espoir que l'étude d'une cachexie qui dépend aussi certainement d'une altération du système nerveux que celle des aliénés, considérée dans ses rapports avec le développement de la coloration bronzée, contribuera peut-être à éclairer l'étude de la maladie dite : d'Addison, d'abord, celle des phénomènes de l'hématopoièse, ensuite, en vertu de ce concours que se prêtent si souvent la physiologie et la pathologie pour le mieux des progrès de la science.

De même, en effet, que l'étude du diabète a conduit par voie d'induction scientifique M. Cl. Bernard à l'étude de la formation du sucre dans l'économie et, par suite, à l'une de ces découvertes qui seront l'éternel honneur de la physiologie de ce temps, de même, aussi, l'étude de la production de la mélano-dermie, dans des conditions plus ou moins dépendantes du système nerveux, conduira-t-elle à préciser un jour peut-être en l'expliquant, la part que prend ce même système nerveux aux phénomènes de l'hématopoièse.

Je ne puis que rappeler à cette occasion que si, parmi les théories actuellement réagissantes contre l'hypothèse d'Addison, il en est une qui rattache, comme je l'ai dit plus haut, la coloration bronzée aux cachexie, tuberculeuse, scrofuleuse ou cancéreuse, et qui a pour principaux interprètes : MM. Martin-Magron, Bazin, Gubler, Schmitt (de Rotterdam), Vogel, etc.; il en est une autre qui place la cause du mal dans le ganglion semi-lunaire et tout le grand sympathique abdominal et qui a pour représentants : Huberson, le professeur Mattei (de Vienne), Boogard, et, en dernier lieu, MM. Jaccoud et autres; sans parler d'une théorie mixte et éclectique, laquelle fait la part de ces diverses influences dans la production de la maladie.

Il résulte de mes nombreuses observations en Italie, dans les Landes et dans les asiles d'aliénés, que la forme d'érythème que nous venons de décrire sous le nom d'érythème crasseux, se rencontre beaucoup plus souvent dans la pellagre endémique que dans la pellagre des asiles d'aliénés, où on l'observe cependant quelquefois, et j'ai lieu de croire que, dans la pellagre sporadique, elle est beaucoup moins fréquente encore et paraît constituer une très-rare exception.

J'ai dit plus haut que l'érythème pellagreux pouvait se manifester pour la première fois et d'emblée sous cette forme. Mais, ces cas sont exceptionnels et le plus ordinaire est de le voir succéder à la période aiguë de l'affection.

Après une première éruption sous l'une des deux formes que nous venons de décrire, l'érythème peut ne plus se manifester, surtout si le malade est soustrait à l'influence de l'insolation et soumis à un régime prophylactique de l'état général auquel il se lie d'ordinaire. Ce cas, d'ailleurs, est celui de la pellagre dite : idiopathique et indépendante de toute cause générale appréciable. Mais, le plus ordinaire est de voir succéder à cette éruption première des éruptions successives auxquelles on a donné à tort le nom d'exacerbations vernales, car, dans l'intervalle des deux éruptions, l'intermission est le plus souvent complète et chaque éruption subséquente constitue, à proprement parler, un accident nouveau.

Le retour de l'érythème a lieu d'ordinaire à la même époque que la première éruption, mais il n'a rien de régulier, et de même qu'il peut ne pas reparaître, il peut aussi ne se reproduire qu'après un intervalle d'une ou plusieurs années. Nous verrons un peu plus loin que, dans ces derniers cas, il est assez souvent remplacé par d'autres accidents dépendant de la même cause. Le plus souvent, on le voit reparaître avec les mêmes caractères qu'à sa première manifestation ou avec des caractères différents. Tantôt, en effet, il revêt et conserve pendant plusieurs manifestations le caractère aigu de la première éruption ; tantôt il le perd presque aussitôt pour prendre celui de l'érythème dit : crasseux, qui paraît être le propre de la pellagre chronique. Ajoutons qu'en dehors de tout érythème, on observe après plusieurs éruptions successives un état particulier de la peau qu'un observateur expérimenté reconnaîtra aussitôt appartenir à un pellagreux.

Si l'on observe attentivement la marche de la pellagre, on arrive, la plupart du temps, à y distinguer deux périodes distinctes dont la transition de l'une à l'autre est marquée par une transformation de l'érythème, lequel dans la deuxième de ces deux périodes, cesse d'avoir le caractère aigu de l'*érythème rouge*, si l'on peut ainsi dire, des premières éruptions, pour prendre celui de l'érythème dit : crasseux, ou pour faire place à des modifications de la peau qui, sans avoir l'apparence d'un érythème proprement dit, n'en sont pas moins caractéristiques. La peau, dans cette période, porte en général des traces plus ou moins indélébiles des altérations successives qu'elle a subies par le fait des éruptions antérieures.

Dans quelques cas, elle est ichtyosée; dans d'autres, elle est desséchée, rugueuse, parcheminée et ne revient plus que lentement sur elle-même, lorsqu'on lui imprime un pli. C'est alors que l'on observe ces caractères qui ont fait comparer la peau des mains et des doigts, en particulier, à la peau des pattes de l'oie et lui ont fait donner, il y a longtemps déjà, le nom de peau *ansérine* [1].

La disparition du tissu cellulo-adipeux entre les os du carpe et autour des doigts, qui se lie chez ces malheureux à leur amaigrissement général, détermine une saillie des tendons qui concourt aussi à donner à la main cette apparence..

Chez quelques-uns, le front et les pommettes se couvrent de petits tubercules d'un aspect terreux ou semblables à des végétations cornées. C'est à cette époque que l'on constate quelquefois des taches scorbutiques qui témoignent, en même temps, d'une accentuation de plus en plus prononcée dans le sens cachectique, de l'état général auquel se lie ordinairement la pellagre.

Nous verrons tout à l'heure que la transition de la première à la deuxième période est marquée par des modifications sensibles dans cet état général. Du reste, cette transition, sous le rapport même de l'altération cutanée, est loin d'être brusque.

[1] « Plusieurs auteurs, disait déjà M. Roussel en 1845 dans son traité « (p. 40), ont comparé la peau des pellagreux, celle des doigts des mains, « à la peau des pattes de l'oie et lui ont donné le nom de peau *ansérine.* » — C'est donc à tort qu'un observateur dont l'érudition sous ce rapport s'est trouvée en défaut, a assigné une date récente et une autre origine à cette dénomination, dans une note sur un cas de pellagre sporadique présentée à la Société de Biologie, en août 1863.

Il se produit, en effet, à la suite des manifestations successives de l'érythème des modifications assez sensibles qui nuancent, de plus en plus, le passage de la forme aiguë rouge à la forme chronique noirâtre.

DIAGNOSTIC.

Les caractères de l'altération cutanée que nous venons de décrire sont assez tranchés pour que le diagnostic, en dehors même des caractères tirés de l'état général auquel elle se lie comme l'effet à la cause, n'offre aucune incertitude.

Il est, cependant, quelques causes d'erreur dont il importe d'être prévenu et que, pour ce motif, je vais examiner en quelques mots.

Le diagnostic différentiel de l'érythème pellagreux varie : suivant qu'il se présente sous sa forme aiguë ou chronique, c'est-à-dire : sous la forme d'érythème rouge ou d'érythème noirâtre dit : crasseux.

Dans l'un comme dans l'autre cas, lorsque l'altération consiste beaucoup plus dans un changement dans la coloration que dans toute autre modification, il importe de faire laver avec soin la partie, afin de s'assurer si l'érythème rouge ne serait pas produit par des taches de fruits, par exemple, et si l'érythème dit : crasseux, ne serait pas réellement constitué par de la crasse.

Il peut paraître singulier de voir soulever une telle question de diagnostic différentiel; mais, l'expérience m'a démontré que l'erreur était possible. Je sais, en effet, un observateur éminent qui, se disposant à inscrire sur ses tablettes comme atteint du mal de la rose un aliéné qui portait sur la face dorsale des mains des taches de cerise, s'est heureusement ravisé sur une observation de l'interne de service, et je suis convaincu, d'ailleurs, que dans les pays à endémie pellagreuse et dont les habitants se distinguent, en général, par la plus insigne malpropreté, l'érythème noirâtre et la crasse accumulée peuvent très-bien se confondre, si même ils n'ont pas été quelquefois confondus.

Je n'ai pas besoin de faire observer que, dans le cas d'érythème noirâtre réellement pellagreux, le lavage peut avoir pour effet d'enlever une poussière noire qui pourrait en imposer pour de la crasse; mais, il est facile de se convaincre que cette poussière provient de l'épiderme exfolié, lorsqu'au dessous on trouve le derme à nu, lisse et avec sa coloration particulière.

Indépendamment de ce caractère : d'avoir un siége spécial dans les parties découvertes et plus particulièrement sur la face dorsale des mains, ainsi que de se développer à une époque ordinairement spéciale, l'érythème pellagreux se distingue par des caractères tirés de l'état général auquel il se lie d'ordinaire et dont nous parlerons tout à l'heure. Son mode d'évolution, d'ailleurs, comme altération cutanée, se distingue de celui de la plupart des dermatoses avec lesquelles un examen superficiel pourrait seul le confondre.

J'ai déjà dit que, bien qu'érythème solaire lui-même, il n'avait pas la marche franche du coup de soleil, ni sa durée ordinaire, non plus que la même spécialité de siége et d'époque de développement. On sait, en effet, que l'érythème dit : *coup de soleil*, plus superficiel, d'ordinaire, que l'érythème pellagreux, disparaît au bout de quelques jours laissant après lui, quelquefois, une teinte grisâtre de la peau dont l'aspect spécial n'a ordinairement rien d'analogue avec ce qui s'observe dans la pellagre. Il dépend, d'ailleurs, de conditions beaucoup plus accidentelles que l'érythème pellagreux, sous le rapport de l'exposition à la cause qui le produit.

Tout en croyant à la possibilité de distinguer le plus souvent le coup de soleil proprement dit de l'érythème pellagreux, il me paraît impossible de ne pas reconnaître qu'il est des cas dans lesquels les caractères de l'un et de l'autre se confondent si bien que la distinction est impossible, et c'est précisément à raison de ces cas et lorsqu'il est bien démontré qu'ils sont indépendants de toute cause générale, qu'il me paraît nécessaire d'admettre une pellagre *idiopathique*.

L'érythème pellagreux ne peut être confondu avec l'eczéma qui n'est jamais bien limité, dont la marche envahissante exclut toute prédilection pour les parties découvertes et qui se distingue au début par un suintement d'une durée quelquefois assez prolongée, tandis que les vésicules et les bulles qui caractérisent certains érythèmes pellagreux n'ont qu'une existence très-courte. L'eczéma, d'ailleurs, ne s'écaille pas.

Il ne peut pas se confondre davantage avec le pityriasis, qui n'a de commun avec l'érythème pellagreux que la coloration rouge qui s'observe dans l'une de ses variétés, mais qui s'en distingue par le renouvellement incessant de ses squames légères et petites; avec le psoriasis et l'ichtyose qui n'affectent aucune symétrie et aucune limitation spéciale de siége, indépendamment de leurs caractères propres; encore moins avec la lèpre, qui commence par de petites élevures solides, comme papuleuses, entourées de taches roussâtres, luisantes, circulaires et un peu proéminentes, et qui se montrent le plus souvent sur les membres au-dessous du coude et du genou d'où elles se propagent sur tout le corps.

Je ne mentionnerais pas parmi les altérations cutanées avec lesquelles l'érythème pellagreux peut être confondu la teigne tonsurante, si une telle erreur n'avait été commise par les élèves d'un dermatologue éminent qui, de confiance, il est vrai, et sans avoir vu les malades, s'en était fait l'éditeur responsable. Il est constant, en effet, que l'érythème pellagreux si caractérisé que portaient des aliénés présentés par MM. Baillarger et Gibert, en mon nom, à l'Académie de médecine qui les a examinés sans qu'aucune voix dissidente se fût élevée, a été pris pour un herpès circiné. Il est vrai que l'examen avait été si rapide et, partant, si superficiel, qu'on avait vu *quatre* malades au lieu de *trois* qui avaient été présentés, qu'on avait pris des *aliénés* pour des *idiots* et qu'enfin *on avait étendu le siége de l'affection à la face qui n'en portait aucune trace.*

Quoi qu'il en soit, et puisqu'une telle erreur est possible, je crois devoir, pour ne pas être taxé d'incompétence, emprunter à un spécialiste éminent, M. Hardy, le résumé ci-après des caractères propres à l'herpès circiné et qui ne permettent pas de le confondre avec l'érythème pellagreux : « L'herpès circiné est caractérisé par de petites écailles agglomérées sur un fond à peine rouge et limitées par un cercle périphérique très-prononcé, la partie centrale étant à peu près saine; ajoutez à ces caractères une extension centrifuge assez rapide; s'il restait encore quelques difficultés, le microscope viendrait les lever en démontrant dans l'herpès circiné des spores tricophytons. »

Les caractères qui distinguent l'acrodynie de la pellagre sont si tranchés que je n'aurais pas songé à la comprendre parmi les maladies qu'il fût possible de confondre avec la pellagre, si, de même que pour l'herpès circiné, cette confusion n'avait été faite pour les besoins, il est vrai, d'une cause généralement abandonnée et par une vue systématique qui devait nécessairement fausser l'appréciation.

Bien que l'acrodynie, qui n'est bien connue que par les deux seules épidémies qu'on en a observées, se rapproche de la pellagre par l'érythème des extrémités, par les troubles digestifs, et surtout par la diarrhée et par les troubles nerveux, elle s'en distingue, cependant, par l'élément : *douleur*, qui caractérise plus spécialement l'érythème; par son siége ordinaire à la face palmaire et plantaire, avec extension sur les membres, et même sur le corps entier; par le caractère épidémique et toujours accidentel qu'elle revêt le plus ordinairement, et qui n'a rien d'analogue avec le caractère plus spécialement endémique de l'érythème.

La fièvre typhoïde ne peut être confondue avec la pellagre que dans les prétendus cas de typhus pellagreux, qui ne paraissent être que des cas de pellagre entés sur une fièvre typhoïde; mais, dans ces cas, l'erreur se conçoit d'autant mieux que la fièvre typhoïde existe réellement et qu'il suffit, dans l'espèce, de la distinguer de la pellagre, qui n'en est qu'une complication.

En terminant ce qui concerne le diagnostic de l'érythème pellagreux, je dois faire observer, comme je l'établirai dans un autre chapitre, que la plupart des altérations cutanées que je viens d'énumérer comme se distinguant visiblement de l'érythème pellagreux, peuvent, cependant, se lier à la même cause générale, et en relever, comme lui.

2° Caractères de l'état général auquel se lie, d'ordinaire, l'érythème dit : pellagreux.

Cet état général est spécialement caractérisé par l'asthénie, qui peut rester plus ou moins longtemps latente avant de donner lieu à une altération sensible dans la nutrition, à une cachexie appréciable.

Par cette dernière restriction, je réponds d'avance à cette objection : que beaucoup de pellagreux aliénés ou autres, tout en présentant de fréquentes manifestations de leur érythème, conservent pendant assez longtemps toutes les apparences d'une santé excellente, ou tout au moins d'une constitution non altérée. J'ajoute que l'existence d'un germe d'altération dans la nutrition, dans ces conditions, n'est point une supposition, et reçoit une preuve irréfragable de quelques faits bien positifs.

On sait, par exemple, d'abord, que dans les conditions ordinaires de la vie, le degré de résistance vitale qui donne la mesure de la santé, ne se traduit pas toujours par des signes extérieurs. On trouve souvent des constitutions très-maladives, avec tous les attributs extérieurs de la force. On sait aussi le temps que peut durer l'incubation d'une diathèse cancéreuse, tuberculeuse ou autre, avant qu'elle donne lieu à une altération sensible de la nutrition, à la cachexie spéciale.

Pour ce qui concerne l'aliénation mentale, je suis tous les jours témoin d'un fait qui vient à l'appui de ce que j'avance. Certains aliénés chroniques conservent, pendant de nombreuses années, les apparences d'une bonne santé physique, leur constitution ne traduit aucun signe d'affaiblissement, leur énergie au travail paraît toujours la même, jusqu'au jour où une maladie intercurrente vient les frapper et donner la véritable mesure de leur résistance vitale. On s'aperçoit alors que la dépense d'innervation inhérente au délire même a altéré la vie, pour ainsi dire, à sa source, et que, dans des conditions où la guérison est la règle d'ordinaire, elle devient, dans l'espèce, l'exception. C'est ainsi, par exemple, qu'une simple pneumonie circonscrite à un seul poumon, ou même à une seule portion de poumon, qu'une simple pleurésie entraînent le plus ordinairement la mort, et que dans les cas où les malades guérissent, la convalescence n'est pas, à beaucoup près, aussi franche et aussi rapide que dans d'autres conditions. Il est de fait, aussi, que toutes choses égales d'ailleurs, les maladies incidentes à l'aliénation mentale n'affectent pas la même marche que dans les conditions ordinaires et que l'inflammation par exemple, ne détermine pas chez les aliénés une réaction à beaucoup près aussi intense. J'ai vu, pour ma part, chez ces malades, des pneumonies doubles exister sans donner lieu au moindre mouvement fébrile. Les aliénés ont d'ailleurs une manière à eux, si je puis ainsi dire, de porter les maladies les plus graves, qui témoigne évidemment d'une diminution dans la vitalité.

En dehors de toute altération appréciable dans la nutrition, l'atteinte portée au principe de la vie par l'action lente du délire chez les aliénés, se traduit et s'affirme encore par d'autres signes. Il est certain, par exemple, et ce fait que la plupart de mes collègues ont été à même de vérifier, a plusieurs fois frappé mon savant confrère et ami, M. le docteur Daviers, dans les occasions qu'il a eues de pratiquer des opérations chez des pensionnaires de l'asile de Sainte-Gemmes, il est certain, dis-je, que la plupart de ces malades, lorsqu'on les opère, éprouvent, si ce n'est une analgésie complète, au moins une sensibilité moindre qui dispense le plus ordinairement de recourir aux anesthésiques. Cette diminution de la sensibilité nous a paru surtout très-remarquable chez une dame pensionnaire, lypémaniaque depuis nombre d'années, et qui, pendant l'opération assez longue nécessitée par l'ablation d'une tumeur cancéreuse d'un volume considérable et siégeant dans la cuisse, n'a manifesté qu'une médiocre souffrance. Il est vrai que pour l'explication de ce fait, il y a lieu de faire intervenir, pour une part, l'influence des rapports du physique au moral, qui peut produire l'insensibilité chez les aliénés, comme elle la produit quelquefois chez l'homme distrait par une violente émotion ou par une vive préoccupation et, par exemple, chez le soldat qui peut avoir un membre emporté, pendant l'ardeur de la lutte, sans éprouver dans le moment la moindre souffrance. Mais, la part faite à cette influence, il est impossible de ne pas reconnaître que la principale cause de cette insensibilité relative chez les aliénés, résulte d'une diminution effective de leur vitalité. La démonstration de ce fait se trouve d'ailleurs complétée par cet autre : que les opérations chirurgicales chez les aliénés, après avoir été supportées en général, presque sans douleur, ne donnent lieu qu'à une réaction presqu'insensible, c'est-à-dire que le traumatisme chez ces malades ne s'accompagne, pour ainsi dire, pas de fièvre. Il est clair pour tous, enfin, que chez la plupart des aliénés chroniques l'organisme n'a plus le même ressort, et que l'asthénie, dans ces conditions, ne saurait être niée.

La vie humaine se résumant dans une dépense d'innervation dont le débit, que l'on me passe cette expression, variable suivant les individus, conduit les uns à la vieillesse, et s'arrête avant le temps pour les autres, on conçoit que l'épuisement de la source s'opère d'autant plus que le débit est plus considérable. De même, pour me servir d'une comparaison qui rendra ma pensée plus intelligible, que l'épuisement d'une source ne se juge pas toujours par la force apparente avec laquelle l'eau jaillit, et que son jet peut conserver longtemps la même amplitude alors que la source diminue abondamment; de même encore que la lumière d'une lampe jette le même éclat jusqu'au moment qui précède l'entier épuisement de l'huile, quelle que soit la quantité qui reste, de même aussi, la force réelle d'un individu ne doit pas se mesurer d'après la vigueur apparente du jeu de ses fonctions qui peut coexister avec un épuisement relatif, mais bien plutôt d'après le degré de résistance dont il fait preuve dans les cas de maladie et contre les causes de maladie.

D'où il résulte : qu'il peut y avoir eu dans l'organisme une atteinte à la vie dont il n'existe encore aucun signe apparent, mais qui devra se traduire plus tard par une altération appréciable dans la nutrition; qu'il peut exister, enfin, une asthénie que rien encore ne révèle, mais qui, à un moment donné, se traduira par des signes effectifs et constituera la cachexie spéciale dont nous donnons plus loin la description, et nous croyons pouvoir faire l'application de tout ce que nous venons de dire à l'asthénie inhérente à l'état général auquel se lie la pellagre.

Nous avons dit dans notre introduction que cet état général avait été, à tort, considéré comme une maladie et qu'il en était de lui, comme de l'état puerpéral, de l'alcoolisme, par rapport aux maladies qui en ressortissent.

Le propre de cet état général est d'exercer une triple influence spéciale sur le système cutané, sur l'appareil digestif et sur le système nerveux, et de les disposer à s'altérer dans le sens des trois ordres d'accidents dont on avait composé jusqu'ici l'appareil symptomatique de l'entité pathologique dite : pellagre. Cet état général constitue donc, à proprement parler, une cause générale de maladies, et ces maladies ne sont autres que les trois ordres d'accidents précités.

Or, la relation de cause à effet me paraît si évidente dans l'espèce, que je ne puis comprendre comment on a pu prendre la cause pour une maladie, et les effets de cette cause pour les symptômes de ladite maladie.

J'ai déjà fait connaître l'altération de la peau, qui paraît être le résultat de l'influence exercée sur le système cutané [1] par l'état général dont il s'agit, sauf le concours d'une cause déterminante, qui est l'insolation. Il me reste à décrire les deux autres ordres d'accidents qui ressortissent de la même cause, c'est-à-dire les accidents digestifs et nerveux, et je le ferai brièvement, car je les ai déjà indiqués dans mon introduction, et je ne pourrai, d'ailleurs, que très-peu ajouter à la description qu'en donnent la plupart des auteurs avec lesquels je ne diffère que quant à l'interprétation, voyant des maladies là où ils ne voyaient que des symptômes de maladie.

ACCIDENTS DIGESTIFS. (SYMPTOMES DIGESTIFS DES AUTEURS.)

L'asthénie, qui forme le caractère essentiel de l'état général que nous décrivons, s'exerçant sur l'appareil digestif,

[1] Nous compléterons, à propos de l'étiologie, l'étude du point de physiologie pathologique qui ressort de cette influence.

le dispose à quelques accidents, que l'on peut ranger sous le chef principal de dyspepsie atonique, avec ou sans diarrhée.

Cette dyspepsie peut être gastrique, intestinale ou gastro-intestinale ; elle peut être acide aussi ; et c'est spécialement à cette variété que se rattache le pyrosis, que l'on observe souvent chez les pellagreux, et qui a paru à quelques auteurs ne pas être sans relation avec la prétendue spécialité du délire chez ces malades.

Le vertige des pellagreux peut aussi, dans quelques cas, se rattacher à la dyspepsie, et constituer une des variétés du vertige stomacal. Je suis loin de méconnaître, toutefois, une influence nerveuse plus directe sur sa production.

Il n'est pas jusqu'à la faiblesse des extrémités inférieures, *debolezza* des Italiens, qui ne me semble devoir se rapporter, dans certains cas, à la dyspepsie, ou plutôt à l'embarras gastrique qui la complique quelquefois.

Il me suffit d'énumérer les phénomènes dont l'appareil digestif peut devenir et devient souvent le théâtre, pour que l'auteur le moins prévenu les rattache, pour la plupart, à la dyspepsie.

Ce sont, en procédant à l'examen de l'appareil depuis la bouche jusqu'à l'extrémité de l'intestin : une teinte livide, bleuâtre quelquefois, avec acidité des lèvres, spécialement signalée par Strambio, et se produisant même avant toute apparence cachectique ; des gerçures sanguinolentes de ces mêmes lèvres, avec formation de croûtes noirâtres, principalement sur la lèvre inférieure, et accumulation aux commissures, s'accompagnant de cuisson et ayant succédé souvent à des vésicules dont on trouve déjà la mention dans Casal; un sillon transversal, que M. Bouchard a observé avec nous à Sainte-Gemmes, et qu'il a mentionné en ces termes : « Sillon situé sur la lèvre inférieure, et allant d'une commissure à l'autre ; il est formé par une bandelette noirâtre d'épiderme noir et épaissi. Cette traînée épidermique noirâtre se desquame et se reproduit plusieurs fois; à sa chute, la muqueuse présente une dépression linéaire, d'apparence cicatricielle, qui persiste très-longtemps. » Ce sont encore : la pâleur et la décoloration de la muqueuse buccale, ou une légère inflammation de la même muqueuse, avec coloration d'un rouge vif et gonflement; une ardeur incommode dans la bouche, des excoriations, des aphtes, dans les cas où l'état général, dont nous étudions ici les caractères, est arrivé au dernier degré de la cachexie, à laquelle il aboutit d'ordinaire; des plaques noirâtres, gangreneuses, suivies d'ulcérations et exhalant une odeur fétide; le fendillement de la muqueuse du palais, la teinte livide des gencives, qui sont quelquefois pâles et décolorées, d'autres fois, mais plus rarement, fongueuses, saignantes, et même ulcérées.

En dehors de tout embarras gastrique, on constate un aspect rose, lisse, humide, fortement sillonné de la langue, avec effacement complet des papilles; dans quelques cas, il y a inflammation, et, par suite, rougeur, tuméfaction et douleur, quelquefois formation d'aphtes, de gerçures à sa surface, et l'on observe souvent ce pointillé du bout de la langue que l'on rencontre dans la dyspepsie, et qui donne à cette partie l'aspect qu'elle peut avoir lorsqu'elle a été en contact avec un liquide trop chaud. Assez fréquemment, il y a : ptyalisme, saveur amère, salée ou acide de la salive, dépravation du goût, se traduisant par de certaines répugnances, ou de certains appétits; ardeur pénible à la gorge, et parfois sensation d'érosion; d'après les médecins landais, sensation dans l'arrière-bouche d'un corps étranger obligeant les malades à des mouvements fréquents de déglutition ; gêne dans cette dernière dans les cas où l'irritation s'est transmise au larynx ; toux (elle est quelquefois gastrique) ; affaiblissement de la voix, pouvant aller jusqu'à l'aphonie ; pyrosis s'étendant souvent jusqu'à l'œsophage ; gastralgie, inappétence ou boulimie, quelquefois conservation de l'appétit, soif, nausées, vomissement bilieux, lenteur de la digestion stomacale, éructations, diarrhée habituellement séreuse, quelquefois colliquative, et même incoërcible, mais, le plus ordinairement, cédant au bout d'un certain temps. Dans certains cas, les selles sont grisâtres ou noires. Notons, enfin, le météorisme, les borborygmes, la flatulence. Parmi les autres phénomènes observés, ajoutons que chez les femmes on voit souvent la leucorrhée s'ajouter à la dyspepsie.

Ces accidents, dont la fréquence est variable et relative, peuvent, à l'exception de ceux qui semblent se rapporter à la période ultime de la cachexie, se manifester avant les éruptions érythémateuses, en même temps ou après ; dans quelques cas, ils semblent alterner avec elles et les remplacer en quelque sorte. Mais, bien qu'ils s'observent plus spécialement au printemps, ils se lient beaucoup moins que les accidents cutanés à l'influence de cette saison, et on les voit souvent se produire à des époques indéterminées. Dans tous les cas, ils ne sont unis à l'éruption par aucun lien symptomatique, et ils affectent une marche parallèle, distincte et absolument indépendante de celle de ladite éruption.

Dans plusieurs cas, il y a embarras gastrique ; dans d'autres, gastro-entérite ; et dans quelques-uns, enfin, une véritable fièvre typhoïde. A ces derniers cas se rapportent certainement, suivant nous, ces exemples de pellagre dite : aiguë, de typhus pellagreux, qui ne sont que des complications le plus souvent accidentelles et sans relation avec la pellagre, et c'est dans ces circonstances que l'on observe ces hémorrhagies intestinales signalées par quelques auteurs.

Il arrive quelquefois, enfin, que la diarrhée prenne le caractère dysentérique.

Les accidents que l'on a pu observer chez les pellagreux du côté des annexes de l'appareil digestif, et, par exemple, du foie et de la rate, non plus que du côté de l'appareil génito-urinaire, n'ayant évidemment rien de spécial et ne constituant que des accidents, pour ainsi dire, sans relation avec l'état général que nous étudions, nous ne les mentionnons que pour constater leur caractère négatif. Comme ces organes participent à l'asthénie générale, on conçoit, cependant, qu'ils puissent devenir, dans certains cas, le siége de quelques altérations consécutives et secondaires, et c'est probablement à des faits de cette nature que se rapportent ces exemples d'affection organique du foie que l'on a rencontrés dans deux ou trois cas, au plus, cités par les auteurs; mais la science n'est pas encore fixée sur ce point. On sait seulement que l'aménhorrée, la chlorose, peuvent se lier à l'état dont il s'agit, et il paraît être bien établi que les avortements sont fréquents chez les femmes pellagreuses.

De ce qui précède, il me semble résulter que les accidents digestifs qui, avec les accidents cutanés et nerveux avaient été assignés pour symptômes à l'entité pathologique appelée : *pellagre*, se rangent évidemment sous le chef de maladies bien déterminées, ayant leurs caractères, leur marche propres, et nous verrons, à propos de l'anatomie pathologique, leurs lésions particulières et respectives. Je ne suis pas moins convaincu qu'il en est de même des accidents nerveux dont il me reste à parler.

ACCIDENTS NERVEUX. (SYMPTOMES NERVEUX DES AUTEURS.)

1° Folie dite : pellagreuse ou consécutive à la pellagre.

De tous les accidents nerveux que l'on avait rattachés à la pellagre comme constituant un symptôme spécial, le principal était, sans contredit, l'aliénation mentale, et il est de fait que, dans la plupart des asiles d'aliénés appartenant à des circonscriptions endémiques, un nombre plus ou moins considérable d'aliénés présentent cette particularité d'avoir offert, avant de perdre leur raison, une certaine succession de manifestations érythémateuses. La proportion en est variable, suivant le degré d'intensité de l'endémie spéciale. C'est ainsi, par exemple, qu'alors que dans l'asile d'Astino, qui reçoit les aliénés de la province de Bergame, la moyenne des aliénés qui ont été pellagreux s'élève aux trois cinquièmes environ de la population entière de ce même établissement, à l'asile de la Senavra, dont la population se compose d'éléments plus mélangés et un peu moins spécialement empruntés aux localités endémiques, elle s'élève au tiers; qu'il en est de même à l'asile San-Servolo de Venise; que la proportion va en diminuant d'une manière très-sensible pour les provinces de Parme, de Bologne et de Toscane [1], et qu'enfin à l'asile de Reggio, duché de Modène, elle n'est plus que du soixante-dix-septième de sa population, d'après des don-

[1] J'ai dit plus haut que sur 200 pellagreux admis à l'hopital des maladies cutanées de Florence, 7 seulement étaient passés à l'hopital des aliénés.

nées qui m'ont été fournies par mes honorables et obligeants confrères Vigna (de San-Servolo), Castiglioni (de la Senavra), Riva (de Parme), Bini (de Florence), etc.

Dans les asiles de la Gironde, de la Haute-Garonne et des Basses-Pyrénées, qui reçoivent les aliénés des principales localités, où la pellagre est endémique en France, la proportion paraît être très-faible [1], eu égard au nombre réel des cas de pellagre qui s'observent dans ces localités. Mais, j'ai lieu de croire que cette proportion n'est telle que parce que les médecins appelés à fournir le certificat médical exigé par la loi du 30 juin 1838 ne sont préoccupés, en général, que de l'état mental qu'ils sont appelés à constater, et négligent dans leurs attestations l'élément de pellagre antérieure.

Toutefois, même en tenant compte de cette circonstance, il y a lieu de croire que le nombre des pellagreux devenant aliénés est relativement moindre dans les Landes qu'en Lombardie et en Vénétie, et que, par suite, les accidents cutanés et digestifs y prédominent sensiblement sur les accidents nerveux, à moins d'admettre : ou que le plus grand nombre des pellagreux aliénés n'est pas assisté et reste dans ses foyers, ce qui ne se concilie nullement avec les beaux développements que reçoit l'assistance publique à l'égard des aliénés indigents, dans ces départements comme dans la plupart des départements français, ou que la cachexie pellagreuse aboutit plus fatalement à la mort qu'à la folie, chez ces mêmes pellagreux.

[1] A l'asile de Pau qui reçoit les aliénés des Hautes et Basses-Pyrénées et des Landes, M. Chambert mentionnait, en 1858, 16 cas de pellagre antérieure à la folie sur 346 aliénés. M. Auzouy en mentionne encore moins. Les asiles de Bordeaux en donnent une proportion encore plus faible.

Pour admettre la folie au nombre des symptômes de l'entité : pellagre, les médecins, logiques dans leur erreur, devaient naturellement rechercher dans cette folie des caractères spéciaux qui la distinguassent des folies survenant dans d'autres conditions. Aussi n'y manquèrent-ils point; et c'est ainsi que, pendant longtemps, a été accréditée cette opinion que la folie pellagreuse était spécialement caractérisée par un délire mélancolique avec prédominance d'idées de damnation et penchant au suicide par submersion. Quelques-uns même émirent cette idée ingénieuse : qu'il pouvait bien exister une certaine relation entre le pyrosis, ce feu intérieur éprouvé par les pellagreux, et cette prédilection du suicide par l'eau. Or, rien n'était plus erroné que cette opinion et la preuve en résulte évidemment suivant moi des données qui suivent.

D'abord, s'il est vrai que la folie pellagreuse revête chez les aliénés à antécédents de pellagre les caractères ci-dessus mentionnés, il ne l'est pas moins que l'on retrouve identiquement ces mêmes caractères, chez les autres aliénés, dans la même proportion au moins et en dehors de tout antécédent spécial. C'est ainsi, par exemple, que la folie dans ces pays où la religion n'est jamais, surtout chez les peuples des campagnes, exempte d'une teinte de superstition et de mysticisme et où le délire pour se produire semble n'avoir à dépasser qu'une certaine limite de l'état physiologique, revêt souvent le caractère religieux, lequel se combine avec la dépression mélancolique qui procède, elle, de l'état de misère dans lequel vivaient les malades, mais, elle ne l'y revêt pas plus souvent chez les pellagreux que chez les autres aliénés.

Il résulte, par exemple, d'un tableau statistique des cas de folie pellagreuse observés à l'asile des femmes aliénées de Venise, par le docteur Fassetta, pendant sept ans, que sur 280 cas il a constaté :

La manie,	111 fois,	soit 1 sur	2.50
La monomanie,	6	—	46.50
La mélancolie,	61	—	4.60
La stupidité,	97	—	2.90
La démence,	5	—	5.60

et que sur 931 autres aliénés d'origine non pellagreuse pendant la même période, il a constaté :

La manie,	384 fois,	soit 1 sur	2.40
La monomanie,	130	—	7.10
L'idiotisme,	20	—	46.46
La mélancolie,	170	—	5.46
La stupidité,	190	—	4.90
La démence,	37	—	2.50

La proportion on le voit, est à peu près égale des deux parts eu égard surtout à la différence qui existe entre les éléments de la population sur lesquels repose la statistique des tableaux précités sous le rapport de la classe de la société à laquelle ils appartiennent. D'après cette différence qui constitue un fait acquis à la science et qui résulte pour les aliénés pensionnaires et les indigents de différences dans l'éducation ainsi que dans l'ensemble des conditions antérieures, il ne saurait être douteux que le tableau des aliénés pellagreux ait dû, à peu près exclusivement, emprunter ses éléments à la classe indigente et que le tableau de tous les autres aliénés, au contraire, a dû comprendre parmi les siens un certain nombre de pensionnaires, ce qui donne la raison de quelques différences d'ailleurs peu appréciables, entre les deux tableaux, notamment en ce qui concerne le nombre des monomanies. Il appert, du reste, qu'entre les différents genres de folie chez les aliénés pellagreux et non pellagreux, quelle que soit la proportion des uns et des autres, il n'y a pas de différences spécialement appréciables.

Les données recueillies à l'asile des hommes aliénés de Venise (San-Servolo), à la Senavra de Milan et dans les autres asiles d'aliénés appartenant à des circonscriptions pellagreuses, ne diffèrent pas sensiblement des précédentes et je les trouve confirmées par ce relevé de 11 cas de pellagre observés primitivement à l'aliénation mentale à l'asile de Pau, en 1858, par M. Chambert, et chez lesquels notre confrère a constaté :

La manie..................	2 fois.
La monomanie	2 —
La lypémanie..............	7 —

Ce relevé diffère peu, sauf une légère prédominance de la lypémanie chez les pellagreux, quant à la proportion des trois mêmes genres d'aliénation, de celui des 102 autres aliénés admis dans l'année, sur lesquels se sont montrées :

La manie..................	35 fois.
La monomanie..............	10 —
La lypémanie..............	26 —

La légère prédominance que présente dans ces relevés la lypémanie chez les aliénés pellagreux, peut s'expliquer comme à Venise, par une différence dans les éléments de la population, différence indépendante de toute relation avec l'antécédent : pellagre.

Dans les cas où ils semblaient être consécutifs à la pellagre, ces trois types de folie ne m'ont paru, d'ailleurs, avoir pour l'asile de Pau, plus que pour les asiles italiens, de caractères spéciaux.

Dans les résultats que je viens d'exposer, je n'ai eu égard qu'aux aliénés d'origine dite : pellagreuse, et chez la plupart desquels la pellagre n'existait plus qu'à titre d'antécédent, car, de tous les symptômes de cette affection, il ne restait plus que la folie.

Il me reste à faire connaître le résultat de mes observations sur l'état mental des pellagreux aliénés dans la période aigüe de leur affection, c'est-à-dire : à l'époque de leur aliénation, la plus rapprochée de l'antécédent de pellagre. Or, je suis en mesure d'affirmer que, sur 112 pellagreux devenus aliénés que j'ai observés au grand hôpital de Milan où ils restaient jusqu'à ce qu'il fût statué sur leur admission à l'hôpital des aliénés, j'ai trouvé des maniaques, des lypémaniaques et des monomaniaques, à peu près, dans la même proportion qu'à la Senavra, et sans autres caractères spéciaux qu'un antécédent bien établi d'éruption érythémateuse. C'est ainsi, par exemple, que toutes les variétés du délire mélancolique, à savoir : délire de persécution, délire hypochondriaque, délire démoniaque, délire religieux avec ou sans exaltation du sens moral, que la lycantrophie, etc., se rencontrent dans ces conditions comme dans les conditions ordinaires; que la lypémanie n'y prend ni plus ni moins le caractère de la stupeur, et que la tendance au suicide et à l'homicide ne caractérise pas plus souvent la folie dite : pellagreuse, que les autres folies.

Pour achever la démonstration du point de science qui nous occupe, je dois ajouter que, dans les cas de lypémanie avec antécédent de pellagre et penchant au suicide, les malades n'ont pas plus de prédilection pour tel ou tel genre de mort et, par exemple, pour la submersion (hydromanie de Strambio), que dans n'importe quelles autres conditions [1]; que non-seulement la manie, la monomanie et la mélancolie s'observent dans les mêmes proportions et avec des caractères identiques, qu'il y ait ou n'y ait pas d'antécédents d'érythème, mais, encore que, dans un cas comme dans l'autre, on observe des exemples de paralysie générale des aliénés que je ne confonds pas ici avec la paralysie pellagreuse dont je vais parler tout à l'heure; que j'ai même constaté dans le service de M. le docteur Verri un

[1] Le passage suivant que j'extrais du mémoire publié par M. Lussana, dans les *Annales universelles de Milan*, prouve que les observations des médecins italiens les mieux autorisés, sont absolument conformes à l'opinion que j'ai exprimée sur l'identité de la folie pellagreuse et de la folie ordinaire observées dans les mêmes lieux :

« La croyance à l'hydromanie pellagreuse s'en va petit à petit, parce qu'on ne voit pas les lypémanes pellagreux se noyer en plus grand nombre que les autres lypémanes et parce que ces malades ont recours, tout aussi bien que les autres, à d'autres modes de suicide. J'ai vu quatre lypémanes simples qui tous s'étaient noyés ; j'ai vu quatre lypémanes pellagreux suicidés : un s'était noyé dans le Brembo, un avait essayé de se couper la gorge (en 1847, dans la vallée de Brembana), un s'était pendu à un mûrier sur les rives du Serio, c'était en 1858, enfin, le dernier fait est relatif à une femme qui s'est suicidée par le feu dans le Cénate inférieur.

« Ce fait est semblable à celui que raconte Soler d'un pellagreux qui se suicida en se jetant dans les flammes. Je me rappelle qu'à Saint-Paul, pays très-voisin de celui de la pauvre Pasinetti, un autre pellagreux massacrait un jour son fils en le frappant d'un coup de hache sur la tête.

« Ces tristes histoires ne prouvent qu'une chose, c'est que le délire de nos pellagreux est mélancolique, qu'il porte surtout sur des idées de persécutions concernant le malade lui-même et quelquefois les personnes qui lui sont chères, idées auxquelles prédispose une longue vie de douleurs ainsi que les souffrances et les soins de la famille. Sur quel autre sujet pourraient délirer nos pauvres paysans?.... »

cas remarquable de catalepsie avec extase et somnambulisme chez un jeune pellagreux nommé Corbetta (voir l'observation 21 à la fin de l'ouvrage); que les hallucinations ne sont pas plus rares dans un cas que dans l'autre; que la folie avec antécédent de pellagre affecte la même marche que toutes les folies exemptes de cet antécédent; que, comme elles, elle tend à se terminer par la démence; que cette démence ne diffère chez les unes et les autres par aucun caractère spécial et n'est pas, par exemple, plus souvent et autrement dépressive chez les aliénés pellagreux que chez les autres aliénés.

A l'appui de l'opinion que je soutiens ici, je crois pouvoir rappeler le fait suivant que j'ai cité plus haut et qui ressort des tableaux publiés par le père Salerio dans son ouvrage sur l'asile San-Servolo de Venise, à savoir : Que si le nombre des aliénés dits : pellagreux, est très-minime dans la province de Rovigo, ce qui tend à y démontrer la rareté de la pellagre, celui des aliénés non pellagreux n'est pas plus considérable. Or, il est de toute évidence que si la folie dite : pellagreuse, était une folie spéciale, on ne saurait pourquoi les circonstances qui influent sur la rareté de sa cause, influent également sur celle des autres folies.

De tout ce qui précède, le lecteur conclura sans doute avec moi : que la folie pellagreuse n'a pas de caractères spéciaux et que, comme d'un autre côté sa marche est absolument indépendante de celle des accidents digestifs et cutanés, elle constitue bien, à elle seule, une espèce distincte qui peut dépendre de la même cause que ces mêmes accidents, mais qui ne saurait avoir le caractère d'un simple symptôme.

Je ne puis terminer ce qui est relatif à la folie dite : pellagreuse, sans exprimer, d'après l'impression que j'ai reçue de mes recherches sur la pellagre dans les hôpitaux d'Italie, cette opinion : que dans un nombre de cas beaucoup plus grand qu'on ne le croit sans doute, des accès de folie avaient chez les pellagreux de ces établissements précédé les manifestations de l'érythème. Mais, tel est l'empire de la tradition fondée sur la notion préconçue de l'antériorité de la pellagre, que toutes les fois que la folie survient chez un pellagreux, on n'hésite pas à la considérer *à priori* comme consécutive à la pellagre et que, par suite et la plupart du temps, il n'y a pas eu d'informations à cet égard. Des renseignements bien précis, relativement à ce point de savoir : si la pellagre avait été précédée d'accès de délire, font généralement défaut. Rapprochant ce fait de cette observation de Strambio, « que les individus qui doivent être atteints de pellagre sont généralement hypochondriaques, » et de ce nom de « mal del padrone » donné à la pellagre, à raison, sans doute, de la prédominance de ce caractère de l'état mental, je me crois fondé à penser : que la folie est peut-être plus souvent *primitive* que *consécutive* à la pellagre, et cela contrairement à toutes les idées reçues.

PARALYSIE DITE : PELLAGREUSE.

A l'encontre de la folie, la paralysie dite : pellagreuse, a, peut-être, des caractères spéciaux et ces caractères semblent tels : que les religieuses du grand hôpital de Milan, les infirmiers même, à la seule démarche d'un paralysé pellagreux, en dehors même de toute trace érythémateuse, n'hésitent pas à rattacher sa paralysie à la pellagre, et ne se trompent, m'a-t-on assuré, presque jamais. Je ne nie nullement ce fait. Toutefois, j'ai dû me demander et rechercher si une telle paralysie ne pouvait pas s'observer en dehors de cas où l'érythème ne se serait jamais manifesté. Mais, j'avoue que, sous ce rapport, le résultat de mes informations en Italie et dans les Landes ne me semble rien moins que probant et motive, tout au moins, la plus grande réserve. Mes questions à cet égard se heurtaient, à ce point, contre une idée vraie peut-être, mais à coup sûr préconçue, du caractère exclusif de la paralysie attribuée à la pellagre, qu'elles ont visiblement surpris les honorables confrères à qui je les adressais, et que je n'en ai obtenu que des réponses évasives et donnant prise à toutes les interprétations.

L'élucidation de ce point de science ne pouvant résulter que d'observations prolongées qui eussent exigé de ma part un trop long séjour en Lombardie, j'ai dû m'en tenir aux observations que je recueille au foyer de l'endémie spéciale de Sainte-Gemmes, sauf à conclure de cette endémie aux autres.

Or, il est résulté de mes observations à l'asile de Sainte-Gemmes : que cette faiblesse des extrémités inférieures qui paraît être le premier degré de la paralysie pellagreuse, s'observait également chez les aliénés plus ou moins cachectiques [1], qu'ils aient ou n'aient pas eu d'érythème ; que la rachialgie que présentent, en général, les paralysés dits : pellagreux, et qui paraît se lier à la paralysie ou tout au moins à la même cause, se fait remarquer dans un cas comme dans l'autre.

D'après ces premières données, je me suis cru, d'abord,

[1] On trouvera à la fin de l'ouvrage une observation d'un cas type de paralysie, chez une aliénée en état de cachexie, qui n'avait jamais offert la moindre trace d'érythème.

fondé à penser : que la paralysie dite : pellagreuse, pouvait bien s'observer en dehors de tout antécédent de pellagre, et l'examen des caractères propres à cette paralysie dont j'ai observé les plus remarquables exemples, au grand hôpital de Milan, n'a pu que me confirmer dans cette opinion.

Dans un cas vraiment type, dont l'observation se trouve à la fin de l'ouvrage, la paralysie était spécialement caractérisée par un défaut de coordination des mouvements, par une véritable ataxie locomotrice. Dans ses tentatives pour marcher devant moi, le malade n'arrivait à porter un pied en avant qu'après l'avoir tenu suspendu quelques instants en l'air et qu'en lui faisant exécuter un mouvement, en quelque sorte, saccadé. Il y avait, d'ailleurs, conservation de la force musculaire, absence de troubles du côté des diverses sensibilités, ce qui, joint à ce fait : que l'irrégularité des mouvements de la jambe, pendant la marche, n'était ni plus ni moins prononcée, que le malade eût les yeux ouverts ou fermés, c'est-à-dire qu'il s'aidât ou non de la vue, prouvait que les désordres de la locomotion ne se rattachaient, dans l'espèce, ni à l'asthénie musculaire ou cutanée, ni à la perte du sens musculaire ou sentiment d'activité musculaire.

Dans un cas très-intéressant qui m'a été communiqué par M. le docteur Gamberini et que l'on trouvera à la fin de l'ouvrage, l'affection se manifestait par des accès caractérisés, ainsi qu'il suit : « Tiraillements subits et en arrière, poussant le sujet à se courber en avant et déterminant sa chute, de manière à ce que la tête frappât le sol, ni perte de connaissance, ni convulsions; diplopie. Il y avait trois ou quatre accès semblables par jour. La malade n'en avait jamais lorsqu'elle restait au lit. La chute avait lieu quelquefois de côté. » Mais, pour l'appréciation de ce fait, il importe de tenir compte d'un élément qui ressort évidemment de l'observation de M. Gamberini, à savoir : l'existence de l'hystérie qui, dans l'espèce, se combinait avec la pellagre.

Dans un autre cas, entre plusieurs, la paralysie consistait beaucoup plus dans une diminution de la force musculaire que dans un défaut de coordination des mouvements, beaucoup plus dans ce qu'on pourrait peut-être appeler une *adynamie locomotrice* que dans une ataxie. Le plus grand nombre des paralysies dites : pellagreuses m'a paru se rattacher à cette variété.

Dans l'une, comme dans l'autre, on observe fréquemment une concomitance de rachialgie sur un ou plusieurs points limités de l'épine. Ni l'une ni l'autre ne s'accompagnent de ce tremblement musculaire, de ces contractions spasmodiques des muscles de la face et autres muscles, qui sont le propre de la paralysie générale, ou, si on les observe, ils se rattachent évidemment à une complication de cette forme de paralysie sans relation avec la pellagre antérieure. Je dis avec la pellagre antérieure, car il résulte de mes observations que la folie paralytique est au nombre des folies auxquelles la pellagre peut être consécutive. C'est-à-dire : que la paralysie générale des aliénés peut être primitive à la pellagre et qu'elle ne lui est jamais consécutive, et que dans le cas où on voit survenir une paralysie générale chez un pellagreux, il ne peut y avoir que simple coïncidence et non rapport de cause à effet. J'admets, toutefois, que la cause générale à laquelle se rapportent et la folie et la paralysie dites : pellagreuses peut produire, dans certains cas, une paralysie générale proprement dite.

Ces considérations me semblent s'accorder parfaitement avec les idées émises par M. Baillarger sur les analogies de la paralysie pellagreuse et de la paralysie générale. Au point de vue des idées régnantes, notre savant confrère était d'autant plus fondé à faire ressortir ces analogies dans les cas qu'il avait observés, que ces cas devaient être, suivant toute probabilité, des cas types de paralysie générale survenus intercurremment chez des pellagreux ou des cas de pellagre consécutive à la paralysie générale, comme on en observe assez fréquemment aujourd'hui que l'attention est éveillée sur ce point dans les asiles d'aliénés. Le fait signalé par M. Baillarger était donc un fait vrai, que ce savant a eu parfaitement raison de faire ressortir, mais qui ne pouvait recevoir sa véritable interprétation que de l'élucidation d'un point de science ultérieur sur l'existence de la pellagre comme complication des diverses formes d'aliénation mentale.

Bien qu'ayant de commun dans certains cas, avec la maladie de Duchenne, le défaut de coordination des mouvements et la conservation de la force musculaire, la paralysie dite : pellagreuse en diffère dans ces cas mêmes, *ordinairement* par l'absence de paralysie de la 3e paire, de myopie accidentelle, d'affaiblissement de la vue[1], d'impuissance des fonctions génitales et par la durée de l'affection, en général, qui se lie aux progrès d'une cachexie dont la mort est le terme fatal, tandis que, dans la maladie de Duchenne, la mort a lieu ordinairement à l'occasion d'une affection intercurrente.

Je dois dire, cependant, à propos des analogies, que dans quelques cas on a observé de la diplopie et, rappelant

[1] Je dis qu'elle en diffère ordinairement par ce caractère et non constamment, car, on a noté quelquefois chez les paralysés pellagreux un affaiblissement graduel de la vue pouvant aller jusqu'à la cécité.

que l'héméralopie a été assez souvent observée chez les pellagreux et surtout chez les paralysés pellagreux, je me crois fondé à me demander s'il n'existerait pas une certaine relation entre cette héméralopie et ladite paralysie dite : pellagreuse, sous sa forme d'ataxie locomotrice.

Je n'ai pas constaté et je ne pense pas que d'autres aient signalé chez les pellagreux, même paralysés, d'anesthésie cutanée ou musculaire. A en juger cependant par ce que j'observe chez les aliénés en état ou en voie de cachexie spéciale, je crois qu'il existe un certain degré d'analgésie, ou plutôt une diminution de la sensibilité générale qui me semble se lier à la diminution de la vitalité.

Il n'a pas été signalé non plus de paralysie de la vessie ou du rectum, si ce n'est quelquefois au dernier degré du marasme dans lequel finissent par tomber les malades par suite du progrès de leur cachexie, et dans les derniers moments de la vie, comme à la fin de la plupart des maladies qui se terminent par la mort.

De ce qui précède, il me semble résulter que tous les cas de paralysie dite : pellagreuse peuvent se ranger sous trois chefs principaux, à savoir :

1º Ataxie locomotrice ;

2º Adynamie locomotrice, dont la simple faiblesse dans les extrémités, la *debolezza* des Italiens, est le premier degré quand elle ne se lie pas à la dyspepsie ou à l'embarras gastrique ;

3º Paralysie générale des aliénés, qu'elle survienne incidemment dans le cours d'une pellagre et sans aucun rapport avec elle qu'un simple rapport de coïncidence, ou qu'elle se lie à une pellagre consécutive.

J'ajoute que toutes les trois peuvent se lier, comme l'effet à la cause, à l'état général que nous décrivons ; que la plus ordinaire est à coup sûr la seconde, et que les deux autres ne sont, à proprement parler, que des exceptions.

Nous verrons, à propos de l'anatomie pathologique, que c'est surtout dans les cas où, du vivant on avait constaté soit une ataxie, soit une adynamie locomotrice, qu'on observe des lésions de la moëlle épinière.

Si nous ajoutons maintenant que la paralysie dite : pellagreuse, abstraction faite de la paralysie générale qui se lie toujours à son état mental concomitant, ne se combine pas toujours avec l'aliénation mentale; qu'elle existe souvent d'une manière isolée et indépendamment aussi de tout accident digestif ou cutané ; que dans les cas où elle se manifeste concurremment avec lesdits accidents, elle affecte une marche parallèle et indépendante, nous nous croyons fondé à conclure que la paralysie dite : pellagreuse se rattache, elle aussi, à une maladie distincte ayant ses caractères, ses lésions et sa marche propres et qui, pour se lier à la même cause générale que les diverses entités que nous avons déjà admises, ne concourt pas plus qu'elles à former un symptôme de l'entité commune appelée : pellagre, à moins que l'on croie pouvoir donner aux effets d'une cause le nom de symptômes de cette cause.

ÉPILEPSIE.

Bien qu'il n'existe dans les annales de la science aucune mention de l'épilepsie parmi les accidents consécutifs à la pellagre, je m'étais proposé de rechercher pendant mon séjour à Milan si, de même qu'on avait admis une folie et une paralysie pellagreuses, il n'y aurait pas une épilepsie que l'on pourrait appeler aussi pellagreuse, et un de mes premiers soins en arrivant fut de questionner sur ce point les médecins du grand hôpital. N'ayant pu être fixé à cet égard d'une manière positive, j'ai fait, de concert avec M. le docteur Verri, un relevé des cas de pellagre avec et sans épilepsie qui se trouvaient dans ses salles au moment de ma visite. Il est résulté de ce relevé que le nombre des pellagreux étant de 94 et celui des épileptiques de 28, le nombre des malades qui étaient en même temps affectés de pellagre et d'épilepsie était de 9 [1], mais il nous a été impossible d'établir d'après des renseignements positifs si, dans ces 9 cas, l'épilepsie était ou n'était pas antérieure à la pellagre, et je dois ajouter que le fait de l'antériorité de la pellagre sur la folie chez tous les aliénés pellagreux du grand hôpital ne m'a pas paru, dans plusieurs cas, mieux établi et m'a semblé résulter, dans d'autres cas, bien plus d'une sorte de présomption fondée sur la tradition d'une idée préconçue, pourrait-on dire, que d'une information rigoureuse.

En tout état de cause, le fait m'a paru offrir un certain intérêt, car, dans l'hypothèse de l'antériorité de l'épilepsie, il semblerait en résulter : que cette affection prédispose à la pellagre de même que l'aliénation mentale, et, dans l'hypothèse contraire, il en ressortirait cet autre fait : que l'épilepsie, de même que la folie et la paralysie, peut constituer une des complications de la pellagre. Sur ces 9 épileptiques pellagreux : 1 était en même temps maniaque et furieux, et 1 autre était en démence. Pour ce dernier,

[1] Dans le compte rendu clinique et statistique des aliénés de l'asile d'Astino, près Bergame, par le docteur P. Calvi, on trouve la relation de deux cas dans lesquels la pellagre était associée à l'épilepsie.

Parmi les observations recueillies par le Dr Filiberti et publiées par le prof. Mollina dans la *Gazette de l'association médicale italienne* (juillet 1864), pour démontrer l'efficacité du sulfate d'aniline dans le traitement de la chorée et de l'épilepsie, je vois figurer une fille de 28 ans, pellagreuse, chez laquelle l'épilepsie était associée au délire.

l'antériorité sur la pellagre de l'épilepsie qui, elle, était primitive à la démence, m'a paru assez probable.

L'impression qui m'est restée de cette exploration est que l'épilepsie, dans l'espèce, ne pouvait avoir été qu'antérieure à la pellagre et que, de même que la folie, elle exerçait une influence sur le développement de cette affection.

CHORÉE.

Une information analogue auprès de M. le docteur Clerici, chargé du service des choréiques, pour ce qui concernerait une chorée pellagreuse, ne m'a donné que des résultats absolument négatifs.

HYSTÉRIE.

Nos données à l'égard de l'hystérie sont également négatives, sauf la mention du cas dont nous avons parlé, d'après une observation de M. Gamberini, à propos de la paralysie, et qui se rapportait évidemment à une hystérique, et d'un autre cas observé par M. le docteur P. Calvi, à l'asile d'Astino, près Bergame, et dans lequel il y avait à la fois hystérie et pellagre.

VERTIGE DIT : PELLAGREUX.

Le vertige dit : pellagreux se lie souvent, ainsi que nous l'avons établi plus haut, à la dyspepsie et n'est qu'une variété du vertige stomacal.

Dans d'autres cas, il peut être idiopathique et dépendre directement des accidents cérébraux qui se lient, comme la folie et la paralysie, à l'état général que nous décrivons.

CÉPHALALGIE.

Il en est de même de la céphalalgie qui peut se lier aussi à l'embarras gastrique et qui, dans tous les cas, n'a rien de spécial aux pellagreux. Limitée, en général, a-t-on dit, à la région frontale, la douleur occupe quelquefois la nuque.

Dans quelques cas, elle existe seulement sur un côté du crâne d'où on la voit s'étendre et parfois même s'irradier à tout le côté correspondant du corps. Elle constitue alors ce que Strambio a appelé *hémiopalgie*. Mais, j'avoue que, quel que soit mon respect pour l'autorité de Strambio, il m'est impossible de voir là autre chose qu'une simple coïncidence d'une disposition probablement rhumatismale et sans aucune relation avec l'entité admise.

TROUBLES DES SENS.

Nous avons déjà parlé des hallucinations de tous les sens qui peuvent se lier à toutes les formes d'aliénation mentale, avec ou sans antécédent de pellagre, sans revêtir pour les unes ou les autres de caractères spéciaux et distincts.

Parmi les troubles de la vision chez les pellagreux, on a signalé, surtout dans les Landes, des signes de congestion de l'œil, tels qu'élancements péri-orbitaires, étincelles et héméralopie.

Mais, il est évident que ces accidents n'ont rien de spécial aux pellagreux, on les observe aussi bien chez ceux qui ont eu des érythèmes que chez les autres. Ils doivent être attribués en grande partie, pour les uns et les autres, à l'action trop intense de la lumière solaire réfléchie par le sable des dunes que les bergers landais sont souvent obligés de traverser, et ne diffèrent pas de ceux qui ont été observés si souvent chez nos soldats pendant la campagne d'Égypte, sans qu'ils aient présenté, que je sache, la moindre apparence d'un érythème quelconque.

Ces accidents, toutefois, ont été observés en Lombardie, en Vénétie et ailleurs, sans qu'on puisse les attribuer à l'action du soleil réfléchi par des sables; mais, l'action du soleil est assez intense en Italie pour produire directement les mêmes effets, sans avoir besoin d'être réfléchie. Comme on les observe, d'ailleurs, chez des individus qui n'ont jamais été pellagreux, il est évident qu'ils n'ont rien de spécial. Toutefois, et attendu que pour leur explication il nous paraît impossible, indépendamment de l'action directe du soleil, de ne pas faire intervenir l'influence d'une débilité générale qui ajoute à l'impressionnabilité des sens, nous croyons que l'héméralopie et les autres troubles de la vision se lient également à l'état général que nous décrivons.

M. Bonacossa a constaté la fréquence de l'héméralopie dans les nombreux cas de cachexie spéciale qu'il a observés en 1847, à l'asile des aliénés de Turin, et dont plusieurs ont revêtu la forme pellagreuse chez des individus qui n'avaient présenté aucun symptôme de pellagre antérieure à l'aliénation.

RACHIALGIE.

Nous avons déjà mentionné à propos de la paralysie pellagreuse la rachialgie. Elle se rapporte, dans certains cas, à une lésion de la moëlle épinière; dans d'autres, elle se lie au rhumatisme des muscles de la région. La douleur a dans les premiers cas un caractère de persistance qui la distingue de celle des derniers. Elle s'en distingue encore parce qu'elle est exaspérée ou éveillée par la pression sur les apophyses épineuses.

Étendue quelquefois à toute la colonne vertébrale, elle est le plus souvent limitée à un ou plusieurs points, sans prédilection bien marquée pour une des trois régions : *cervicale*, *dorsale* ou *lombaire*. Dans quelques cas, on la voit s'étendre vers le sacrum et s'irradier vers les extrémités inférieures.

Parmi les autres accidents que l'on avait assignés pour symptômes à l'entité pellagre et qui relèvent de l'état général qui nous occupe, je dois mentionner les douleurs vagues, erratiques, dont les malades se plaignent dans les membres ou sur les côtés du tronc, les crampes, les fourmillements des pieds, etc., mais sans y voir rien de spécial et que l'on ne puisse observer dans d'autres conditions.

Pour rattacher les accidents nerveux que nous venons d'examiner, à l'asthénie qui paraît être le propre de l'état général dont il est question, il me suffit de rappeler les troubles nerveux qui se lient à la faiblesse, en général. *Sanguis moderator nervorum*, a dit Hippocrate, considérant le sang comme l'emblème de la force dans l'économie animale.

L'étude des effets de la faim ou de l'insuffisance d'aliments nous fournira, dans un autre chapitre, une preuve de plus de la relation qui existe entre le système nerveux et la santé générale. Pour ce qui est seulement de l'influence exercée par la santé sur le jeu des facultés intellectuelles, elle est admise de temps immémorial et consacrée par cet adage : *Mens sana in corpore sano*.

AUTRES ACCIDENTS.

Parmi les troubles des appareils respiratoire et circulatoire que peut présenter l'état général auquel se lie la pellagre, il n'en est pas de spécial et qui ne soit le résultat des progrès de l'asthénie et de son extension à toute la constitution.

Toutefois, pour ce qui est de l'appareil respiratoire, nous croyons que la phthisie peut survenir consécutivement et ajouter son influence à celle de la cachexie spéciale. Cela nous semble résulter d'un certain nombre d'observations recueillies par nous et dans lesquelles la formation des tubercules a dû être postérieure aux premiers effets de la dite cachexie.

Quant à l'appareil de la circulation, je ne puis noter qu'une diminution plus ou moins sensible dans l'énergie des impulsions du cœur, qu'un certain ralentissement de la circulation se traduisant, dans la période de cachexie confirmée, par l'état du pouls qui devient petit, fréquent, dépressible, quelquefois à peine sensible, de plus ou moins fort, plein et résistant qu'il pouvait être dans la période où la cachexie n'existait encore qu'à l'état latent. Déjà, dans un premier tableau que l'on trouvera, à la page 13 de notre premier mémoire des archives sur la pellagre consécutive, nous avons indiqué l'état du pouls et le nombre des pulsations sur 36 pellagreux.

L'exploration du pouls, chez un plus grand nombre d'aliénés devenus pellagreux, nous a permis de confirmer ce résultat et de compléter, par suite, la démonstration de l'influence exercée par l'asthénie progressive sur la circulation.

C'est ainsi, en effet, que sur 82 de ces malades : j'ai pu constater, dans un moment donné, que le pouls s'est trouvé petit, faible et plus ou moins dépressible; que sur 47 : il a paru être normal, et que les premiers correspondent aux cas dans lesquels la cachexie était plus ou moins avancée, et les seconds à ceux dans lesquels elle ne se traduisait, en quelque sorte, que par des signes rationnels

Si ce n'est dans les cas où la chlorose s'ajoute chez les femmes aux accidents que nous venons de décrire, on ne constate presque jamais de bruit de souffle dans les gros vaisseaux. Je n'en ai, pour ma part, presque jamais constaté chez mes aliénés pellagreux. N'ayant jamais eu occasion de saigner de pellagreux, à raison de la contr'indication qui ressort évidemment pour l'emploi des émissions sanguines, de conditions dans lesquelles l'économie est sous l'influence ou sous le coup de l'asthénie, nous n'avons pu analyser le sang. D'un autre côté, il n'existe, que nous sachions, dans la science, aucune autre donnée que celles fournies par ces deux déclarations contradictoires de Calderini, lequel affirmait en 1848, dans les Annales d'Omodéi, qu'il n'avait rien trouvé d'anormal dans le sang, ni à l'analyse chimique ni au microscope et qu'il avait, en 1844, observé que chez les pellagreux, le sang de la saignée était noirâtre, fluide, à peine voilé d'une légère couenne; par cette observation de M. Lalesque que le sang de la saignée était vermeil dans les cas où les malades présentaient un mouvement fébrile, et par un essai d'analyse de M. Roussilhe qui, lui, aurait démontré une diminution des globules.

Je trouve bien dans le mémoire de MM. Lussana et Frua, publié en 1854, le résultat de quelques recherches sur l'état comparatif du sang chez les pellagreux et chez d'autres malades. Mais, les constatations de ces médecins ne portant que sur l'aspect du caillot et la densité du serum, constituent évidemment des données insuffisantes dont je crois devoir néanmoins reproduire ici le résumé dans le tableau ci-après extrait dudit mémoire.

	SAIGNÉES PRATIQUÉES				
	DANS DES CAS DE MALADIES ORDINAIRES.		DANS DES CAS DE MALADIES		Dans des cas de pellagre, chez des femmes.
	Hommes.	Femmes.	Avec hydro-émie chez des femmes.	Cérébrales chez des femmes.	
Apparence molle, spongieuse, en italien : *Cotennosa*.........	23 sur 30	22 sur 30	18 sur 30	9 sur 30	9 sur 30, ou 18 sur 60
Densité moyenne.	1,019.97	1,020.45	1,016.35	1,021.24	1,020.84

Il serait à désirer, puisque nos confrères d'Italie ne se laissent pas arrêter par la considération dont nous venons de parler, qu'ils en profitassent pour se livrer à des recherches complètes afin de constater l'état réel du sang chez les pellagreux, en s'aidant de tous les moyens d'investigation dont la science dispose aujourd'hui, je veux parler : de l'analyse chimique et de l'examen microscopique.

Jusqu'ici, on en est donc réduit à des conjectures qui tendent à rattacher la cachexie pellagreuse, sous le rapport des altérations du sang qui doivent la caractériser, plutôt au scorbut qu'à la chloro-anémie, eu égard à l'absence à peu près constante de bruit de souffle dans les gros vaisseaux et aux accidents scorbutiques qui marquent assez souvent les périodes avancées de cette cachexie. Ce n'est, toutefois, que sous toutes réserves et en appelant de nouvelles lumières sur ce point, que nous émettons une opinion.

Parmi les autres accidents propres à l'état général que

nous décrivons, nous devons mentionner, en outre, des accidents scorbutiques tels que : taches hémorrhagiques sur plusieurs points du corps et plus particulièrement sur les extrémités des mains et avant-bras, état fongueux et sanguinolent des gencives. L'œdème des extrémités, l'ascite et même l'anasarque s'observent dans certains cas.

ALTÉRATIONS DES LIQUIDES.

Nous avons parlé tout à l'heure du sang à propos de l'appareil circulatoire et nous n'avons rien à ajouter à ce que nous en avons dit. Il nous reste à dire quelques mots de la salive et de l'urine des pellagreux.

Pour ce qui est de la salive, nous avons dit, à propos de la dyspepsie, qu'elle était ou acide ou amère et secrétée en plus ou moins grande abondance, et que cette abondance allait, quelquefois, jusqu'au ptyalisme.

Nous ne pouvons, pour compléter ce qui est relatif à ce produit de sécrétion, que reproduire les seules données que nous avons pu recueillir dans les annales de la science et qui se trouvent dans l'ouvrage de MM. Lussana et Frua, en ajoutant qu'elles sont en partie confirmées par les recherches auxquelles nous nous sommes livré au même égard, chez les pellagreux de Sainte-Gemmes :

« Chez les pellagreux, excepté quelques cas rares d'un ptyalisme qui survient dans le stade de lypémanie, la sécrétion de la salive est très faible. Les pellagreux engagés à rejeter de la salive, ne peuvent, malgré tout le bon vouloir possible, que ramener à leurs lèvres un peu d'humidité spumeuse.

« Nous avons exploré une centaine de fois la salive de

femmes pellagreuses, dans le but de découvrir sa nature acide ou alcaline. Nous placions tout simplement sur la langue de ces malades une petite feuille de papier de tournesol et la salive a donné ordinairement une réaction acide très intense. Dans quelques cas rares, le papier ne changeait pas de couleur, mais alors la salive ne verdissait pas non plus le papier explorateur du caractère alcalin.

« Dans les cas dont nous venons de parler, la nature acide du liquide provenait-elle de la présence du mucus qui est, comme on le voit, de caractère acide, ou étaitelle due aussi à la salive? Jusqu'à quel point considérerons-nous comme exacte l'espèce de règle posée par M. Donné, lorsqu'il a dit : que la salive était alcaline à l'état normal et acide, au contraire, dans le cas de phlegmasie gastro-intestinale [1]?

« Cette question ressort avec une importance relative lorsqu'il s'agit des pellagreuses, attendu que ces malades présentent constamment de la rougeur à la langue associée à des symptômes d'irritation nerveuse du tube digestif.

« Je crois que, quant à présent, il n'est pas facile de s'assurer de l'exactitude de la proposition suivante de M. Donné : « Là où la salive pure se trouve être acide, le « sujet doit être en proie à l'irritation de l'estomac avec « la conséquence nécessaire d'une corrélation entre ces « deux accidents. »

« Il ne nous était pas possible de pousser les recherches jusqu'au point d'obtenir la salive immédiatement des

[1] Morelli ayant examiné la salive d'une pellagreuse l'a trouvée acide; mais, il n'a pas dit s'il y avait gastrite ou non dans ce cas.
(*Annales universelles de Médecine*, mai 1854, page 262.)

conduits salivaires, mais nous nous efforcions d'approcher des résultats. Sur notre invitation, la pellagreuse se rinçait la bouche à plusieurs reprises avec de l'eau, ensuite nous tâchions d'exciter la sécrétion de la salive. Bien que la quantité de la salive fut extrêmement faible, le papier appliqué sur les méats salivaires sublinguaux rougissait presque toujours un peu.

« *Microscopie des salives.* — Nous avons soumis à l'examen microscopique la salive des personnes saines, tant à jeun que venant de prendre des aliments et nous avons comparé les données de ces observations avec celles qui nous ont été fournies par l'examen de la salive des pellagreuses et de personnes affectées d'autres maladies.

« Quant à la salive examinée à sa sortie de la bouche, il nous fut donné de constater quelques différences dans la forme des globules entre la salive des pellagreuses et celle que nous appellerons normale. La dernière présente des globules de forme ovoïde tendant à la sphérique et de contours réguliers; au contraire, les globules des pellagreuses, outre qu'ils paraissent plus grands, présentent des bords irréguliers qui dépendent de l'inégalité de la surface, inégalité telle que cette surface paraît couverte de petites éminences arrondies en forme de bosses. »

Nous rencontrions si fréquemment cette particularité qu'*elle suffisait, à elle seule, à nous faire distinguer si la salive en examen appartenait ou non à un individu pellagreux.*

« Abandonnées à l'évaporation spontanée, la salive des pellagreux et celle des autres individus ne révélaient à l'examen comparatif du microscope aucuns caractères distinctifs, si ce n'est qu'en général les cristallisations tendant à l'arborescence se montraient disposées à angle aigu chez les pellagreux et à angle droit chez les autres [1]. En outre, la salive des pellagreux, même livrée en grande quantité à l'évaporation, ne nous a jamais fait voir que les cristaux qui se rencontrent dans la salive ordinaire, cristaux à formes diverses dont nous croyons inutile ici d'exposer un dessin comme exemple de leurs figures. »

Urine. — De même que pour la salive, j'ai dû, pour les urines, donner la préférence aux données relatives à la pellagre considérée comme type sur celles que j'ai pu recueillir dans les conditions spéciales où j'observe de mon côté la pellagre, et, pour ce motif, je ne puis encore que suppléer à mes propres observations par celles de médecins qui ont pu examiner les urines des pellagreux au principal foyer de la pellagre endémique et que reproduire le résultat des recherches exposées par MM. Lussana et Frua dans leur savant mémoire :

« Toutes les urines des pellagreuses que nous avons examinées se sont montrées franchement acides. La polyurie et même l'abondance de la sécrétion urinaire sont rares, abstraction faite de certaines phases passagères des névroses hystériques et du marasme pellagreux dans lesquelles, supplémentaire des fonctions affaiblies des poumons et de la peau, l'urine est aqueuse et abondante.

« La couleur de l'urine varie entre le *citron* et l'*orange*. Sa densité moyenne, dans les vingt-quatre heures, peut s'évaluer à 1,012.

« Il y avait des pellagreuses dans le marasme diarrhéique dont la peau était sèche et chez lesquelles on pouvait dire que la sécrétion intestinale suppléait aux excré-

[1] Je n'ai pas besoin de faire observer qu'en reproduisant ces données, je laisse à l'auteur toute la responsabilité de ses assertions et que je réserve complétement à cet égard mon opinion particulière.

tions cutanées et aux excrétions de l'expiration pulmonaire. Dans ces cas, la densité de l'urine, suivant l'intensité du mal, variait entre les chiffres 1,010 et 1,003,50.

« Parmi le peu de moyens qui étaient en notre pouvoir pour rechercher les caractères morbides de l'urine des pellagreuses, nous choisissions, comme réunissant à la simplicité, la certitude et l'importance, ceux qui nous permettaient de découvrir : si *les urines pellagreuses contenaient de l'albumine et du sucre.*

« *Albuminurie.* — Nous avons tâché de découvrir l'albumine dans l'urine d'au moins une centaine de pellagreuses. Ayant traité cette urine par l'acide nitrique et par l'ébullition, nous n'y avons trouvé aucune trace du principe en question [1], bien que, dans quelques cas rares, la même urine, traitée par l'acide dont nous venons de parler, prît une teinte rouge, phénomène que nous avons vu se reproduire quelquefois dans diverses maladies et presque constamment dans les urines diabétiques.

« *Glycosurie.* — Nos opérations à la recherche du *principe sucré* dans les urines des pellagreuses n'ont pas été moins nombreuses. »

L'auteur, après avoir déclaré que cette recherche a donné un résultat négatif, ajoute : « Que le docteur Morelli ait trouvé temporairement quelque trace de sucre dans l'urine d'une pellagreuse dans le cas d'exaltation cérébrale, cela n'affaiblit en rien notre déduction, comme nous le verrons plus bas.

« Le but de beaucoup mieux rechercher et comparer les différences entre les éléments organiques et inorganiques

[1] Le docteur Morelli qui s'est livré aux mêmes recherches a trouvé également les urines des pellagreux exemptes d'albumine.

(*Annales universelles de Médecine*, mai 1854, page 230.)

de l'urine des pellagreuses et ceux de l'urine normale ou propre aux autres maladies, nous présentait l'indication de ces opérations aussi délicates que difficiles dont la chimie s'occupe actuellement. Mais ces opérations exigeaient une perfection d'instruments, une multiplicité de moyens et de circonstances que ne nous permettait pas notre position, et nous n'avons pu nous y livrer. Cependant, nous avons voulu au moins essayer de découvrir, par l'observation générique, si la *forme des cristallisations des principes salins de l'urine des pellagreuses, comparativement à celle des autres urines, pouvait offrir quelque signe différentiel d'une certaine importance* [1]. »

Or, des recherches et observations auxquelles MM. Lussana et Frua se sont livrés, il résulterait, suivant eux, qu'en général l'urine des pellagreux est peu pourvue d'urée et d'acide urique, mais qu'en revanche elle est riche en sels, chlorure de sodium, urate et chlorydrate d'ammoniaque, sulfate ammoniaco-magnésien, et que l'alimentation animale, même continuée pendant longtemps, n'augmente sensiblement dans l'urine des pellagreux, ni l'urée, ni en général les principes organiques, mais qu'elle augmente les sels qui, d'ailleurs, proviennent des aliments eux-mêmes.

Mais, comme ces données ne reposent que sur un petit nombre d'expériences et que les auteurs ne les présentent eux-mêmes qu'avec une certaine réserve, il est évident que

[1] « Bien que M. Donné soutienne que l'examen de l'urine est le vrai triomphe de la microscopie, nous avons trouvé une telle variété de formes dans les cristallisations de la même urine, en répétant les expériences et par la seule diversité de la manière de favoriser l'évaporisation de la goutte d'urine, que nous gardons la plus grande réserve sur la valeur de ce simple moyen d'investigation, et cela d'autant plus que les divers auteurs portent des jugements contraires sur des cristallisations de formes identiques. »

nous ne saurions les admettre nous-mêmes avant qu'elles aient été confirmées par une information plus concluante.

Après avoir ajouté que nos constatations relatives à l'état des urines des aliénés qui deviennent pellagreux diffèrent peu de celles que nous venons d'exposer d'après MM. Lussana et Frua, quant à la diminution de l'urée ou de l'acide urique[1], je n'ai pas besoin d'insister sur le fait de l'absence de caractères spéciaux dans les urines de ces malades, de caractères au moins que l'on ne puisse constater dans des conditions, par exemple, où il n'y aurait eu aucune trace de pellagre. J'ai cru constater, toutefois, que la sécrétion urinaire des aliénés pellagreux était peut-être plus abondante et que les urines étaient aussi plus limpides, mais, elles ont cela de commun avec celles de la plupart des aliénés indemnes de pellagre. Nous avons constaté quelquefois, enfin, la présence de l'albumine chez les aliénés pellagreux, mais, comme nous en avons trouvé aussi chez des aliénés en état de cachexie non pellagreuse, nous estimons qu'il n'y a aucune induction à en tirer. Nous croyons devoir cependant, constater que, dans un cas de paralysie dite : pellagreuse chez une de nos aliénées, nous avons trouvé quelques traces de glycose dans l'urine.

[1] Sous ce rapport et sous quelques autres, les recherches de MM. Lussana et Brua et les nôtres, confirment les idées émises par M. le professeur Bouchardat, dans son supplément à l'annuaire de thérapeutique pour 1861, en ces termes :

« Les urines sont claires, abondantes; je soupçonne, d'après plusieurs caractères de la maladie, ou qu'elles doivent contenir du sucre, ou, au moins, que la proportion d'urée excrétée dans les vingt-quatre heures doit être moindre que dans l'état normal. L'urine est certainement modifiée dans la pellagre pour la qualité ou la quantité des principes fixes excrétés dans les vingt-quatre heures...

« Je soupçonne fort qu'à la fin de la maladie elles doivent souvent contenir de l'albumine et de l'acide hippurique. »

MARCHE DE L'ÉTAT GÉNÉRAL AUQUEL SE LIE LA PELLAGRE.

Dans la marche de l'état général auquel se lient les accidents que l'on avait assignés pour symptômes à l'entité : pellagre, on peut distinguer, d'après ce qui précède, deux périodes : la première que l'on peut appeler de cachexie latente, car, cette cachexie n'existe encore, pour ainsi dire, qu'à l'état d'incubation et ne se traduit que par des signes rationnels ; une deuxième que l'on peut appeler de cachexie confirmée, car elle est caractérisée par des signes positifs.

La durée de ces deux périodes est à peu près indéterminée et variable suivant la nature, le degré de force acquise et innée, et suivant l'ensemble des conditions hygiéniques de chaque individu.

C'est dans la première période que s'observent ces cas d'éruptions érythémateuses successives que présentent plusieurs années de suite certains pellagreux, avant qu'il survienne d'altération dans leur santé générale.

On peut dire même que l'érythème est alors le premier et souvent le seul signe rationnel de l'existence de la pellagre, ainsi qu'on l'a comprise jusqu'à présent.

L'apparition des accidents digestifs marque un degré de plus dans la marche de la cachexie, dans l'aggravation du mal, outre que ces accidents, effets d'abord de l'asthénie, deviennent causes à leur tour et ajoutent à cette asthénie.

L'apparition des accidents nerveux accuse encore un degré de plus. Viennent enfin : les accidents scorbutiques, l'œdème des extrémités quelquefois, l'ascite et l'anasarque et, en un mot, les progrès du marasme et de l'émaciation. C'est dans cette période que l'on voit, quelquefois, surgir consécutivement quelques affections organiques du foie ou des poumons qui viennent encore ajouter leur influence à celle de l'asthénie préexistante.

L'état général auquel se lie la pellagre peut se résumer dans les progrès d'une cause d'asthénie étendant successivement son influence à toute l'économie et y produisant les altérations des systèmes cutané, digestif et nerveux et autres dont on avait fait une seule et même maladie sous le chef : pellagre.

Dans la description que je viens de faire, je n'ai eu évidemment égard qu'à l'état général auquel se rapportent le plus ordinairement les accidents que l'on a jusqu'à présent considérés comme caractéristiques de l'entité admise; mais, je reconnais qu'il y a lieu de faire ici une réserve pour l'état général qui se lie à des diathèses bien déterminées et telles que les diathèses cancéreuse, tuberculeuse, paludéenne et autres auxquelles peut se lier aussi dans certains cas l'érythème pellagreux, et cette réserve, nous la faisons sans hésiter dès à présent, en attendant que nous nous expliquions plus complétement sur ce point dans le chapitre de l'étiologie où nous ferons entrer ces diverses diathèses comme causes effectives ou possibles de l'érythème pellagreux.

Pour ce qui est des formes de l'état général dont il s'agit, on ne peut que leur appliquer la division en forme sèche et forme humide, lesquelles aboutissent toutes deux à la forme scorbutique, division qui a été faite des formes de la pellagre par Luigi Soler, en observant, toutefois, que cette division n'implique souvent qu'un changement de phases. Dans le cas où elle repose sur des différences réelles, ces différences semblent se lier à des conditions étrangères à la nature même de la maladie et, par exemple, au climat, aux milieux, aux limites, à la constitution, à l'état de santé du sujet.

C'est ainsi que la forme humide qui semble se distinguer par une prédominance des accidents gastriques sur les accidents nerveux et cutanés, par celle de la mélancolie sur la manie, parmi les accidents nerveux, par une moindre rapidité dans l'amaigrissement, mais, en revanche, par une plus grande tendance à se compliquer d'accidents scorbutiques, d'œdème, etc.; c'est ainsi, dis-je, que la forme humide dudit état sera plus particulièrement le propre des individus à tempérament lymphatique, habitant des localités humides, marécageuses, tandis que la forme sèche qui se distingue par des caractères opposés sera plutôt le propre des individus à tempérament bilieux et nerveux et habitant des pays secs et chauds.

Ces différences ont été constatées en Lombardie où les pellagreux sont de deux provenances, l'une humide et insalubre, et l'autre sèche et très-salubre; parmi ces dernières on cite surtout la Brianta.

Nous avons dit ailleurs que la forme scorbutique paraissait être plus fréquente en Vénétie. La forme sèche, autant que j'ai pu en juger dans une seule exploration, m'a paru prédominer dans les Landes sur la forme humide, mais peu sensiblement. Le contraire m'a paru s'observer dans la pellagre des aliénés dans l'ouest de la France. Les cas de pellagre sporadique sont trop peu nombreux et leur développement est trop accidentel, pour que l'on puisse émettre la moindre donnée sérieuse sur la prédominance que l'on pourrait y constater de la forme humide sur la forme sèche.

CHAPITRE V.

DURÉE. — TERMINAISONS. — PRONOSTIC.

La durée de la pellagre comprend celle de l'érythème qui la caractérise et celle de l'état général auquel il se lie.

La durée de l'érythème se distingue naturellement en durée de chaque éruption et durée de la période dans laquelle les éruptions se succèdent ou peuvent se succéder annuellement.

La durée de chaque éruption est variable, suivant qu'elle se montre pour la première fois ou qu'elle a été précédée d'une ou de plusieurs éruptions antérieures ; en d'autres termes : La durée de l'érythème considéré dans chacune de ses manifestations, varie suivant qu'il correspond à la forme aiguë ou chronique, à l'érythème dit : rouge et constituant, à proprement parler, le mal de la Rose, ou à l'érythème noirâtre dit : crasseux.

La durée du premier est, en général, courte ; elle varie, d'ailleurs, suivant le degré d'altération des téguments, suivant que le malade est plus ou moins tôt soustrait à l'influence de l'insolation, suivant que l'érythème se termine par résolution, par desquamation, par la formation de croûtes consécutives à des phlyctènes et restant plus ou moins adhérentes, ou par le passage à l'état chronique et suivant, enfin, que ces diverses terminaisons sont hâtées par l'emploi d'un bain d'eau simple ou minérale.

Quand l'érythème est à un degré peu intense et se termine par résolution, la durée peut n'être que de quelques jours. A un degré un peu plus prononcé, et lorsqu'il se se termine par desquamation, cette durée varie entre quinze jours et six semaines; dans les cas enfin, où il est le plus intense et où il prend le caractère phlycténoïde, il est rare que sa durée excède deux mois.

Dans l'appréciation que nous faisons de la durée de la pellagre en tant que caractérisée par un érythème, il est évident que nous faisons abstraction des stygmates que peut laisser après elle chaque éruption et qui varient suivant le degré d'altération de la peau, propre à chaque éruption, et suivant le nombre des éruptions antérieures.

La durée de l'érythème chronique, dans sa forme noirâtre et crasseuse, est beaucoup plus longue, peut même être indéfinie, et il ne se termine jamais sans laisser après lui des stygmates plus ou moins indélébiles.

La durée de la période dans laquelle peuvent se succéder les diverses éruptions dans les formes aiguë ou chronique de l'érythème, varie entre un an et un nombre d'années qui a pu aller jusqu'à soixante, paraît-il. Calderini cite, en effet, des exemples de pellagre ayant cette durée, et m'en a même montré un dans la visite que j'ai faite avec lui au grand hôpital de Milan[1], lors de mon premier voyage en Lombardie. M. Brierre de Boismont a observé au même hôpital une femme qui était atteinte de pellagre depuis quarante-cinq ans.

La période dont nous parlons correspondant à celle dans laquelle l'état général auquel se lie l'érythème, comme un effet à sa cause indirecte, parcourt le cercle des accidents qui lui sont propres, elle participe nécessairement à sa durée et se trouve soumise, comme elle, à toutes les circonstances hygiéniques qui peuvent la faire varier. C'est ainsi, par exemple, que la durée de ladite période se réglant sur celle de la cachexie à laquelle se lie indubitablement l'érythème, ne pourra aboutir qu'au même terme.

Ses terminaisons ne pourront être, d'ailleurs, que celles de cette même cachexie : soit la mort, dans un délai variable, si cette cachexie se lie à la diathèse cancéreuse, tuberculeuse, ou à l'aliénation mentale, par exemple : soit la guérison, si cette cachexie correspondant à celle que nous avons considérée comme le résultat des conditions hygiéniques propres à l'état de misère, n'existe pas à un degré tel qu'on n'ait aucune chance d'y remédier par la prophylaxie et par aucun traitement.

Le pronostic de la pellagre se déduit nécessairement de ce que nous venons de dire, et peut se résumer en ces mots :

La pellagre, en tant que caractérisée par son érythème et abstraction faite de l'état général auquel elle se lie, n'a aucune gravité et n'en emprunte qu'à cet état général qui se termine le plus ordinairement par la mort.

CHAPITRE VI.

ANATOMIE PATHOLOGIQUE.

Les données sur lesquelles repose l'anatomie pathologique de la pellagre sont en rapport avec notre manière d'envisager cette affection comme une maladie spéciale de la peau liée à des états pathologiques divers, bien que reliés par un trait commun : l'asthénie, et forment, à proprement parler, le principal des arguments que l'on puisse produire à l'appui de cette manière de voir, car elles prouvent qu'aucune des lésions qui ont été signalées, ne se rencontre d'une manière, ni assez fréquente, ni assez exclusive, pour constituer la caractéristique d'une maladie comprenant trois ordres de symptômes : cutanés, digestifs et nerveux, et que chacune d'elles, au contraire, constitue la caractéristique de l'ordre d'accidents auquel elle se rapporte, et considéré comme unité morbide et distincte.

Si nous passons en revue les diverses lésions signalées dans la pellagre, soit endémique, soit sporadique, soit des asiles d'aliénés, on voit qu'aucune d'elles ne satisfait aux deux premières conditions précitées, et que chacune d'elles, au contraire, satisfait parfaitement à la troisième. Et, d'abord, nous croyons pouvoir éliminer l'altération cutanée qui, par cela seul qu'elle n'est que l'effet de l'insolation s'exerçant dans des conditions plus ou moins spéciales, ne peut être considérée comme ayant la valeur d'une *lésion : principe.*

Il est évident qu'une lésion : principe ne saurait être, pour sa production, soumise à des conditions aussi accidentelles. Je ne parle ici que de la lésion effective et non de la disposition de la peau à s'altérer sous l'influence de l'insolation, disposition qui, pour dépendre, comme elle dépend, en effet, d'un état général particulier, n'en constitue pas moins un caractère spécial d'une réelle importance ; mais, il tombe sous le sens que l'on ne peut considérer comme une lésion la tendance à cette lésion. Cette altération de la peau, d'ailleurs, lorsqu'elle est produite, a bien son existence propre, sa marche à elle, et on ne peut lui refuser le caractère d'une entité morbide distincte, bien que liée à un état général plus ou moins déterminé.

Si nous étudions les lésions du tube digestif, nous voyons qu'elles consistent le plus ordinairement : dans l'injection, le ramollissement de la muqueuse, l'ulcération de l'estomac et des intestins, le développement des plaques, l'amincissement des parois, la pâleur du tube intestinal. Mais, d'abord, outre que plusieurs de ces lésions, à savoir : la pâleur de l'intestin et son injection sont contradictoires, il n'est aucune d'elles que l'on n'ait chance de rencontrer aussi souvent dans des conditions où on n'avait constaté aucune trace d'érythème, et dans toutes celles, par exemple, où l'économie est dans un état variable d'asthénie. L'ulcération est un accident trop rare et trop exceptionnel pour constituer une *lésion : principe*, ou, s'il a ce caractère, il ne saurait être douteux qu'il ne se rapporte à une des maladies organiques dont peut dépendre symptomatiquement l'érythème. J'en dirai autant des lésions du foie, de la rate, du péritoine, que l'on peut rencontrer, mais que l'on rencontre si rarement, comparativement au nombre des cas dans lesquels on les observe, sans qu'il ait existé le moindre antécédent de pellagre. Il est évident qu'elles ne constituent, dans l'espèce, que de simples accidents sans rapport avec l'entité précédemment admise, et n'en ayant qu'avec l'unité morbide dont elle procède et dont elle forme le caractère anatomique; c'est-à-dire : que la symptomatologie nous ayant démontré que les accidents digestifs que l'on avait assignés avec l'érythème et les troubles nerveux pour symptômes à l'entité: pellagre, constituent une unité morbide distincte, ayant une existence propre et indépendante de toute autre, bien que pouvant relever de la même cause générale, l'anatomie pathologique vient compléter la démonstration de ce fait, en faisant ressortir le lien qui existe entre les accidents digestifs observés du vivant et les lésions trouvées après la mort.

Pour ce qui est des plaques de Peyer, je me suis convaincu que leur développement ne s'observe que dans les cas où les malades avaient présenté des symptômes typhoïdes. Tout donne lieu de présumer que ces cas correspondent à ceux dans lesquels on avait cru pouvoir admettre une forme particulière et spéciale de pellagre sous le nom de typhus pellagreux. Mes observations particulières m'ont démontré de la manière la plus évidente, que ces prétendus typhus pellagreux ne sont autres que de véritables fièvres typhoïdes entées sur l'état général auquel se lie, d'ordinaire, la pellagre et quand je considère, d'une part, qu'en Lombardie où ils ont été plus spécialement signalés, la plupart de ces typhus pellagreux se développent dans l'hôpital même et que je songe à ce nombre de 2,400 malades réunis dans les salles à perte de vue d'un seul et même établissement, situé au centre d'une aussi grande et aussi populeuse cité que la ville de Milan, il me paraît impossible de leur attribuer une autre signification.

Cette opinion me paraît être partagée par la plupart des médecins italiens et en particulier par le professeur Lussana, si compétent en la matière, qui, en réponse aux questions que je lui avais adressées à ce sujet me fait connaître : que c'est une chose ordinaire que de trouver chez les sujets atteints du prétendu typhus pellagreux les altérations caractéristiques de la fièvre typhoïde dans leur diverse gradation. M. Lussana, en m'énonçant ce fait, ne faisait que renouveler une déclaration contenue dans le mémoire qu'il publia en collaboration de M. Frua (page 193).

Il est regrettable, toutefois, que des autopsies plus nombreuses n'aient pas été faites à ce point de vue spécial, dans les hôpitaux où l'on a le plus souvent occasion d'observer la fièvre typhoïde comme complication de la cachexie dite : pellagreuse, car, quelle que soit l'autorité scientifique de M. Verga, il m'est impossible d'attribuer plus de valeur qu'il n'en attribue lui-même aux quatre autopsies dont il m'a adressé le résultat dans une lettre publiée dans la Gazette médicale italienne, appendice psychiatrique 1862 [1]. En m'abandonnant les conclusions à en tirer, ce savant confrère ajoute, en effet, ces mots restrictifs :

[1] Voyez lettre du docteur Verga au docteur Billod, 1862.

« si, toutefois, on peut en tirer une, » après avoir argué du peu de temps que lui laissent ses laborieuses occupations dans le grand hôpital dont il est le directeur, pour se livrer à des observations particulières.

Dans l'une, la quatrième en effet, le docteur Verga n'exprime qu'une simple conjecture, ainsi que cela résulte de cette déclaration : « Cette autopsie ayant été faite avec soin, *il est probable* qu'on n'a rien trouvé à noter sur les glandes de Peyer, ni sur les follicules de Brunner. » On trouve, d'ailleurs, dans l'abdomen une tumeur encéphaloïde qui tranche la question anatomo-pathologique, car, elle rattache l'état général que l'on a qualifié de typhus pellagreux à la diathèse d'une maladie organique et fournit un bel exemple de pellagre liée à une telle diathèse. Il suffit, en outre, de jeter un coup d'œil sur l'appareil symptomatique décrit dans cette observation, pour se convaincre qu'il se rapporte bien plus à la dite maladie qu'à une affection typhoïde.

Dans une autre, la première, on constate bien à l'autopsie l'absence de développement des plaques de Peyer et des follicules de Brunner, mais il y a lieu de considérer que le sujet que l'on dit être mort après deux jours de traitement, était au début de l'affection, c'est-à-dire, à cette période où l'altération caractéristique qui varie, on le sait, suivant l'époque où les malades succombent, ne s'était pas encore produite. On constate, d'ailleurs, une injection arborisée du jejunum, la présence dans cette portion de l'intestin de deux ascarides dans le gros intestin de tricocéphales plus une friabilité de la rate, toutes lésions auxquelles il me paraît impossible de ne pas attribuer une certaine importance au point de vue de l'existence probable d'une affection typhoïde.

Dans une troisième, on trouve un développement des follicules, un amincissement en plusieurs points de la muqueuse en larges plaques elliptiques et blanchâtres, une injection de quelques portions de cette même muqueuse, qui ne me semblent laisser aucun doute sur l'existence d'une fièvre typhoïde.

Dans la quatrième, enfin, on constate un amincissement de la muqueuse de l'ilion, une injection avec aspect plus tomenteux de celle du gros intestin, mais on ne paraît pas s'être préoccupé des glandes de Peyer non plus que des follicules de Brunner, car il n'en est fait nulle mention.

Bien que ces quatre observations tendent plutôt à confirmer qu'à infirmer notre manière de voir et celle de la majorité des médecins italiens sur le typhus pellagreux, c'est-à-dire, à prouver qu'il ne constitue qu'une superfétation de la fièvre typhoïde sur l'état général dit : pellagreux, il me semble résulter de l'examen que nous venons d'en faire : qu'elles ne doivent être admises que sous toutes réserves.

Si, d'après l'examen auquel nous venons de nous livrer des lésions de l'appareil digestif que l'on peut rencontrer chez les individus qui ont eu des traces de l'érythème pellagreux, il est impossible d'attribuer à ces lésions la valeur d'une lésion : principe d'une maladie complexe à laquelle se rapporteraient, comme ses symptômes, des accidents digestifs, cutanés et nerveux, et de voir, dans ces accidents autre chose que la caractéristique des seuls accidents digestifs considérés eux-mêmes comme unité morbide distincte, il en est à plus forte raison ainsi des lésions de l'appareil respiratoire, et notamment des tubercules pulmonaires que l'on peut observer accidentellement sur le cadavre des individus qui ont eu la pellagre et qui ne sont que la caractéristique de l'unité morbide particulière à laquelle elles se rapportent. Nous devons rappeler, toutefois, à cette occasion, que le développement des tubercules peut avoir été primitif ou consécutif à l'état général dit : pellagreux, c'est-à-dire, qu'il peut avoir été cause, ou effet, de ce même état général, suivant qu'il lui a préexisté ou qu'il l'a suivi, ce qui exclut nécessairement de leur existence le caractère de lésion : principe de l'entité précédemment admise.

Plus encore, peut-être, que pour les accidents digestifs, il est facile de démontrer que les accidents nerveux tels que : folie ou paralysie rapportés à l'état pellagreux n'ont pas le caractère d'une lésion : principe, sur laquelle on puisse baser l'existence d'une maladie générale comprenant sous son chef : les trois ordres d'accidents sus-désignés.

D'abord, toutes les autopsies des aliénés ou des paralysés dits : pellagreux, n'ont révélé aucune lésion du système nerveux, autre que celles que l'on peut rencontrer dans les conditions ordinaires où l'érythème n'a jamais existé.

Parmi ces lésions, il en est une à laquelle il a pu sembler d'abord qu'on pût attribuer le caractère d'une lésion distincte et peut-être caractéristique : c'est le ramollissement général et partiel de la substance blanche de la moëlle épinière.

Au début de mes études sur la pellagre, j'avais été conduit moi-même, par le résultat de mes premières autopsies à l'asile de Sainte-Gemmes, à attacher une grande importance à ce ramollissement que M. Brierre de Boismont avait constaté cinq fois, dans cinq autopsies pratiquées par lui au grand hôpital de Milan en 1829, et qui a été noté : quatre à cinq fois, par Nardi ; quatre fois, par MM. Fantonetti, Morello et Verga; deux fois, par M. Gintrac; quatre fois, par M. Landouzy, et plus souvent encore, dans ces derniers temps, par M. Benvenisti (de Padoue). C'est ainsi que, dans mon premier mémoire, sur 10 autopsies de pellagreux, j'avais constaté 8 fois ce ramollissement (le rachis n'avait pas été ouvert chez les autres), et que l'année suivante, sur 10 nouvelles autopsies, je le constatais 10 fois, général : dans deux cas, partiel : dans 8. Quelques autopsies faites dans d'autres asiles et, notamment, par M. Auzouy, avaient, d'ailleurs, donné des résultats analogues. Le ramollissement, dans quelques uns des cas observés par moi, ayant été jusqu'à la diffluence, je fus même frappé de la persistance de la sensibilité qui avait coïncidé avant la mort avec une telle altération, et j'avais signalé la contradiction qui me semblait résulter de ce fait, entre les résultats révélés par l'ouverture du rachis et les notions fournies par la physiologie.

Déjà, à cette époque, une objection très-sérieuse me fut faite par M. le docteur Dagonet, médecin en chef de l'asile des aliénés de Stephansfeld (Bas-Rhin), qui me déclara avoir observé assez fréquemment ce même ramollissement, dans des conditions différentes d'aliénation et de démence plus ou moins accompagnées d'accidents paralytiques. Je répondis même alors à mon savant collègue, que l'érythème pellagreux, n'étant considéré par tous les médecins compétents, que comme l'expression symptomatique d'une disposition générale de nature cachectique, expression symptomatique, qui peut manquer et manque assez souvent, sans que la disposition précitée en existe moins, il y avait lieu de se demander si les aliénés, chez lesquels il avait trouvé un ramollissement plus ou moins diffluent de la moëlle, n'étaient pas des individus relevant de la pellagre par la susdite disposition générale, intérieure et chez lesquels l'érythème aurait manqué, parce que les malades n'auraient pas été exposés à l'insolation [1].

Mais, tout en faisant à M. Dagonet cette réponse, qui contenait en germe, on le voit, l'opinion que je professe aujourd'hui, j'ai enregistré le conseil qu'il m'a donné, de faire, sous le rapport du dit ramollissement, un examen comparé avec des aliénés non atteints de la pellagre, et je ne puis que m'applaudir aujourd'hui d'avoir suivi ce conseil, car, il a eu pour résultat la constatation d'un fait qui restitue au ramollissement de la moëlle chez le pellagreux sa véritable valeur.

Des autopsies que j'ai pratiquées en grand nombre, à l'asile de Sainte-Gemmes, d'aliénés pellagreux ou autres, il résulte, en effet, ainsi que M. Dagonet en avait exprimé l'opinion :

1° Que le ramollissement de la moëlle s'observait aussi souvent chez les aliénés qui avaient eu l'érythème pellagreux que chez les autres;

2° Que ce même ramollissement ne s'observait pas aussi souvent, chez les aliénés pellagreux, que le résultat fortuit de mes premières observations m'avait donné lieu de le penser;

3° Que les aliénés pellagreux qui ne le présentaient pas, étaient, en général, des malades chez lesquels le marasme avait été plus rapidement progressif et dont la mort avait été plus prompte par suite;

4° Que les aliénés non pellagreux qui présentaient le ramollissement dont il s'agit, étaient des malades qui

[1] Voir : notre mémoire des *Annales médico-psychologiques*, cahier d'avril 1859.

avaient été plus ou moins longtemps dans un état de cachexie plus ou moins profonde et à qui il n'avait manqué que l'erythème pour être qualifiés de pellagreux.

D'après ces données, il devenait évident que le ramollissement constituait une lésion consécutive, secondaire, dont l'existence pouvait parfaitement se concilier avec la conservation de la sensibilité chez les individus qui devaient la présenter presque jusqu'à la fin de leur vie, et que dans tous les cas, elle ne pouvait avoir le caractère d'une *lésion : principe.*

Je suis heureux, du reste, pour cette manière d'envisager le ramollissement de la moëlle chez les pellagreux, de pouvoir m'étayer de l'opinion de l'un des hommes qui font le plus justement autorité en la matière, de M. Gibert qui, le 15 juillet 1860, m'écrivait : « La lésion du système nerveux et notamment le ramollissemeut de la moëlle n'est point, selon moi, une *lésion : principe*, mais bien un des effets de la cachexie générale. »

Telle est, d'ailleurs, l'inconstance des données fournies par l'ouverture du rachis, chez les pellagreux, que, tantôt on ne constate aucune lésion de la moëlle, tantôt on observe un ramollissement général ou partiel, tantôt, au contraire, une induration, tantôt une atrophie avec ou sans ramollissement, tantôt encore une injection plus ou moins vive, tantôt, enfin, une pâleur et une décoloration plus ou moins complète.

J'ajoute que dans les mêmes conditions, les racines antérieures sont aussi souvent intactes que ramollies, indurées ou atrophiées.

Dans un résumé de recherches microscopiques récentes sur 40 pellagreux, résumé auquel M. Verga joint son approbation, M. Benvenisti insiste plus particulièrement : 1° sur les inflammations et les adhérences de l'encéphale et de la moëlle, les collections aqueuses, plus ou moins considérables, le développement des ramifications des veines spinales, postérieures et antérieures; 2° sur les altérations constantes de la moëlle, le plus souvent consistant dans un ramollissement de la portion dorso-lombaire, comprenant toute l'épaisseur de la moëlle, les deux substances et les quatre cordons.

Nous avons d'avance apprécié dans ce qui précède, ces diverses altérations, qui ne diffèrent que par leur degré de précision de celles qui avaient été signalées depuis longtemps, par la plupart des obervateurs en Italie, et avaient été reproduites en partie après eux, par M. Brierre de Boismont, dans son mémoire lu, en 1830, à l'Institut. Il n'est pas un aliéniste qui n'ait l'occasion de les rencontrer aussi fréquemment, dans des conditions d'aliénation mentale et de marasme consécutifs, où l'on n'avait constaté aucune trace de pellagre, et, il est évident que *par cela seul*, aucune d'elles ne saurait avoir la valeur d'une lésion : principe.

J'ajoute, d'ailleurs, que d'après de nombreuses observations, ces altérations ne semblent pas avoir le degré de constance que leur attribue M. Benvenisti, sans compter que les caractères si divers, et quelquefois si contradictoires, qu'elles présentent dans des conditions identiques, en détruit à *priori* toute la valeur, au point de vue de leur existence comme lésion : principe.

De l'exposé qui précède, il résulte que l'anatomie pathologique de la pellagre, considérée comme maladie complexe, est encore ce qu'elle était à l'époque où M. Roussel proclamait son *insignifiance* décourageante, et on peut au moins conclure, sans crainte d'être contredit par personne, qu'aucune des lésions observées, chez les pellagreux, ne peut être considérée comme lésion : principe, à laquelle on puisse rapporter les trois ordres d'accidents cutanés, digestifs et nerveux dont on avait fait l'entité pathologique dite : pellagre, et que chacune des lésions constatées n'est que la caractéristique de l'ordre d'accidents auxquels elle correspond et considéré lui-même comme constituant une unité morbide distincte.

Ce que nous avons dit de l'état du sang et des autres liquides de l'économie chez les pellagreux ne laisse pas plus de doute sur l'absence de toute altération de ces liquides à laquelle on puisse attribuer davantage la valeur d'une *altération : principe.*

Cette partie de notre ouvrage était terminée, lorsque nous avons eu connaissance d'une excellente étude d'anatomie pathologique, lue par M. Bouchard, devant la Société de biologie, dans une de ses séances d'août 1864, sur un cas de pellagre avec lésions de la moëlle épinière, du cœur et du foie.

La relation de ce cas par l'application qui y a été faite, pour l'examen de la moëlle d'un nouveau mode de préparation de cet organe, aussi bien que par une mise à contribution heureuse et intelligente des travaux de Ludwig Turk, et des études récentes de l'auteur lui-même, sur la sclérose de la moëlle, la relation de ce cas, dis-je, me semblant ouvrir une nouvelle voie à l'étude anatomo-pathologique de la pellagre, et offrir, partant, à ce titre, un véritable intérêt, je crois devoir la reproduire intégralement ici. Tout en faisant ressortir son importance, je tiens avant tout, à constater que, loin de venir à l'encontre de la doctrine sur laquelle repose ce livre, elle semble plutôt devoir la confirmer, car, en donnant lieu de rapporter les lésions du mouvement à l'altération caractéristique de la moëlle qui tend à se dégager du nouvel ordre de recherches inauguré par M. Bouchard dans l'étude dont il s'agit, il conduit à faire de ces mêmes lésions du mouvement une unité morbide et distincte, et à les séparer de toute entité pathologique dont elles ne constitueraient qu'un symptôme spécial.

« Une femme atteinte de pellagre étant morte il y a quelques jours à la Salpêtrière dans le service de M. Baillarger, j'ai pu faire l'examen nécroscopique de quelques-uns de ses organes, grâce à l'obligeance de M. Regnard, interne du service, qui a présenté l'observation de cette malade à la Société anatomique.

« M. Baillarger, se proposant de mettre en lumière certains points de ce fait important, je ne puis pas reproduire ici l'observation dans tous ses détails. J'en extrais seulement ce qui est nécessaire pour valider le diagnostic.

« Cette femme paraissait avoir trente-cinq ans. Elle avait été amenée comme aliénée sans qu'on ait aucun renseignement sur ses antécédents. Elle portait un érythème pellagreux type sur la nuque, le front, les paupières, le nez et le dos des mains; sur cette dernière région, l'érythème était bulleux, et sur toute l'étendue l'épiderme était soulevé comme par l'ampoule d'un vésicatoire. On rencontre rarement dans les pays à pellagre des lésions cutanées aussi considérables. Les lèvres étaient couvertes de squammes noirâtres et de gerçures aphteuses; la langue était lisse, sans papilles et sillonnée de dépressions qui lui donnaient une apparence fendillée. La soif était vive, avec sensation de brûlure à l'épigastre; pas de diarrhée. Le délire était général, avec prédominance d'idées ambitieuses.

« On n'avait rien noté du côté de la locomotion.

« J'ai pu examiner le foie, le cœur, le cerveau et la moëlle.

« Le foie était jaune, anémique, de consistance normale, un peu volumineux. A l'examen microscopique, on trouvait de nombreuses gouttelettes graisseuses libres, toutes les cellules avaient plus ou moins subi la dégénérescence graisseuse. Dans quelques-unes, la graisse était disséminée en granulations isolées; dans la plupart, on trouvait une ou deux gouttes huileuses dont le volume était souvent assez considérable pour masquer le noyau. Sous ce rapport, ce fait vient donc à l'appui d'une autre observation présentée par M. Vidal à la Société médicale des hôpitaux.

« Le cœur était flasque, jaunâtre; le péricarde viscéral était partout doublé d'une couche adipeuse qui pénétrait plus ou moins profondément entre les faisceaux musculaires. Le tissu musculaire lui-même présentait au microscope une altération graisseuse très-prononcée. Le plus grand nombre des fibres avait cependant conservé l'aspect strié, mais toutes présentaient en grand nombre des granulations moléculaires, jaunâtres, fortement réfringentes, résistant à l'acide acétique, disposées le plus souvent en rangées longitudinales, mais tellement accumulées de distance en distance, qu'en cet endroit les faisceaux primitifs étaient rendus opaques.

« On a vainement cherché dans le cerveau les lésions de la paralysie générale, dont le délire ambitieux et un embarras momentané de la parole avaient pu faire soupçonner l'existence. L'encéphale, examiné minutieusement dans son tissu et dans ses enveloppes, n'a fait découvrir aucune altération. J'ai étudié au microscope plusieurs points des circonvolutions pariétales sans trouver dans les cellules ou dans la substance ambiante aucun caractère anormal.

« La moëlle vue extérieurement paraissait saine; mais, en pratiquant des sections perpendiculaires à son axe, on découvrait des lésions appréciables à l'œil et au toucher. Ces lésions siégeaient dans la substance blanche et suivaient la direction des faisceaux, sans une grande régularité toutefois; mais la partie interne et postérieure des cordons postérieurs et la partie externe des cordons latéraux m'a paru être le siége de l'altération la plus marquée et la plus étendue.

« La lésion était caractérisée par une teinte grise rosée du tissu sans transparence, sans aspect gélatineux. La surface de section était rétractée, concave, tandis que tout autour la substance blanche saine faisait saillie et offrait une surface convexe au lieu de la mollesse et de la diffluence du tissu blanc; ces parties altérées avaient une consistance assez ferme, comme élastique.

« Quelques parcelles de ce tissu examinées à l'état frais montraient un grand nombre de corpuscules amyloïdes, un nombre exagéré des noyaux du tissu conjonctif de la moëlle, des vaisseaux qui ne paraissaient pas altérés, des tubes nerveux très-nombreux parfaitement sains, n'offrant aucune trace de segmentation.

« Après avoir fait durcir la moëlle dans l'acide chromique, j'ai pratiqué des coupes à différentes hauteurs, j'ai traité les surfaces de section par la solution ammoniacale de carmin concentrée, et j'ai vu que pour déterminer une coloration persistante de la substance blanche il fallait un temps considérable, et que la teinte n'était d'ailleurs que fort peu marquée, ce qui s'explique par la quantité minime du tissu conjonctif comparé au grand nombre des tubes. En tout cas, les points qui se coloraient étaient précisément ceux qui à l'état frais m'avaient paru altérés.

« Ayant enlevé des tranches minces de la moëlle perpendiculairement à son axe, j'ai pu constater les altérations suivantes :

« Tous les vaisseaux, artères, capillaires, veines, offrent un état de dilatation considérable. La vascularisation semble surtout marquée dans les cordons postérieurs et dans les cordons latéraux.

« Les tubes nerveux sont conservés partout, on ne voit pas ces plaques claires à peine parsemées de quelques points opaques, comme cela s'observe dans la sclérose confirmée ; mais cependant les tubes nerveux ne se touchent pas comme dans une moëlle normale, ils sont dans plusieurs points, et notamment dans les cordons postérieurs et latéraux, circonscrits par des lignes claires. Si l'examen porte sur une préparation préalablement colorée par le carmin, on aperçoit dans ces espaces, d'ailleurs très-étroits, qui circonscrivent les tubes des noyaux de tissu conjonctif disséminés de distance en distance, et incomparablement plus nombreux qu'à l'état normal. Il n'y a pas de corps granuleux. Si l'on répand sur la préparation une goutte de solution aqueuse d'iode, on aperçoit à un faible grossissement un nombre considérable de corps amyloïdes avec une belle coloration violette. Ces corps amyloïdes sont disséminés partout, dans tous les cordons de substance blanche et même dans la substance grise ; mais ils sont de beaucoup plus abondants dans les cordons postérieurs, et surtout vers l'insertion des racines postérieures sur les cornes de substance grise. Si l'on étudie plus attentivement leur disposition, on voit que le plus grand nombre se groupent le long des vaisseaux. Ils sont disposés en chapelet le long des vaisseaux que l'on voit par côté dans une certaine étendue ; ils forment parfois une couronne complète à ceux dont on voit une section perpendiculaire à l'axe.

« Ces altérations constituent un degré peu avancé, l'état initial de cette lésion de la moëlle qu'on désigne à tort ou à raison sous le nom de sclérose et qui, développée dans les cordons postérieurs, produit l'ataxie locomotrice. Dans ce cas, l'altération est diffuse, mais elle porte plus particulièrement sur les cordons postérieurs et sur les cordons latéraux. Je ne sache pas que cette lésion de la moelle ait été déjà indiquée chez les pellagreux. Toutefois, il est probable que c'est à la sclérose qu'il faut rapporter un certain nombre de faits rapportés par les auteurs italiens ou observés par M. Gintrac, dans lesquels il est dit sommairement que la moëlle était indurée.

« Cette lésion de la moelle explique parfaitement les troubles de la myotilité, qu'il est si fréquent de rencontrer chez les pellagreux, au moins à une époque avancée de la maladie, cette faiblesse musculaire plus marquée dans les membres inférieurs et qui, en général, aboutit à une véritable paraplégie. Toutefois, un certain nombre de malades n'ont qu'une paraplégie apparente : ils ont la démarche titubante, ils font facilement des chutes, mais leurs mouvements peuvent avoir encore une certaine énergie. Les médecins italiens donnent à cet état le nom de *debolezza*. Hameau avait été plus loin dans l'analyse de ce symptôme. Il fait cette remarque que les mouvements simples peuvent conserver toute leur énergie, mais que les mouvements d'ensemble peuvent manquer de coordination. Il écrivait en 1829 les lignes suivantes, qui pourraient encore aujourd'hui figurer dans une description de l'ataxie locomotrice : « Un symptôme très-remarquable, « c'est un défaut d'équilibre dans les muscles locomoteurs;

« de telle sorte que pendant que le malade a réellement « assez de force pour marcher d'aplomb, il éprouve tout « à coup des tremblements des membres, et il tombe. Il « peut se relever lui-même et parcourir encore, s'il veut, « un certain espace sans rien éprouver, puis il tombe de « nouveau. » J'ajoute que l'ataxie locomotrice vraie a été constatée d'une façon très-précise dans la pellagre. M. Billod, dans une note sur la pellagre et le typhus pellagreux lue à l'Académie des sciences dans la séance du 27 octobre 1862, s'exprime ainsi : « Cette même paralysie pellagreuse « s'accompagne, dans quelques cas, d'un sentiment de « traction en arrière, et dans quelques autres d'un défaut « de coordination dans les mouvements, qui tend à l'assi- « miler à l'ataxie locomotrice de M. Duchenne (de Bou- « logne). Ce caractère m'a paru frappant dans deux cas « observés par moi, l'un au grand hôpital de Milan, et « l'autre à l'asile de Sainte-Gemmes. » Or n'avons-nous pas dans le fait que je viens de signaler l'explication de ces symptômes? N'est-ce pas à la lésion des cordons postérieurs qu'il faut les rapporter?

« Quant à la paraplégie vraie, qui n'est pas un symptôme rare de la pellagre, elle pourrait être produite par la lésion des cordons antéro-latéraux.

« On pourrait objecter que la paralysie pellagreuse n'est souvent ni la paraplégie proprement dite ni l'ataxie pure, bien qu'elle emprunte des caractères à l'une et à l'autre de ces maladies.

« Si le fait que nous avons observé n'est pas une exception, si réellement la pellagre dispose la moëlle à devenir le siége d'un processus morbide qui a certaines analogies avec l'inflammation, si la sclérose de la moëlle est l'une des causes qui produisent le trouble du mouvement chez les pellagreux, l'objection que je viens de supposer n'aura pas une grande portée. En effet, la malade qui a été l'occasion de cette note n'aurait été ni ataxique ni paraplégique; mais les troubles du mouvement auraient procédé chez elle de la paraplégie et de l'ataxie, puisque la lésion de la moëlle portait à la fois sur les cordons postérieurs et sur les cordons latéraux.

« J'ajoute que la sclérose a bien pu passer inaperçue pour les nombreux observateurs qui ont cherché, dans la pellagre, des lésions de la moëlle autres que le problématique ramollissement. Ils ne devaient pas être plus heureux que les médecins qui pendant si longtemps ont méconnu la sclérose dans la paraplégie simple ou dans l'ataxie. Si cette altération s'observe plus fréquemment depuis quelques années, c'est qu'on commence à la connaître.

« Indépendamment de l'intérêt que ce fait peut présenter pour l'histoire des altérations anatomiques de la pellagre, il me semble être de nature à jeter un certain jour sur la nature de la sclérose de la moëlle.

« On sait, depuis les travaux de Ludwig Türck, que les cordons de la moëlle sont pris d'un travail pathologique à la suite de certaines lésions du cerveau. Cette altération descendante occupe la portion interne des cordons antérieurs et la portion postérieure des cordons latéraux. Les observations du même auteur ont appris que dans quelques cas de lésions de la moelle de pareilles modifications de structure surviennent secondairement dans toute l'étendue des cordons postérieurs, au-dessus du point lésé. Nous avons pu étudier récemment ces altérations ascendantes et descendantes dans un cas de compression de la moëlle par une tumeur épithéliale. La lésion, dans ce cas, est caractérisée essentiellement par l'atrophie des tubes et par l'hypergénèse des éléments du tissu conjonctif.

« Dans l'ataxie locomotrice on trouve également l'atrophie des tubes nerveux et la prédominance des noyaux de la névralgie. Ces deux altérations, qui se séparent d'ailleurs par quelques caractères, dérivent-elles d'une même lésion initiale ou ont-elles une origine différente?

« Dans les faits de L. Türck, les tubes s'altèrent parce qu'ils ont perdu leurs rapports de continuité avec leurs cellules nerveuses d'origine, leurs cellules trophiques; ou parce que ces cellules elles-mêmes sont détruites. Dans ces cas, la multiplication des éléments conjonctifs ne se manifeste dans la moëlle que longtemps après le début des accidents, un ou deux mois environ; mais l'altération des tubes, comme cela résulte des expériences de M. Vulpian, commence quatre ou cinq jours après qu'ils ont perdu leurs rapports avec leurs cellules originelles. Ici l'atrophie des tubes est donc manifestement antérieure à la production des éléments conjonctifs.

« Pour les scléroses vraies, celle de l'ataxie, par exemple, la question est loin d'être résolue. Il peut se faire, en effet, qu'une altération des cellules encore inconnue entraîne secondairement l'altération des tubes, puis la production des noyaux, ou, au contraire, que, les cellules étant saines, il se fasse dans les cordons de substance blanche une production nucléaire primitive par une sorte d'inflammation subaiguë, et que, consécutivement à la production de cet exsudat, les tubes nerveux comprimés ou lésés dans leur nutrition subissent une atrophie secondaire.

Le fait que nous avons observé semble donner raison à cette hypothèse. Ici, en effet, tous les tubes nerveux sont encore intacts; mais déjà on aperçoit dans leurs interstices de nombreux noyaux de tissu conjonctif, et, en rapport avec ce processus, une dilatation notable des vaisseaux de la partie.

« Cette observation semble donc déposer en faveur de l'opinion qui veut que la sclérose proprement dite, et je prends celle de l'ataxie pour type, soit une lésion primitive de la substance blanche, une sorte de myélite chronique, et non une altération secondaire développée consécutivement à une lésion quelconque des cellules nerveuses de la substance grise. »

CHAPITRE VII.

ÉTIOLOGIE.

De même que nous avons divisé la symptomatologie de la pellagre en étude des symptômes de l'altération de la peau qui la constitue, et en étude des caractères de l'état général auquel elle se lie le plus ordinairement, nous croyons devoir diviser l'étiologie en étude des causes de ladite altération de la peau, et en étude des causes dudit état général, considéré lui-même comme cause générale des accidents que l'on avait jusqu'ici rangés sous le chef pathologique de pellagre.

1° Causes de la pellagre en tant que maladie cutanée. Causes directes de l'érythème.

Ces causes se divisent en causes occasionnelles et en causes prédisposantes, c'est-à-dire en causes qui déterminent l'érythème, et en causes qui mettent la peau dans une disposition propre à le contracter.

Les causes occasionnelles se résument dans l'action du soleil, et spécialement du soleil printanier.

Bien que l'influence de l'insolation sur le développement de l'érythème pellagreux ait toujours été admise, on a été très longtemps divisé sur la question de savoir si cette influence était exclusive. C'est ainsi, par exemple, que Calderini, en donnant une proportion de 280 sur 352 pour les cas dans lesquels l'insolation avait dû s'exercer, semblait admettre, par cela seul, que l'érythème avait pu se produire en dehors de son influence. Nous-même, en donnant en 1858, dans notre mémoire des Archives, pour la pellagre consécutive à l'aliénation mentale, une proportion de 35 sur 54, nous admettions aussi une exception dans l'influence du soleil. Mais, une observation ultérieure de cinq années successives, et surtout une étude des conditions dans lesquelles l'insolation peut s'exercer, ont changé complétement notre manière de voir, et ne nous laissent plus le moindre doute sur l'action exclusive de l'insolation, que nous n'hésitons pas à considérer comme la condition *sine quâ non* de la production de l'érythème.

Les preuves de cette assertion résultent des considérations suivantes :

D'abord, on ne voit jamais l'érythème pellagreux se produire ailleurs que sur les parties découvertes.

C'est ainsi, par exemple, que préjugeant à propos du siége l'étude de l'influence de l'insolation sur sa délimitation, nous avons dit que quand l'érythème pellagreux envahit le sternum, ce n'est que dans les cas où la chemise est disjointe et dans la limite rigoureuse de l'intervalle résultant de cette disjonction; qu'il n'atteint le bas des jambes et le cou-de-pied que dans les cas où les malades ne portent pas de bas ou de chaussettes, et dans une limite tracée en haut par le bas du pantalon, et en bas par le bord de la chaussure; que si, les malades portant des bas, ces bas sont troués, l'érythème apparaît au fond du trou sans en dépasser les limites; il y a mieux, lorsque la chaussure est le sabot, la partie de la peau recouverte par la bride reste absolument saine, de même que chez les échassiers des Landes le bout de courroie qui pend d'un côté des échasses protége toujours la partie qu'elle recouvre. J'ai cité encore des expériences faites au grand hôpital de Milan, et desquelles il résultait qu'on pouvait à volonté délimiter un siége à l'érythème en recouvrant les parties que l'on voulait préserver. Ajoutons que, dans les cas où l'influence du soleil ne peut s'exercer sur la face dorsale des mains chez certains aliénés en état de pellagre, parce qu'ils sont revêtus de la camisole de force, on la voit, pour ainsi dire, poursuivre les parties découvertes, telles que la face, le front ou les oreilles.

Les différences qui existent entre les diverses parties affectées par l'érythème, sous le rapport de la fréquence avec laquelle elles sont envahies, sont toujours déterminées par des différences dans les conditions où elles se trouvent pour subir l'insolation; c'est ainsi, par exemple, que les mains sont plus souvent atteintes que les pieds, parce que l'usage des bas ou des chaussettes est plus généralement répandu et plus constant que celui des gants ou mitaines, et plus souvent aussi que la face, parce que celle-ci est protégée par l'ombre que projette la coiffure.

C'est ainsi que la face dorsale des mains est toujours atteinte à l'exclusion de leur face palmaire, parce que, indépendamment des différences de texture qui concourent à l'explication de ce fait, l'attitude naturelle de la main dont la face palmaire est ordinairement tournée en dedans et appliquée contre le corps, a pour effet de n'exposer, pour ainsi dire, que sa face dorsale à l'action du soleil.

C'est ainsi encore qu'au visage, lorsqu'il n'est pas envahi dans sa totalité, l'érythème affecte principalement les parties saillantes, telles que le nez, les pommettes, et ne pénètre que rarement dans les anfractuosités où il est plus ou moins protégé par l'ombre des saillies.

Ce qui prouve encore l'influence de l'insolation sur la production de l'érythème, c'est que l'éruption se règle, en quelque sorte, sur la marche du soleil et suit ses diverses variations, diminuant, par exemple, pendant la série des jours où le ciel est couvert de nuages, et augmentant, au contraire, pendant les périodes où le temps est clair, mais cela seulement, ou, du moins, sauf de rares exceptions, dans une période donnée, qui est comprise entre le commencement d'avril et la fin de juin ; car, quelle que soit, après cette période, l'ardeur du soleil, elle ne détermine, *en général*, chez les pellagreux, aucune altération de la peau, nouvelle. Je dis : en général, car on a constaté quelquefois une série d'éruptions successives dans le cours de l'été, mais le fait est très-rare et constitue, à coup sûr, une très minime exception. C'est ainsi que, dans nos contrées, le temps présentant assez habituellement une période de beau fixe dans le mois de mars et quelquefois d'avril, que suit ordinairement une période de variations atmosphériques très brusques, très tranchées et correspondant à ce qu'on appelle vulgairement des *giboulées*, nous avons vu l'érythème pellagreux se produire dans la première période, s'enrayer pendant la seconde, et reparaître ensuite avec une intensité plus grande dans le cours de juin.

Je me crois en mesure d'affirmer que des observations témoignant non moins évidemment de l'influence de l'insolation sur l'éruption pellagreuse ont été faites pour ce qui concerne la pellagre endémique, en Espagne, dans les Landes, en Lombardie, en Vénétie, en Toscane, et aussi pour la pellagre sporadique.

Ici se présente une objection tirée de l'époque spéciale où se développe l'érythème, époque qui n'est pas celle où l'action du soleil a le plus d'intensité, et de l'innocuité relative de l'insolation pendant l'été dans les jours caniculaires. Mais, il y a lieu de répondre à cette objection que les conditions dans lesquelles s'exerce l'insolation après l'hiver, c'est-à-dire, après une période pendant laquelle, d'une part, l'action solaire est moins intense et d'une autre part, les malades y sont moins exposés, sont bien différentes au printemps et pendant l'été. La transition de l'hiver au printemps est moins ménagée et plus sensible que celle du printemps à l'été.

L'économie, surprise en quelque sorte par les premiers rayons du soleil printanier, est plus accessible à leur influence, qui est appréciée par le vulgaire même, car il n'hésite pas à lui rapporter certaines céphalalgies et autres sensations éprouvées à cette époque de l'année. Du printemps à l'été, au contraire, la transition est, nous l'avons dit, plus ménagée et l'économie a pu s'y accommoder, s'y habituer, et il a dû résulter de cette sorte d'acclimatement une moindre susceptibilité de la peau, voire même une véritable immunité.

Pour donner une idée de cette influence de l'habitude sur la sensibilité des tissus organisés, et bien qu'il ne soit pas toujours possible de conclure du monde végétal au monde animal, je demande la permission de citer un fait dont j'ai été témoin l'été dernier. Des pêchers en espaliers n'ayant pu être émondés d'une partie de leurs feuilles qu'au plus fort des chaleurs, et alors que les fruits étaient dans leur développement et sur le point de mûrir, ceux-ci, surpris par l'action du soleil, présentèrent tous, sur la partie de leur surface directement exposée à son influence, une plaque noirâtre, j'oserais presque dire, érythémateuse, de la grandeur et de la forme d'une pièce de cinq francs, tandis que tous les pêchers voisins qui avaient été émondés en temps opportun, c'est-à-dire dans des conditions qui avaient permis aux fruits d'être exposés au soleil pendant toute la durée de leur développement, ne présentaient absolument rien de semblable.

Ajoutons, pour achever la démonstration du point qui nous occupe, que dans les quelques cas où nous avons vu l'érythème survenir pendant l'été, les malades s'étaient trouvés accidentellement soustraits à l'insolation, à l'époque du printemps, que, dans notre conviction, il serait possible de changer l'époque de l'éruption pellagreuse et de la reporter, par exemple, du printemps à l'été, en soustrayant jusqu'à ce moment les malades à l'action du soleil.

Rappelons aussi que la plupart des individus qui deviennent pellagreux en Lombardie, pour ne parler que de ceux-là, passent l'hiver dans les étables, où ils respirent un air vicié et jamais renouvelé, et qu'ils n'en sortent qu'au printemps, pour se livrer aux travaux de la terre, et on comprendra que dans ces conditions, l'influence de l'insolation ait plus de chances de s'exercer sur la peau pour l'enflammer, qu'à une époque plus avancée de la saison.

Ce qui a fait croire pendant longtemps que l'action du soleil n'était pas exclusive pour produire l'érythème pellagreux et ce qui me l'a fait croire à moi-même, pendant quelque temps, c'est qu'on voit quelquefois survenir cet érythème chez des individus qui n'avaient pas été soumis à l'action du soleil et qui n'avaient pu subir son influence qu'indirectement.

On a dit, par exemple, que l'érythème des pieds était survenu chez des malades qui affirmaient n'avoir pas quitté leur lit, ou n'avoir pas marché sans bas, ou n'avoir pas été exposés au soleil; on a dit qu'à Milan, les menuisiers, les cordonniers, etc., qui travaillaient à l'ombre, étaient aussi fréquemment atteints par l'érythème, que ceux qui travaillent à la terre. Mais, outre que cette dernière assertion est tout à fait contraire à mes propres informations, desquelles il résulte que les ouvriers des villes de Milan, de Venise, etc., qui travaillent à l'ombre, ne sont que très-rarement frappés par l'érythème, par rapport aux cultivateurs, il est trop impossible de démontrer pour un individu l'existence des conditions dans lesquelles l'action du soleil qui luit pour tout le monde, a dit la sagesse des nations, ne se serait pas absolument exercée dans un moment ou dans un autre, pour qu'on puisse affirmer que ce même individu n'y a pas été exposé directement ou indirectement.

Je ne saurais, pour ma part, trop m'associer aux réponses faites par nos expérimentés confrères Gazailhan et G. Hameau, entr'autres, à ces objections que leur présentait M. Landouzy :

« Mais, leur disait ce médecin, je connais dans le département de la Marne, une femme du monde qui a la pellagre croyant avoir simplement des dartres aux mains et aux pieds, et qui, certainement, n'est jamais sortie de sa chambre sans bas. »

— « C'est, lui répondaient-ils, que le soleil l'a brûlée dans sa chambre à son lever ou à travers ses bas, » et j'ajoute, quant à moi : si tant est que l'on doive accorder une créance absolue aux assertions de la malade.

Mais, reprenait notre confrère, « je connais une femme atteinte d'érythème pendant la fièvre typhoïde et qui n'a pas quitté son lit. »

— « Qui vous dit que le soleil ne l'a pas frappée pendant qu'on faisait son lit? Pour nous, c'est de la pathologie expérimentale; nous préservons sûrement de l'érythème en préservant du soleil, et nous frappons d'érythème, toute partie que nous laissons au soleil, chez tout pellagreux ou chez tout individu prédisposé à la pellagre. » L'auteur ne disant pas, d'ailleurs, à quelle période de la fièvre typhoïde, la malade dont il vient de s'agir, a été atteinte d'érythème, il reste encore une certaine incertitude sur la question de savoir si l'influence de l'insolation ne se serait pas exercée au début de la fièvre typhoïde et avant que la malade se fût alitée.

Bien que la production de l'érythème par l'action du soleil, paraisse presqu'immédiate et instantanée, et qu'on le voie en quelque sorte fleurir sous ses rayons, il a pu s'écouler quelques heures, voire même peut-être quelques jours, entre la production de l'effet et l'action de la cause; rien ne prouve en effet, qu'il n'y ait pas, dans quelques cas, une période appréciable d'incubation.

On ne saurait, d'ailleurs, trop se mettre en garde contre les assertions des malades et des personnes qui les entourent, et rien ne le prouve mieux que ce fait observé par M. Gazailhan et cité par M. Landouzy, d'un pellagreux qui, après avoir affirmé qu'il avait des mitaines, ce qui ne pouvait se concilier avec l'existence de l'érythème qu'il présentait, avoua finalement, après une assertion contradictoire, qui fit naître tout d'abord quelques soupçons, *qu'il les avait, mais dans sa poche.*

Par les raisons que je viens d'exposer, il ne saurait être douteux, pour moi, que l'érythème pellagreux se lie toujours et nécessairement à l'action solaire qui est la condition *sine quâ non* de ses premières manifestations, au moins.

Pour les modifications ultérieures dont la peau peut être le siége, et, par exemple, pour celles qui se rattachent plus spécialement à l'érythème noirâtre dit : crasseux, et constituent, à proprement parler, la forme chronique de l'affection, je serais peut-être moins absolu et j'admettrais à cet égard une certaine réserve.

Mais, comme dans l'hypothèse contraire à l'influence absolument exclusive de l'insolation sur leur développement, ces modifications auraient toujours été, après tout, consécutives à des altérations directement produites par elle, il s'ensuit nécessairement qu'elles devraient toujours être considérées comme un effet indirect de cette même insolation.

Après avoir établi et démontré l'influence de l'insolation sur le développement de la pellagre en tant que maladie cutanée, il me reste à parler d'une théorie émise par M. Bouchard, d'après des données fournies par M. Charcot, et reproduite par M. Perroud, à la Société des Sciences médicales de Lyon, sur l'influence spéciale des rayons chimiques sur la production de l'érythème, et pour l'exposé de cette ingénieuse théorie, je ne puis mieux faire que de laisser à l'auteur le soin de la présenter :

« En 1858, dit M. Bouchard, M. Charcot communiqua à la Société de Biologie, quelques observations qui vont éclairer la question d'un jour tout nouveau; elles ont trait aux phénomènes que détermine sur la peau humaine le rayonnement de l'étincelle électrique. Je vais reproduire en quelques mots ces observations :

« Deux chimistes distingués, s'étant réunis pour faire des expériences sur la fusion de certaines substances par la pile électrique, opérèrent à l'aide d'une pile de Bunsen, forte de 120 éléments. Ils étaient placés à 50 centimètres des pôles, et l'expérience ne dura qne vingt minutes. Le lendemain ils portaient tous deux sur la face un érythème pourpre avec sentiment de gêne et de tension.

« M. Foucault, en attelant les unes aux autres des machines de Ruhmkorff, parvint à obtenir des étincelles très-énergiques, mais dont la lumière était moins intense que celle de la flamme d'une lampe d'émailleur; elles lui occasionnèrent, néanmoins, des maux de tête avec érythème douloureux de la face.

« M. Despretz, en opérant avec une pile de Bunsen forte de six cents éléments, fut pris presqu'immédiatement d'érythème facial.

« Ces accidents ont évidemment la plus grande analogie avec le coup de soleil. A quoi doit-on les rapporter? Est-ce aux rayons caloriques ? Mais ces différents expérimentateurs n'étaient pas incommodés par la chaleur. Est-ce aux rayons lumineux? Mais dans le cas de M. Foucault, la lumière de l'appareil n'avait qu'une très-faible intensité.

« Je n'hésite pas, avec M. Charcot, à attribuer ces accidents à un troisième ordre de rayons que possède à un très-haut degré la lumière électrique, je veux parler des *rayons chimiques*.

« Cet érythème des chimistes, a tant d'analogie avec le coup de soleil, que M. Charcot n'a pas hésité, dans sa communication, à attribuer aussi l'érythème solaire à l'action des rayons chimiques.

« Cette opinion si vraisemblable et si séduisante, bien qu'hypothétique, a été reproduite par M. Perroud, à la Société des Sciences médicales de Lyon, dans la discussion sur mon mémoire de la pellagre à Lyon. M. Perroud, dans sa remarquable communication, a apporté de nouvelles preuves à l'appui de l'idée émise par M. Charcot, et l'a appliquée avec bonheur à l'érythème pellagreux.

« Songez, dit M. Perroud, à la chaleur intense à laquelle sont journellement exposés les cuisiniers, les chauffeurs-mécaniciens, les verriers, etc.

« Comparez cette température élevée avec la chaleur « très-modérée du soleil de mars ou d'avril et convenez que « si les rayons caloriques étaient la cause du coup de « soleil, les ouvriers que je viens de mentionner devraient « présenter au plus haut point cette affection cutanée. » Assurément les arguments de M. Perroud renforcent la théorie de M. Charcot, mais, quelqu'ingénieuse et séduisante que soit une théorie, elle a besoin de s'appuyer sur des faits rigoureusement constatés; c'est dans cet esprit que j'ai cherché à la vérifier expérimentalement. Quelques mots sur les rayons chimiques, sont nécessaires pour l'intelligence de ce qui va suivre.

« On donne le nom de rayons chimiques à certains rayons qui abondent dans la lumière électrique, qui sont en moindre proportion dans la lumière solaire, et qui sont beaucoup plus rares dans les lumières artificielles. Ces rayons ont la propriété de décomposer les oxydes d'or et d'argent (c'est sur ce fait qu'est basée la photographie), de combiner le chlore avec l'hydrogène, de décomposer l'eau qui tient du chlore en dissolution pour former de l'acide chlorhydrique et de l'acide chlorique, etc. C'est à ces rayons que sont dus les phénomènes de coloration et de respiration des plantes; ils exercent aussi une action manifeste sur la respiration cutanée de certains animaux inférieurs et même sur la sécrétion hépatique. Ces rayons sont déviés par le prisme à la partie supérieure du spectre solaire, vers les rayons violets et même au delà, de telle façon que dans la partie du spectre qui n'est plus lumineuse, on trouve encore en grande quantité des rayons capables de décomposer le nitrate d'argent. A mesure qu'on descend l'échelle chromatique du spectre, en se dirigeant vers le rouge, ils deviennent de plus en plus rares. C'est au contraire dans cette direction que se dévient les rayons caloriques qui, très-abondants dans la lumière rouge, existent aussi en grande quantité en deçà du rouge, dans la partie encore obscure du spectre.

« Par une belle et chaude journée du commencement d'août, à onze heures et demie du matin, j'ai cherché, par plusieurs séries d'expériences, à apprécier l'intensité d'action physiologique qu'il faut attribuer à chacun des rayons du spectre. Je recevais successivement sur une lentille les différents rayons colorés et je plaçais la face dorsale de mon avant-bras au foyer même de la lentille.

« Dans une première série d'expériences, je cherchai quels effets physiologiques seraient produits dans un temps déterminé et j'obtins les résultats suivants :

« Les rayons violets appliqués 30" ont produit une phlyctène;

« Les rayons bleus appliqués 30" ont produit une cuisson avec rougeur;

« Les rayons verts appliqués 30" ont produit une rougeur légère;

« Les rayons jaunes appliqués 30" ont produit une légère cuisson;

« Les rayons rouges appliqués 30" ont produit 0.

« Ainsi donc, la lumière violette, qui est la plus riche en rayons chimiques, et la plus pauvre en rayons caloriques, a donné l'effet physiologique le plus intense; la lumière rouge, qui est, au contraire, la plus riche en calorique, la plus pauvre en rayons chimiques, a donné un résultat nul. Entre ces deux extrêmes, les différentes couleurs, suivant leur rang dans le spectre, ont produit une irritation cutanée de moins en moins marquée.

« Dans une seconde série d'expériences, je cherchai quel temps était nécessaire pour obtenir avec les différents rayons un effet physiologique identique. J'arrivai aux résultats qu'indique le tableau suivant :

« Les rayons violets ont, en 12", produit une rougeur avec soulèvement épidermique;

« Les rayons bleus ont, en 15", produit une rougeur;

« Les rayons verts ont, en 18", produit une rougeur avec cuisson;

« Les rayons jaunes ont, en 17", produit une rougeur;

« Les rayons rouges ont, en 20", produit une rougeur;

« On voit qu'il m'a été difficile d'obtenir toujours un effet identique et deux fois, j'ai dépassé le but que je m'étais proposé, celui de produire une simple rougeur. Ainsi, la lumière violette qui, cependant, a été employée pendant le temps le plus court, a néanmoins produit une véritable phlyctène.

« Il résulte de ces dernières expériences, que si l'on classe les différents rayons par rang d'intensité d'action physiologique décroissante, on les inscrira comme dans le premier tableau, dans le même ordre qu'ils occupent sur le spectre solaire. Deux rayons semblaient faire exception : la durée de l'expérience a été, avec les rayons verts, un peu plus longue qu'avec les rayons jaunes. Mais, si l'on remarque que la différence n'est que de 1" et que l'effet de la lumière verte a été plus marqué, on fera rentrer dans la règle cette exception apparente.

« De ces deux séries d'expériences, il résulte que l'intensité d'action rubéfiante des différentes parties du spectre est en rapport direct avec l'abondance des rayons chimiques et ne dépend nullement des rayons caloriques.

« Pour mieux mettre en lumière cette dernière proposition, j'ai cherché à supprimer les rayons caloriques de la lumière solaire en lui faisant traverser un corps doué d'un très faible *pouvoir diathermane*, mais capable de laisser passer les rayons chimiques. J'ai condensé à l'aide de la lentille un pinceau de lumière solaire auquel j'avais fait traverser une nappe d'eau, et j'ai obtenu les mêmes effets physiologiques dans un temps sensiblement égal à celui qu'avaient exigé les précédentes expériences.

« Concluons en disant que les rayons caloriques ne sont pour rien dans la production de l'érythème solaire, et que cet accident est dû exclusivement à l'action des rayons chimiques.

« Or, nous avons établi d'une façon inattaquable que l'érythème pellagreux n'est autre chose qu'un coup de soleil.

« Donc, l'érythème pellagreux est produit par les rayons chimiques de la lumière solaire.

« Et qu'on ne s'imagine pas que ces recherches n'ont qu'un pur intérêt de curiosité scientifique, loin de là! Elles éclairent d'un jour tout nouveau certains points de la pathogénie de l'érythème; elles mettent sur la voie d'altérations nouvelles de la peau pellagreuse qu'on n'aurait jamais pu soupçonner; elles nous serviront, enfin, de guides quand nous aurons à traiter de la prophylaxie et de la thérapeutique de cette affection.

« M. Perroud a prétendu expliquer par cette théorie le développement si fréquent de l'érythème pellagreux au printemps.

« Il fait remarquer avec raison, en effet, « que la « quantité des rayons chimiques de la lumière solaire « n'est pas en rapport direct avec la quantité de ses rayons « de lumière et de calorique; en effet, l'image photo« graphique, qui est due uniquement aux rayons chimi« ques, se produit beaucoup plus rapidement dans la ma« tinée qu'au milieu du jour. Elle se fait plus rapidement :

« A 7 heures du matin qu'à 5 heures du soir,
« A 8 — — — 4 — —
« A 9 — — — 3 — —

« quoique cependant à ces moments la hauteur du soleil « soit même au-dessus de l'horizon. »

« Partant de là, M. Perroud suppose que le soleil printanier est aussi plus riche en rayons chimiques que le soleil d'été, et il y trouve l'explication de l'érythème vernal. Je ne crois pas que cette opinion, purement hypothétique, soit capable de prévaloir contre l'interprétation que j'ai déjà donnée du phénomène. Je le répète : la peau pellagreuse est tellement sensible à l'action rubéfiante des rayons solaires, que le soleil du printemps suffit à déterminer l'érythème, et si les malades, par des moyens prophylactiques spéciaux, ont échappé à cette affection pendant les premiers mois de l'année, ils la voient se développer au milieu de l'été, dès qu'ils négligent les précautions habituelles.

« Reprenons maintenant l'opinion que j'ai émise précédemment, à savoir : que la pellagre prédispose à l'érythème solaire, moins en augmentant l'irritabilité du derme qu'en faisant perdre à l'épiderme sa propriété de protéger la peau contre l'action rubéfiante de l'insolation. Il est probable, en effet, que l'épiderme sert de rempart au derme contre les agents chimiques, par lesquels il se laisserait traverser bien plus difficilement que par les rayons caloriques ou par les rayons lumineux. Il participerait ainsi de la propriété qu'ont certains corps, tels que le sulfate de quinine et le verre d'urane, d'absorber les rayons chimiques, propriété qu'on désigne sous le nom de *fluorescence*. La pellagre ferait perdre à l'épiderme la fluorescence qu'il possède à l'état normal.

« Telles sont, du moins, les hypothèses fort ingénieuses émises par M. Perroud dans sa communication. Il est à souhaiter que des expériences décisives viennent nous dire le degré de confiance que l'on doit accorder à ces suppositions.

« Quoi qu'il en soit, il reste un fait définitivement acquis ; c'est l'influence des rayons chimiques sur le développement de l'érythème, et je puis le dire d'avance, car ce fait prendra sa place dans la prophylaxie de cette affection, les rayons qui émanent directement du soleil peuvent être renforcés dans leur action par ceux qui nous arrivent par rayonnement des corps ambiants.

« De tous ces corps, le sable jouit au plus haut degré de la propriété de réfléchir les rayons chimiques. M. Perroud y trouve une explication de la fréquence de cette manifestation pellagreuse chez les habitants des Landes.

« Je ferai observer que dans les Landes le sable n'est pas à nu, que les bergers sont surtout atteints et que les besoins de leurs troupeaux les obligent à stationner dans les endroits où existe, en certaine abondance, une végétation dont la couleur verte est si éminemment propice à l'absorption des rayons chimiques. Je crois donc que la réflexion par le sable n'exerce qu'une action à peu près nulle sur le développement de l'érythème landais, lequel n'offre pas, d'ailleurs, une intensité plus grande que celui des autres pays où règne la pellagre et dont la constitution géologique est différente. J'admettrais, plus volontiers, que la blancheur éclatante des murs et la nature sablonneuse du sol des préaux, en déterminant un rayonnement chimique considérable, ne sont pas étrangers aux symptômes si remarquables d'acuité que présentent souvent les pellagreux de l'asile de Sainte-Gemmes. »

Si nous ne pensons pas que dans l'état actuel de la science, il soit possible encore d'admettre sans réserve les opinions dont on vient de lire l'exposé, nous croyons, en tous cas, qu'elles doivent être prises en sérieuse considération et qu'elles peuvent fournir le point de départ de recherches du plus haut intérêt.

Après avoir démontré l'influence de l'insolation sur la production de l'érythème, nous devons dire un mot de l'influence de la chaleur artificielle.

On sait, d'abord, que l'abus des chaufferettes, par exemple, chez les femmes, amène, dans quelques cas, une sorte d'érythème que les auteurs ont appelé érythème chronique par rayonnement; que le rayonnement de fourneaux ardents peut produire et produit quelquefois, comme je l'ai vu chez une religieuse préposée au service de la cuisine de Sainte-Gemmes, un érythème qui, par ses caractères extérieurs, n'est pas sans analogie avec l'érythème pellagreux dans sa période aiguë, surtout quand il affecte comme lui son siége d'élection, à savoir : la face dorsale des mains. Mais il en diffère complétement par sa marche, par sa durée, qui est à peu près indéfinie et liée, dans tous les cas, à celle de la cause, et par l'absence de connexité appréciable avec une cause générale quelconque.

Pour ce qui est des professions dans lesquelles les ouvriers sont exposés à l'action d'une chaleur intense, et telles que les professions de chaufourniers, de verriers, de cusiniers, etc., je dois rappeler que, loin de tendre à produire la phlogose des tissus, elles entraînent leur pâleur, à l'encontre de l'action du froid qui, devenue habituelle, produit l'hypérémie des parties qui y sont exposées, ainsi qu'en témoignent les mains des lavandières, les jambes des débardeurs.

D'après ce qui précède, le froid intense aurait peut-être plus de chances que la chaleur de produire une affection érythémateuse qui, dans tous les cas, n'aurait aucun rapport avec la pellagre. Je dois rappeler à cette occasion le fait très-curieux qui m'a été communiqué par M. Achille Foville, de ce vieux tailleur de pierres de Dôle, qui présentait depuis trente ans un érythème de la face dorsale des deux mains ayant tous les caractères extérieurs de la pellagre, lequel ne se manifestait que l'hiver et sous l'influence du froid. C'est peut-être dans ce cas qu'il conviendrait de faire intervenir l'influence des rayons chimiques.

Quelle que soit la manière dont agit le soleil pour produire l'érythème et quelle que soit la part qu'y prennent les rayons chimiques, il est un fait bien positif et qui ressort de tout ce qui précède, c'est que son action est nécessaire, indispensable, et qu'en dehors d'elle il ne peut y avoir d'érythème pellagreux proprement dit.

Hâtons-nous d'ajouter qu'il ne saurait en être de même

de la réciproque, et que dans le plus grand nombre des cas où l'insolation a produit l'érythème, elle n'a pu le faire sans le concours d'une cause générale qui a, en quelque sorte, préparé la peau par une disposition particulière à subir son influence, et c'est l'étude de cette cause générale qui doit être l'objet du sous-chapitre qui suit.

2° Causes de l'état général auquel se lie la pellagre.

Les causes que nous allons étudier constituent, à proprement parler, les causes indirectes et prédisposantes de la pellagre. Elles tendent à placer l'économie dans des conditions favorables au développement, non-seulement de l'altération spéciale de la peau, sauf le concours de sa cause occasionnelle, mais encore de tous les accidents que nous avons considérés comme caractéristiques d'un état général spécial; à féconder, si je puis ainsi parler, le sol sur lequel doivent germer les dits accidents, à créer, enfin, au sein de l'économie, une disposition particulière et peut-être spéciale à les subir. Nous avons dit et démontré que le caractère général de cette disposition était l'asthénie à un degré quelconque. Il nous reste à rechercher les causes de cette asthénie.

Ces causes doivent se diviser en causes externes et causes internes. Passons en revue les unes et les autres.

CAUSES INTERNES.

1° *Influence des sexes.* — La pellagre s'observe dans les deux sexes, mais, les avis ont toujours été très-partagés sur la question de savoir : si les hommes y sont plus exposés et il s'est produit à cet égard des statistiques assez contradictoires. L'ensemble des opinions semble, cependant, s'accorder à la considérer comme plus fréquente chez les femmes que chez les hommes. Mais, pour l'appréciation des différences que présentent les deux sexes sous ce rapport, il importe de tenir compte d'une cause d'erreur et d'établir une distinction entre l'érythème pellagreux et l'état général auquel il se lie. Il est évident, en effet, que les femmes, par leur spécialité de travaux, sont moins exposées à subir l'insolation et, partant, à contracter l'érythème; mais, comme les conditions de misère, qui, ainsi que nous verrons tout-à-l'heure, produisent l'état général, ne sont pas moindres pour elles, si, malgré ces différences dans les conditions où se trouvent généralement les femmes et les hommes sous le rapport de la cause déterminante de l'érythème, les femmes ont un peu plus souvent la pellagre que les hommes, il faut en conclure qu'elles y sont beaucoup plus prédisposées, *a priori*, il ne semblait pas qu'il dût en être autant, eu égard à l'organisation incontestablement plus délicate et débile de la femme.

Ces considérations expliquent les différences qui existent, sous le rapport de la fréquence relative de la pellagre chez les femmes et chez les hommes, dans les données produites par plusieurs observateurs.

C'est ainsi, par exemple, qu'Albera ayant compté 12 hommes pellagreux et 88 femmes, cette différence énorme s'explique sans doute, parce que, dans le pays où il observait la pellagre, les femmes, toutes choses égales d'ailleurs, se livraient autant que les hommes au travail de la terre et s'exposaient à l'insolation.

Le même résultat s'observe et s'explique également dans les Landes où, dit M. Gazailhan, les femmes sont les véritables laboureurs de la contrée et se nourrissent plus mal que les hommes.

Sur 352 pellagreux soignés au grand hôpital de Milan en 1843, Calderini compta 162 hommes et 190 femmes. La prédominance du nombre des femmes déjà peu considérable ici, a diminué encore depuis et a été finalement remplacée par une prédominance du nombre des hommes. Je trouve, en effet, que sur 1512 pellagreux entrés au grand hôpital de Milan en 1856 et 1857, d'après le docteur Verga, on compte : 856 hommes et 656 femmes et j'en conclus que dans les pays d'où provenaient ces pellagreux, le nombre des femmes qui se livrent aux travaux des champs est beaucoup moins considérable que celui des hommes et a été en diminuant de 1843 à 1856. Je crois pouvoir exprimer aussi, à l'égard de cette différence, l'opinion qu'elle porte beaucoup moins sur la fréquence des manifestations érythémateuses qui a pu être moindre chez les femmes à raison de leur spécialité de travaux qui les exposent moins à subir l'insolation, que sur celle de l'état général auquel il ne manque que son signe extérieur, l'érythème, pour être caractérisé de pellagre par les médecins, et qui ne saurait être moindre pour les femmes, leur misère étant égale.

La différence que nous avons constatée à l'asile de Sainte-Gemmes et qui est de 85 hommes et de 143 femmes sur 128 pellagreux, n'est pas moins illusoire. La statistique des cas de pellagre observés dans les autres asiles, ne fournit pas un résultat sensiblement différent et donne lieu par conséquent à la même observation. Le travail des hommes, plus extérieur que celui des femmes, les exposant plus à subir l'insolation, il doit en résulter pour eux une plus grande fréquence dans les manifestations de l'érythème; mais, comme cette circonstance est sans influence sur l'état de cachexie auquel se lie cet érythème, il ne s'ensuit nullement que le nombre des femmes affectées de la dite cachexie soit moindre que celui des hommes. La pellagre, chez les femmes, manque plus souvent de son caractère extérieur : l'érythème, voilà la seule différence entre les uns et les autres.

Sur 40 cas de pellagre sporadique, M. Landouzy a trouvé 17 hommes et 23 femmes.

De ce qui précède je crois pouvoir conclure : que le sexe féminin prédispose à l'asthénie qui forme le caractère de l'état général auquel se rapporte la pellagre.

2° *Influence des âges.*— *A priori*, il ne pouvait être douteux que l'organisation frêle et délicate des enfants les prédisposât particulièrement à l'asthénie dont il s'agit, et nous voyons cette donnée confirmée par l'observation et admise par la presqu'unanimité des médecins. Je ne connais, en effet, que Paolini, qui ait cru pouvoir, faute de données suffisantes, sans doute, excepter l'enfance des âges auxquels la pellagre peut s'observer. Du reste, pour l'appréciation des différences que constatent les statistiques sur le degré de fréquence relative de la pellagre dans le jeune âge, il y a lieu de considérer, comme pour les femmes, que les enfants n'étant pas dans des conditions qui, sous le rapport du travail de la terre, les exposent comme les adultes à subir l'insolation, l'érythème peut être moins fréquent chez eux sans que l'état général auquel il se lie, d'ordinaire, en soit plus rare.

Il convient, enfin, pour les enfants de tenir compte d'une influence qui vient s'ajouter à celle de leur jeune âge, c'est celle de l'hérédité.

La vieillesse prédispose, sans doute, également à la pellagre, car elle ajoute une cause d'asthénie naturelle à celle qui paraît être le propre de l'état général que nous étudions. Mais, on conçoit que par des raisons analogues à celles qui préservent les enfants de l'influence de l'insolation, l'asthénie ait moins de chance de se manifester avec son signe extérieur, l'érythème, chez le vieillard que chez l'adulte.

Entre ces deux extrémités de l'enfance et de la vieillesse, l'influence des âges est variable et ressort des statistiques qui suivent :

Sur 114 pellagreux, Strambio en avait compté :

15 âgés de 1 à 25 ans.
29 — de 25 à 35 —
67 — de 35 à 60 —
3 — de 64 à 80 —

Sur 352 pellagreux, Calderini a trouvé :

83 pellagreux au-dessous de 3 ans.
15 — de 3 à 12 ans.
20 — de 12 à 20 —
120 — de 20 à 35 —
59 — de 35 à 45 —
55 — de 45 à 60 —

Sur 1,512 pellagreux du grand hôpital de Milan, M. le docteur Verga a trouvé :

21 pellagreux de 2 à 10 ans.
72 — de 10 à 20 —
212 — de 20 à 30 —
269 — de 30 à 40 —
391 — de 40 à 50 —
311 — de 50 à 60 —

184 pellagreux de 60 à 70 ans.
47 — de 70 à 80 —
5 — de 80 à 90 —

Sur 93 aliénés pellagreux de l'asile San-Servolo, à Venise, M. le docteur Vigna compte :

5 pellagreux de moins de 20 ans.
11 — de 20 à 30 ans.
26 — de 30 à 40 —
25 — de 40 à 50 —
19 — de 50 à 60 —
6 — de 60 à 70 —
1 — de 70 à 80 —

Sur 75 pellagreux observés par M. Gintrac, on compte :

6 pellagreux de 11 à 20 ans.
8 — de 21 à 30 —
19 — de 31 à 40 —
20 — de 41 à 50 —
16 — de 51 à 60 —
5 — de 61 à 70 —
1 — avait 75 ans.

A l'asile de Sainte-Gemmes, en 1858, sur 54 aliénés pellagreux, j'en avais compté :

5 âgés de 20 à 30 ans.
10 — de 30 à 40 —
14 — de 40 à 50 —
11 — de 50 à 60 —
13 — de 60 et au-dessus.
1 d'un âge inconnu.

En 1864, sur 129 aliénés pellagreux, je compte :

2	pellagreux	au-dessous de 20 ans.
17	—	de 20 à 30 ans.
29	—	de 30 à 40 —
34	—	de 40 à 50 —
19	—	de 50 à 60 —
19	—	de 60 à 70 —
4	—	de 70 à 80 —
1	—	de 80 ans et au-dessus (89 ans.)
4	—	d'un âge inconnu.

Parmi les observations de pellagre chez les enfants, les annales de la science contiennent : 2 cas de pellagre chez des enfants de 4 et de 5 ans, observés par Levacher de la Feutrie; un cas chez un enfant de 6 ans, cité par M. Brierre de Boismont; un cas chez un enfant de 3 ans, mentionné par M. Gintrac fils; un cas chez un enfant de 2 ans, par M. Marchand. Il résulte, d'ailleurs, des observations de Sacco, directeur du comité de vaccine en Lombardie, que la pellagre lui paraissait être fréquente dans l'enfance et n'être pas très-rare dans le plus jeune âge. L'ensemble des observations tendant enfin à démontrer que la fréquence de la pellagre chez les enfants est visiblement croissante, il n'y a qu'une chose à en conclure, c'est que la constatation de la pellagre chez les enfants, à bien plus forte raison que chez les adultes, a dû se ressentir de l'insuffisance des notions sur les caractères de la maladie.

Pour les observations de pellagre chez les vieillards, la science a enregistré un cas observé par Casal chez un octogénaire, un cas semblable rapporté par M. Bouchard, et un exemple de pellagre chez un homme de 79 ans, cité par M. Willemin, et nous venons d'en citer nous-même quatre âgés de 70 à 80 ans et un de 89 ans.

3° *Influence des tempéraments.* — Les observateurs s'accordent à considérer les tempéraments comme n'exerçant aucune influence sur le développement de la pellagre. On l'observe, en effet, chez des hommes de tout tempérament. Toutefois, je ne serais pas éloigné d'admettre que le tempérament lymphatique y prédispose. Dans tous les cas, si l'influence exercée par les tempéraments sur le développement de la pellagre ne doit être admise qu'avec réserve, puisque les tempéraments les plus opposés peuvent être et sont, en effet, l'apanage des habitants des lieux où la pellagre est endémique, il ne saurait en être de même de celle qu'elle exerce sur la forme de l'état général auquel elle se lie. C'est ainsi, par exemple, que la forme humide sera plus spécialement le propre du tempérament lymphatique, la forme sèche celui des tempéraments bilieux et nerveux, et la forme dite : scorbutique celui du tempérament sanguin; et, s'il était possible d'admettre une forme composée, elle serait sans doute le propre des tempéraments mixtes; mais, je n'ai pas besoin de faire observer qu'il ne saurait y avoir rien de rigoureux dans ces données.

4° *Influence des constitutions.* — Les constitutions donnant en général la mesure de la puissance vitale, on conçoit qu'elles exercent une influence sur le développement de l'état général auquel se lie la pellagre; mais, comme d'un autre côté, elles sont les premières à subir les atteintes du mal qu'elles contribuent à développer et à en réfléchir les effets, il y a lieu de distinguer, dans l'appréciation de l'influence qu'elles peuvent exercer, les constitutions primitives à l'affection des constitutions qui en portent l'empreinte et qui lui sont consécutives.

Cette distinction faite, c'est évidemment émettre une vérité banale que de dire : que les constitutions faibles résistent moins que les constitutions fortes à l'influence débilitante de la cause générale à laquelle se rapportent les accidents propres à la pellagre. Et, ce que je dis des constitutions faibles, peut se dire avec non moins de vérité des constitutions affaiblies, comme dans les convalescences de maladies.

5° *Influence exercée par les maladies.* — En commençant l'étude de l'influence exercée par les maladies sur le développement de l'état général auquel se lie la pellagre et qui constitue, suivant moi, un des points capitaux de l'histoire de cette affection, je n'ai pas besoin de faire observer qu'il ne s'agit point ici de démontrer une chose que personne ne conteste, à savoir : que certaines maladies ont pour effet de produire de la débilitation, de l'asthénie, mais bien de prouver que cette asthénie, cette débilitation, constitue une prédisposition à la pellagre en tant que maladie cutanée et d'établir à quel degré.

Or, de toutes les maladies, celles qui semblent exercer la plus grande influence sur le développement de la pellagre, sont à coup sûr et les faits aujourd'hui abondent à le prouver, certaines maladies du système nerveux et, en particulier, l'aliénation mentale, et c'est pour ce motif que nous croyons devoir commencer l'étude de l'influence exercée par les maladies sur le développement des accidents caractéristiques de la pellagre par celles des maladies mentales et nerveuses.

MALADIES MENTALES ET NERVEUSES.

Il est, en médecine, un fait élémentaire, d'une vérité banale et qui n'a jamais, que je sache, soulevé la moindre contestation : c'est l'influence exercée sur l'état de la constitution par les hypersécrétions et le fait de l'hyposthénisation qui en est le résultat. C'est sur cette donnée que se fonde, par exemple, la prescription de fumer faite aux obèses. Or, si l'on assimile l'innervation à une sécrétion, il est impossible de ne pas admettre que les maladies nerveuses en général, et la folie en particulier, sont caractérisées, en définitive, par une hypersécrétion de fluide nerveux, par quelque chose comme une *hyper-innervation* dont les effets sur la santé générale ne doivent pas être moindres que ceux des hypersécrétions proprement dites. *A priori*, même, ils semblent devoir être plus sensibles, car la santé n'étant, en quelque sorte, que le résultat d'une répartition préétablie de l'innervation entre toutes les fonctions, on conçoit que toute circonstance qui vient à troubler l'exercice de l'une d'elles, de manière à augmenter ou à diminuer la quantité d'innervation qui lui est physiologiquement dévolue, doit entraîner, par une sorte de *frustration* des autres fonctions, un changement dans la répartition générale, une rupture dans l'équilibre et, par suite, un trouble dans la santé. Il suit de là, que l'aliénation mentale, par le trouble des fonctions cérébrales qui la caractérisent, doit, en modifiant presqu'à sa source l'innervation, entraîner beaucoup mieux qu'aucune autre cause modificatrice la rupture de l'équilibre sus-énoncé et, par suite, une altération de la santé générale. On conçoit, d'ailleurs, que pendant la plus grande partie de la durée de cette *hyper-innervation*, les effets en soient dissimulés par l'excitation même qui les produit et restent assez longtemps latents.

Si l'on consulte, d'une autre part, la science des rapports du physique au moral, on voit qu'une cause morale peut produire, dans un moment donné, trois accidents qui témoignent de son influence sur la peau, sur l'appareil digestif et le système nerveux, et par suite de son analogie avec la cause qui produit les accidents propres à la pellagre. Ne sait-on pas, en effet, qu'une émotion vive peut donner la *diarrhée*, faire naître un *urticaire* et amener *quelques troubles nerveux, tels qu'un délire passager*, un tremblement général, un brisement dans les jambes, et, qui ne voit dans ces effets d'une simple cause morale le rudiment, en quelque sorte, des accidents pellagreux?

Il y a plus, on a vu une cause morale produire directement la pellagre, et j'en trouve la preuve dans la note suivante que j'emprunte à la *Gazette Médicale Italienne*, ou, plutôt, aux *Annales Médico-Psychologiques* qui l'ont reproduite dans leur cahier de novembre 1863 :

« *Pellagre consécutive aux frayeurs*. — Dans le courant de l'année, le docteur Torresini communiqua au docteur Benvenisti, par l'intermédiaire de la Gazette, quatre cas de la pellagre consécutive à la peur; cet honorable confrère vient d'en faire connaître un cinquième, par le même moyen, sous forme de lettre.

« Il s'agit, cette fois, d'une jeune fille de dix-sept ans qui, à la suite d'une terreur fut prise d'une affection nerveuse, puis, d'une éruption squammeuse, accompagnée des symptômes intestinaux habituels avec perte temporaire et foudroyante de la vue, accidents qui se reproduisirent plus tard chaque printemps.

« L'auteur entre à cet égard dans des considérations élevées touchant l'influence des commotions cérébrales sur l'enveloppe cutanée, parmi lesquelles il faut placer en première ligne celles causées par l'épouvante. »

Il est, d'ailleurs, un fait d'observation vulgaire dans les asiles et sur lequel tous les aliénistes sont d'accord. C'est que l'aliénation mentale dispose à un certain nombre d'accidents qui ont la plus grande analogie avec ceux qui caractérisent l'état des pellagreux et, par exemple, à une diarrhée asthénique, qui prend souvent le caractère endémique, au scorbut, à l'œdème, au marasme nerveux, qui constitue même une des principales causes de mort, ainsi qu'on peut s'en convaincre en jetant les yeux sur le tableau des causes de mort qui se trouve au compte médical de tous les asiles d'aliénés.

L'influence dépressive de l'aliénation ressort encore d'un autre fait que nous avons mentionné plus haut, à savoir : que la plupart des maladies inflammatoires ne donnent lieu, en général, qu'à une réaction fébrile beaucoup moindre que dans les conditions ordinaires. Il n'est même pas très-rare de rencontrer des cas dans lesquels la réaction est absolument nulle, et nous en avions il y a quelques mois un exemple remarquable dans notre service, chez une femme de 43 ans, aliénée depuis 11 ans, actuellement en démence, qui avait une pneumonie double, constatée par la percussion, l'auscultation et d'après l'état des crachats, dont la peau était toujours restée froide et dont le pouls, petit, régulier, n'avait pas donné plus de pulsations qu'à l'état normal.

C'est en méditant ces données qu'après avoir constaté dans les asiles d'aliénés, l'existence méconnue jusque là, d'une affection dans laquelle je crus reconnaître la pellagre que j'avais observée en Lombardie, je fus conduit à penser que l'aliénation mentale pouvait bien n'être pas étrangère à son développement, et à rechercher, partant, si le fait, au lieu d'être circonscrit aux deux asiles de Rennes et de Sainte-Gemmes où je l'avais observé, n'était pas plus ou moins général.

La double enquête à laquelle je me suis livré dans la plupart de nos asiles et dont on trouvera le résultat détaillé dans l'appendice de cet ouvrage, ayant confirmé cette prévision, sauf quelques différences qui tendront à s'effacer au fur et à mesure des progrès dans la notion de la maladie et qui s'expliquent d'ailleurs très-bien, ainsi que nous le verrons tout à l'heure, j'ai dû, avant de me prononcer définitivement, me poser et résoudre les questions suivantes :

1° La pellagre, dans les asiles d'aliénés, sévit-elle exclusivement chez les aliénés, et les employés n'en sont-ils jamais atteints?

L'observation la plus suivie et la plus rigoureuse pendant plus de 10 ans, n'a pas permis de constater un seul cas de pellagre chez d'autres sujets que les aliénés, et par exemple, chez les employés de l'établissement, bien que les uns et les autres fussent soumis au même régime et qu'il n'existât entre les uns et les autres d'autre différence que celle tirée de l'état mental.

2° Parmi les aliénés, y a-t-il, sous le rapport de la pellagre, une différence entre les aliénés indigents et les pensionnaires?

Il en existe une incontestablement : les pensionnaires n'en sont presque jamais atteints. Mais, en réfléchissant à cette immunité elle m'a paru s'expliquer évidemment parce que les pensionnaires sont préservés par l'hygiène de leur vie antérieure contre les effets débilitants de l'aliénation mentale, tandis que les aliénés indigents y sont, au contraire, fatalement préparés par la leur. Il existe, d'ailleurs, dans les annales de la science et nous en pouvons citer quelques-uns, d'après MM. Brierre de Boismont, Landouzy, Rota, Verga, etc., des exemples de pellagre consécutive à l'aliénation mentale chez des pensionnaires, qui prouvent que leur immunité n'est pas absolue.

3o Les aliénés chez lesquels la pellagre a été constatée avaient-ils présenté antérieurement à leur aliénation mentale la moindre manifestation d'érythème?

L'information la plus minutieuse, tant auprès des parents des aliénés que des médecins qui les ont soignés, information suivie avec le plus grand soin, et dont les résultats sont consignés au dossier des malades, ne peut laisser aucun doute sur le caractère absolument négatif de la réponse.

Il m'a semblé, d'ailleurs, que dans l'espèce il n'était pas possible de se prévaloir soit de l'incompétence des parents à constater un érythème, soit de l'inhabileté à diagnostiquer la maladie, de médecins qui plus qu'aucuns autres ont eu l'attention éveillée sur une affection dont les principaux types s'observent depuis plus de dix ans dans un asile situé à leurs portes.

Ajoutons que, parmi les aliénés qui ont présenté ou qui présentent des symptômes de pellagre, il y en a plusieurs dont la folie étant consécutive à l'épilepsie ou à la paralysie générale, n'a pu, par cela seul, découler de la pellagre, ainsi que l'a fait remarquer si justement M. le docteur Pain, à propos de quelques-uns des pellagreux de l'asile de Clermont.

4o Les habitants, soit de la commune où l'asile est situé et dont la population est de 1,700 habitants, soit du canton tout entier qui compte plus de 22,000 habitants, soit encore de tout le département, ne jouissent-ils pas, par rapport à la pellagre, de la plus parfaite immunité?

Les observations de tous les médecins du département ne permettent pas le moindre doute à l'égard de cette immunité.

5° Comme dans quelques exemples de pellagre proprement dite, il arrive que l'aliénation mentale soit l'accident initial et précède d'un certain temps les accidents cutanés, les cas de pellagre observés dans les asiles d'aliénés ne seraient-ils pas des cas dans lesquels, en se plaçant au point de vue des idées régnantes sur l'existence de l'entité pathologique : pellagre, cette maladie débutait par l'aliénation mentale au lieu de débuter par les autres symptômes?

Ma réponse à cette question n'a pu être qu'évidemment négative par les raisons suivantes :

D'abord, s'il est vrai que, dans certains cas de pellagre proprement dite, l'affection débute par la lésion de l'innervation et, par exemple, par la folie, il ne l'est pas moins que ces cas sont extrêmement rares par rapport à ceux dans lesquels la folie ne survient que dans la période ultime du mal, et constituent une véritable exception, tandis que dans la pellagre des asiles d'aliénés, ils formeraient la règle à peu près absolue.

Dans le cas, d'ailleurs, où la folie est le symptôme initial de la pellagre, c'est ordinairement vers le printemps, comme les autres symptômes, qu'elle éclate, tandis que chez les aliénés des asiles qui deviennent pellagreux, l'époque de l'invasion de la folie est indéterminée.

J'ajoute que, dans le premier cas, elle précède d'un temps ordinairement très-court les autres symptômes et que, dans le second, elle les précède d'un temps beaucoup plus long et qui varie entre plusieurs mois et un nombre indéfini d'années; toutes choses égales d'ailleurs, on peut même dire que la pellagre a d'autant plus de chances de se manifester chez les aliénés que la date de l'aliénation est plus ancienne.

Dans la pellagre, enfin, qui débute par la folie, celle-ci a toujours un caractère aigu; dans la pellagre des aliénés, au contraire, elle a presque toujours un caractère chronique. C'est ainsi, par exemple, que la démence est très-rare au début de la pellagre proprement dite, tandis qu'elle est très-fréquente chez les aliénés qui deviennent pellagreux et qu'elle constitue, avec la lypémanie, surtout lorsque l'une et l'autre sont dépressives, l'état mental qui prédispose le plus à la pellagre.

Je dis : *prédispose* et j'en prends occasion pour insister particulièrement sur ce point : *que je n'ai jamais considéré l'aliénation mentale que comme cause prédisposante de pellagre et que j'ai toujours parfaitement admis le concours de causes déterminantes dont l'absence ou la variable fréquence dans les divers asiles, explique les différences que l'on y observe sous le rapport de la pellagre.* Je suis si loin, par exemple, d'admettre l'influence exclusive de la folie sur le développement de la pellagre à l'asile de Sainte-Gemmes, que je n'hésite nullement à faire intervenir dans une certaine mesure pour l'expliquer, l'influence des détestables conditions hygiéniques dans lesquelles les malades vivaient avant d'entrer à l'asile et, par exemple, cette prédominance excessive du régime végétal sur le régime animal, qui était le propre de la diète de la plupart d'entr'eux. Seulement, j'ai soutenu et je soutiens que cette cause n'a pu suffire, puisqu'aucun d'eux, non plus que personne, ne devient pellagreux dans ces conditions, quand elles s'exercent exclusivement et indépendamment de toute aliénation mentale.

Enfin, si les cas de pellagre des aliénés étaient des cas dans lesquels la folie est le symptôme initial, il faudrait bien admettre l'existence, au dehors des asiles, d'un nombre au moins aussi grand de cas dans lesquels on observerait le contraire, c'est-à-dire, dans lesquels les symptômes cutanés ou digestifs précéderaient d'un temps plus ou moins long la folie pellagreuse. Or, je puis affirmer qu'il n'en est rien en ce qui concerne la région où l'asile de Sainte-Gemmes est situé, et j'ai lieu de penser qu'il en est de même à peu près partout.

Observant enfin, ainsi que je l'ai exprimé dans ma note du 9 novembre 1863 à l'Académie des sciences :

1° Que le régime alimentaire des asiles dans lesquels il n'a pas été signalé de pellagre n'est pas meilleur que celui des asiles dans lesquels il en a été signalé et que, dans ces derniers, la pellagre s'est montrée indifféremment, et abstraction faite de toute différence dans ce même régime alimentaire;

2° Que la plupart des pellagreux des asiles appartenant à la classe indigente, étaient soumis, dans leur milieu antérieur, aux plus déplorables conditions hygiéniques et n'y avaient pas contracté la pellagre;

3° Que s'ils l'ont contractée, après être devenus aliénés et dans les conditions hygiéniques relativement excellentes qui constituent le régime des asiles, ce ne peut être évidemment sous l'influence de ces mêmes conditions;

4° Qu'à la maison centrale de Fontevrault, près Saumur, dont la population est plus nombreuse et où les conditions hygiéniques sont loin de valoir celles de l'asile de Sainte-

Gemmes, on n'a pas constaté la moindre trace d'érythème chez les détenus, bien que l'attention des médecins ait été appelée depuis longtemps sur ce point par le si regrettable docteur Antelme, inspecteur général des asiles d'aliénés et du service sanitaire des prisons ;

5° Que de l'aveu de tous les médecins compétents, si l'*hygiène* d'établissements dans lesquels les aliénés *ont du pain blanc à discrétion, de la viande cinq fois par semaine, du vin tous les jours, avec de bonnes conditions de vêture et d'habitation, était l'hygiène des indigents de Lombardie, des Landes et des Asturies, il est peu probable qu'un seul fût atteint de la pellagre, ce mal de misère.* Or, si les aliénés des asiles deviennent pellagreux dans de telles conditions, *on est rigoureusement conduit à admettre, pour l'explication de ce fait, une influence autre que celle de ces conditions, et, pour qui a pu apprécier* comme les observateurs spéciaux *son action débilitante, cette influence ne peut être que celle de l'aliénation mentale ;*

6° Que si, dans les asiles les aliénés, pensionnaires, à l'encontre des aliénés indigents, n'ont pas, en général, la pellagre, cela tient, on ne peut plus évidemment, à ce que les aliénés pensionnaires sont préservés par *l'hygiène de toute leur vie antérieure contre les effets débilitants de l'aliénation mentale, tandis que les aliénés indigents y sont, au contraire, fatalement préparés par la leur.*

Je crois donc pouvoir rigoureusement conclure :

1° Que la pellagre est très fréquente dans les asiles d'aliénés, plus fréquente même qu'aucune des complications connues de l'aliénation mentale et, par exemple, que la paralysie générale ; 2° qu'elle ne saurait y être attribuée aux conditions hygiéniques propres à ces établissements; 3° que la principale, pour ne pas dire la seule cause de la pellagre dans les asiles d'aliénés, cause prédisposante, bien entendu, est l'aliénation mentale dont les effets débilitants viennent s'ajouter à ceux d'une mauvaise hygiène antérieure.

Après avoir démontré l'existence, dans les asiles d'aliénés, d'une affection qui a tous les caractères de la pellagre, et qui n'a pu s'y développer que sous l'influence de l'aliénation mentale, et qu'en se liant à un état général développé par elle avec ou sans le concours d'autres causes, il me reste à décrire cet état général auquel nous croyons pouvoir conserver le nom de cachexie spéciale et propre aux aliénés.

Bien que cette disposition générale de la santé chez les aliénés, à de certaines périodes de leur aliénation mentale, n'ait été avant celle que nous avons donnée dans notre mémoire des Archives en 1860 [1], l'objet d'aucune description

[1] Depuis la publication de notre mémoire la cachexie des aliénés a été l'objet d'une étude spéciale de la part des médecins Américains et Anglais, mais sous les noms de marasme, d'épuisement, de phthisie latente. Il suffit de lire le compte-rendu qu'en a donné M. Dumesnil, dans les numéros des *Annales médico-psychologiques* de décembre 1863 et janvier 1864, pour se convaincre que ces médecins n'ont eu en vue dans leurs appréciations que ladite cachexie. Je n'ai pas à discuter, à cette occasion, la question de savoir : si le nom de marasme, par exemple, convient mieux pour désigner cet état de débilitation, dans lequel tombent les aliénés à une certaine période de leur affection mentale, qu'il ne conviendrait pour désigner les cachexies paludéenne, tuberculeuse, cancéreuse ou autres; il me suffit de constater que l'objet que désignent ces divers noms est le même, et qu'il est admis par tous. Il existe, toutefois, parmi nos honorables confrères, quelques divergences sur la nature du rapport qui existe entre l'aliénation mentale et les maladies physiques constatées chez les aliénés en état de marasme, et par exemple, la phthisie. C'est ainsi que, tandis que les docteurs Workman et Harlow pensent que l'aliénation mentale procède de la maladie phy-

spéciale, je ne crois pas que son existence puisse être contestée par aucun médecin quelque peu versé dans l'étude des maladies mentales, et je n'aurai pas de peine à faire admettre, à côté des diverses cachexies connues, et telles que les cachexies scorbutique, cancéreuse, vénérienne, paludéenne, saturnine, mercurielle, etc., une cachexie spéciale et propre aux aliénés, pouvant être considérée comme le résultat des progrès latents de l'aliénation mentale, et de son action continuée sur l'économie animale, aidée ou non du concours de certaines conditions hygiéniques particulières.

Symptômes. — Il ne faut pas, en effet, une bien longue observation des aliénés pour reconnaître que certains d'entre eux, dont l'affection est passée à l'état chronique, finissent par présenter une altération de la nutrition, dont les progrès très-variables sont ordinairement lents. Cette altération se traduit tout d'abord par un certain amaigrissement, par de la tendance à la diarrhée et par une déperdition successive des forces ; mais ce qui me semble constituer un de ses caractères essentiels, c'est la tendance que présente la peau des individus qui en sont ou qui doivent en être affectés, à s'altérer de diverses manières ; c'est le rapport pathologique, enfin, qui en ressort entre le derme et le système nerveux. Chez plusieurs d'entre eux, en effet, on voit coïncider ou alterner avec les troubles de l'appareil digestif des altérations de la peau qui nous ont semblé très-variables. Tantôt et le plus ordi-

sique, le docteur Bancrofs renverse la proposition et croit que la phthisie procède de la lésion du cerveau qui a produit l'aliénation mentale. Je ne sais quelle est à cet égard l'opinion du docteur Clouston, de l'asile d'Edimbourg, qui a publié récemment un mémoire sur l'affection tuberculeuse liée à l'aliénation mentale.

nairement, sous l'influence de l'insolation, on constate sur la face dorsale des mains, et s'étendant plus ou moins haut sur l'avant-bras, des érythèmes réunissant tous les caractères assignés par les auteurs spéciaux à l'érythème pellagreux, depuis l'érythème rouge jusqu'à l'érythème noirâtre, avec exfoliation; le dos des pieds, le cou et la poitrine, quand ils sont restés découverts, participent quelquefois à cet état. Cette forme de la cachexie des aliénés répond à celle que nous avons décrite sous le nom de *variété de pellagre propre aux aliénés.*

Ce qui complète l'analogie de cette forme de la cachexie des aliénés avec la pellagre, c'est l'époque de l'évolution et de l'exacerbation habituelle de ses symptômes, et leur amendement ou leur rémission à peu près complète après cette époque. Tantôt on constate, comme dans la période ultime de la pellagre, des taches scorbutiques, des œdèmes des extrémités, un aspect terreux général de la peau; d'autres fois cette membrane, comme nous l'avons constaté dans deux cas, et comme M. Bonacossa, l'éminent médecin en chef de l'asile des aliénés de Turin, m'a dit l'avoir observé aussi dans son service, prend une teinte bronzée qui rappelle la maladie dite : *bronzée d'Addison.*

Dans quelques cas, on observe des éruptions vésiculeuses, papuleuses, squammeuses et furonculaires, constituant une sorte de poussée, comme l'a signalé M. Girard de Cailleux à l'asile d'Auxerre. Il n'est pas très-rare non plus d'observer des dartres farineuses siégeant le plus ordinairement sur la face, et affectant quelquefois des formes circinées d'une régularité en quelque sorte géométrique. Deux fois, nous avons constaté des purpuras d'une étendue générale. Dans deux cas, nous avons vu l'altération de la peau revêtir les caractères du *psoriasis diffusa*, et M. Baume, de Quimper, nous a dit avoir fait une fois une observation analogue. Quelques bulles de pemphigus ont été observées par nous dans le cours de la cachexie que nous étudions. Nous croyons enfin pouvoir rattacher aux altérations de l'appareil cutané, que l'on observe quelquefois chez les aliénés en état ou en voie de cachexie, une certaine hypertrophie avec déformation et coloration noirâtre des ongles, sur laquelle notre honorable confrère, M. le docteur Payen, d'Orléans, a particulièrement appelé notre attention. Peut-être aussi les tumeurs sanguines du pavillon de l'oreille, sur lesquelles notre cher et vénéré maître, M. Ferrus, a le premier appelé l'attention dans ses leçons à Bicêtre, et qui ont été il y a quelques années l'objet d'une intéressante monographie de M. Foville fils, ne sont-elles pas sans connexité avec la disposition générale que je décris, ainsi que j'en ai exprimé l'opinion dans mon mémoire des Archives, en 1860, opinion qui a été admise depuis par plusieurs aliénistes, et notamment par M. le docteur Kuhn dans sa thèse (Strasbourg, 1864).

Le plus souvent, la peau des aliénés cachectiques, ou qui vont le devenir, est sèche, rugueuse, et ne transpire plus.

Dans quelques cas, enfin, on ne constate du côté de la peau aucune altération appréciable.

A propos de ces altérations de la peau, qui témoignent si évidemment d'un rapport pathologique entre le derme et le système nerveux, je dois relever incidemment un fait que nos collègues ont dû observer comme nous, c'est la fréquence relative des érésipèles et des ichthyoses chez les aliénés. La fréquence de l'érésipèle, en particulier, est telle, qu'il semble revêtir quelquefois le caractère épidémique. Il me paraît être endémique, en tout cas, dans les asiles d'aliénés. Pour ce qui est de l'asile de Sainte-Gemmes, par exemple, je puis dire qu'il y en existe presque toujours quelques cas comme en permanence. Il siége principalement à la face.

Lorsque la cachexie des aliénés doit revêtir les caractères de la pellagre, il n'est pas rare de voir les symptômes cutanés précéder de longtemps, comme dans cette dernière affection, le développement de la cachexie; ce n'est souvent, en effet, qu'après une longue série d'exacerbations vernales, et au bout de plusieurs années, qu'on voit se dessiner l'état cachectique. Un des trois malades que M. Baillarger a présentés en notre nom à l'Académie de médecine, le nommé Bureau, n'est devenu cachectique qu'après quatre ans; mais, à partir du jour où l'altération de la nutrition a commencé à se produire, elle s'est mise à progresser d'une manière assez sensible.

Les symptômes cutanés que nous venons d'énumérer se lient presque toujours à la cachexie des aliénés, mais leur intensité n'en mesure pas toujours exactement le degré; c'est ainsi, par exemple, qu'on les voit manquer quelquefois dans la période ultime de l'affection, tandis qu'ils peuvent être très-prononcés au début et avant toute apparence d'émaciation; ils peuvent manquer aussi, avons-nous dit, dans tout le cours de la cachexie que nous étudions. Il n'en est pas de même des autres caractères tirés des troubles de l'appareil digestif et du système nerveux, qui sont communs à toutes les formes, et ne sont guère susceptibles de varier que dans le degré.

Parmi les symptômes digestifs qui caractérisent cette

cachexie spéciale, le plus saillant est, sans contredit, la diarrhée. Cette diarrhée est souvent colliquative et incoërcible; les selles, habituellement, sont séreuses, quelquefois bilieuses, très-rarement sanguinolentes, et ne s'accompagnent presque jamais de coliques; le ventre est souple, indolore, et ordinairement déprimé. Ce qui semble distinguer cette diarrhée, c'est que, pendant toute sa durée, la langue reste ordinairement nette, humide; l'appétit se conserve, et l'apyrexie est complète.

Dans quelques cas, cependant, et surtout dans la période ultime, la langue est sèche, comme racornie, la soif est vive et l'appétit aboli; mais ces cas, je le répète, sont exceptionnels.

Constituant plutôt un flux asthénique qu'un symptôme proprement dit d'entérite, la diarrhée de nos cachectiques cesse quelquefois, après une durée qui varie entre quelques jours et quelques mois, et présente, dans tous les cas, une remarquable tendance à se reproduire, sans que l'on puisse assigner à la plupart de ces récidives aucune autre cause qu'un degré de plus dans l'asthénie générale. Cette tendance aux récidives et l'incoërcibilité augmentent à mesure que l'on approche de la période ultime de la cachexie des aliénés, et il est bien rare qu'elles n'en marquent pas le dernier degré.

Dans certains cas, les cachectiques aliénés sont dévorés par une soif ardente; quelques-uns, surtout ceux dont l'état cachectique revêt tous les caractères de la pellagre, accusent une sensation de brûlure à l'épigastre, de la nature du pyrosis. On observe assez souvent du ptyalisme; la muqueuse buccale, dans ce cas, est rouge, tuméfiée, quelquefois aphteuse, et les papilles de la langue sont ordinairement déprimées.

La sécrétion urinaire ne présente aucune modification spéciale; nous n'y avons constaté aucune trace d'albumine ou d'un principe sucré; sa réaction nous a toujours paru plus ou moins acide.

Dans quelques cas, cependant, l'acidité des urines nous a paru très-notablement diminuée; elles sont le plus ordinairement limpides, pâles et exemptes de sédiments.

On n'observe rien de particulier du côté du cœur. Quant aux poumons, on constate quelquefois qu'ils sont tuberculeux.

Ajoutons, sauf à revenir sur ce point, que dans les quelques cas où nous avons constaté l'existence de tubercules dans les poumons de nos cachectiques, nous avons acquis la conviction que leur formation, la plupart du temps, était secondaire et consécutive à l'aliénation mentale, et cette conviction reposait principalement sur l'intégrité parfaite de la santé avant l'explosion du délire, et sur l'absence de tout antécédent héréditaire de phthisie ou de scrofules. L'assertion d'Esquirol relative à la fréquence de la phthisie chez les aliénés, et surtout à son antériorité sur la folie, ne me paraît donc devoir être admise que sous la réserve d'un certain nombre de cas dans lesquels la phthisie est consécutive à l'aliénation mentale. La même observation s'applique aux données fournies par Georget, relativement au même objet.

Nous croyons pouvoir rattacher à la cachexie des aliénés certains cas d'hémoplasties veineuses et d'oblitération artérielle, suivie de sphacèle de membres entiers, que nous avons eu quelquefois occasion d'observer [1]. On ne perçoit,

[1] Cette disposition à la gangrène a été signalée également par la plupart des observateurs dans la pellagre endémique; elle rapproche la pellagre de l'ergotisme gangréneux et a pu fournir un argument à l'hypothèse étiologique du maïs altéré par le verdet.

en général, quel que soit le degré de la cachexie des aliénés, aucun bruit de souffle dans les carotides; on constate, le plus ordinairement, une diminution dans la caloricité, ainsi qu'une petitesse et une dépression caractéristiques du pouls [1].

En même temps que se développent tous les symptômes que nous venons d'énumérer, l'affaiblissement général progresse jusqu'à la mort, qui en est le terme toujours fatal.

Chez quelques-uns de nos cachectiques, nous constatons une certaine incurvation de la colonne vertébrale, sans que les malades accusent ordinairement de douleur dans cette région ; ce symptôme était particulièrement marqué chez un de nos pellagreux de l'asile de Sainte-Gemmes, qui présentait en même temps, depuis plusieurs années, quelques symptômes choréiques.

Nous n'avions jamais observé, avant ces derniers temps, dans le cours de la cachexie des aliénés, et nous ne pensions pas d'abord qu'on pût observer aucun symptôme de paralysie générale ou spéciale que l'on pût rapporter à une lésion des centres nerveux et, en particulier, de la moëlle épinière; mais, quelques exemples récents ont modifié à cet égard notre opinion première et nous ont prouvé que la paralysie dite : pellagreuse, pouvait se manifester chez des aliénés cachectiques qui n'avaient jamais présenté de traces d'érythème.

On observe assez souvent chez les aliénés cachectiques un affaiblissement musculaire général, bien que plus prononcé d'ordinaire dans les jambes, indépendamment de toute éruption érythémateuse antérieure ou concomitante.

[1] Il n'est pas d'aliéniste qui n'ait observé chez certains aliénés plus ou moins déprimés une coloration livide, presque noirâtre, des extrémités, véritable cyanose, résultant de la stase du sang dans les capillaires, par suite du ralentissement dans la circulation.

A mesure que la cachexie se dessine et se prononce davantage, la démence se confirme.

Marche. — La marche de la cachexie des aliénés est, à proprement parler, continue; on constate bien, parfois, des intermissions ou des rémissions, mais elles ne portent que sur certains symptômes et, par exemple, sur les symptômes cutanés et digestifs qui suivent d'ordinaire, quand ils existent, la même évolution que les symptômes de la pellagre. Pour être latents alors, les progrès de la cachexie n'en sont pas moins réels; tout au plus pourrait-on dire que la maladie est quelquefois stationnaire. Le mode d'invasion est variable; c'est ainsi que, dans les cas où elle doit revêtir les caractères de la cachexie pellagreuse, les symptômes cutanés peuvent précéder d'assez longtemps, de plusieurs années, par exemple, le développement de l'état cachectique, et on distingue alors dans la marche de l'affection, les deux périodes que nous avons admises : la première s'étendant depuis l'apparition des premiers symptômes cutanés ou autres, jusqu'au moment où la constitution s'empreint du caractère cachectique; c'est celle que nous avons appelée *pellagreuse proprement dite;* l'autre s'étendant depuis le commencement de la cachexie jusqu'à la terminaison de la maladie. Dans les cas, au contraire, où la cachexie se dessine sans avoir été précédée d'aucun symptôme cutané ou autre, il est évident qu'il ne peut y avoir qu'une seule période.

Il résulte de l'exposé que nous venons de présenter des symptômes de la cachexie des aliénés que, de même que la pellagre, l'altération dans la nutrition qui la caractérise procède le plus ordinairement par un ensemble ou une succession de désordres dans le système cutané, dans l'appareil digestif et dans le système nerveux. Les symptômes cutanés, il est vrai, manquent quelquefois, mais comme, de même encore que pour la pellagre, ils ne constituent qu'une expression symptomatique d'une disposition générale intérieure, et que cette expression symptomatique peut manquer et manque, en effet, assez souvent sans que la disposition précitée en existe moins, il n'y a à tirer de leur absence aucune conclusion contraire à l'opinion que nous avons exprimée.

Il y a lieu de considérer, d'ailleurs, que c'est beaucoup moins dans des altérations réelles et effectives que consistent les symptômes tirés de l'état de la peau chez nos cachectiques de même que chez les pellagreux, que dans une disposition de cette membrane, dans une sorte d'aptitude, si je puis ainsi dire, à s'altérer dans de certaines conditions, de diverses manières. On sait, en effet, que l'insolation constituant d'ordinaire la condition essentielle du développement des altérations de la peau chez les pellagreux comme chez nos cachectiques, on pourrait, à la rigueur, en soustrayant les malades à cette influence, prévenir ces altérations; il est évident que dans ce cas, si la peau ne s'est pas altérée, elle n'a pas perdu pour cela son aptitude morbide à s'altérer, et que, de même qu'il y a, ainsi que l'a remarqué le premier Sydenham, des *varioles sans éruption, variola sine variolis*, il y aura alors des pellagres et des cachexies d'aliénés sans symptômes cutanés.

L'enquête à laquelle nous avons procédé dans la plupart des principaux asiles, avec le concours bienveillant de nos honorables confrères, a pleinement confirmé ces dernières données. Il en résulte, en effet, qu'encore bien qu'il dût y avoir dans tous ces établissements des cachexies inhérentes à la marche de l'aliénation mentale, dans quelques-uns cependant, ces cachexies ne se sont accompagnées d'aucune altération spéciale de la peau; il en est résulté aussi que, dans ceux où des altérations de la peau se sont liées évidemment à la marche de la cachexie spéciale aux aliénés, ces altérations n'ont pas présenté partout les mêmes caractères: témoins, par exemple, les asiles d'Auxerre et de Toulouse.

La conclusion à tirer de cette différence est que, si l'état d'aliénation mentale est la condition première du développement de la cachexie des aliénés, cette cachexie, cependant, pour ses manifestations reste dépendante de certaines conditions hygiéniques propres à chaque milieu.

Diagnostic différentiel. — Les conditions spéciales dans lesquelles se développe la cachexie que nous étudions ne permettant pas de la confondre avec les autres cachexies, il n'y a pas lieu d'en présenter le diagnostic différentiel. Nous croyons, cependant, qu'il importe de faire observer que cette même cachexie doit être distinguée de l'état de marasme dans lequel finissent par tomber les paralysés généraux, par suite des progrès de leur mal et avec lequel elle n'a rien de commun; il convient également de ne pas la confondre avec les altérations de nutrition se liant aux diverses maladies qui peuvent survenir incidemment chez les aliénés. Il est évident, par exemple, qu'il faut distinguer la cachexie des aliénés de l'altération de nutrition qui résulterait, chez un aliéné, du développement d'une phthisie tuberculeuse incidente.

Pathogénie et étiologie. — La condition première du développement de la cachexie des aliénés étant l'état d'aliénation mentale, il en résulte que son étiologie ne saurait être douteuse.

Ceci posé, il est facile d'admettre que la cachexie dont

il s'agit doit avoir d'autant plus de chances de se produire que l'aliénation mentale est de date plus ancienne. Toutes choses égales d'ailleurs, l'observation démontre que de toutes les formes d'aliénation mentale, celle qui dispose le plus à la cachexie qui nous occupe, est la forme mélancolique et dépressive.

Sur 64 aliénés en état ou en voie de cachexie spéciale, nous avons constaté : 18 fois la lypémanie avec stupeur ou dépression, 32 fois la démence lypémaniaque également avec stupeur ou dépression, 5 fois la manie chronique, 2 fois la démence consécutive à l'épilepsie, 7 fois l'idiotisme.

Il résulte de cette donnée que c'est la dépression qui joue le rôle principal dans la production de la cachexie des aliénés. Il importe, toutefois, pour l'appréciation de l'influence comparative de la dépression et de l'excitation, de tenir compte de la prédominance très-marquée qui existe dans les asiles où nous recueillons nos observations de la forme mélancolique de l'aliénation mentale sur la forme maniaque et de cette cause d'erreur que la cachexie des aliénés, lorsqu'elle doit revêtir les caractères de la pellagre, ayant pour premier effet de substituer la dépression à l'excitation, c'est-à-dire, de convertir la manie en lypémanie chez les individus qui doivent en être atteints, il en résulte que la part des maniaques dans la dite cachexie est réellement plus grande qu'elle ne le paraît. A priori, il ne semble pas qu'il puisse en être autrement, car, la manie prolongée entraîne une dépense d'innervation qui doit nécessairement, dans un temps plus ou moins long, conduire à l'épuisement, et, dont les effets, pour ne pas se manifester toujours visiblement pendant que s'effectue cette dépense, n'en sont pas moins réels et finalement appréciables. Aussi, lorsque la source d'innervation se trouve épuisée chez les maniaques, par suite de la dépense excessive qu'ils en ont faite, l'ordinaire est-il de voir la dépression succéder brusquement à l'excitation et le marasme progresser beaucoup plus rapidement que dans tous les autres cas. Nous avons eu récemment un exemple frappant de la rapidité avec laquelle les malades s'éteignent en pareille circonstance : il nous a été offert par une de nos pensionnaires, sœur d'un médecin, atteinte d'une aliénation mentale caractérisée par un délire de persécutions avec exaltation habituelle. Sa santé physique s'était toujours soutenue sans apparence d'épuisement, lorsque, quinze jours avant la mort, la malade commença à donner les premiers signes d'un affaiblissement dont les progrès furent on ne peut plus rapides ; pendant ces quinze jours on vit à mesure que le marasme se prononçait davantage, l'excitation faire place à la dépression, mais non sans reparaître à quelques intervalles, comme pour compléter l'épuisement de la source, jusqu'à la mort qui sembla être le résultat d'une dernière lueur d'exaltation.

On comprend que la cachexie des aliénés, lorsqu'elle affecte une marche aussi rapide, ne s'empreigne pas des mêmes caractères, et s'accompagne, par exemple, bien plus rarement des symptômes cutanés rappelant plus ou moins la pellagre, que lorsqu'elle affecte, comme chez les lypémaniaques, une marche beaucoup plus lente.

Cette différence dans les caractères de la cachexie des aliénés, suivant que sa marche est plus ou moins rapide, ou suivant qu'elle affecte des malades en état de dépression ou d'excitation, explique, peut-être, celle que présentent entre eux, sous ce rapport, les asiles du département de la Seine, où la forme maniaque de l'aliénation mentale prédomine sur la forme mélancolique, et la plupart des asiles de province, où le contraire s'observe d'ordinaire. Il est possible aussi, que sous le même rapport, il y ait de notables différences entre les asiles du midi, du nord, de l'est et de l'ouest.

L'influence de l'aliénation mentale sur le développement d'une cachexie spéciale peut être activée ou atténuée, et quelquefois neutralisée par certaines conditions hygiéniques. C'est un fait reconnu d'abord, que dans les maisons de santé comme dans les quartiers de pensionnaires d'asiles publics, où le régime réunit nécessairement plus de confortable que dans les sections d'indigents, les développements de la cachexie spéciale sont moins manifestes, et que, lorsqu'elle survient, on ne lui voit jamais revêtir les caractères de la forme pellagreuse. Nous devons faire observer, à cette occasion, que l'aliénée dont nous venons de dire la fin rapide était une pensionnaire.

Il nous a été possible, dans certains cas, de retarder, et même d'enrayer la marche de la cachexie spéciale, par une simple modification dans le régime, et, par exemple, en le rendant plus substantiel et plus réparateur; l'usage du vin, en particulier, nous a semblé exercer une influence réelle. Mais, de ce que la disposition cachectique que nous venons de décrire peut être modifiée par le régime, il serait irrationnel de conclure qu'elle dépend, sous le rapport étiologique, de ce même régime. Il est évident, en effet, que dans les conditions du régime alimentaire propre au moins favorisé des asiles d'aliénés, il est bien peu d'hommes, s'il en est même, qui présenteraient cette disposition. S'il s'en présente relativement beaucoup chez les aliénés, il faut bien faire intervenir, pour l'explication de ce fait, une autre explication que celle tirée du régime, et, par exemple, l'influence asthénisante de l'aliénation mentale, influence qui peut d'ailleurs être modifiée avantageusement par un régime exceptionnellement réparateur. Mais, il serait tout aussi illogique de conclure de cette influence du régime sur la disposition précitée à l'étiologie de cette dernière qu'à celle de la chlorose et de toutes les affections. On a bien pu dire : *Naturam morborum ostendunt curationes;* mais ce n'est que dans une certaine mesure que l'on pourrait étendre la notion tirée de la médication à la cause de la maladie et dire : *Causam*, au lieu de : *Naturam morborum ostendunt curationes.*

Pronostic. — Le pronostic de la cachexie des aliénés est naturellement très-grave. Consécutive, en effet, à un état d'aliénation mentale déjà par lui-même incurable, on peut dire qu'elle se termine toujours par la mort; car, dans les cas même où il est possible de ralentir ou d'enrayer sa marche, ce dénouement n'est jamais que retardé. Terminaison fatale de l'aliénation mentale, en dehors de toute maladie intercurrente, elle constitue le seul cas dans lequel la folie puisse être, à proprement parler, considérée comme cause de mort, et c'est elle qui certainement fournit l'explication principale du chiffre élevé qu'atteint la mortalité chez les aliénés, comparativement à celle de la population générale. Ce chiffre est, en effet, d'après l'important document publié par ordre de S. E. le ministre de l'agriculture et du commerce sur la statistique de France, de 1 sur 7, 27 aliénés, pour la période de 1842 à 1853; tandis que dans la population totale de la France on compte seulement 1 décès sur 41 habitants, ce qui donne, pour les aliénés, une mortalité six fois plus considérable que pour la population.

Pour apprécier cette influence de l'aliénation mentale sur la durée de l'existence, il convient de tenir compte, non-seulement de la cachexie, qui lui est spéciale, considérée comme cause de mort, mais encore de son influence sur la marche des maladies intercurrentes, et sur leur terminaison à laquelle elle imprime un caractère ordinairement fatal. La plupart de nos confrères ont pu remarquer, en effet, comme nous, que les maladies incidentes prenaient ordinairement, chez les aliénés chroniques, un caractère excessivement grave, et nous avons cru en voir récemment une preuve, entre autres, dans le fait suivant : Sur cinq cas de fièvre typhoïde survenus presque en même temps, trois furent suivis de mort, et ils appartenaient à des aliénés; les deux autres, quoique plus graves en apparence, furent suivis de guérison complète, et ils appartenaient à des employés.

Anatomie pathologique. — La seule lésion caractéristique qui ressorte de nos autopsies est le ramollissement général ou partiel de la substance blanche de la moelle épinière; mais cette lésion n'a pas, à nos yeux, le caractère d'une lésion principe, car elle manque trop souvent, et nous paraît être consécutive. Jamais nous n'avons vu le cerveau participer au ramollissement observé dans la moelle.

L'examen de tous les autres organes, chez nos cachectiques, ne révèle en général rien de saillant. L'état extérieur ne se distingue que par les signes de la maigreur et de l'émaciation, inséparables de l'état cachectique, et quelquefois par les restes ou stigmates de l'altération cutanée qui avait marqué la forme plus particulièrement pellagreuse. Les organes thoraciques n'offrent rien de particulier; dans quelques cas, on trouve des tubercules dont la formation a dû se lier au progrès de la cachexie et lui être consécutive. A l'ouverture de l'abdomen, nous n'avons trouvé le plus généralement qu'un peu d'injection et de ramollissement, dans une étendue variable, de la muqueuse gastro-intestinale. Le foie et la rate nous ont paru quelquefois ramollis et hypertrophiés; le plus ordinairement ils sont sains, de même que les reins et la vessie.

En bornant aux données qui précèdent l'anatomie pathologique de la cachexie des aliénés, nous ne pouvons que regretter leur insuffisance et qu'exprimer le vœu de voir cette étude reprise par d'autres observateurs et faite au point de vue des investigations de la science moderne et, par exemple, de l'histologie.

Traitement. — A propos de la cachexie qui nous occupe, on ne comprendrait d'autre traitement que celui de l'aliénation mentale primitive, si cette aliénation n'était incurable, et, comme il en est le plus ordinairement ainsi, le traitement ne peut consister que dans l'application des seules règles hygiéniques propres à combattre l'influence de l'agent nerveux qui tend à miner sourdement la constitution et à altérer la nutrition, et nous avons dit plus haut qu'un régime substantiel et réparateur était le seul qui semblât devoir remplir cette indication.

De tout ce qui précède, il me semble résulter évidemment que l'aliénation mentale joue un rôle très-important dans le développement de l'état général auquel se lie la pellagre.

Je ne crois même pas trop m'avancer en exprimant l'opinion que son influence, suivant toute probabilité, est plus générale qu'on ne le croit et donne, peut-être, l'explication de ce qu'il y a de spécial dans l'effet de certaines conditions de l'hygiène qui produisent la pellagre en certains lieux et ne la produisent pas dans d'autres.

Il serait possible, en effet, et je penche à le croire, que l'existence d'un trouble nerveux quelconque préexistant et combiné avec la misère physique, fût en quelque sorte une condition nécessaire de la disposition de la peau à présenter l'érythème spécial sous l'influence de l'action solaire. Nous irons même plus loin et jusqu'à nous en prévaloir pour justifier, bien qu'avec une certaine réserve et dans une certaine mesure, l'hypothèse étiologique du maïs. Cette opinion se trouve corroborée par l'état de mélancolie que présentent la plupart des individus prédisposés à la pellagre au foyer des principales endémies et qui avait déjà frappé Strambio, comme il a frappé ses successeurs et les médecins landais unanimes sur ce point. Parmi les aliénés chez lesquels la pellagre a été observée dans les asiles, plusieurs étant devenus aliénés consécutivement à l'épilepsie, à l'hystérie, à la paralysie générale, quelques-uns même étant des idiots, nous croyons pouvoir appliquer dans une certaine mesure les considérations qui précèdent à l'épilepsie, à l'hystérie, à la paralysie générale, et jusqu'à un certain point à l'idiotisme. Nous en avons constaté d'assez nombreux exemples, non-seulement dans les asiles d'aliénés, mais encore parmi les pellagreux du grand hôpital de Milan, pour ne point hésiter à admettre la participation de ces états à l'influence exercée par l'aliénation mentale et à étendre, par suite, à tout le système nerveux cette même influence.

CACHEXIE TUBERCULEUSE.

Parmi les autopsies de pellagreux dont il nous a été donné de lire la relation ou que nous avons eu occasion de pratiquer nous-même, nous avons constaté quelquefois la présence dans les poumons de tubercules, soit à l'état de crudité, soit à l'état de ramollissement.

Quelques-unes des observations que nous reproduisons à la fin de cet ouvrage en offrent des exemples assez remarquables. Mais ce fait soulève une question qui ne me paraît pas être sans intérêt, c'est celle de savoir si, dans l'espèce, la formation des tubercules est une conséquence de la cachexie pellagreuse, ou une des causes qui ont concouru à son développement.

Il ne saurait être douteux, d'abord, que les tubercules puissent se former dans les conditions de dépression vitale et de diminution de l'activité circulatoire où se trouve la plupart des pellagreux, et que leur développement puisse être un des effets de la même cause ou plutôt des mêmes causes. Il y a mieux : la formation des tubercules peut, non-seulement, se lier à la même cause que la cachexie pellagreuse, mais elle peut encore procéder directement de cette même cachexie, considérée comme cause elle-même. On conçoit que cette proposition ne soit pas susceptible d'une démonstration matérielle, car, quel que soit le degré de précision auquel soient portés de nos jours les moyens d'explorer les organes thoraciques, il ne saurait permettre la plupart du temps de préciser le moment où la diathèse tuberculeuse a dû commencer à s'établir, de manière à ce que l'on puisse se prononcer d'une manière certaine sur la question de savoir : si les manifestations érythémateuses sont antérieures ou postérieures à ce moment.

Toutefois, dans les cas où la diathèse tuberculeuse, établie d'ancienne date, a parcouru une longue période sans qu'il se soit produit aucune trace d'érythème et où l'on voit survenir l'éruption caractéristique sous l'influence de l'insolation, sa cause occasionnelle, alors surtout que le tuberculeux se trouve dans un état plus ou moins cachectique, il y a lieu de croire que la phthisie est antérieure à la pellagre et a pu concourir à son développement. Je me crois même en mesure d'affirmer qu'il n'est pas très-rare de rencontrer quelques exemples d'érythème spécial survenu dans de telles conditions, et j'estime en outre qu'on en observerait plus souvent, si le propre de la cachexie tuberculeuse, à l'encontre de la cachexie pellagreuse qui peut rester plus ou moins longtemps latente et compatible avec la conservation d'une santé relative et par suite de certaines habitudes d'activité, n'était d'obliger plus tôt les malades, si ce n'est à garder la chambre ou le lit, à renoncer du moins à des habitudes extérieures qui les exposent à subir l'insolation.

On peut se prononcer avec plus de certitude encore sur l'antériorité de la diathèse tuberculeuse sur la pellagre dans les cas où la phthisie se lie évidemment à la diathèse scrofuleuse. Tel est le cas dans lequel se trouvait le sujet de l'une des observations que nous avons recueillies à Sainte-Gemmes et qui se trouvent à la fin de cet ouvrage. Bien que la pellagre ait été certainement postérieure à l'aliénation mentale chez ce malade, qui avait été transféré de l'asile de Niort, il ne saurait être douteux que la diathèse tuberculeuse soit venue concourir avec l'influence de l'aliénation au développement de la pellagre. Je crois pouvoir rapprocher de ce fait le cas cité par M. Archambault dans une note lue à Société médicale des Hôpitaux en 1862 et dans lequel on avait trouvé des tubercules anciens des poumons et une pleurésie tuberculeuse.

Du reste, l'influence que la cachexie tuberculeuse peut exercer sur l'appareil cutané et, par suite, sur sa disposition à présenter l'érythème dit : pellagreux, me semble pouvoir se déduire de celle qu'elle paraît exercer sur la peau bronzée dans la maladie dite : d'Addison. On sait, en effet, que le plus grand nombre des individus qui ont offert cette coloration accidentelle de la peau étaient tuberculeux ou cancéreux avec ou sans lésion des capsules surrénales.

Résumant mon opinion sur les rapports de la diathèse tuberculeuse avec la pellagre, je dirai que le plus souvent elle est consécutive à la cachexie pellagreuse; que dans quelques cas elle peut être considérée comme une des causes qui y prédisposent en contribuant à l'asthénie qui paraît être la condition intrinsèquement nécessaire de la production de l'érythème spécial.

Dans les cas où elle survient consécutivement à la cachexie pallagreuse, elle peut en dépendre directement, ou être le produit de la même cause. Je n'ai pas besoin d'ajouter que dans les cas où elle procède de la cachexie pellagreuse, d'effet qu'elle était d'abord, elle devient cause, c'est-à-dire : qu'elle ajoute son influence asthénisante à celle de la dite cachexie.

CACHEXIE CANCÉREUSE.

Bien que l'altération de la nutrition, qui est le propre de la cachexie pellagreuse, puisse, on le conçoit, aboutir au développement d'une maladie cancéreuse, on ne saurait nier que cette éventualité ne doive être que très-rare et que, dans les cas où on constate chez le même individu un cancer et des symptômes de pellagre, il soit plus rationnel de rattacher la pellagre au cancer, que le cancer à la pellagre.

En parlant de ces derniers cas, je ne fais pas une simple supposition et j'en trouve un exemple remarquable dans une observation communiquée à la Société médicale des Hôpitaux par M. le professeur Grisolle. Le sujet de cette observation avait présenté un érythème caractéristique des extrémités supérieures sur la nature duquel ce savant médecin crut devoir avec d'autant plus de raison réserver son opinion, qu'il fut reconnu finalement être lié à une cachexie cancéreuse.

Bien qu'à raison de la rareté relative des cas de cancer, de tels faits doivent être considérés comme très-peu ordinaires; il y a lieu de penser que des investigations plus attentives, dans ce sens, feront rattacher peut-être moins rarement qu'on ne pense l'érythème pellagreux à la cachexie cancéreuse. L'influence de cette cachexie sur l'appareil cutané et conséquemment sur le développement dudit érythème peut se déduire, du reste, comme celle de la cachexie tuberculeuse, de la relation étiologique qui paraît exister entre la cachexie cancéreuse et la maladie dite : bronzée.

CACHEXIE PALUDÉENNE.

Il ne saurait être douteux, *à priori*, que la cachexie paludéenne puisse prédisposer à la pellagre. Toutefois, l'observation n'a pas encore démontré que son influence se soit beaucoup exercée; car, si dans certaines localités de la Lombardie on constate la co-existence d'une double endémie de pellagre et de fièvres intermittentes, on n'a pas remarqué que la pellagre atteignît plus souvent ceux des habitants de ces localités qui avaient la cachexie miasmatique, que les autres. Il est de fait, enfin, que dans les marais Pontins la pellagre est inconnue et il n'est pas bien démontré qu'elle existe en Sologne. Il y a donc lieu de conclure de ces données, si insuffisantes qu'elles soient, que si la cachexie paludéenne prédispose à la pellagre, ce n'est à coup sûr que dans une mesure qui ne dépasse pas l'état sporadique.

CACHEXIE LIÉE A D'AUTRES MALADIES.

En faisant de l'érythème pellagreux une unité morbide sous le nom de pellagre et en rattachant cette unité morbide à un état général qui peut se manifester dans des conditions pathologiques bien différentes, nous croyons avoir facilité l'élucidation d'un point de science qui ne laissait pas que d'être très-obscur et très-embarrassant. Je veux parler de la distinction à établir entre les cas d'érythème devant se rattacher à la pellagre considérée comme entité pathologique spéciale et caractérisée par sa triade de symptômes traditionnels et les cas d'érythème se liant à des cachexies très-diverses. L'embarras de les distinguer devait être d'autant plus grand que la susdite triade caractéristique pouvait se rencontrer également dans les deux cas. Or, en faisant de l'érythème spécial une entité morbide sous le nom de pellagre, rien n'était plus naturel que de la distinguer suivant les états pathologiques auxquels elle se lie, et d'admettre, par suite, une pellagre des aliénés, une pellagre des tuberculeux, une pellagre des cancéreux, ou une pellagre de telle ou telle autre maladie organique, voir même, une pellagre mixte dans les cas où elle se lierait à un état pathologique auquel concourraient plusieurs causes organiques.

Dans les cas, enfin, à beaucoup près les plus nombreux, où la pellagre se lie à un état de cachexie résultant de l'ensemble des conditions hygiéniques qui constituent les misères physique et morale, elle pourrait prendre le nom de pellagre des misérables, synonyme de celui de mal de misère qui lui a déjà été donné.

Ces données sur la nature intime de la pellagre sont de date trop récente encore pour que nous ayons pu multiplier les observations de pellagre liée à d'autres cachexies que celles des aliénés, des tuberculeux, des cancéreux que nous venons d'examiner.

Mais, à défaut d'autres que des investigations faites dans les idées que nous venons d'exposer ne tarderont pas, sans doute, à rendre de plus en plus nombreuses, après avoir rappelé que Strambio avait déjà noté une altération du foie dans la pellagre; que quelques autres auteurs tels que Fanzago, Rizzi et M. Roussel ont trouvé dans quelques cas le foie hypertrophié, ramolli; que Labus a cité deux cas de cirrhose chez des pellagreux, je ne puis que reproduire ici l'intéressante observation qui a été communiquée par M. Vidal à la Société médicale des Hôpitaux, dans sa séance du 22 octobre 1862, et dans laquelle cet honorable confrère a rencontré une lésion remarquable du foie.

« M. Vidal lit une observation intéressante de pellagre sporadique avec une autopsie très-complète ayant montré, entr'autres résultats, une lésion spéciale du foie qui semble avoir été jusqu'à présent à peine signalée par les différents auteurs qui ont décrit cette affection.

« Le sujet de cette observation était un homme de cinquante-neuf ans, habitant depuis vingt-cinq ans les environs de Paris, et livré en qualité de journalier aux travaux pénibles de la campagne et astreint à une alimentation peu réparatrice, bien qu'il ne paraisse pas avoir souffert positivement de la misère. Le maïs n'est jamais entré dans son régime. Aucune cause héréditaire bien positive ne paraît pouvoir être invoquée. Le premier dérangement de sa santé date de onze mois, et les premiers phénomènes morbides ont été un affaiblissement progressif et une diarrhée assez persistante, suivie, quelque temps après, d'une maladie du cuir chevelu dont il serait difficile de préciser la nature.

« Après une amélioration passagère, le malade a été repris il y a trois mois d'une diarrhée lientérique rebelle à tous les traitements, et qui s'est accompagnée d'un affaiblissement considérable des forces physiques, de l'intelligence, de la mémoire, de la sensibilité générale et de celle des sens de la vue et de l'ouïe; enfin, d'une éruption érythémateuse caractéristique, siégeant non-seulement sur les mains, mais encore sur le tronc et sur les jambes. C'est bien le tableau complet des symptômes de la pellagre. Une médication reconstituante bien dirigée n'arrêta pas la lienterie non plus que les progrès de la cachexie pellagreuse, et le sujet succomba quatre mois après la récidive, un an environ après les premiers symptômes que l'on doit sans doute rapporter au début de la pellagre.

« L'autopsie a été faite avec le plus grand soin par M. Vidal qui s'était assuré le concours de son collègue, le docteur Lhuys, pour les recherches microscopiques. Elle a révélé un assez grand nombre de lésions dont plusieurs n'ont rien par elles-mêmes de caractéristique, telles que l'injection des méninges et de la substance cérébrale et médulleuse, un peu de ramollissement du cervelet et du plancher du quatrième ventricule, la vascularisation du derme, du tissu cellulaire sous-cutané, de la muqueuse du tube digestif en général et du parenchyme pulmonaire, mais dont l'ensemble rappelle, cependant, ce qu'on observe chez les sujets en proie à une altération profonde du sang, par la multiplicité des ecchymoses, des noyaux apoplectiques, des dépôts d'hématoïdine et, enfin, par l'aspect du sang lui-même, assez semblable à celui des cholériques, altération confirmée d'ailleurs par l'examen microscopique. Ce qu'on a noté plus spécialement, ce sont des ulcérations nombreuses de l'intestin dont les tuniques semblent amincies, mais c'est surtout l'état du foie.

« Ce viscère paraît d'une consistance plus faible qu'à l'état normal et d'une coloration jaune d'ocre foncé sur laquelle tranche, de loin en loin, la teinte violacée de quelques foyers hémorrhagiques.

« La coupe de l'organe présente la même apparence et l'on remarque que le tissu graisse le couteau. Le microscope montre une altération considérable des cellules hépatiques qui sont complétement déformées et remplies outre les globules de graisse, d'une quantité considérable de granulations pygmentaires d'un jaune brunâtre; elles rappellent ce qu'on observe chez les individus qui succombent pendant l'ictère. Les voies biliaires sont d'ailleurs libres.

« La rate est petite, ratatinée, assez diffuente; les reins volumineux, mous, renfermant beaucoup de granulations graisseuses.

« En résumé, M. Vidal voit une grande analogie entre les lésions trouvées chez le sujet de son observation et celles qu'on observe chez les animaux surmenés, chez les individus affaiblis par une alimentation insuffisante; elles dénotent une altération générale du sang et du système nerveux..... »

A l'appui de mon opinion sur l'influence exercée par certaines maladies sur le développement de l'érythème pellagreux, je crois pouvoir citer encore une preuve qui me semblerait pouvoir être tirée de la relation admise par Addison, entre la maladie bronzée et la lésion des capsules surrénales, en tenant cette relation pour rigoureuse.

D'une manière générale, enfin, on peut poser, je crois, en principe : que les maladies chroniques, comme les convalescences de maladies aiguës, de même aussi que certains états physiologiques, tels que la gestation, l'état puerpéral, la lactation, etc., constituent une prédisposition plus ou moins active à l'état général auquel se lie la pellagre.

Je ne saurais mieux terminer ce qui est relatif à l'influence des maladies sur le développement de la pellagre, qu'en reproduisant les réflexions inspirées à M. Bucquoy par la lecture d'une observation communiquée par M. Archambault à la Société médicale des Hôpitaux, en 1862; car ces réflexions montrent combien les esprits étaient mûrs pour la solution du problème.

« Ce fait est de ceux qui, de l'aveu de M. Archambault, prouvent que beaucoup de prétendues pellagres ne sont autre chose que des cachexies liées à diverses maladies. Ici c'était la cachexie tuberculeuse; dans le cas que M. Grisolle considérait comme douteux, on sait maintenant qu'il ne s'agissait que d'une cachexie cancéreuse..

« Dans un autre cas sur lequel M. Vidal promet de

nouveaux renseignements, le sang, de couleur groseille, paraissait avoir subi une altération profonde; le foie et le système nerveux avaient aussi leurs lésions. La conclusion à tirer de ces observations est qu'il ne faut pas se presser d'admettre une entité morbide spéciale là où elle semble exister au premier abord. M. Vidal et M. Boucher (de la Ville-Jossy) pensent comme M. Archambault qu'une analyse plus complète des divers états pathologiques dont se composent certains cas rapportés à la pellagre, pourra souvent laisser l'idée d'une maladie spécifique. »

Si au lieu de considérer comme de prétendues pellagres les érythèmes liés à des cachexies déterminées par diverses maladies, M. Bucquoy les avait considérées comme de vraies pellagres en les distinguant seulement de celles qui se lient à d'autres causes, et si ce médecin, avec MM. Vidal, Archambault et Boucher (de la Ville-Jossy), avaient été plus osés, plus absolus dans leur négation de la maladie spécifique, il est évident que leurs savantes réflexions eussent contenu la solution de la question de la pellagre.

INFLUENCE DE L'HÉRÉDITÉ.

Pour l'appréciation de cette influence, il importe de faire une distinction entre l'hérédité de l'état pathologique auquel se lie la pellagre et l'hérédité des conditions hygiéniques qui y prédisposent.

Il est évident, en effet, que si l'état pathologique dont il s'agit procède de la misère, comme cette misère se transmet d'ordinaire de père en fils, il y a dans ce cas une hérédité fatale qui n'est que l'hérédité de la cause. On ne saurait nier, cependant, non plus l'influence exercée par l'hérédité du mal lui-même.

Il est impossible, en effet, qu'abstraction faite des causes extérieures qui doivent les saisir et les envelopper dès la naissance, les rejetons de générations cachectiques ne se ressentent pas de cette origine et ne reçoivent pas une prédisposition fatale à la cachexie pellagreuse.

« Le peuple triste et affamé des pellagreux, dit M. Roussel, de même que les populations fébricitantes des pays à marais, engendrent une progéniture cacochyme et dégradée physiquement dès le sein maternel, générations condamnées à devenir après la naissance la proie des maladies et en qui les germes de tous les maux physiques trouvent pour se développer comme une terre merveilleusement préparée. Aussi voit-on les maladies qui pèsent sur certaines classes d'hommes s'étendre en s'aggravant de génération en génération. »

D'après les principes sur lesquels repose cette étude, la pellagre n'étant plus qu'une maladie de la peau, liée à un état général dont les causes sont très-diverses, nous devons considérer l'hérédité dans les maladies de la peau, c'est-à-dire, dans l'érythème spécial et dans le dit état général. Or, l'hérédité de l'érythème ne saurait se concevoir, puisqu'il est toujours l'effet d'une cause extérieure et accidentelle, l'insolation. Il pourrait tout au plus s'agir d'une hérédité dans la disposition de la peau à le présenter sous l'influence de cette dernière cause. Mais cette disposition est le propre de l'état général auquel nous rattachons la pellagre en tant que maladie de la peau. Or, nous croyons à l'hérédité de cette disposition, en distinguant, ainsi que nous venons de le faire, l'hérédité de cette disposition elle-même et l'hérédité des causes qui peuvent la développer.

Parmi ces causes nous comprenons plusieurs de celles

que nous venons d'énumérer aussi bien que celles dont il nous reste à parler. C'est ainsi que la transmission héréditaire des maladies entraînant nécessairement l'hérédité de la disposition à les contracter, il résultera de ce fait, pour la folie, par exemple, que beaucoup de pellagreux en Italie naîtront de parents aliénés, et comme l'influence est réciproque, que beaucoup d'aliénés naîtront de parents pellagreux, ainsi que l'a établi M. Baillarger, d'après des données recueillies en Lombardie.

Les considérations qui précèdent ne permettent pas d'attacher la moindre importance à certains faits tendant à prouver que des enfants de pellagreux peuvent encore contracter la pellagre quand ils sont placés dans de bonnes conditions hygiéniques. Il est évident que dans ces cas d'ailleurs très-admissibles, l'influence de la disposition transmise était telle qu'elle n'a pu être complétement neutralisée par les meilleures conditions hygiéniques, et cela n'est pas plus étonnant que de voir des individus prédisposés à la pellagre devenir pellagreux dans des conditions autres que celles où ils ont contracté la prédisposition. La seule induction à en tirer c'est que le mal dans ce cas existe à un degré qui le rend irrémédiable.

Je ne mentionne que pour en faire justice, comme d'erreurs manifestes, les faits cités par Zecchinelli, d'enfants qui au moment de la naissance portaient l'érythème spécial; contredits par la notion certaine aujourd'hui de l'influence exclusive de l'insolation sur le développement dudit érythème, ces faits ne peuvent se rapporter, ainsi que le fait observer avec raison M. Bouchard, qu'au *Pemphigus infantile.*

Notons en terminant ce qui est relatif à l'hérédité que, d'après les observations de Calderini, l'hérédité paternelle prédominait sensiblement sur l'hérédité maternelle pour la transmission de la pellagre aux garçons et vice versà.

Le tableau suivant, emprunté à l'ouvrage de M. Boudin, fournit la preuve de l'influence de l'hérédité sur le développement de la pellagre en Lombardie, sous les réserves que nous avons exprimées plus haut :

État des parents.	Couples conjugaux.	Enfants pellagreux.	
		Fils.	Filles.
Père et mère pellagreux	96	116	106
Père pellagreux, mère saine	155	64	49
Mère pellagreuse, père sain	178	30	78
Père et mère sains ayant plusieurs enfants pellagreux	43	59	53
Père et mère sains ayant un seul enfant pellagreux	185	80	105
	657	349	391

CAUSES EXTERNES.

De même que la plupart des causes internes, les causes externes de l'état général auquel se lie l'érythème spécial, comprennent celles qui ont été considérées comme pouvant concourir au développement de l'entité pathologique dite : pellagre. Ajoutons que plusieurs de ces causes contribuent à développer quelques-unes des maladies que nous avons considérées comme causes internes de l'état général dont il s'agit, et constituent, dans ces cas, par rapport à elles, des causes indirectes de ce même état.

Elles comprennent, dans leur ensemble, les choses qui composent la matière de l'hygiène, et auxquelles Hallé a donné les noms de *circumfusa*, *applicata*, *gesta*, etc.

Nous nous sommes suffisamment étendu, à propos de la distribution géographique, sur l'atmosphère, le sol, le climat, la disposition topographique des lieux où règne la pellagre à un degré plus ou moins endémique, sur les habitations, le genre de vie, les habitudes, et sur les conditions de vêture et d'alimentation des habitants, pour n'avoir plus besoin d'y revenir. Il ne nous reste plus qu'à les apprécier dans leur ensemble, après avoir rappelé que la caractéristique de l'hygiène des pellagreux paraît être une réunion de conditions dans lesquelles entrent, pour une part, l'humidité et la sécheresse, soit qu'elles résultent de la nature du sol, ou de son plus ou moins de déclivité et d'imperméabilité, soit qu'elles résultent de conditions climatériques, et, par exemple, du voisinage des rivières, des lacs, des mers, des montagnes, de l'exposition à tel ou tel vent; les variations plus ou moins brusques du froid au chaud, de la sécheresse à l'humidité; la malpropreté, soit dans les habitations, soit sur les personnes; une alimentation souvent viciée, insuffisante dans tous les cas, que l'insuffisance soit absolue ou relative, c'est-à-dire, qu'elle porte sur la quantité totale de l'aliment journellement ingéré et quel qu'il soit, ou qu'elle résulte d'un défaut de proportion entre les substances azotées et les autres matières alimentaires, et, par exemple, d'une prédominance plus ou moins forte du régime végétal sur le régime animal; la privation de vin, l'usage d'une eau malsaine, l'excès de travail, les soucis et les tourments.

La résultante de toutes ces conditions hygiéniques est évidemment l'insalubrité, et si l'on en élimine celles qui se rapportent aux circumfusa, elles peuvent être caractérisées par le seul mot de *misère*, dans sa double acception *physique* et *morale*.

Le premier fait qui ressort de l'examen de ces diverses

conditions hygiéniques, c'est que si toutes, dans une mesure différente, peuvent concourir au développement de la pellagre, il n'en est cependant aucune à laquelle on puisse attribuer une influence exclusive, et qui, partant, puisse être considérée comme *spécifique*.

Considérant, en effet, qu'il n'est pas plus rare de voir la pellagre survenir en dehors de telle ou telle de ces conditions que de la voir manquer dans des circonstances où on ne saurait arguer de leur absence, il ne saurait y avoir le moindre doute sur ce point.

Reste à déterminer si, parmi ces mêmes conditions, il n'en est pas une dont l'action, sans être exclusive, serait cependant assez prédominante pour que son action pût être considérée comme principale, et celle des autres comme simplement adjuvante.

Or, en étudiant avec soin l'ensemble des conditions hygiéniques propres aux pellagreux, on trouve qu'il n'en est qu'une seule à laquelle on puisse attribuer ce rôle principal, et que cette condition est l'alimentation. C'est ce que nous espérons pouvoir démontrer par les considérations suivantes, en rattachant à cette question celle de l'hypothèse étiologique du maïs.

La question de l'influence de l'alimentation sur le développement d'un état général dont le double caractère soit l'asthénie et une disposition spéciale de la peau à subir, sous l'influence de l'insolation, l'altération à laquelle on a donné le nom d'érythème pellagreux, repose sur la démonstration des trois points qui suivent :

1° L'insuffisance de l'alimentation existe en fait chez tous les individus prédisposés à la pellagre et a existé chez tous ceux qui ont été atteints de cette affection, à l'exception d'un certain nombre d'individus chez lesquels la pellagre consécutive à l'aliénation mentale dérive de cette cause exclusive ou combinée avec ladite insuffisance de l'alimentation.

2° L'insuffisance de l'alimentation peut et doit produire les trois ordres d'accidents propres à l'état général des pellagreux.

3° Réponse à l'objection tirée de ce que la pellagre caractérisée par son érythème spécial ne se manifeste pas dans certaines conditions où l'alimentation est peut-être plus insuffisante que dans celles où on l'observe.

Examinons successivement ces trois points :

1° L'insuffisance de l'alimentation existe en fait chez les individus prédisposés à la pellagre et a dû exister chez ceux qui ont été atteints en dehors des cas où la pellagre est consécutive à l'aliénation mentale.

Rien n'est malheureusement mieux établi que cette triste vérité : que l'alimentation des pellagreux est viciée souvent, insuffisante toujours, et tous les observateurs, même les plus prévenus par des vues systématiques, sont unanimes à le reconnaître.

Dans un certain nombre de cas qui, heureusement, deviennent de plus en plus rares, surtout en France, l'insuffisance résulte d'une diminution dans la quantité absolue de *l'aliment* à ingérer, quel qu'il soit; mais dans le plus grand nombre, elle résulte de l'usage habituel d'aliments dans lesquels les principes azotés et vraiment alibiles n'entrent pas en proportion suffisante pour équilibrer au sein de l'économie la réparation et la perte.

Dans la plupart des localités où règne l'endémie dite : pellagreuse, il est de fait que l'aliment dont l'usage exclusif est entaché de ce vice d'insuffisance est le maïs. On sait, en effet, qu'en Lombardie, en Vénétie, dans les Asturies et les Landes, ces pays si tristement traditionnels sous le rapport de la dite endémie, la farine de maïs constitue la nourriture, exclusive dans beaucoup de cas, prédominante le plus souvent des individus voués à la pellagre. Dans quelques parties du Piémont et de la Lombardie, l'usage du riz entre dans une proportion assez forte dans l'alimentation. Dans plusieurs contrées à endémie on constate la prédominance dans le régime alimentaire du laitage, de la pâte de pain de seigle, de la farine de millet, de blé sarrazin, et quelques personnes ont même cru pouvoir attribuer à ces substances une action spécifique, mais leur opinion n'a été admise par personne et ne mérite pas même d'être discutée.

Dans certaines provinces de l'ouest de la France et notamment dans le département de Maine et Loire, la prédominance du régime végétal sur le régime animal résulte de l'usage abusif des choux qui constitue dans le pays un aliment aussi populaire que la *polenta* en Lombardie. Il y est employé en forme de soupe connue sous le nom de *chouée.*

Dans la plupart des départements de Bretagne, la prédominance du régime végétal sur le régime animal résulte de l'usage de l'aliment dit : *galette de blé noir*, qui n'y jouit pas d'une moindre popularité que la chouée en Maine et Loire, la polenta en Lombardie.

J'ai mentionné cette double particularité du régime alimentaire dans les provinces dont il s'agit, car, bien que les cas de pellagre que j'y ai observés dérivent certainement de l'aliénation mentale, je ne suis pas exclusif dans mon opinion au point de croire que le régime antérieur de mes aliénés n'y ait pas jusqu'à un certain point contribué.

Or, pour ce qui est du maïs, il résulte de l'analyse ci-après qui en a été donnée par M. Payen, comme du tableau dont je la fais suivre, que cette céréale est une des plus pauvres en matières azotées et n'a au-dessous d'elle sous ce rapport que le riz qui occupe le dernier degré.

AMIDONE { Principe immédiat qui forme les $\frac{995}{1,000}$ au moins de l'amidon et de la fécule	....	71,18
Substances azotées insolubles dans l'eau à 100 degrés	.....	11,66
Huile grasse	....	8,75
Ligneux	....	6,17
DEXTRINE { Substance gommeuse provenant de la dissolution de l'amidone et du sucre	....	0,44
Matières azotées et solubles	....	0,60
Sels	....	1,20

	Amidon.	Matières azotées.	Dextrine et substances congénères	Matières grasses.	Cellulose ou tissu végétal.	Matières minérales.
Blé dur de Vénézuela.	58,62	22,75	9,50	2,64	3,50	3,02
Blé dur d'Afrique....	65,07	19,50	7,60	2,12	3,00	2,71
Blé dur de Tangarok.	63,80	20,00	8,00	2,25	3,10	2,85
Blé demi-dur de Brie.	70,05	15,25	7,00	1,95	3,00	2,75
Blé blanc de Tuzelle.	76,51	12,65	6,05	1,87	2,80	2,12
Seigle............	67,65	12,50	11,90	2,25	3,10	2,10
Orge.............	66,43	12,96	10,00	2,76	4,75	3,10
Avoine...........	60,59	14,39	9,25	5,50	7,06	3,25
Maïs.............	67,55	12,50	4,00	8,80	5,90	1,25
Riz..............	89,15	7,05	1,00	0,80	1,10	0,90

J'ajoute que le maïs à l'inconvénient de n'apporter à l'organisme qu'une très-faible quantité de matériaux assimilables joint, d'ailleurs, celui de constituer un aliment lourd, indigeste, encombrant, comme le dit M. Bouchard, plutôt que véritablement réparateur.

En partant de cette donnée, quelques mots me suffiront pour démontrer que son usage exclusif constitue nécessairement et forcément une alimentation insuffisante.

Les moyennes des déperditions que l'homme éprouve en 24 heures, par ses déjections, ses excrétions, etc., en azote ou en matières azotées et en carbone, ont été établies ainsi qu'il suit :

		Azote.	Matière azotée.	Carbone.
Urine, en moyenne.	1,450 gr.	14,05	94,25	45
Excréments solides.	160 gr.	5,05	35,75	15
		20,00	130,00	60

Il faut donc, pour compenser ces pertes, que les aliments de chaque jour fournissent : 130 grammes de substances azotées contenant 20 grammes d'azote, plus 60 grammes de carbone, qu'il convient d'augmenter de 250 grammes pour la quantité brûlée dans la respiration, soit 310 grammes.

Or, puisque 100 grammes de pain ordinaire représentent : 7 grammes de substance azotée, pour avoir une ration de 130 grammes, il faudrait employer 1,859 grammes de pain.

D'un autre côté, la quantité de carbone utile dans le même temps étant de 310 grammes, quantité contenue dans 1,033 grammes de pain, il en résulte un excès de pain, quant à la ration suffisante pour le carbone, de 826, excès considérable eu égard surtout à la fatigue que son emploi imposerait aux organes digestifs et que, pour ce motif, il y a avantage à compenser par une ration de viande ou d'autre matière azotée.

Si tel est déjà l'inconvénient de l'alimentation par le pain seul, on peut se faire une idée de celui qui résulterait de l'usage exclusif de la farine de maïs. D'après les données de la science, formulées par M. Payen, la quantité de cette farine nécessaire pour représenter la consommation normale de 130 grammes de matière azotée, devrait être de 1,200 grammes environ, quantité à laquelle il faudrait ajouter un poids triple au moins d'eau ou de lait pour la préparation de la bouillie usitée, soit de 3,600 grammes, ce qui porterait la ration totale à 4,800 grammes, formant un volume dépassant 5 litres de matières épaisses et sur laquelle 2,000 grammes seront en excès sur la quantité qui eût suffi pour offrir la dose normale de carbone, soit : 310 grammes.

Il résulte de là que non-seulement la farine de maïs qu'ingèrent les individus qui en font leur nourriture exclusive, ne pourrait être portée à la ration nécessaire pour représenter la dose normale de 130 grammes sans danger certain d'étouffer le consommateur, qu'elle est nécessairement moindre et que, partant, elle constitue une quantité insuffisante pour établir la compensation nécessaire entre les déperditions et la réparation, en faisant même abstraction de la quantité dont cette ration devrait être augmentée pour des hommes chargés d'un rude travail, comme les paysans lombards ou landais.

Quant à la *chouée* et à la *galette de blé noir*, qui constituent une partie si importante du régime en Anjou et en Bretagne, il n'est pas moins évident que leur usage exclusif ou prédominant doit avoir pour effet de ne pourvoir l'organisme que d'une quantité insuffisante de matériaux alibiles.

Après avoir démontré que l'usage du maïs constituait une alimentation insuffisante, il me reste à parler de l'altération qu'il subit de la part d'un champignon parasite dit *verdet* ou *verderame* (*sporisorium maïdis*), et de l'influence que peut exercer cette altération sur ses qualités alimentaires.

Parmi les maladies parasitaires auxquelles est sujette cette graine, on cite le *charbon* ou *goître* dit : du *maïs* (*Gozzo del formentone*), produit d'après de Candolle, par l'*uredo maïdis*; l'*ergot du maïs* que l'on dit être fréquent en Colombie où il est connu sous le nom vulgaire de *pelladero* et où il détermine chez l'homme une maladie appelé *pelladina*, dont on a signalé la ressemblance avec l'ergotisme (d'après M. Roulin) : le végétal qui le produit serait l'analogue de celui de l'ergot de seigle et ne serait autre que le *sclerotium zeinum*, le *sclerotium maïdis*, reconnu dans nos provinces par Guépin, et différent du précédent. On cite encore l'altération signalée par M. Bonafous comme se produisant dans les années pluvieuses sur les tiges du maïs et formée par le *fusiporum aurantiacum*; les deux maladies connues dans le Roussillon sous les noms d'étiolement et de rachitisme du maïs et, enfin, le *verdet* ou *verderame*.

Cette dernière altération est ainsi nommée à cause de la tache vert de gris qui la caractérise; M. Balardini la décrit en en ces termes :

« Cette altération ne se manifeste qu'après la récolte et lorsque le grain est placé dans les greniers. Elle apparaît dans le sillon oblong, couvert d'un épiderme très-mince qui correspond au derme. Cet épiderme (qui dans l'état normal est ridé et adhérent à l'embryon), lorsque la production morbide que nous examinons est née, se détache de celui-ci et s'épaissit un peu; pendant quelque temps, cependant, il conserve son intégrité, laissant voir seulement une matière verdâtre qui lui est sous-jacente; si l'on enlève la pellicule épidermique, on trouve, en effet, au-dessous, un amas de poussière ayant la couleur du vert de gris, plus ou moins foncé ; c'est un véritable produit parasite qui attaque, d'abord, la substance voisine du germe, se porte ensuite sur le germe lui-même et le détruit. »

Cette poussière, de nature végétale, a été analysée par le docteur Stephano Grandoni, pharmacien des hôpitaux de Brescia, qui l'a trouvée composée : 1° de fibres végétales formant en quelque sorte le squelette ; 2° de stéarine ; 3° de résine ; 4° d'albumine ; 5° d'acide fongique ; 6° d'une substance azotée fluide, ammoniacale ; 7° d'une matière colorante rouge.

Ce végétal, examiné par M. Bouchard sur des échantillons qu'il tenait de M. G. Hameau, lui a paru constitué « d'une quantité innombrable de spores libres, très-petites, sphériques, ou légèrement ovoïdes, assez souvent inégales et comme polyédriques, ayant de 0m002 à 0m003 de diamètre, très-pâles, transparentes, légèrement jaunâtres, sans granulations moléculaires dans leur intérieur, ce qui les distingue des spores de la moisissure, qui sont aussi plus grosses ; quelques spores en s'ajoutant bout à bout forment des tubes moniliformes, d'ailleurs très-rares. On trouve aussi, mais en très-petite quantité, quelques tubes à peine ramifiés qui semblent être un rudiment de mycelium et qui se rencontrent plus particulièrement sur les grains où l'altération ne fait que commencer. »

Il est bien démontré enfin que le verdet qui se produit surtout dans les années pluvieuses et lorsque le grain n'est pas complétement mûr ou lorsqu'il est recueilli dans des greniers humides se développe à la place et vit en véritable parasite aux dépens de la partie farineuse du grain. On a calculé que la perte qu'il lui faisait subir par suite, pouvait équivaloir en moyenne au 6e de son volume.

Il résulte donc de ces données que si l'usage du maïs exempt de toute altération constitue déjà une alimentation insuffisante, il doit en être, à plus forte raison, ainsi du maïs altéré et que, par cela seul, l'influence de l'altération de cette céréale par le verdet sur le développement de l'état général auquel se lie la pellagre ne saurait être niée. Reste à savoir : si elle agit autrement et, par exemple, en produisant une sorte d'empoisonnement, comme MM. Balardini, Roussel et Costallat en ont soutenu l'opinion. C'est ce que nous examinerons un peu plus loin, à propos des objections tirées de ce fait : que la pellagre manque souvent dans des conditions où l'alimentation est notoirement insuffisante, ce qui semblerait indiquer l'existence d'une cause spéciale et indépendante de la dite insuffisance pour les cas dans lesquels la pellagre s'observe.

De ce qui précède, il est donc permis de conclure que l'insuffisance de l'alimentation existe certainement en fait chez les individus voués à la pellagre, et existait à n'en pas douter chez le plus grand nombre de ceux qui en sont atteints, pour ne pas dire chez tous, en dehors des aliénés. Ajoutons que la plupart d'entre eux sont privés de vin ou autre boisson plus ou moins spiritueuse et que plusieurs boivent une eau insalubre.

2° L'insuffisance de l'alimentation étant admise en fait, démontrons qu'elle peut et doit produire les accidents propres à l'état général auquel se lie la pellagre.

Or, de même que dans les effets d'une simple cause morale telle qu'une émotion produisant la *diarrhée*, un *urticaire* et *quelques troubles nerveux variables*, indice d'une triple action sur l'*appareil digestif*, *la peau* et *le système nerveux*, nous avons cru reconnaître le rudiment, en quelque sorte, des accidents propres à la pellagre, et que nous avons cru pouvoir conclure de ces effets à l'influence exercée par la folie, ce *nec plus ultra* des causes morales, sur le développement de ces mêmes accidents; de même aussi pour nous rendre compte des effets d'une alimentation insuffisante sur la peau, l'appareil digestif et le système nerveux, il nous suffira de nous reporter aux effets de l'inanition considérés, par exemple, dans l'état de famine.

Or, déjà dans le résumé ci-après que j'emprunte au traité de physiologie de M. Longet, des effets de l'altération dans la composition du sang chez les individus soumis à une privation plus ou moins complète d'aliments solides, il est impossible de ne pas reconnaître la plupart de tous les accidents propres à la pellagre, à l'érythème près : « la pâleur, l'amaigrissement, la tristesse, le découragement, la difficulté de la digestion, les flatuosités, la distension du ventre, l'œdème des extrémités inférieures et, chez les femmes, la suppression ou l'abondance insolite du flux menstruel, la stérilité, l'affaiblissement du système musculaire, la douleur dans les membres, la difficulté des mouvements. » Mais, si l'on veut se pénétrer plus complétement de l'identité des effets de la privation d'aliments et des caractères de l'état général propre aux pellagreux, et se convaincre que *l'identité va même jusqu'à l'altération de la peau*, il suffit de lire le tableau suivant que donne Meersman des accidents observés par lui, en Belgique, lors de la famine de 1846 à 1847 :

« Ce qui frappait d'abord, dit Meersman, lors de la famine mentionnée plus haut, c'était l'extrême maigreur du corps, la livide pâleur du visage, les joues creuses et surtout l'expression du regard, dont on ne pouvait perdre le souvenir, quand on l'avait subi une fois. Il y a, en effet, une étrange fascination dans cet œil où toute la vitalité de l'individu semble s'être retirée, qui brille d'un éclat fébrile; dont la pupille énormément dilatée se fixe sur vous sans clignotement et avec un étonnement interrogatif où la bienveillance se mêle à la crainte. Les mouvements du corps sont lents, la marche chancelante, la main tremble; la voix presque éteinte, chevrote. L'intelligence est profondément altérée; les réponses sont pénibles; la mémoire, chez la plupart, est à peu près abolie. Interrogés sur les souffrances qu'ils endurent, ces infortunés répondent qu'ils ne souffrent pas, mais qu'ils ont faim!

« L'haleine est d'une grande fétidité, la langue amincie, pointue, oblongue, tremblotante, presque toujours rouge, la pointe souvent aphteuse, est partout couverte d'un enduit jaunâtre et épais; l'épigastre est creux et la peau, dans cette région, est, pour ainsi dire, collée à la colonne vertébrale. Il arrive cependant que l'épigastre est distendu par le météorisme; alors, le toucher découvre des engorgements organiques dans l'une ou l'autre partie de l'abdomen. La respiration est lente, peu profonde et souvent entrecoupée de sanglots. Le pouls, tantôt d'une grande fréquence, tantôt d'une lenteur remarquable, est facilement déprimé, d'une petitesse étonnante et fuit sous les doigts. Les sécrétions se ressentent toutes de l'altération du sang qui est leur source commune; mais c'est surtout la *perspiration cutanée qui est profondément modifiée. La peau était sèche, jaune, semblable à du parchemin;* l'exhalation qui, dans l'état ordinaire, se fait sur toute la surface d'une manière insensible, s'opérait dans ce cas, par voie sèche. *Les pores du derme rejetaient une poussière visqueuse qui, s'accumulant et se concrétant, recouvrait le corps d'une croûte noirâtre, pulvérulente et d'une fétidité horrible.*

« *Il n'est pas un seul praticien qui n'ait eu occasion*

d'observer ce fait. Souvent on attribuait cet état de la peau à la malpropreté, au défaut de soins; mais en y faisant plus attention, on était bientôt convaincu que c'était le résultat d'une altération profonde des fonctions de l'enveloppe cutanée; car, dans les localités dont les ressources permettaient d'envoyer les indigents épuisés à l'hôpital, on mettait ceux-ci vainement au bain; à peine les lotions avaient-elles purifié la surface du corps, que quelques heures suffisaient pour qu'elle fût de nouveau recouverte par le produit de cette sécrétion anormale.

« Dans ces conditions la peau laissait à la main qui la touchait, une impression âcre, mordicante et prolongée, et l'imprégnait pour longtemps d'une odeur repoussante.

« Parmi les victimes de la disette, il s'en rencontrait que les affections accidentelles épargnaient, comme pour leur faire traverser toutes les épreuves de l'épuisement et de la dissolution organique.

« Dans ce cas, les symptômes d'anéantissement devenaient successivement plus intenses. La décrépitude avait envahi tous ces malheureux; les enfants, les jeunes gens, les adultes, les hommes parvenus à la maturité de l'âge, portaient sur tout le corps, les rides, le dessèchement, l'exténuation de la vieillesse : c'étaient de véritables squelettes vivants, incapables de soulever leurs membres décharnés, gisant lourdement, sans voix, avec un œil sans regard, enfoncé dans l'orbite et à demi voilé par des paupières presque transparentes et chassieuses. Enfin, on voyait apparaître les derniers indices de l'extrême appauvrissement du sang. La peau se couvrait de vastes ecchymoses ou de taches pourprées qui devenaient confluentes quelquefois, et ces tristes victimes de la famine rendaient le dernier soupir, au milieu de l'agitation, de la carphologie ou de la fatigante loquacité du délire famélique. »

Qui ne retrouve dans cette description le tableau presque complet des caractères propres à l'état de pellagre et, par exemple, de la triade pathologique, indice d'une triple action sur la peau, l'appareil digestif et le système nerveux?

« Sans doute, » comme le dit avec raison M. Longet, après avoir constaté l'influence d'une alimentation insuffisante sur le développement des affections pulmonaires, des tubercules, « ce serait tomber dans une grave erreur que d'attribuer à la faim tous les accidents qu'entraîne à sa suite la misère; mais on ne saurait nier sa grande part à tous ces accidents. » « Il suffirait » ajoute cet éminent physiologiste, « pour en acquérir la preuve, de considérer l'influence de la privation de certains aliments, sur la production de certaines maladies, de voir comment survient le scorbut des hommes de mer, comment la pellagre se manifeste en Lombardie sur des populations incomplètement nourries, bien plutôt, sans doute, *à cause de l'alimentation insuffisante*, que par l'action directe du maïs. »

Rappelons enfin, pour compléter le tableau des analogies qui existent entre les effets de l'alimentation insuffisante et les accidents pellagreux, les troubles intellectuels éprouvés par les naufragés de la Méduse, la perturbation produite dans les fonctions menstruelles par la faim et la fréquence de l'avortement dans ces conditions.

Mais, ce serait douter de l'intelligence du lecteur que d'insister sur le fait de cette ressemblance et je crois pouvoir en conclure naturellement par analogie et sans crainte d'être contredit par personne, que l'insuffisance de l'alimentation, peut et doit produire les accidents propres à la pellagre.

3° Réponse aux objections tirées de ce que la pellagre ne s'observe pas toujours dans toutes les conditions où l'alimentation est notoirement insuffisante.

Je suis loin de méconnaître la valeur de ces objections, mais je crois pouvoir les réfuter facilement en m'appuyant principalement sur les données qui ont servi de base à cette étude de la pellagre.

Et d'abord, tout en reconnaissant que la pellagre n'a pas été observée dans des conditions où la misère la plus affreuse, et, par suite, l'insuffisance de l'alimentation sont de triste notoriété, et, par exemple, en Irlande, je me demande si, dans l'état actuel de nos connaissances sur les caractères de la pellagre, il est rationnel de conclure de ce qu'elle n'a pas été observée dans de telles conditions, qu'elle n'existe pas. Si je me reporte même au tableau que j'ai reproduit plus haut d'après Meersman, des effets de la famine de Belgique, j'ai lieu de penser que les malheureux Irlandais présentent tous les caractères de l'état général propre aux pellagreux ; que si l'érythème manque, cela ne dépend que de la faible intensité de l'action de leur blafard soleil, et qu'enfin, ce serait bien le cas ou jamais d'admettre pour eux l'existence d'une pellagre *sine pelle ægra*, comme *variolæ sine variolis* de Sydenham, c'est-à-dire, l'existence de l'état général auquel se lie l'érythème pellagreux, sauf cet érythème.

On peut expliquer d'une manière analogue l'absence de pellagreux chez les misérables des grandes villes et, par exemple, des grands centres manufacturiers, après avoir fait observer que le nombre toujours croissant des exemples de pellagre sporadique, tend à démontrer que l'état général auquel il est permis de donner le nom de cachexie de la misère, se montre probablement plus souvent qu'on ne l'a cru généralement, dans ces conditions, ainsi qu'en témoigne, par exemple, une note présentée à l'Académie des sciences, dans sa séance du 25 janvier 1864, par M. Rayer, au nom de M. Leudet, sur la pellagre sporadique à Rouen. Mais, à supposer qu'on l'y observe moins souvent en réalité que dans d'autres conditions, il n'y a, croyons-nous, d'autres conclusions à en tirer que celles-ci, à savoir : que la nourriture des ouvriers des villes, si insuffisante qu'elle puisse être dans certains cas, est moins exclusivement végétale que celle des paysans ; que la privation du vin, dont l'influence sur l'état général propre aux pellagreux, me paraît être incontestable, est moins absolue pour eux ; que dans tous les cas la spécialité des travaux de manufacture expose très-peu à l'insolation ; que dans ces conditions, si on constate rarement l'érythème spécial, on doit, en revanche, observer souvent l'état général auquel il se lie et, qu'enfin, la misère des villes a d'ordinaire, sous le rapport moral, un caractère moins déprimant que celle des campagnes.

Ces réserves faites, il nous paraît cependant impossible de ne pas reconnaître qu'il est des cas assez nombreux dans lesquels, les conditions étant absolument égales sous le double rapport de l'exposition au soleil et de l'insuffisance de l'alimentation, on observe ou on n'observe pas la pellagre, et c'est sans doute en vue de ces cas que M. Balardini a émis son hypothèse étiologique de l'influence du maïs altéré par le verdet.

Dans ce qu'elle a eu d'exclusif d'abord, cette hypothèse si célèbre ne pouvait pas résister aux arguments de fait si péremptoires qui lui ont été opposés. Il suffit, par exemple, de rappeler la réfutation qui en a été faite par la commission du Congrès de Milan, en 1844, et que nous croyons devoir reproduire dans l'appendice de la fin de cet ouvrage, et le *tolle* à peu près général qu'elle a fini par soulever.

Bien que la science paraisse fixée sur le fort et le faible de cette théorie, et que les observateurs, y compris même MM. Balardini et Roussel, s'accordent sur ce point que l'influence du maïs n'est ni unique, ni exclusive, sauf des différences plus ou moins radicales dans l'interprétation, le rôle important qu'elle a joué dans l'histoire scientifique de la pellagre et la célébrité dont elle a joui nous font un devoir de résumer l'argumentation qui en a fait justice.

M. Balardini et ses partisans fondent leur croyance dans l'influence du maïs sur le fait d'une coïncidence qu'ils croient bien établie entre l'époque où l'usage du maïs s'est introduit et est devenu plus ou moins exclusif dans le régime alimentaire de certaines contrées et celle où la pellagre a fait son invasion. Mais, on leur a objecté que cette coïncidence n'est nullement démontrée, et que rien ne prouve que la pellagre n'existait pas dans toutes les contrées où elle est endémique, avant que l'on y fît usage du maïs. Il suffit de rappeler, en effet, l'influence qu'a dû exercer sur la constatation de la maladie l'absence de notion qui a régné si longtemps sur ses caractères et que prouve péremptoirement la progression toujours croissante des cas de pellagre à mesure que ladite notion s'est répandue.

Qui peut soutenir, d'ailleurs, que les conditions de misère qui ont été plus ou moins de tous les temps, n'ont pas dû produire toujours l'état de cachexie spéciale auquel se lie l'érythème, cet effet d'une cause qui a toujours été, à savoir : l'insolation ?

En supposant, enfin, que la constatation d'un plus grand nombre de cas de pellagre fût résultée dans quelques localités d'une augmentation réelle, dans la maladie, à la suite d'une généralisation plus grande dans la culture et l'usage du maïs, il n'y aurait à cela rien d'étonnant, et la seule conclusion à en tirer serait que : la généralisation dont il s'agit, si elle n'est pas l'indice d'un accroissement dans les conditions de misère d'un pays, est, en tout cas, la cause d'une modification dans le régime alimentaire qui n'est pas sans influence sur le développement de la pellagre, d'après les considérations dans lesquelles nous sommes entré sur les effets de l'insuffisance dans l'alimentation. Nous admettons à plus forte raison, dans ces cas, l'influence du maïs altéré par le verdet, puisque cette cause vient encore ajouter à la dite insuffisance.

Une des raisons sur lesquelles se fondait la théorie que nous examinons était la croyance dans ce fait : que la pellagre ne s'observait que dans les lieux où l'alimentation par le maïs était en usage. Mais, des observations nombreuses de cas de pellagre endémique ou sporadique dans des localités où l'usage du maïs ne s'était pas introduit et chez des individus qui n'en avaient pas mangé un atome, sont venues démontrer que cette croyance était erronée et que, partant, si l'influence du maïs altéré pouvait encore être admise, il fallait bien reconnaître qu'elle n'était pas exclusive et nécessaire.

Hâtons-nous de dire à cette occasion que M. Roussel qui s'était fait le champion si convaincu et si éloquent de la cause du maïs, a des premiers, avec un empressement et une franchise qui font le plus grand honneur à son tact et à sa loyauté scientifique, renoncé à ce qu'il y avait eu d'exclusif jusque-là dans son opinion. Dans le mémoire que j'ai publié dans les Annales médico-psychologiques sur la pellagre consécutive à l'aliénation mentale, j'ai reproduit la déclaration positive faite par cet honorable confrère à M. le docteur Renault du Mottey, alors directeur-médecin de l'asile de la Lozère, qui me l'a transmise avec autorisation de le dire et de l'écrire le cas échéant, qu'il n'admettait plus l'usage du maïs *comme cause exclusive* de la pellagre et que, pour lui, comme pour tout le monde à présent, cette cause était *complexe et variable* [1].

Je ne suis pas moins heureux de rappeler que M. Balardini lui-même s'inclinant devant les faits, sans renoncer toutefois à sa doctrine, a cessé de croire à la spécificité exclusive du maïs.

J'en dirai autant de tous les partisans de son opinion, et je voudrais pouvoir rendre le même témoignage à l'honorable M. Costallat qui persiste à être plus *Balardiniste*, si je puis ainsi dire, que M. Balardini. Mais, je ne désespère pas de le voir un jour ou l'autre, fatigué de son isolement, se rendre à l'évidence des faits et se rapprocher finalement d'adversaires qui, s'ils regrettent son opiniâtreté scientifique, n'en rendent pas moins hommage à la sincérité de ses convictions comme à l'excellence de ses intentions.

Après avoir objecté à la doctrine étiologique du maïs altéré par le verdet, le fait de l'existence de la pellagre dans des conditions où l'alimentation par le maïs n'était pas usitée, on lui a opposé le fait de l'immunité dont jouissent notoirement, sous le rapport de la pellagre, des localités où l'alimentation par le maïs est exclusive et se combine, d'ailleurs, avec les plus déplorables conditions

[1] Tout en admettant que l'usage du maïs n'est pas une cause unique et exclusive, M. Roussel, paraît-il, n'a pas cessé de croire qu'elle est nécessaire.

hygiéniques. Or, les partisans de la dite doctrine répondent que dans ces cas : ou bien le maïs consommé n'est pas altéré par le verdet, ou par une cause inconnue jusqu'ici, les habitants de ces localités sont réfractaires à l'action du poison. De même, en effet, m'écrivait M. Gambari, de l'asile de Ferrare, que dans les épidémies d'ergotisme gangréneux, tous ceux qui se nourrissent de pain fait avec de la farine de seigle ergoté ne sont pas atteints par la maladie; de même encore, que tous ceux qui mangent du pain où se trouvent des semences de *lolium temulentum* (*ivraie enivrante*) ne présentent pas de symptômes nerveux simulant l'ivresse, de même aussi tous ceux qui mangent de la polenta entachée d'altération par le verdet, peuvent ne pas être atteints de la pellagre. Sans méconnaître ce qu'il peut y avoir de spécieux dans cette double explication, il y a lieu de répliquer que, pour ce qui est de la première, à savoir : que le maïs en usage dans les lieux indemnes de pellagre n'est pas altéré par le verdet, c'est là une pure hypothèse qui laisserait, dans tous les cas, inexpliqué le fait de l'immunité du maïs lui-même par rapport à son altération par le verdet. Quant à la deuxième explication, elle est, sans doute, admissible dans une certaine mesure, puisque le fait sur lequel elle repose, à savoir : que l'absorption de certains poisons est soumise à de certaines conditions intrinsèques aux individus ou qui leur sont extrinsèques et telles que toutes les causes débilitantes, puisque ce fait, dis-je, ne soulève aucune contestation. Mais, outre qu'une immunité par ces causes pourrait se concevoir pour quelques cas exceptionnels, elle ne me semble plus pouvoir être admise pour des localités tout entières qui ne mangent que du maïs et où ce maïs a les mêmes chances d'être altéré par le verdet qu'ailleurs, sans que l'on y observe un seul cas de pellagre. Elle laisserait en tout cas sans réponse cette question : Pourquoi la même immunité ne s'observe-t-elle pas dans d'autres localités qui se trouvent dans des conditions identiques, tant sous le rapport de l'alimentation par le maïs, que sous celui de toutes les autres circonstances de l'hygiène?

J'ai reproduit les principales objections faites à l'hypothèse de M. Balardini et, pour les compléter, il me suffit de rappeler que ses partisans n'ont pu fournir la preuve expérimentale que le verdet fût un poison; car, il est impossible d'attribuer ce caractère aux expériences tentées à cet effet par MM. Balardini et Roussel. En nourrissant avec du maïs verderamé, des gallinacés qui maigrissaient rapidement, présentaient une sorte de diarrhée et paraissaient tristes et chancelants, ils n'ont évidemment prouvé par là que les effets de l'abstinence.

Quoi qu'il en soit de l'argumentation que je viens de résumer, je déclare, quant à moi, ne rejeter l'hypothèse dont il s'agit qu'en tant qu'elle considère l'influence du maïs altéré, non seulement comme unique et exclusive, mais encore comme nécessaire. Tout en lui maintenant son caractère hypothétique et en restant à son égard dans la plus complète réserve, j'avoue qu'il ne me répugnerait nullement d'admettre que le propre du maïs altéré par le verdet fût de produire une sorte d'empoisonnement caractérisé par quelques troubles nerveux, lesquels s'ajoutant aux effets de l'alimentation insuffisante, réagiraient sur le système cutané pour le disposer à subir l'altération spéciale sous l'influence du soleil. Ces troubles nerveux agiraient pour produire cette disposition, comme agit l'aliénation mentale dans les cas où elle la détermine, et leur production fournirait peut-être la réponse à quelques-unes des principales objections faites à l'hypothèse du maïs. Qu'il me soit permis de faire observer, à cette occasion, que l'analogie entre l'action du seigle ergoté et celle du maïs altéré par le verdet serait d'autant moins forcée que l'ergotisme implique, comme impliquerait la pellagre, une double action sur la peau et sur le système nerveux. Il me paraîtrait, dans tous les cas, fort désirable que la science fût décidément fixée sur ce point par le résultat des expériences proposées par M. Costallat et tendant à ce que le maïs fût soumis à la torréfaction par le procédé bourguignon.

Ce que je viens de dire de l'influence possible du verdet sur le développement de la pellagre, peut s'appliquer à l'hypothèse qui tend à se substituer à celle de M. Balardini et d'après laquelle la pellagre pourrait être produite par un parasite des céréales qui serait au froment et au seigle, par exemple, ce que le verdet est au maïs : d'où une division de la pellagre en pellagre du maïs qui correspondrait à la pellagre endémique, et en pellagre des céréales qui correspondrait à la pellagre sporadique et à celle des asiles d'aliénés. Cette hypothèse, émise avec une louable réserve par M. Constantin Paul, en 1861, et reproduite par M. Littré, dans un article du *Journal des Débats*, en 1862, ne me paraît pas inadmissible et je ne la repousserais absolument, quant à moi, que si, aussi exclusive que l'avait été celle du maïs, elle attribuait aux céréales altérées par leur parasite une influence unique, exclusive et nécessaire. Il me suffirait, dans ce cas, de lui objecter les faits de pellagre observés à l'asile de Sainte-Gemmes, par exemple, où le pain est préparé dans l'établissement avec une farine provenant d'un blé certainement exempt de toute altération, si l'on en juge du moins par l'immunité dont jouissent, sans aucune exception, tous les individus qui mangent du pain fabriqué avec la même farine en dehors de l'asile.

A propos de l'étiologie de la pellagre, je ne mentionne la contagion que pour constater qu'il ne reste rien de l'opinion qui l'admettait. Il serait oiseux, en effet, de démontrer que cette opinion qui ne reposait que sur des données nécessairement incomplètes et se ressentant de l'état primitif de la science, n'est plus admissible pour expliquer la transmission d'une maladie dont le caractère spécial est un érythème déterminé par l'insolation et lié à une cause générale qui ne saurait être transmise par voie contagieuse.

La plupart des cas de contagion cités par quelques médecins que Frapolli traitait déjà de rêveurs, se rapportent ou à l'endémie, comme celui rapporté par Widemar d'un bûcheron qui, après un séjour de 2 mois dans le Milanais, étant revenu dans son pays où la pellagre était inconnue, en présenta bientôt les symptômes [1], ou à l'hérédité de la prédisposition par les mêmes causes.

A propos de la contagion, nous devons dire qu'elle avait été admise non-seulement de l'homme à l'homme, mais encore des animaux à l'homme, ce qui impliquerait la croyance émise pour la première fois, croyons-nous, par Buniva, que la pellagre existait chez les animaux. Or, on ne trouve encore, dans les annales de la science, aucune preuve bien authentique de ce fait. La plupart des arguments à l'aide desquels on a cru pouvoir le démontrer,

[1] Il en est jusqu'à un certain point dans ce cas de l'endémie pellagreuse comme de l'endémie des fièvres intermittentes. On voit souvent des individus venant de pays paludéens n'avoir la fièvre que plus ou moins longtemps après les avoir quittés.

ne reposent évidemment que sur des erreurs de diagnostic. C'est ainsi, par exemple, que le chien de chasse observé par Bonetti n'avait probablement qu'un eczéma impétigineux, ainsi que le pense avec raison M. Bouchard; que les poules que M. Balardini nourrissait avec du maïs altéré par le verdet, répugnant à cette nourriture, s'en abstenaient et présentaient les symptômes de l'abstinence; que les chevaux de la poste de Pau, nourris avec du maïs, n'éprouvaient, sous l'influence de cette nourriture insolite, que des vertiges. Les seuls faits admissibles sont ceux cités par Hameau, à l'appui du fait de l'existence chez les brebis d'une maladie analogue à la pellagre, maladie admise déjà par Titius qui en faisait dériver la pellagre par voie de contagion des brebis à l'homme, et plus récemment par M. Dupont. Ce dernier, en effet, dans un article publié en 1856, dans le *Journal des Vétérinaires*, décrit une maladie du chat, maladie qui lui paraît être l'analogue de la pellagre, et plus tard, en 1859 et 1860, dans un article sur le pica pellagreux de l'espèce bovine, il fait ressortir les analogies qui existent, suivant lui, entre la maladie des troupeaux qui paissent dans les landes à fond d'alios et désignée par les bergers sous le nom d'*ensec* et d'*entec*, maladie qui dessèche ou maladie qui tue, et la pellagre.

On trouve bien dans ces faits la co-existence d'une altération de la peau avec un état général qui rappelle plus ou moins les caractères de l'érythème pellagreux et de l'état général auquel il se lie. Néanmoins, et bien que moi-même j'aie observé une fois chez une vache de l'étable de Sainte-Gemmes des accidents analogues qui s'étaient produits pendant l'été et n'ont eu qu'une durée éphémère, j'estime que le rapprochement entre les deux maladies ne doit être admis que sous toutes réserves d'observations ultérieures.

Quant au fait de la contagion de la brebis à l'homme que Hameau avait cru pouvoir admettre à une époque où l'état de la science permettait toutes les suppositions, il est évident qu'il ne saurait pas être plus admis que celui de la contagion de l'homme à l'homme, et pour les mêmes causes.

Je ne mentionne, enfin, que pour mémoire l'opinion de M. Ardusset sur l'influence de la poussière fine et irritante qui s'élève du sol et enveloppe le paysan de toutes parts à l'époque où il sème le millet, opinion parfaitement inadmissible, dans tous les cas hypothétique et à laquelle l'auteur a, sans doute, renoncé.

Parmi les causes auxquelles, indépendamment de l'état de misère, on a attribué une influence sur le développement de la pellagre, figurent un certain nombre de causes morales qu'il importe de distinguer de celles qui se rattachent à l'aliénation mentale et qui constituent par rapport à elles ce que l'on pourrait appeler les causes morales de nature physiologique.

C'est ainsi, par exemple, que je vois figurer dans les travaux italiens sur la pellagre et comme cause de cette affection : des peines de cœur, l'amour déçu, des chagrins domestiques, l'épouvante, ainsi que nous en avons cité plus haut cinq exemples, d'après le docteur Torresini.

Ces causes morales n'agissent, d'ailleurs, dans ces cas, qu'en produisant des troubles nerveux dont l'effet est le même que celui de l'aliénation mentale et ne fait que confirmer l'influence de cette dernière sur le développement des accidents pellagreux.

Je vois mentionner, enfin, parmi les causes de la pellagre,

les excès vénériens, l'onanisme, les abus alcooliques. Mais, il est évident que les deux premières causes n'ont rien de spécial et n'agissent qu'en produisant une débilitation de l'organisme. Quant à la troisième, les excès alcooliques, je dois dire qu'elle semble offrir cela de particulier qu'elle aurait pour effet de disposer directement la peau à subir l'insolation, sans que cet effet semble se lier à un état de cachexie appréciable.

J'en ai observé un exemple remarquable chez un conducteur d'omnibus en état d'alcoolisme, dont les mains présentaient un érythème *type* sans que sa constitution parût le moins du monde altérée. Cette cause n'agit probablement sur la peau que par l'intermédiaire du système nerveux et constitue, sans doute, une preuve de plus à l'appui de l'influence de ce système sur le développement de l'érythème.

De l'étude à laquelle nous venons de nous livrer de l'étiologie de la pellagre, nous nous croyons fondé à tirer les conclusions suivantes :

La pellagre étant considérée comme une altération spéciale de la peau liée à un état général, ses causes se distinguent en : 1° causes de l'érythème; 2° causes de l'état général.

1° Les causes de l'érythème se divisent en causes occasionnelles et causes prédisposantes.

Les causes occasionnelles de l'érythème sont réduites à une seule, l'*insolation*.

Les causes prédisposantes correspondent aux causes de l'état général duquel il dérive.

Cet état général dont le caractère spécial est l'asthénie avec une disposition particulière de la peau à se laisser altérer par le soleil, dans des conditions données, correspond à des états pathologiques divers que l'on peut ranger sous le chef des cachexies.

Les cachexies qui présentent ce double caractère de l'asthénie et de la disposition de la peau à présenter l'érythème dit : pellagreux, sous l'influence de sa cause ordinaire, l'insolation, peuvent se diviser, sous le rapport étiologique, en : cachexies symptomatiques et en cachexies idiopathiques.

Les cachexies symptomatiques sont :

En première ligne, la cachexie liée aux maladies mentales et nerveuses et correspondant à ce que l'on a appelé le marasme nerveux, cachexie qui, plus qu'aucune autre, satisfait à cette condition de produire une asthénie dont les effets embrassent à la fois la peau, l'appareil digestif et le système nerveux;

En deuxième ligne, les cachexies liées aux diathèses tuberculeuse, cancéreuse, paludéenne, etc., et les cachexies dépendant d'autres maladies chroniques, telles que dégénérescence du foie, lésions des capsules surrénales, etc., par exemple.

La cachexie idiopathique correspond à l'entité pathologique jusqu'à ce jour admise sous le nom de pellagre. Elle reconnaît pour causes l'ensemble des conditions hygiéniques qui constituent la misère dans sa double acception physique et morale et pourrait être appelée dans le plus grand nombre des cas : *cachexie des misérables*. Dans ceux où elle ne semblerait reconnaître pour cause que la privation d'aliments, elle pourrait être nommée : *cachexie de l'abstinence*.

Parmi les conditions hygiéniques qui concourent à la production de la dite cachexie, les principales sont, sans contredit : 1° L'insuffisance de l'alimentation, soit qu'elle résulte d'une diminution absolue dans la quantité d'aliments, soit qu'elle provienne d'un défaut de proportion dans les éléments nutritifs et assimilables de ces mêmes aliments; 2° l'état moral de dépression qui accompagne nécessairement la misère physique et constitue ce que l'on peut appeler la *misère morale*, dont les effets sont identiques à ceux de l'aliénation mentale, ce *nec plus ultra des causes morales*, dans sa forme plus particulièrement dépressive.

Les autres conditions hygiéniques qui constituent l'état de misère, bien que concourant au même résultat, ne sont à proprement parler qu'adjuvantes.

L'étiologie de la pellagre n'exclut pas l'influence du maïs altéré par le verdet, voir même celle des autres céréales altérées également par leurs parasites, mais elle ne doit être admise que *sous toutes réserves* et, dans tous les cas, comme ne s'exerçant d'une manière *ni unique*, *ni exclusive*, ni surtout *nécessaire*.

Soit qu'elle s'accompagne de l'érythème spécial, comme cela se voit dans les Landes, en Lombardie, en Vénétie, en Toscane, en Espagne et ailleurs, soit qu'à défaut de l'influence de l'insolation ou de toute autre cause elle se présente sans ce caractère, la cachexie de la misère constitue certainement, suivant moi, un seul et même état pathologique.

Dans les cas où la pellagre ou plutôt l'érythème qui la caractérise se manifeste, soit endémiquement, soit sporadiquement, elle peut être considérée comme constituant autant de variétés qu'il existe d'états pathologiques auxquels on la trouve liée, et, par suite, elle pourrait être divisée en *pellagre des tuberculeux*, *pellagre des cancéreux*, *pellagre de telle ou telle maladie organique*, et, enfin, *pel-*

lagre des misérables ou des *abstinents*. Il serait bien entendu seulement que dans ces cas elle ne constitue, à proprement parler, qu'un accident, qu'une complication, qu'un état, pour ainsi dire, intercurrent à la maladie dans le cours de laquelle on l'observe, bien qu'en relevant étiologiquement.

De cette étude, enfin, il ressort un fait de physiologie pathologique dont l'importance n'échappera, sans doute, à personne et dont la physiologie normale tirera peut-être un jour parti pour l'élucidation de quelques points relatifs aux rapports de l'enveloppe cutanée avec le système nerveux, je veux parler de l'influence exercée par ledit système nerveux sur la peau pour y déterminer une disposition à subir de la part du soleil, dans de certaines conditions spéciales, l'altération décrite sous le nom d'érythème pellagreux.

ADDITION AU CHAPITRE VII.

Si notre respect pour la chose jugée, alors surtout que le jugement émane du premier des corps savants, ne nous interdisait déjà la discussion du rapport de M. Rayer à l'Académie des Sciences, nous serions retenu encore par notre position particulière dans le débat ; mais, nous ne croyons pas manquer aux devoirs qui nous sont commandés par cette double considération, nous croyons même, au contraire, rendre à cet important document, un véritable hommage, en prenant acte de deux points qui résultent de ses termes mêmes et qui assignent, suivant nous, au jugement qu'il renferme, sa véritable signification.

Le 1er point est : que la commission, après avoir reconnu que l'examen *de visu* des faits sur lesquels elle avait à se prononcer lui a fait défaut et qu'elle n'a pu avoir connaissance de la pellagre que par les livres et les documents, n'hésite pas à déclarer que, c'est sous la réserve d'une expérience, qu'elle formule son appréciation du concours et des ouvrages qu'il a suscités, et, qu'à défaut de cette expérience, son jugement n'a pas le caractère d'une décision. « Si elle l'eût pu, dit en effet le rapporteur, la commission aurait fait l'expérience de M. Costallat et apporté, au lieu d'une réserve, une décision à l'Académie. »

Le 2e point est : que, pour la commission, la pellagre sporadique et la pellagre des aliénés ne sont pas, à proprement parler, des pellagres, et n'ont du moins, suivant elle, pas de rapport avec la maladie qui, sous forme endémique, ravage plusieurs contrées.

Le 1er point constate que, tout en inclinant à admettre l'influence exclusive du maïs sur le développement de la pellagre, la commission n'a pas entendu se rallier définitivement à la doctrine absolue de MM. Balardini, Roussel et Costallat, et qu'en rendant son jugement *sous la réserve d'une expérience*, elle s'est par là, déclarée prête à le réviser, dans le cas où la dite expérience viendrait à en infirmer le résultat. En prenant acte de ce point, je ne prétends nullement déprécier la valeur de la récompense accordée à MM. Roussel et Costallat, d'après ce jugement. S'il advenait, en effet, que l'expérience proposée par M. Costallat démontrât, comme le démontre déjà surabondamment l'existence de la pellagre en dehors de l'alimentation par le maïs, que la doctrine sur laquelle reposent leurs travaux, est erronée, M. Costallat n'en aurait pas moins eu le mérite d'avoir, en proposant cette expérience, contribué à la démonstration de sa propre erreur. Quant à l'ouvrage de M. Roussel, il n'aurait pu que gagner à être purgé de cette même erreur dont l'auteur après tout, ne s'était fait que l'éditeur responsable, et il n'en resterait pas moins sans doute après comme avant une encyclopédie précieuse, à laquelle notre confrère aurait eu la gloire de préluder par la publication du premier *traité* qui eût paru en France sur la pellagre, en 1843, c'est-à-dire plus de dix ans avant les recherches de Landouzy et les nôtres.

Quant au 2e point, nous ne saurions trop en faire ressortir l'importance, car il nous semble contenir implicitement toute la solution du problème. En déclarant, en effet, d'une part, que la pellagre des aliénés, par exemple, n'est pas la pellagre, et de l'autre, que d'après les faits pathologiques observés par MM. Billod et Brunet, ces observateurs *avaient été fondés à soutenir qu'il n'y avait pas de pellagre,* la commission ne pouvait, ainsi que l'avons dit déjà dans l'introduction à ce livre, proclamer une plus grande vérité. Mais, cette vérité n'est autre que la déchéance formelle de l'entité pathologique, c'est-à-dire, suivant nous, le dernier mot de la question. Du moment, en effet, où il est impossible de signaler entre la pellagre des aliénés et toutes les autres pellagres connues, voire même la pellagre endémique, aucune différence, et nous défions d'en citer une seule, la conclusion de l'une à l'autre est forcée, c'est-à-dire : que si la *pellagre des aliénés n'est pas une pellagre, la pellagre endémique ne saurait en être une.*

Le rapport de M. Rayer mentionne parmi les titres de l'ouvrage de M. Roussel, une critique des opinions de M. Landouzy et des nôtres. Or, l'ouvrage dont il s'agit ne devant, suivant toute probabilité, si l'auteur doit le publier, paraître qu'après celui-ci, nous ne pourrions que regretter de ne pas connaître, pour les réfuter, les objections sur lesquelles repose la critique de M. Roussel, si le rapport de M. Rayer ne les laissait clairement pressentir. Ne prévoyant pas, d'ailleurs, la possibilité de répondre à cette critique après qu'elle aura été formulée par l'auteur lui-même, nous ne pouvons, pour sa réfutation anticipée, que nous en tenir au seul document qui nous la fasse connaître dans les points principaux sur lesquels elle paraît devoir porter.

Du reste, comme il n'est pas dans cet ouvrage une seule ligne qui ne soit une réfutation des opinions de MM. Balardini, Roussel et Costallat, nous nous trouvons avoir répondu d'avance à la plupart de leurs objections. D'un autre côté, l'abandon de la cause soutenue par ces honorables confrères est tel aujourd'hui, que le fait de nous en occuper encore constitue de notre part un hommage, en quelque sorte, personnel à ses derniers partisans.

Il résulte premièrement du rapport de M. Rayer : que M. Roussel a employé un chapitre de son ouvrage à montrer que la ressemblance des pellagres sans maïs, signalées par M. Landouzy et par nous dans les asiles d'aliénés, avec les pellagres dues suivant lui à l'action toxique du maïs altéré par le verdet est plus *apparente* que *réelle*. Nous avouons, tout d'abord, ne pas saisir parfaitement la distinction qu'établit M. Roussel entre une ressemblance *réelle* et une ressemblance *apparente*. Une ressemblance, croyons-nous, ne se révèle que par des apparences, lesquelles reposent sur des signes extérieurs. Or, ces signes extérieurs existent ou n'existent pas, et, il y a ou il n'y a pas de ressemblance, nous n'y voyons pas de milieu. Nous avons dit déjà, qu'une des différences signalées par cet auteur et résultant de ce que les accidents nerveux forment le début constant de la pellagre endémique, à l'encontre de ce qu'il dit exister dans la pellagre sporadique, est contraire à toutes les données admises dans la science et contredite par tous les observateurs spéciaux : nous n'y revenons pas. Nous défions seulement M. Roussel d'indiquer un seul caractère essentiel de la pellagre endémique *avec maïs*, qui ne s'observe aussi bien dans la pellagre *sans maïs*, et qui permette de les distinguer.

Il est facile de pressentir qu'un autre argument de M. Roussel doit être celui-ci : la pellagre endémique guérit, dans ses premières périodes, par le changement de régime alimentaire et la suppression du maïs.

Cet argument serait péremptoire s'il était démontré que la pellagre endémique seule pût guérir dans ces conditions et qu'elle ne guérit pas par l'effet du seul changement de régime sans qu'il fût nécessaire de la suppression du maïs. Malheureusement il n'en est rien, et les faits protestent contre cette double proposition. Il est certain, en effet, que l'influence du régime sur la guérison de la pellagre sporadique dans ses premières périodes, est la même que celle qu'elle peut exercer sur la guérison de la pellagre endémique, et que cette influence, de plus, est absolument indépendante de la suppression du maïs. Je défie d'opposer à cette vérité autre chose que des affirmations sans preuves et de démontrer, par exemple, par des faits positifs : 1° qu'en changeant le régime sans changer le maïs, on ne puisse pas guérir la pellagre; 2° qu'en changeant, au contraire, le maïs, sans rien changer aux autres conditions du régime, on obtienne une seule guérison.

Dans la pellagre endémique on a, dit M. Roussel, l'épreuve (c'est-à-dire la liaison avec le maïs) et la contre épreuve (c'est-à-dire la guérison en cessant l'usage de cette farine). D'après le peu que nous venons de dire, il est bien évident que cet argument n'est que spécieux.

Dans la pellagre endémique on a bien, il est vrai, la liaison avec le maïs; mais, il est bien démontré que cette liaison est loin d'être constante, les faits le prouvent surabondamment. Il importe d'ailleurs de faire observer que, de l'aveu même de M. Roussel, le maïs se trouve le plus ordinairement combiné avec d'autres influences dont il est difficile de le séparer et dont notre contradicteur lui-même sait faire la part. Ce que M. Roussel présente comme épreuve est, au surplus, démenti par le fait de l'existence de nombreux cas absolument identiques et dans lesquels la liaison avec le maïs ne saurait être admise. Quant à la contre-épreuve, c'est-à-dire la guérison en cessant l'usage du maïs, elle n'est ni plus probante ni plus prouvée. Il est impossible de démontrer, en effet, ainsi que nous venons de le dire, qu'en cessant l'usage du maïs altéré, mais en maintenant toutes les autres conditions du régime, on puisse guérir la pellagre, tandis qu'il est prouvé que par une simple amélioration dans le régime, indépendamment de toute suppression du maïs, on peut obtenir ce résultat. Le rapport de M. Rayer consacre ce fait d'une manière générale lorsqu'il dit que l'administration militaire a cessé de faire de la pellagre une cause d'exemption; « ce qu'elle n'aurait pas fait, elle qui n'a pas de théorie sur la cause, si l'observation ne lui avait enseigné la certitude de la guérison par le changement de régime. »

En opposant, sous le rapport des propositions que nous venons d'examiner, la pellagre sporadique à la pellagre endémique, M. Roussel commet donc une première erreur. Il en commet une autre en disant que la pellagre décrite par M. Landouzy n'est liée à aucune condition. Il se peut que ce savant médecin, dans l'ardeur qui l'animait pour ce point de science, ait été un peu loin pour quelques-unes de ses données et qu'il ait même un peu trop élargi le cadre de la pellagre sporadique en l'étendant à quelques cas observés en dehors de mauvaises conditions hygiéniques; mais, il est certain que pour lui-même ces derniers cas étaient exceptionnels, et ce serait certainement lui prêter une opinion qui n'était pas la sienne que de dire que, d'après lui, dans le plus grand nombre des cas qu'il a observés, la pellagre n'était liée à aucune condition. Ses écrits tout entiers protesteraient contre une telle allégation.

Après avoir dit que, dans la pellagre décrite par M. Landouzy, on n'a pas l'épreuve, il ne serait pas plus exact de dire que l'on n'a pas la contre-épreuve, c'est-à-dire que la dite pellagre n'a aucun mode assuré de guérison. Il est bien prouvé, au contraire, que sous ce rapport la pellagre décrite par M. Landouzy n'a rien qui la distingue de la pellagre endémique et que soumise aux mêmes influences que cette dernière, elle est modifiable par les mêmes agents et, par exemple, par une amélioration dans le régime.

De même que M. Roussel applique à la pellagre des aliénés l'argument qu'il emploie contre la pellagre sporadique, nous nous croyons en droit, pour ce qui est de la première de ces deux pellagres, de lui opposer ce que nous venons de dire, sauf à le compléter.

D'abord, il ne serait pas exact de baser une objection sur ce fait : que le régime alimentaire des pellagreux des asiles n'est pas mauvais et ne se guérit pas par le changement de régime. Nous avons déjà eu occasion de nous expliquer à cet égard dans le cours de cet ouvrage. Nous n'y revenons que pour rappeler en quelques mots que, si nous avons exprimé cette conviction que la pellagre des asiles d'aliénés ne pouvait être attribuée à la seule influence du régime de ces établissements, lequel est incontestablement excellent, nous n'en avons pas moins admis l'influence d'un régime encore meilleur sur la prophylaxie et sur le traitement de cette affection. Nous avons, par exemple, cité des preuves à l'appui de l'influence du vin; nous avons, de plus, insisté sur la différence qui existait, sous le rapport de la fréquence des accidents dont il s'agit, entre les asiles publics[1] et les maisons de santé et, dans les asiles publics, entre les indigents et les pensionnaires, en faisant intervenir pour l'explication de cette différence, bien plus l'influence du régime antérieur et propre au milieu social auquel les uns et les autres appartenaient que celle du régime propre à l'établissement. Nous avons formulé notre opinion à cet égard, en disant que les pensionnaires avaient été préservés par l'hygiène de toute leur vie antérieure contre les effets asthénisants de l'aliénation mentale et par suite contre le développement de la cachexie spéciale, tandis que les aliénés indigents y avaient été prédisposés et préparés par la leur, de telle sorte que la folie n'avait fait chez eux qu'ajouter une cause de débilitation à une autre. Rien n'est donc mieux démontré que l'influence du régime; seulement nous avons toujours pensé qu'elle ne pouvait

[1] La différence que présentaient entr'eux les divers asiles, sous le rapport de la fréquence des accidents pellagreux, nous a aussi paru dépendre dans une certaine mesure d'une différence dans leurs conditions hygiéniques.

avoir été unique et exclusive chez les aliénés, sans quoi, avons-nous dit, on eût observé aussi souvent la pellagre dans toutes les conditions où le régime est moins bon que dans les asiles. La différence qui existait, sous ce rapport, entre les asiles d'aliénés et les prisons nous a paru frappante.

M. Roussel commettrait une autre erreur s'il arguait d'une différence dans la marche de la pellagre des aliénés et de la pellagre endémique et, par exemple, de ce fait que dans la première la pellagre survient à la folie, tandis que dans la deuxième la folie survient à l'érythème et aux troubles digestifs.

Cette inversion que nous admettons sous une certaine réserve témoignerait, en effet, qu'il s'agit de faits pathologiques distincts, si le lien qui unit l'érythème à la folie était le même dans la pellagre des aliénés et dans la pellagre dite : endémique, et nous concevons parfaitement que M. Roussel n'ait pu se défendre, sur ce point, d'une certaine illusion.

Mais, il n'est pas besoin d'un long examen pour se convaincre que, dans la pellagre des asiles d'aliénés, l'aliénation mentale constitue un état préexistant qui n'a avec la pellagre aucun lien symptomatique; qu'il en est sous le rapport des aliénés qui deviennent pellagreux, comme il pourrait en être, qu'on nous permette cette comparaison, des bossus. S'il était démontré, par exemple, que la pellagre s'observât plus souvent chez les individus affectés de cette infirmité que chez d'autres, il n'est personne qui ne songeât à en conclure que les gibbosités sont un symptôme de la pellagre; tout au plus, pourrait-on admettre un lien étiologique entre l'une et l'autre et induire de leur co-existence que le rachitisme d'où procède la gibbosité peut constituer une prédisposition à la pellagre.

Malheureusement, il s'est trouvé pour causer l'équivoque

que l'aliénation mentale qui constitue dans la pellagre dite : des aliénés un état préexistant à cette même pellagre, est précisément au nombre des symptômes admis de la pellagre endémique considérée comme entité spéciale. Mais, il suffit de la moindre réflexion pour reconnaître que l'équivoque n'est que dans les mots et non dans les choses et que l'inversion dont on pourrait se prévaloir pour établir une distinction entre les deux pellagres ne prouve absolument rien. Dans l'une, en effet, la pellagre et la folie sont unies par un lien étiologique, tandis que dans l'autre ce lien est symptomatique, c'est-à-dire que, dans la pellagre des aliénés, la folie constitue une *cause prédisposante*, et que, dans la pellagre endémique, elle représente un *symptôme* de l'entité pathologique admise. Du reste, dans l'une comme dans l'autre, les caractères et la marche de l'affection sont absolument identiques, sauf les différences qui pourraient résulter de l'influence de l'état mental préexistant sur celui qui devrait être inhérent à la pellagre comme symptôme.

Faisons observer, enfin, à propos de cette même inversion dans les manifestations respectives de la folie et de la pellagre dans les deux types que nous opposons ici, que si l'on admet qu'elle doive amener à soutenir *qu'il n'y a point de pellagre dans les cas où la folie précède l'érythème*, on se demande pourquoi *elle ne conduirait pas à la même conclusion dans ceux où l'érythème précède la folie.*

Qu'il nous soit permis, à cette occasion, de relever ici une contradiction flagrante entre deux opinions de M. Roussel. Dans l'une, en effet, il admet que la folie survient à l'érythème dans la pellagre endémique et il fait même de cette circonstance un caractère essentiel de cette même pellagre, puisqu'il la distingue par là de la pellagre des aliénés.

Dans l'autre, au contraire, il considère les accidents nerveux qui comprennent nécessairement l'aliénation mentale, comme formant le début constant de la pellagre endémique avant l'apparition de l'érythème. En prenant acte de ces deux opinions opposées, nous ne pouvons que laisser à l'auteur le soin de les concilier.

Nous n'avons pas besoin de faire observer que dans l'argumentation à laquelle nous venons de nous livrer, nous avons dû nous placer au point de vue de l'existence de la pellagre comme entité pathologique spéciale, mais, il est évident que du moment où une telle entité n'existe pas, la discussion est sans objet et que c'en est fait à plus forte raison de la doctrine absolue du maïs.

Nous disons *absolue*, car nous admettons parfaitement l'influence relative que peut exercer l'usage de cette farine sur le développement des accidents dans lesquels on avait cru voir des symptômes de l'entité : pellagre. Allant même plus loin que tous les contradicteurs de MM. Balardini, Roussel et Costallat, nous avons été jusqu'à admettre l'action du verdet, non-seulement comme rendant l'alimentation insuffisante par l'altération de la quantité de substance alibile que contient naturellement cette graine, mais encore comme *pouvant produire* un empoisonnement dont les effets favorisés par la misère s'exerceraient de la même manière que ceux qui ressortiraient de l'aliénation mentale chez les aliénés qui deviennent pellagreux. Quelques personnes ont même cru voir dans cette concession de notre part une contradiction entre quelques-unes des opinions que nous avons exprimées ; mais, il est évident que cette contradiction n'est qu'apparente et relative et que, pour l'apprécier, il importe de ne pas faire abstraction de la nouvelle doctrine au point de vue de laquelle nous avons dû nous placer pour juger le rôle possible du maïs dans la production des accidents pellagreux. Hâtons-nous d'ajouter que si nous admettons l'influence du maïs, nous sommes loin de la considérer comme unique et exclusive et que, pour nous comme pour la presqu'unanimité des observateurs, la doctrine absolue du maïs est fatalement condamnée par cette double proposition : 1° La misère et l'insolation sans le maïs produisent la pellagre; 2° le maïs sans la misère et l'insolation ne peut la produire.

Nous défions nos adversaires de citer un seul fait positif qui soit à l'encontre de ces deux propositions. C'est en vain qu'ils cherchent à se retrancher derrière certaines différences qui distingueraient, suivant eux, les cas de pellagre observés en dehors du maïs de leur type fictif de pellagre; il est bien certain que ces différences n'existent pas, et en les niant formellement nous sommes bien certain d'être d'accord avec tous les observateurs spéciaux. Existeraient-elles, d'ailleurs, que de l'aveu même de nos adversaires, il resterait entre les divers types de pellagre observés assez de ressemblance, pour que, sous le rapport de l'étiologie, on pût conclure de l'une à l'autre et dire que, si le maïs a été étranger à la production de l'un, il ne peut avoir été pour l'autre une cause nécessaire.

Quant à l'expérience proposée par M. Costallat, sans douter de son résultat négatif, nous n'avons jamais, cet honorable médecin nous a lui-même rendu cette justice, cessé de la désirer, et nous nous sommes par là séparé du plus grand nombre de ses adversaires. Nous pensons, en effet, qu'il n'y a jamais d'inconvénient à ajouter une preuve de plus à la démonstration des vérités les plus évidentes. Mais, il est incontestable que cette expérience n'est même plus à faire; elle a été faite par la nature et elle ne peut laisser aucun doute sur la condamnation de la doctrine absolue du maïs. Son résultat se résume dans ce double fait acquis à la science que : 1° la pellagre existe chez des individus qui n'ont pas mangé un atôme de maïs; 2° qu'elle n'existe pas dans des localités dont les habitants en font leur nourriture exclusive. Nous savons bien que, dans le premier cas, les partisans quand même du maïs disent que la maladie observée chez les individus qui ne mangent pas de maïs, bien qu'en tout semblable à la pellagre, *n'est pas la pellagre*, par cette unique raison, sans doute, que le maïs n'est pour rien dans sa production, et que, dans le deuxième cas, le maïs consommé doit être exempt de toute altération; mais cette double réponse constitue évidemment un cercle vicieux, dans lequel on ne peut être retenu que par l'esprit de système, et donne même lieu de craindre que l'expérience proposée par M. Costallat n'ait pas beaucoup de chances par ses résultats négatifs de convaincre des observateurs prévenus.

Dans le cas, en effet, où ladite expérience serait faite, et où, comme cela ne saurait être douteux, ses résultats seraient négatifs, la réponse de nos adversaires serait facile à pressentir. La pellagre qui continuerait à se produire après l'expérience ne serait plus la pellagre, elle rentrerait dans le cadre des pseudo-pellagres, et le but philanthropique de M. Costallat serait probablement considéré par lui comme atteint; les pellagreux continueraient sans doute à mourir, mais il ne saurait être douteux qu'ils mourussent guéris de la pellagre. Il est vrai que l'on resterait en face du problème de la pseudo-pellagre, et que la science, sous ce rapport, ne serait guère plus avancée après qu'avant l'expérience. Cela n'empêche pas, toutefois, que l'expérience proposée par M. Costallat ne soit à tous égards désirable, car ce serait à coup sûr déjà quelque chose que d'avoir éliminé de l'ensemble des conditions hygiéniques les plus déplorables, l'usage d'un maïs altéré; mais, il s'en faudrait de beaucoup que ce fût assez, et il demeure malheureusement trop vrai que, nonobstant cette amélioration, il y aurait toujours des pellagreux tant qu'il y aurait de la misère et du soleil.

Nous ne saurions terminer cette argumentation, qui complète celle qui se trouve déjà dans plusieurs parties de notre ouvrage et spécialement dans le chapitre VII, sans reconnaître que MM. Balardini et Roussel ont fait une concession considérable à l'opinion générale en admettant, sans cesser de la considérer comme nécessaire, que l'influence du maïs n'est ni unique ni exclusive, et en faisant intervenir avec raison le concours de plusieurs causes adjuvantes, à savoir : des conditions propres à l'état de misère. Mais, cette concession n'est autre encore que la condamnation de leur système. On comprend bien, il est vrai, que l'action d'un poison soit favorisée par certaines conditions de l'économie dont on peut trouver l'analogue dans la misère, mais ce serait, ainsi que nous l'avons dit plus haut, aller bien loin, que de rendre cette action absolument dépendante de ces conditions. Il est, en effet, impossible de sortir de ce dilemme : *Le verdet est ou n'est pas un poison.* S'il est un poison, son effet doit pouvoir se produire, au moins dans quelques cas, indépendamment des conditions qui favorisent son action. Or, il n'en est rien, et nous défions nos adversaires de prouver par un seul fait que *le maïs le plus altéré, sans la misère et le soleil, puisse produire jamais la pellagre*, tandis que les faits surabondent à prouver que *la misère et le soleil, sans le maïs, en produisent de nombreux cas.*

Nous l'avons dit plus haut, et on l'a vu dans le concours même où MM. Roussel et Costallat se sont trouvés seuls de leur bord contre tous les autres concurrents, que la cause du maïs comptait désormais si peu de partisans, qu'une dernière réfutation de notre part avait le caractère d'un hommage suprême à une doctrine célèbre. Mais, après lui avoir rendu cet hommage, nous déclarons ici fermer la discussion, avec la résolution inébranlable de ne plus la rouvrir, quelle que puisse être l'argumentation ultérieure de nos adversaires. Aussi bien, cette argumentation ne saurait prouver contre l'évidence des faits, et quoi que puissent faire ses auteurs, elle ne pourrait jamais, à l'encontre de la nôtre, se dégager complétement de l'esprit de système. Nous disons : à l'encontre de la nôtre, et on le comprendra sans peine, le système de nos adversaires étant plus profitable que le nôtre même, au peu d'honneur que nous pouvons retirer de nos travaux sur la matière. Il serait, en effet, et tout le monde en conviendra, plus intéressant pour nous d'avoir découvert, en dehors de l'usage du maïs, une maladie nouvelle et autre que la pellagre, et d'avoir ainsi ajouté un chapitre aux investigations pathologiques, ainsi que le rapport de M. Rayer nous en attribue le mérite, que d'avoir signalé l'existence de la pellagre dans des conditions où elle avait été méconnue.

Qu'il nous soit permis seulement, avant de sortir de la lice, de nous prévaloir de ce que, de l'aveu de la commission de l'Académie des sciences, la question est encore assez indécise pour qu'*au lieu d'une solution* cette commission ait apporté *une réserve*, pour exprimer un vœu : c'est que, de même que pour le crétinisme, il soit institué, près le ministère de l'agriculture et du commerce, une commission chargée d'étudier et de résoudre toutes les questions relatives aux trois types de pellagre, endémique, sporadique, et des asiles d'aliénés. Ces questions, en effet, n'offrent pas moins d'intérêt que celles relatives au crétinisme, car il s'agit d'un fléau qui fait chaque année plusieurs milliers de victimes dans plusieurs de nos départements français, et nous sommes bien certain de n'être contredit par personne, lorsque nous ajoutons qu'aucun objet ne mériterait à plus juste titre d'exercer la sollicitude du gouvernement qu'une étude approfondie de ses causes et des moyens d'y remédier. Cette étude, jusqu'à présent, est restée dans les limites du domaine scientifique et n'a suscité que des efforts individuels, et il serait temps qu'elle en sortît pour entrer dans celui des investigations officielles, les seules qui puissent permettre d'espérer la solution d'une question qui intéresse à un si haut degré l'hygiène de la population d'une notable partie de la France, où les victimes de la pellagre se comptent annuellement *par milliers*.

CHAPITRE VIII.

TRAITEMENT ET PROPHYLAXIE.

Au point de vue des idées régnantes sur la nature de la pellagre et tant qu'on a pu la considérer comme une maladie en quelque sorte spécifique, caractérisée par trois ordres de symptômes, cutanés, digestifs et nerveux, il était rationnel de rechercher le principe d'une telle maladie, afin de lui opposer, si cela était possible, un traitement également spécifique. C'est ainsi que s'explique cette succession de moyens empiriques qui ont tour à tour été préconisés contre la pellagre et dont l'expérience avait déjà démontré l'inanité, avant que des notions plus exactes sur la nature de la maladie en eussent fait plus complétement justice. Mais, il est évident qu'aujourd'hui l'illusion n'est plus permise et que le traitement de la pellagre, que l'on ne doit pas séparer de sa prophylaxie, doit reposer sur une base toute nouvelle. Or, cette base, comme celle de toutes les parties de l'histoire de cette maladie et plus spécialement comme l'étiologie dont ce chapitre ne doit être qu'une déduction plus ou moins rigoureuse, n'est autre que la distinction de la pellagre considérée comme unité morbide caractérisée par son érythème spécial et de l'état général auquel elle se lie : d'où une division du traitement et de la prophylaxie, en 1° traitement et prophylaxie de l'érythème ; et, 2° traitement et prophylaxie de l'état général.

1° TRAITEMENT ET PROPHYLAXIE DE L'ÉRYTHÈME.

Il n'est pas besoin de dire que la première indication à remplir pour le traitement de l'érythème est de soustraire les parties à l'influence de sa cause occasionnelle, l'insolation.

Dans le cas d'érythème simple, cette seule précaution suffit d'ordinaire. Lorsque l'érythème prend le caractère phlycténoïde, un pansement analogue à celui de la brûlure au 2e degré est souvent utile et, lorsque les phlyctènes, en se desséchant, forment des croûtes plus ou moins longtemps adhérentes, il y a quelquefois avantage à faciliter leur chute, soit par des lotions émollientes, soit par des applications de cataplasmes de farine de graine de lin, à peine tièdes. Les bains, dans ces diverses conditions, ne peuvent être que très-utiles et constituent, d'ailleurs, la médication la plus usitée : *cura balnearia.* Au grand hôpital de Milan, il n'est employé pour les bains que de l'eau simple, et je n'hésite pas à penser que, non seulement, elle suffit au but que l'on se propose, mais encore, qu'elle est la seule qui convienne dans la période dite : éruptive. Il est évident que l'usage d'une eau minérale quelconque dans cette période, ne pourrait avoir que des inconvénients en ajoutant à l'irritation déjà existante.

Ajoutons que les moyens que nous venons d'indiquer ne constituent, à proprement parler, que des adjuvants plus ou moins utiles pour la guérison d'accidents qui cessent la plupart du temps d'eux-mêmes et à la seule condition d'éloigner la cause qui les détermine.

Indépendamment de l'emploi des moyens dirigés contre la cause générale à laquelle se lie l'érythème, il peut y avoir avantage à agir directement sur la peau pour augmenter son activité, par des frictions sur le corps entier, par le massage, par les bains de mer, les bains alcalins ou sulfureux, les bains de vapeur et l'hydrothérapie, en subordonnant, bien entendu, l'emploi de ces moyens à l'absence de contr'indications particulières résultant de l'état général.

C'est dans ces conditions, mais alors seulement que toute trace de l'éruption a disparu, que les bains d'eaux de Labassère, de Cauterets, préconisés par MM. Verdoux, Duplan et quelques autres médecins des Pyrénées et du sud-ouest de la France, ont pu rendre quelques services.

J'en dirai autant des bains sulfureux recommandés par Paolini en Italie, par M. Gintrac en France et autres et de l'usage des eaux de Bormio, dont M. le docteur Rotureau a cru pouvoir dans ces derniers temps vanter l'efficacité d'après les résultats favorables qu'aurait obtenus de cette médication M. le docteur Bruni. Toutefois, et quelles que soient les assertions de ces honorables confrères, il convient de réserver toute opinion absolue sur l'efficacité de ces eaux jusqu'à ce que l'expérience ait prononcé définitivement, d'autant que dans l'appréciation de l'action réelle d'une eau quelconque, il faut toujours faire la part des précautions hygiéniques qui accompagnent leur emploi dans les hôpitaux où elles sont administrées, et qu'il est, dans tous les cas, impossible de se prononcer sur la mesure de l'effet produit par cette même eau, comparativement à celle de l'effet qu'aurait pu produire l'eau simple et naturelle qui réussit dans la plus grande majorité des cas.

La prophylaxie de l'érythème comprend un certain nombre de précautions et de mesures qui reposent sur la nécessité de prémunir les individus prédisposés contre les effets de l'insolation et dont l'indication ressort trop naturellement de la topographie des lieux où règne la pellagre, pour qu'il soit nécessaire de tracer la moindre règle à cet égard.

Toutefois, parmi ces mesures, il en est quelques-unes qui, pour ce qui concerne nos Landes françaises, méritent d'être mentionnées.

Je veux parler de celles qui ont pour objet de défricher, de boiser les Landes et qui, à l'avantage de transformer un sable improductif en un terrain fertile [1], joignent celui de donner de l'ombre et d'amener, dans la condition sociale des Landais, un changement propre à faire participer les bergers à l'immunité dont jouissent les résiniers, si ce n'est à remplacer la première de ces professions par la deuxième.

Nous avons déjà dit, mais nous aimons à le répéter pour l'honneur du deuxième Empire, que ces grandes mesures sont en voie d'exécution et ont déjà réalisé toute l'amélioration que l'on pouvait en attendre, quant à présent, sous le rapport sanitaire.

[1] Nous devons mentionner à cette occasion un avant-projet de M. Duponchel, pour la création d'un sol fertile à la surface des Landes de Gascogne. (Voir *les Mondes*, du 31 mars 1864.)

Quant à celles de ces mesures qui concernent les asiles d'aliénés, elles consistent à ménager de l'ombre et de la fraîcheur dans les préaux, soit par des plantations d'arbres, soit par des galeries couvertes, soit par des parterres de fleurs avec gazons et eaux jaillissantes; à dissimuler la couleur blanche des murs de clôture sous des espaliers ou à remplacer ces mêmes murs par des sauts de loup; à redoubler de surveillance pour que les malades ne restent pas, comme ils y sont portés pour le plus grand nombre, tête nue, n'aient pas leurs chemises disjointes sur le devant de la poitrine et ne portent pas leurs bas dans leurs poches. M. Bouchard indique même, mais à titre de curiosité seulement, la précaution de revêtir les mains d'une couche légère d'un corps fluorescent et, par exemple, d'une solution alcoolique concentrée de sulfate de quinine.

Quelle que puisse être, enfin, l'efficacité des moyens prophylactiques que nous venons d'énumérer, leur emploi serait parfaitement inutile s'il n'était secondé par l'ensemble de ceux qui doivent être dirigés contre l'état général auquel se lie la pellagre et dont il nous reste à parler.

2° TRAITEMENT ET PROPHYLAXIE DE L'ÉTAT GÉNÉRAL.

Ce traitement varie naturellement suivant que cet état correspond à une des cachexies liées aux maladies mentales et nerveuses, aux diverses diathèses tuberculeuse, cancéreuse, etc., ou à cette cachexie reconnaissant pour causes l'ensemble des conditions hygiéniques qui constituent l'état de misère. Il est dans tous les cas, celui de ces mêmes cachexies et je n'ai, malheureusement, pas besoin de dire que, dans le cas où ces cachexies se lient aux diathèses cancéreuse, tuberculeuse, etc., il ne peut se composer que de palliatifs.

Lorsque la cachexie se lie à l'aliénation mentale, ou à d'autres névroses, son traitement ne peut être que celui de cette même aliénation mentale ou de ces mêmes névroses. Toutefois, il n'est pas impossible de combattre, par un ensemble de moyens appropriés, l'influence débilitante de ces maladies et de retarder, au moins, si ce n'est d'enrayer complétement ses effets.

Ces moyens, on le comprend, rentrent spécialement dans la classe d'agents sur lesquels repose la médication tonique, et le principal consiste dans la réglementation de l'alimentation.

Le but de l'alimentation, en général, étant, ainsi que l'établit M. Payen dans son traité des Substances alimentaires :

1° De fournir, pendant l'acte de la respiration, la quantité de chaleur nécessaire à l'entretien de la température du corps;

2° De réparer les déperditions qu'éprouvent nos tissus;

3° De remplacer les matières que les déjections liquides et solides entraînent continuellement ou périodiquement hors de notre organisme, l'hygiène alimentaire doit varier, suivant la proportion de chaleur qui peut être nécessaire à l'entretien de la température du corps, dans des conditions données, suivant l'étendue des déperditions éprouvées par nos tissus et qu'il convient de réparer, et, enfin, suivant la quantité de matières entraînées par nos déjections liquides et solides et qui doivent être remplacées; c'est-à-dire, que la quantité d'aliments dont l'assimilation doit tendre à ce triple but réparateur, doit être, toutes choses égales d'ailleurs, moindre dans les cas où les déperditions ont été plus faibles, et plus fortes dans les cas où les déperditions ont été considérables. Tout se réduit, on le voit, à une question de proportion; or, dans les conditions où l'économie est soumise à une influence qui tend à augmenter la proportion des pertes, celle des aliments assimilables doit être relativement augmentée.

Tel étant le cas dans lequel se trouvent les aliénés plus ou moins asthénisés par l'effet d'une dépense extra-physiologique d'innervation, il en résulte pour eux une indication à l'usage d'une certaine quantité de vin, tant à raison de son action excitante et stimulante, qu'en vue de pourvoir, par la quantité d'alcool qu'il contient, aux phénomènes de combustion qui entretiennent la chaleur animale en produisant du gaz acide carbonique et de l'eau, à l'usage de la viande et du pain le plus riche en substances azotées.

On comprend que, pour ces indications, nous ne puissions que nous borner à poser le principe et que nous n'ayons à tracer aucune règle, sous ce rapport, aux médecins des asiles, meilleurs juges que personne de la mesure dans laquelle il peut être appliqué.

Comme adjuvant au régime que nous venons d'indiquer, nous ne pouvons que recommander l'emploi du vin de quinquina, des ferrugineux surtout chez les femmes, un exercice modéré, des bains sulfureux ou alcalins et un bon ensemble de conditions hygiéniques. Il est bien entendu que l'emploi de ces moyens est subordonné à l'état des fonctions digestives et à des indications que chaque médecin saura apprécier.

Dans les indications sur lesquelles nous avons fait reposer le traitement de l'état général auquel se lie chez les aliénés la pellagre consécutive à l'aliénation mentale, nous avons considéré cet état général en faisant abstraction des accidents digestifs et nerveux qui peuvent survenir incidemment et qui en relèvent aussi bien que l'érythème. Il nous resterait à parler du traitement de ces accidents, si ces accidents, se résumant dans la dyspepsie, l'embarras gastrique, la diarrhée, leur traitement devait être autre que celui des dyspepsies, des embarras gastriques et des diarrhées, observés dans toute autre condition, avec une indication spéciale, toutefois, tirée de l'état asthénique qui caractérise d'ordinaire ces affections et commande plus spécialement l'emploi de la médication tonique, autant que les malades peuvent la supporter.

C'est pour remplir cette dernière indication que M. Berthier a recommandé dans le traitement de la diarrhée chez les aliénés, l'usage de la viande rôtie, que M. le docteur Campagne a préconisé la conserve de Damas dans le traitement de la cachexie spéciale aux aliénés.

Dans le traitement enfin de la dyspepsie et lorsqu'elle a le caractère acide, nous nous sommes parfaitement trouvé de l'emploi du bi-carbonate de soude que nous conseillons de préférence à la magnésie, à raison de la susceptibilité des intestins chez nos malades.

Quant à la paralysie, lorsqu'elle survient dans ces conditions, nous n'avons pas besoin de dire que nous ne connaissons aucun moyen d'y remédier et que l'emploi des révulsifs cutanés, à supposer qu'il puisse être efficace, est contr'indiqué par la disposition à la gangrène que présentent nos malades, tandis que leur disposition à la diarrhée ne permet pas de songer à la révulsion intestinale.

Comme preuve à l'appui de la première de ces deux contr'indications, nous pouvons citer un fait qui nous a été communiqué par le docteur Verri du grand hôpital de Milan.

Cet honorable médecin, avant de soumettre ses pellagreux au traitement par les bains, leur appliquait un moxa de chaque côté de la colonne vertébrale; mais, il fut obligé de renoncer à cette médication parce que la gangrène se développa chez un grand nombre de ses malades dans la plaie produite par les cautères. Il est vrai que le fait nous a été présenté comme accidentel par M. Verri, qui l'explique par la coïncidence de l'entrée dans son service, d'un malade transféré d'une salle de chirurgie et atteint de gangrène. Il ne nous en a pas moins paru mériter d'être signalé.

Lorsque l'état général auquel se lie la pellagre n'est autre que cet état de débilitation générale qui, par des nuances plus ou moins insensibles, passe de la simple asthénie, d'abord, à la cachexie la plus profonde et qui reconnaît pour cause l'ensemble des conditions hygiéniques qui constituent l'état de misère, son traitement et sa prophylaxie sont tout tracés.

Le traitement, comme celui de la cachexie produite par l'aliénation mentale, doit être essentiellement réparateur et tendre autant que l'état des organes le permet, à rétablir l'équilibre rompu entre la réparation et la perte.

Cette indication est d'autant plus fondamentale que, parmi les conditions propres à l'état de misère, celle qui joue le rôle principal est l'insuffisance de l'alimentation. D'après cette donnée, il est évident que le régime alimentaire doit constituer la base de la médication à opposer à l'état général des pellagreux; c'est ainsi, par exemple, que, dans les cas où l'insalubrité de l'alimentation résulte d'une insuffisance dans la quantité absolue de la ration alimentaire, elle devra être augmentée de la quantité nécessaire, et que dans le cas où elle résulte d'une prédominance trop marquée du régime végétal sur le régime animal ou de toute autre cause d'insuffisance dans les principes nutritifs de l'aliment, le régime devra être modifié dans ce sens.

Nous n'avons pas besoin d'ajouter que, dans tous les cas, la transition du régime antérieur au nouveau ne doit pas être trop brusque, et qu'il est nécessaire de procéder par gradations, afin d'y habituer les organes. C'est pour remplir cette indication et donner à ces mêmes organes un degré d'activité qui lui permette de s'assimiler les nouveaux aliments, qu'on peut donner avec avantage le vin de quinquina, des ferrugineux, recourir aux bains sulfureux. Quant aux bains de mer, il convient de ne les conseiller que dans le cas où on a lieu de penser qu'ils pourront être suivis d'une réaction suffisante.

J'ai dit plus haut de quels traitements était susceptible l'altération de la peau, il nous reste à dire que le traitement des accidents digestifs ne diffère pas sensiblement de celui que nous avons indiqué pour la cachexie spéciale des aliénés et qu'il est soumis aux mêmes indications et contr'indications.

Quant aux accidents nerveux tels que la folie et la paralysie auxquelles on a donné le nom de pellagreuses, l'absence de tous caractères qui les distinguent de toute autre folie ou paralysie observées dans des conditions où l'érythème aurait fait défaut, et qui en fassent des entités spéciales, ne permet pas de leur assigner d'autre traitement que celui de ces mêmes folie ou paralysie considérées d'une manière générale.

Il importe seulement de ne pas oublier que toutes les médications auxquelles on pourrait avoir recours dans l'espèce, doivent principalement reposer sur l'indication tirée de l'état asthénique qui commande la médication tonique et se trouve nécessairement subordonnée au succès de cette médication.

Quant à la prophylaxie de l'état général dont il s'agit, elle résulte nécessairement de la considération de ses causes; or, comme ces causes ne sont autres que la misère et le paupérisme, elle se lie à toutes les réformes et à toutes les mesures qui tendent à leur extinction par l'amélioration du sort des classes inférieures. Nous n'avons point à faire ici l'énumération de ces réformes. Il nous suffit d'indiquer, pour ce qui concerne spécialement les Landes, parmi les principales et parmi celles opérées déjà ou en voie de s'opérer : l'établissement du chemin de fer, l'ouverture de routes agricoles perpendiculaires à la voie ferrée, l'assainissement du sixième d'une contrée, par le canal qui réunit le bassin d'Arcachon au lac de Parentis, les défrichements et les boisements dont l'initiative du souverain a donné le salutaire exemple, le remplacement, dans la mesure du possible, de la culture du maïs par celle des autres céréales; le drainage; la stimulation qui résulte des primes à l'agriculture, des concours et, enfin, le développement de l'instruction qui, à l'avantage de fournir aux habitants de ce pays si longtemps déshérité des éléments de distraction dont les effets ne peuvent être que salutaires dans des conditions où le moral exerce une si notable influence, joint celui de tendre à la destruction des préjugés qui s'opposèrent si souvent à la réalisation des réformes nécessaires, en en faisant mieux apprécier les bienfaits, etc.

Ces réformes apporteront, sans doute, avec l'aisance, des améliorations dans le régime qui tendront à limiter de plus en plus les ravages du fléau.

Elles amèneront, ensuite, par la force des choses, dans les habitudes et le caractère des habitants des campagnes des changements qui les rendront plus accessibles à l'influence de ces mesures bienfaitrices et finiront par surmonter la résistance que rencontre souvent la réalisation du bien chez les premiers intéressés, dans l'esprit de routine et de cupidité. Il ne suffit pas, en effet, pour le but que l'on se propose, d'augmenter les conditions de bien-être dans un pays, il faut encore que les populations soient disposées à en user, et l'expérience démontre tous les jours qu'il faut souvent compter avec leur résistance. Tel devient, en effet, le prix de l'argent pour ceux qui le gagnent à la sueur de leur front, que de l'hésitation à le dépenser même pour assurer le plus strict bien-être est bien concevable et, tous les jours on voit, par suite de cette hésitation, les gens de la campagne, non seulement dans les Landes, mais encore dans d'autres provinces plus favorisées, comme l'Anjou, sacrifier ce bien-être au besoin de thésauriser leurs épargnes.

Il résulte, enfin, de notre appréciation particulière sur l'influence possible du maïs altéré par le verdet, qu'il y aurait lieu d'appliquer, au moins à titre d'essai, l'expérience proposée par M. Costallat et tendant à soumettre le maïs à la torréfaction par le procédé Bourguignon, à l'effet de préserver le grain de ladite altération.

Comme l'état général auquel se lie la pellagre se retrouve dans les grandes villes et surtout dans les principaux centres manufacturiers, avec des différences qui portent principalement sur les conditions dans lesquelles l'insolation peut s'y exercer, il est de même susceptible d'amélioration, et, parmi les mesures dont l'ensemble tend à cet important résultat et qui sont dues à l'initiative du gouvernement, il suffit d'indiquer : la loi sur l'assainissement des logements insalubres habités par les ouvriers, l'institution des sociétés de secours mutuels, les caisses de retraite pour la vieillesse, l'institution des médecins cantonaux, le travail provoqué partout par le développement des chemins de fer, la construction de ports et de canaux, l'embellissement et la transformation des villes, etc., etc. Dans les moyens de combattre les effets de la misère, il convient de faire une part importante aux distractions, et sous ce rapport on peut dire que les pompes déployées dans les fêtes nationales et dans toutes les solennités, les représentations gratuites, les feux d'artifice, les danses dans les villages, les fêtes patronales, etc., remplissent au point de vue de la santé publique, une indication plus fondamentale qu'on ne le pourrait croire et qui prouve que le *panem et circenses* répond à un double et véritable besoin de tous les temps.

Nul doute que la généralisation de ces grandes mesures ne soit appelée à réaliser un bien immense, tant sous le rapport de la santé des classes ouvrières que sous tous les autres rapports.

Mais, quoi que l'on fasse, il faut avoir le courage de le dire : il n'y a pas de remède radical contre le paupérisme, il n'y a que des moyens de le diminuer, de le réduire. D'où il résulte que l'état général auquel, dans de certaines conditions déterminées, se lie la pellagre, constitue un mal dont les ravages pourront être sensiblement limités et atténués, mais pour lequel il n'existe pas de remède radical.

CHAPITRE IX.

MÉDECINE LÉGALE.

Tandis que la pellagre a été considérée comme une maladie complexe caractérisée par sa triade pathologique de symptômes cutanés, digestifs et nerveux, et que, parmi ces derniers, se trouvait comprise une folie spéciale dite : pellagreuse, il était naturel d'étudier cette maladie au point de vue médico-légal. Cette étude était même d'autant plus fondée en raison que l'un des caractères de ladite folie pellagreuse était de s'accompagner, dans certains cas, d'une tendance à l'homicide.

Et cependant, à l'exception d'une dizaine de lignes insérées dans la brochure de M. Landouzy sur la pellagre sporadique et d'un court chapitre compris dans l'ouvrage de M. Bouchard, il n'existait dans les annales de la science aucun travail ayant trait à cet objet, avant que M. Legrand du Saulle ait publié sur le délire des pellagreux son étude si remarquable au point de vue des idées régnantes.

Mais, du moment où, ainsi que nous croyons l'avoir démontré, les trois ordres d'accidents que l'on avait assignés pour symptômes à la pellagre constituent autant d'unités morbides distinctes ayant leur existence propre, bien que liées au même état général, du moment surtout où la folie, l'une d'elles, ne se distingue par aucun caractère spécial de toutes les folies qui se produisent en dehors de toute relation avec un érythème antérieur ou concomitant, il s'ensuit nécessairement qu'une médecine légale de la pellagre n'a plus de raison d'être, ou plutôt, qu'elle n'est plus que la médecine légale de la folie elle-même.

FIN.

APPENDICE

OBSERVATIONS ET ENQUÊTE

DANS LES ASILES D'ALIÉNÉS.

Nous avons cru devoir réunir dans ce chapitre spécial un certain nombre de documents qui, bien que constituant des preuves à l'appui des assertions émises dans le corps de l'ouvrage, ne pouvaient y prendre place sans entraver la marche de l'exposé. Il comprend :

1° Un certain nombre d'observations de pellagre endémique recueillies par nous en Lombardie, en Vénétie, en Toscane et dans les Landes, et destinées à servir de termes de comparaison avec les cas de pellagre consécutive à l'aliénation mentale, observés dans les asiles d'aliénés ;

2° Le résumé des observations de cette dernière pellagre, d'après l'enquête à laquelle nous avons procédé dans les asiles d'aliénés, avec le concours obligeant et éclairé de nos honorables collègues, les médecins de ces établissements.

Pour la pellagre sporadique, nous ne pouvons que renvoyer aux observations qui ont été enregistrées dans les annales de la science et dont nous avons fait connaître la source à propos de l'historique et de la distribution géographique ;

3° La reproduction du rapport de la Commission du congrès de Milan, chargée d'examiner le mémoire de M. Balardini ;

4° Le défi scientifique porté par l'auteur à ses adversaires en 1863 et resté sans réponse.

PELLAGRE ENDÉMIQUE

LOMBARDIE.

Grand hôpital de Milan.

Service de M. le Dr Gamberini. — Médecin assistant, M. le Dr Nolli.

1re OBSERVATION. (Salle Saint-François, N° 28.)

Sommaire. — Pellagre bornée aux accidents digestifs.

Pirr..., âgée de 50 ans. —Alimentation non exclusive par le maïs, mais en tous cas insuffisante. Misère. A eu plusieurs années de suite des manifestations de l'érythème spécial au printemps, n'en a présenté aucune trace cette année. Entrée au grand hôpital pour une diarrhée peu intense qui n'a été rattachée à la pellagre qu'à raison des antécédents d'érythème. La constitution est affaiblie. *Aucun autre symptôme*. La diarrhée avait cessé lors de ma visite.

2e OBSERVATION. (Même salle, N° 33.)

Sommaire. — Pellagre non héréditaire. Erythème, délire, embarras gastrique.

Cav..., Louise, 16 ans, cultivatrice, de Legnati (district de Milan). — Tempérament lymphatico-sanguin. Le père, la mère, et cinq sœurs sont exempts de pellagre. Alimentation non exclusive par le maïs, mais en tout cas insuffisante. Misère. Entrée le 14 mai. Première manifestation de l'érythème ayant coïncidé avec la première fois que la malade s'est livrée au travail de la terre. Au moment de ma visite, dernières traces d'érythème noirâtre en voie d'exfoliation, un peu de délire religieux avec tendance à pleurer; vertiges soupçonnés être de nature épileptique. Pas de diarrhée, plutôt constipation. Menstruation irrégulière; n'a été qu'une fois menstruée depuis un an. Langue rouge, papilles effacées et enduit muqueux à la base. Constitution affaiblie. Il y a lieu de penser que dans cette observation le délire a précédé l'éruption ou a, tout au moins, coïncidé avec elle.

Il existait dans la même salle plusieurs autres cas dont les caractères étaient si peu prononcés, qu'aucun médecin en France n'aurait certainement songé à les rattacher à la pellagre et que je n'ai pas cru devoir les relever. Chez quelques-uns, l'érythème avait consisté en une simple rougeur avec légère exfoliation épidermique; chez quelques autres, le seul accident observé avait été une simple diarrhée avec embarras gastrique et rattachée, comme dans la première observation, à la pellagre, à raison de quelques antécédents d'érythème les années précédentes.

3e OBSERVATION. (Salle Saint-Antoine, N° 23.)

Sommaire. — Pellagre avec accidents cutanés peu marqués et délire.

Tr..., Madeleine, 35 ans, cultivatrice, de Rozano, pays de rizières et de prairies, partant très-humide. — Tempérament sanguin. Alimentation non exclusive par le maïs, mais insuffisante. Misère. Entrée le 23 mai. Plusieurs manifestations antérieures de l'érythème qui se reproduit cette année, mais qui me paraît aussi peu caractérisé que possible (simple rougeur avec légère exfoliation). Constipation. Langue rouge avec papilles normales, dyspepsie flatulente; céphalalgie. Suppression des règles depuis deux ans. Constitution affaiblie. Délire mélancolique avec prédominance d'idées religieuses et de persécutions; exaltation du sens moral, pleurs. La malade se reproche continuellement ses péchés et ne cesse d'en demander pardon à Dieu. Pas de penchant au suicide. On ne peut me préciser la date de l'invasion de ce délire qui me paraît remonter très loin et pourrait bien être antérieur à l'érythème. Il n'y a évidemment rien de spécial dans la folie de cette femme dont le type se retrouve fréquemment dans les établissements d'aliénés en dehors de la pellagre. Pas de vertiges.

4e OBSERVATION. (Même salle, N° 43.)

Sommaire. — Pellagre avec accidents cutanés, faiblesse et délire mélancolique.

B..., Caroline, 34 ans, cultivatrice, de Legnano (district de Milan). — Alimentation non exclusive par le maïs, mais insuffisante. Misère. Entrée le 26 mai 1861. Tempérament sanguin, chloro-anémique. Constitution peu altérée du reste, en apparence. Deuxième manifestation de l'érythème qui me paraît moins caractérisé que le plus léger de ceux que nous observons à l'asile de Sainte-Gemmes et consiste en un simple érythème avec légère exfoliation de la face dorsale des mains. La première manifestation a eu lieu l'année précédente. Langue rouge avec effacement complet des papilles, pas de diarrhée, apyrexie. Faiblesse et tendance à tomber en arrière. Lypémanie avec dépression, sur l'époque d'invasion de laquelle je ne puis être fixé, mais qui me paraît être très ancienne et pourrait bien être antérieure à l'érythème. Cette lypémanie n'a d'ailleurs rien de spécial.

5e OBSERVATION. (Même salle, N° 18.)

Sommaire. — Pellagre avec accidents cutanés, vertiges. Diarrhée.

Nem..., Rose, 30 ans, cultivatrice, de Muggiano. — Alimentation non exclusive par le maïs, mais insuffisante. Misère. Tempérament sanguin. Entrée le 16 mai 1861. Deuxième manifestation de l'érythème; traitée pour la première l'année précédente dans une autre salle du même hôpital par les bains (19 en tout). Suppression des règles depuis deux ans. La malade a fréquemment la diarrhée. Au moment de ma visite, dernières traces d'un érythème pellagreux qui me paraît avoir été peu intense et peau parcheminée. Légère diarrhée séreuse. Langue rouge sillonnée, avec papilles effacées; pas de pyrosis, bonne digestion. Céphalalgie, tête pesante, vertiges avec sensation de faiblesse dans les membres inférieurs et durant deux ou trois heures par jour. *Mortalita*, me dit la malade en me rendant compte de ce qu'elle éprouve en ces moments, *comme si elle allait mourir*. Pas de délire, pas de rachialgie, pas de fièvre. Pouls petit et lent. Constitution affaiblie, mais non encore cachectique.

6e OBSERVATION. (Même salle, N° 26.)

Sommaire. — Pellagre avec érythème, diarrhée et délire mélancolique.

B..., Marie, 22 ans, cultivatrice, de Rovagnate, province de Côme. — Alimentation non exclusive par le maïs, mais insuffisante. Misère. Tempérament nervoso-sanguin. Entrée le 28 mai 1861. Suppression des règles depuis deux ou trois mois. Première manifestation. Erythème pellagreux noirâtre en voie d'exfoliation. Diarrhée continue rémittente. Langue rouge, sillonnée avec effacement des papilles. Délire mélancolique avec refus d'aliments et taciturnité. Pas de renseignements sur l'époque d'invasion de ce délire, qui pourrait bien être ancien et n'a d'ailleurs rien de spécial. Vertiges avec sentiment de traction en arrière. Rachialgie.

7e OBSERVATION. (MÊME SALLE, N° 40.)

SOMMAIRE. — Pellagre avec érythème. Vertiges. Douleur au sacrum et dans les jambes. Dépression mélancolique sans délire appréciable.

D..., Marguerite, 40 ans, cultivatrice, de Quinto-Sole (1er district de Milan), pays de rizières et de prairies, partant très-humide. — Alimentation non exclusive par le maïs [1], mais insuffisante. Misère. Entrée le 19 mai 1861. Deuxième manifestation. Erythème noirâtre, crasseux de la face dorsale des deux mains (gant pellagreux) très caractérisé, avec commencement de desquamation sur quelques points. Peau parcheminée, sans élasticité, conservant le pli. Pas de diarrhée. Langue sillonnée, sans effacement des papilles et sans enduit. Céphalalgie continue. Somnolence. Pas de vertiges. Douleur au sacrum et dans les membres inférieurs. Fourmillement des pieds. Pas de délire appréciable, mais taciturnité. Dépression habituelle et probablement antérieure à l'érythème. Constitution affaiblie, mais non encore cachectique.

8e OBSERVATION. (MÊME SALLE.)

SOMMAIRE. — Pellagre avec accidents cutanés peu intenses et délire mélancolique.

P..., Theodolindo, 58 ans, cultivatrice, de Gorgonzola (district de Milan). — Alimentation non exclusive par le maïs, mais insuffisante. Misère. Tempérament sanguin. Entrée le 22 mai 1861. Plusieurs manifestations antérieures exemptes d'aliénation mentale, nous assure-t-on. Au moment de notre visite, très légères traces d'un érythème aussi peu caractérisé que possible. Etat parfaitement normal de l'appareil digestif. Pas de diarrhée. Délire continu avec prédominance d'idées religieuses et de persécutions sans penchant au suicide et n'ayant rien de spécial. Pas de vertiges. Constitution affaiblie, mais non encore cachectique.

9e OBSERVATION.

SOMMAIRE. — Pellagre sans érythème et caractérisée exclusivement par des accidents digestifs et nerveux. (Pellagra sine pellagra.)

Au n° 14 de la même salle, se trouve une femme, servante depuis cinq ans à Milan, après avoir travaillé à la campagne, chez laquelle le diagnostic de la pellagre n'a été porté que d'après les

[1] Chez presque tous les pellagreux l'usage du maïs est associé à celui du lait.

accidents nerveux et digestifs. La peau de cette femme est parfaitement saine et n'a pas cessé de l'être depuis qu'elle habite la ville ; mais elle assure qu'à l'époque où elle travaillait dans les champs, la moindre action du soleil déterminait chez elle la rougeur et la desquamation. Elle avait, au moment de ma visite, un délire religieux avec des idées de persécution sans penchant au suicide et n'offrant absolument rien de spécial. Elle avait eu de la diarrhée, mais n'en avait plus. La langue, toutefois, était saburrale. Pas de vertiges, pas de rachialgie. Chloro-anémie. Bruit de souffle dans les carotides. Constitution affaiblie, mais non encore cachectique.

10e OBSERVATION. (Même salle, No 12.)

Sommaire. — Pellagre sans érythème et caractérisée exclusivement par des accidents digestifs et par l'excitation maniaque. (Pellagra sine pellagra.)

Alz..., Marie, 48 ans, tailleuse d'habits, habite Milan depuis quatre ans. — Mangeait toujours de la viande. Deuxième manifestation, exempte de symptômes cutanés, exclusivement caractérisée par des accidents digestifs et nerveux. L'érythème a été très peu prononcé à la première manifestation. Les accidents digestifs ont consisté en embarras gastrique avec diarrhée ; ils avaient cessé au moment de ma visite. Quant aux accidents nerveux, ils se réduisaient à un état d'excitation maniaque avec prédominance d'idées de persécutions, sans vertiges, et n'ayant absolument rien de spécial. Nonobstant sa profession d'ouvrière en ville, la malade s'était un peu exposée avant la première manifestation de l'érythème antérieur à l'action du soleil.

11e OBSERVATION. (Même salle.)

Sommaire. — Pellagre sans érythème et caractérisée exclusivement par des accidents digestifs et nerveux. Excitation maniaque.

B..., Louise, 19 ans, cultivatrice, de Sevezzo, province de Milan. — Le père, deux frères et deux sœurs pellagreux. Alimentation non exclusive par le maïs, mais insuffisante. Tempérament lympathico-nerveux. Manifestations antérieures de l'érythème ; il ne s'est pas produit cette année, mais la malade a été prise de dyspepsie avec boulimie, diarrhée, vertiges, tendance à tomber en arrière. Excitation maniaque avec prédominance d'idées religieuses et de persécutions, hallucinations de la vue et de l'ouïe, sans penchant au suicide. Céphalalgie, bourdonnements dans les oreilles. Amenorrhée et chloro-anémie. Constitution affaiblie, mais non encore cachectique.

12e OBSERVATION. (Même salle, No 42.)

Sommaire. — Pellagre : *Type,* sous le rapport de l'érythème noirâtre; accidents digestifs et nerveux.

M..., Marie, 33 ans, cultivatrice, de Lazzati (district de Milan). — Alimentation non exclusive par le maïs, mais insuffisante. Tempérament sanguin. Constitution primitivement vigoureuse, mais actuellement, bien que peu encore, altérée. Entrée le 20 mai 1861. Treizième manifestation, toujours dans la saison spéciale. Pour les deux dernières, elle a été traitée par les bains au grand hôpital. Au moment de ma visite, érythème pellagreux des deux mains entières, sauf la face palmaire, jusqu'à la naissance de l'avant-bras. Coloration noirâtre, peau cornée en quelque sorte et de l'aspect qu'elle aurait si les mains avaient été plongées dans un bain de boue et se fussent desséchées ensuite. Diarrhée fréquente. Langue rouge avec effacement des papilles; enduit saburral. Vertiges, pesanteur de tête. Faiblesse dans les jambes (debolezza). Sans délire appréciable. Toutefois, dépression mélancolique habituelle. Marche parallèle, distincte, de ces trois ordres d'accidents.

13e OBSERVATION. (Même salle, No 38.)

Sommaire. — Fièvre typhoïde et pellagre. (Typhus pellagreux.)

Pr..., Séraphine, paysanne, âgée de 58 ans, née et domiciliée à Birago. — Entrée le 26 mai 1861. Misérable. Alimentation par le maïs. Son mari est mort pellagreux, et ses cinq filles sont atteintes de l'affection. Antécédents de pellagre chez la malade elle-même. Au moment de l'entrée, érythème et délire mélancolique, avec dépression et refus d'aliments. Apyrexie. Lors de ma visite, délire général continu avec agitation, fièvre, langue sèche, rouge, fuligineuse; constipation alternant, me dit-on, avec de la diarrhée; prostration, décubitus dorsal, facies typhoïde, soubresauts dans les tendons, borborygmes dans les fosses iliaques, pétéchies, pouls petit, fréquent, irrégulier, à 130. Traces d'érythème spécial en voie de résolution sur la face dorsale des mains.

14e OBSERVATION. (Même salle. N° 42.)

(Cette observation m'a été communiquée par M. le docteur Gamberini.)

Sommaire. — Pellagre avec accidents cutanés et nerveux de nature hystéro-épileptique.

Corb..., Joséphine, âgée de 24 ans, couchée dans la salle Saint-Antoine, lit n° 42. Entrée dans cette salle le 11 juillet 1860. Au moment de son admission, l'érythème pellagreux est tellement rouge, douloureux et gonflé, qu'il simule un véritable érésipèle; Aussi, pendant quelques jours, applique-t-on des cataplasmes émollients qui ramènent à la fin cet érythème à des proportions ordinaires. L'accès auquel elle est sujette, est caractérisé par les symptômes suivants : elle éprouve subitement en arrière des tiraillements et cette sensation a lieu dans la région lombaire. Elle se courbe alors en avant et, si elle n'est pas soutenue, tombe le plus souvent en avant aussi, frappant le sol de sa tête. Pendant l'accès, elle voit deux personnes, bien *qu'il n'y en ait qu'une*, deux objets d'un autre genre, bien *qu'il n'y en ait qu'un ;* et même, pendant qu'elle est en train de parler, elle voit comme doubles les personnes qui se trouvent à une grande distance. Ensuite, elle éprouve des tiraillements dans les profondeurs de la région épigastrique : cela dure environ le temps de dire un *Ave Maria* (sic). Cet accès la prenait quelquefois trois ou quatre fois [1]. Il ne la prend jamais lorsqu'elle est au lit. Le travail de la maison, l'action de balayer, par exemple, détermine l'accès chez elle. Il y a deux ans qu'elle a cessé d'aller travailler à la campagne. Elle n'a jamais été traitée par les bains. Elle a continuellement à la tête la sensation d'une *aura* qui descend du front au bout du nez. En balayant la maison, elle se sent tomber d'un côté. Elle ne délire pas.

16 juillet au soir : Langue nette, fendillée dans toutes les directions comme la chair salée, à peine plus rouge que l'état normal. État médiocre de nutrition. Pouls d'une fréquence modérée. La malade mange. Grâce à l'action des cataplasmes, la peau des mains n'est plus dans les conditions qu'elle offrait le jour de l'entrée, mais elle est plus mince et plus sèche qu'à l'état

[1] L'auteur ne dit pas si c'est coup sur coup ou par jour.

normal. Corb..., depuis qu'elle est ici, a un peu de diarrhée : c'est la continuation de celle qui a commencé à Pâques. Dans la même maison, à la même époque, elle évacua par l'anus, des matières diarrhéiques foncées en couleur, mêlées de mucus et de sang. Elle n'a jamais vomi. Elle éprouve, quelquefois, une espèce d'étranglement comme dans la submersion, sensation qui monte depuis le milieu du sternum jusqu'au gosier. Ce symptôme a commencé il y a environ un mois. Elle le ressent dans le moment actuel, et, en fait, son cou est tendu et quelque peu dur... Elle n'a pas de goître. Depuis le mois de mars dernier, la menstruation est suspendue. Elle a toujours bien digéré et digère encore de même. Elle marche en vacillant et ne se sentant pas sûre d'elle-même.

Même hôpital.

Service de M. le docteur Verri. — Médecin assistant, M. le docteur Griffini, rédacteur en chef des Annales universelles de Milan.

SALLE SAINTE-MAURE ET SALLE DES DÉLIRANTS.

15e OBSERVATION. (SALLE SAINTE-MAURE, N° 14.)

SOMMAIRE. — Épilepsie et pellagre.

C..., Francesco, 25 ans, cultivateur (Contadino). — Tempérament lymphatico-nerveux. Alimentation non exclusive par le maïs, mais certainement insuffisante. Misère. Traité pour la pellagre en 1858 et 1859. Au moment de ma visite, il reste quelques traces d'un érythème qui a dû être très-léger. On n'a constaté d'ailleurs, du chef de la pellagre, d'autre accident que la diarrhée qui n'existe plus. Mais, le malade est épileptique et paraît l'être devenu postérieurement à la pellagre, à la suite d'une frayeur. Pas de délire, pas de vertiges en dehors du mal épileptique. Constitution affaiblie mais non encore cachectique.

16e OBSERVATION. (MÊME SALLE, N° 42.)

SOMMAIRE. — Pellagre avec accidents cutanés très peu intenses, sans accidents digestifs, avec démence et paralysie pellagreuse offrant de l'analogie avec l'ataxie locomotrice.

B..., Paolo, 66 ans, cultivateur, de Consaredo. — Tempérament nerveux. Alimentation non exclusive par le maïs, mais insuffisante.

Misère. Entré le 13 mai 1861. Plusieurs manifestations antérieures de pellagre et accidents cutanés et digestifs. La pellagre revêt en ce moment la forme délirante; mais, comme l'état mental actuel présente les caractères de la démence qui succède d'ordinaire à une autre forme d'aliénation mentale, il y a lieu de penser que le délire chez ce malade est de date déjà ancienne. Tous renseignements font défaut à cet égard. En outre de la démence on constate la paralysie dite pellagreuse, localisée dans les extrémités inférieures. Démarche incertaine, titubante et rappelant celle des malades affectés d'ataxie locomotrice. Le malade est courbé et se plaint de rachialgie. Point d'anesthésie ni de diplopie. Aucun accident du côté de l'appareil digestif. Il ne reste aucune trace de l'érythème qui a été, paraît-il, aussi léger que possible. Toutefois, la peau est sèche, parcheminée et sans élasticité. Constitution affaiblie, mais non encore cachectique.

17e OBSERVATION. (Même salle, N° 58.)

Sommaire. — Pellagre avec épilepsie, accidents cutanés très peu intenses, délire consécutif à l'épilepsie, aucun accident caractéristique du côté de l'appareil digestif.

Br..., Antonio, 38 ans, cultivateur, d'Arigane. — Alimentation non exclusive par le maïs, mais insuffisante. Misère. Entré le 3 octobre 1860. Quatrième manifestation de pellagre. La première remonte à 4 ans. Le malade est devenu, dit-il, épileptique à la même époque, mais il ne peut se rappeler laquelle des deux affections a précédé l'autre; la coïncidence toutefois mérite d'être notée. L'érythème est survenu cette année durant le séjour à l'hôpital même, mais l'insolation avait pu s'y exercer : il a été du reste aussi peu caractérisé que possible et à peine suivi d'une légère exfoliation, dont nous constatons quelques traces. Langue rouge, humide, lisse, à papilles effacées. Les accès d'épilepsie sont fréquents et assez violents pour laisser le malade dans un état de soporification qui dure un jour. Stupeur et délire à la suite. Ils sont caractérisés par la perte de connaissance, l'écume et les convulsions cloniques. Constitution affaiblie, mais non encore cachectique.

18e OBSERVATION. (MÊME SALLE, No 60.)

SOMMAIRE. — Pellagre avec accidents cutanés de moyenne intensité mais avec accidents cérébraux se rapportant probablement à la paralysie générale des aliénés.

Br..., Domenico, 58 ans, cultivateur, de Sorico (district de Carnate). — Alimentation non exclusive par le maïs, mais insuffisante. Misère. Plusieurs manifestations antérieures. Au moment de ma visite, exfoliation épidermique légère par petites écailles blanches et donnant à la peau l'aspect qu'elle aurait si elle avait été arrosée avec de l'eau de chaux. Langue sillonnée à papilles effacées. Du reste, point de diarrhée ou autres accidents digestifs. Excitation maniaque. Le malade avait eu l'année précédente un délire ambitieux; la parole est un peu embarrassée. Pouls petit, fréquent, irrégulier. Br... ne peut ni se tenir debout, ni marcher, ni manger seul. Decubitus dorsal; il a les deux mains au-devant de sa poitrine dans un état de contracture musculaire comme tétanique. Cette contracture s'étend à tout le système musculaire et elle est telle, quelquefois, que le malade ne peut ouvrir la bouche. Constitution visiblement cachectique. Il est impossible d'être fixé absolument sur la question de savoir si Br... n'a pas eu de délire avant la première manifestation de l'érythème. Il nous paraît être atteint de paralysie générale. C'est sans doute sur des cas de cette nature que M. Baillarger s'est appuyé dans son mémoire sur la paralysie pellagreuse. Constitution affaiblie mais non encore cachectique.

19e OBSERVATION. (MÊME SALLE, No 62.)

SOMMAIRE. — Pellagre avec accidents cutanés, aussi peu caractérisés que possible et délire pendant quelques jours.

C... Antonio, mendiant, de Cantu. — Alimentation non exclusive par le maïs, mais, à coup sûr, insuffisante. Entré le 21 mai 1861. Tempérament nervoso sanguin. Plusieurs manifestations antérieures de l'érythème spécial. Il n'a cette fois qu'un érythème aussi peu caractérisé que possible, simple rougeur suivie d'une légère exfoliation épidermique, sans diarrhée ou autres accidents digestifs, sans paralysie pellagreuse, mais avec un peu de délire pendant quelques jours. Je ne puis être fixé sur la question de savoir si le délire a été antérieur ou postérieur à l'érythème. Constitution affaiblie, mais non encore cachectique.

20e OBSERVATION. (Même salle, N° 52.)

Sommaire. — Pellagre avec accidents cutanés et paralysie des extrémités inférieures. Adynamie locomotrice.

Ar... Paolo, 58 ans, cultivateur. — Alimentation non exclusive par le maïs, mais certainement insuffisante. Misère. Tempérament lymphatico-bilieux. Entré le 9 mai 1861. Plusieurs manifestations antérieures de l'érythème spécial alternant ou coïncidant avec des accidents digestifs. Au moment de ma visite, accidents cutanés, caractérisés par une exfoliation épidermique ayant succédé à une rubéfaction des mains et des pieds (*epidermizza pellagrosa*), d'après la pancarte. L'épiderme qui s'exfolie est noirâtre. Aucun accident du côté de l'appareil digestif. Il y a eu un peu de diarrhée dans les premiers jours. On a noté également un peu d'excitation maniaque, mais il ne reste aucune trace de l'une ni de l'autre. Pas de vertige, mais paralysie des extrémités inférieures. Démarche incertaine, vacillante, tendance à tomber en avant, sorte d'adynamie locomotrice, conservation, du reste, de la force musculaire, la faiblesse ne se traduisant que dans la locomotion. Pas d'asthénie, pas de rachialgie. Constitution affaiblie, mais non encore cachectique. Proposé pour les chroniques.

21e OBSERVATION. (Même salle.)

Sommaire. — Pellagre avec accidents cutanés et cérébraux caractérisés par un délire extatique avec catalepsie.

Cor... Jacob, 15 ans, cultivateur, de Mojano. — Alimentation non exclusive par le maïs, mais insuffisante. Misère. Parents pellagreux. Tempérament nerveux. Entré le 5 mai 1861. Deuxième manifestation. La première remonte à l'année dernière. Au moment de ma visite, érythème pellagreux peu intense aux mains, au cou et au nez. Gencives saignantes, langue rouge, sillonnée, avec effacement des papilles. Du reste, aucun accident du côté de l'appareil digestif. Pas de vertige ni de faiblesse dans les extrémités inférieures; mais délire extatique avec catalepsie. Le malade erre au milieu de la salle comme en état de somnambulisme. Pupilles très-dilatées. Rachialgie. Pas de fièvre. Constitution très-affaiblie.

22e OBSERVATION. (Même salle, N° 24.)

Sommaire. — Pellagre avec accidents cutanés de moyenne intensité, mais lypémanie démoniaque.

Cag..., 33 ans, cultivateur, de Brivio. — Alimentation non

exclusive par le maïs, mais insuffisante. Misère. Pellagreux depuis longtemps. Au moment de ma visite, exfoliation épidermique de la face dorsale des deux mains, ayant succédé à une rubéfaction (*epidermizza pellagrosa*). Rien du côté de l'appareil digestif, mais délire mélancolique avec prédominance de l'idée qu'il est possédé du démon, délire n'ayant rien de spécial et dont le type se retrouve dans tous les asiles d'aliénés. Pas de penchant au suicide, pas de vertiges, pas de faiblesse dans les extrémités inférieures. Constitution affaiblie, mais non encore cachectique.

23e OBSERVATION. (Salle des Délirants, N° 11.)

Sommaire. — Pellagre avec concomitance d'accidents cutanés de moyenne intensité et d'accidents cérébraux offrant tous les caractères de la manie aiguë avec délire général, agitation et fureur.

V... Bartholomeo, 40 ans, de Berguano (district de Côme.) — Entré le 5 juin 1861. Alimentation non exclusive par le maïs, mais insuffisante. Misère. Tempérament sanguin. Première manifestation de la pellagre. Au moment de ma visite, le malade est couché sur le dos, dans un état de délire général continu, avec agitation et fureur qui ont nécessité l'emploi de la camisole de force. La face est rouge, les yeux sont injectés ; le pouls est plein, un peu fréquent (80), mais ne paraît pas sensiblement fébrile toutefois. Les lèvres sont sèches, fuligineuses ; la langue est saburrale, rouge, sur la pointe et les bords, ses papilles paraissent effacées. Du reste, point de diarrhée, ni taches lenticulaires, rosées sur le ventre, ni sudamina, ni pétéchies, ni borborygmes dans les fosses iliaques, ni autres accidents du côté de l'appareil digestif. Érythème rouge de la face dorsale des deux mains (mitaine pellagreuse), commencement d'exfoliation laissant voir après elle le derme rose, lisse. La constitution ne porte pas encore l'empreinte d'une cachexie appréciable. Je ne puis savoir si, dans ce cas, le délire a précédé l'éruption érythémateuse ; mais, s'il ne lui a pas été antérieur, tout donne lieu de penser que leur développement a été simultané, ou, du moins, assez rapproché pour que l'on puisse établir entre la folie et l'érythème le rapport qui les unit dans les cas de pellagre consécutive à l'aliénation mentale observés dans les asiles d'aliénés. D'après mes constatations, le commencement de l'éruption devrait remonter à peine à 8 jours et il ne me paraît pas probable que la date du délire ou tout au moins de ses prodrômes soit plus rapprochée. D'après l'exposé que je viens de présenter de l'état mental du sujet de cette observation, il n'est pas de spécialiste qui n'y reconnaisse les caractères de la manie aiguë type, avec délire général, agitation et fureur. J'ajoute que, dans l'espèce, cette affection n'a rien de spécial, et sa concomitance avec la pellagre prouve tout au moins que l'état mental des pellagreux n'a pas la spécialité qu'on lui avait attribué, c'est-à-dire qu'il ne revêt pas toujours le caractère de la lypémanie avec délire religieux et penchant au suicide par submersion.

24e OBSERVATION. (Salle Sainte-Maure, N° 52.)

Sommaire. — Pellagre et fièvre typhoïde. (Typhus pellagreux.)

V..., Joseph, paysan, âgé de 43 ans, domicilié à Rovellarea. — Entré le 19 mai 1861. Fils de mère devenue folle par pellagre. Misérable au plus haut degré. Alimentation à peu près exclusive par le maïs. Traité trois années successives pour délire pellagreux, mais *non maniaque*; voracité habituelle et, par suite, accidents gastro-entériques et diarrhée persistante.

Symptômes au moment de ma visite, le 5 *juin* 1861. Decubitus dorsal, yeux excavés, facies hippocratique, délire continu, carphologie, soubresauts dans les tendons, lèvres et langue fuligineuses, gencives fongueuses, diarrhée, borborygmes dans les fosses iliaques, pouls petit, filiforme, irrégulier à 120; peau froide; taches pétéchiales sur le ventre; eschares au sacrum; plus de traces d'érythème, n'en a pas présenté cette année, peau sèche, parcheminée.

25e OBSERVATION,

(*Recueillie en* 1846 *dans un premier voyage en Lombardie*).

Sommaire. — Pellagre avec accidents cutanés, embarras gastrique et rhumatisme, influence constatée des causes morales. Aucun antécédent héréditaire.

Pellagreuse entrée pour une fièvre rhumatismale, le 10 août 1846, à l'infirmerie dite Scalini, lit n° 45.

Santina Brambilla, fille de Jean, âgée de 16 ans, née au village des Chats (district de Sesto), domiciliée audit village, d'une constitution assez bonne quoique grêle, paysanne, nubile. Père et mère vivants et exempts de pellagre. Elle a eu quatre frères : deux sont vivants et exempts de pellagre; les deux autres sont morts en bas âge. On ne lui a jamais connu aucun parent pellagreux.

Maladies antérieures à l'apparition de la pellagre. Quelques fièvres de nature gastro-rhumatismale ; il y a six ans elle fit un séjour de deux mois à l'hôpital pour une carie du petit orteil de l'un des pieds ; pendant l'été, un léger sentiment de chaleur à l'estomac.

Nourriture habituelle. Elle eut toujours à souffrir un peu de la faim et a même manqué quelquefois de pain, cette année plus que pendant les autres, sa famille ayant, depuis quatre mois, épuisé toute sa provision de grains. Pour le reste, nourriture ordinaire des paysans.

Causes physiques. Elle s'est toujours exposée continuellement à l'action du soleil, mais cette action ne lui fut jamais désagréable; toutefois, pendant ces deux derniers mois, ayant été occupée à tirer la soie, elle s'est trouvée à l'abri du soleil.

Causes morales. Chagrins causés par la misère.

Influence topographique. Culture de grains, mûriers, prairies, un peu de vignes; habitation un peu humide, eaux potables, fraiches et bonnes.

Epoque de la manifestation de la pellagre. Il y a un mois, se trouvant à tirer la soie, elle fut prise à la face, au dos des mains, aux avant-bras, d'une éruption de petites papules sans démangeaison. A la face, cette éruption disparut sans laisser de traces ; mais, aux mains et aux avant-bras, elle fut suivie d'un véritable dépouillement très-marqué de l'épiderme. Cette affection cutanée ne s'était accompagnée d'aucun autre symptôme de pellagre.

Symptômes observés à l'infirmerie. Depuis six jours la malade éprouve de la pesanteur de tête, de la céphalalgie frontale, du tintement d'oreille, absence de sommeil, soif ardente, langue rouge, pointue, recouverte au milieu d'un enduit blanc; fièvre ardente, douleurs abdominales, diarrhée légère avec ténesme. Grande faiblesse des articulations, douleur à l'épine dorsale et aux muscles correspondants, éruption miliaire à la poitrine. Elle n'a jamais été menstruée. Le dos des mains et la face interne des avant-bras offrent diverses plaques de peau très-blanche, comme si elle eût été arrosée d'eau de chaux, de forme étoilée, déprimées, irrégulières, comme découpées, avec l'épiderme ambiant épaissi, élevé, brunâtre et encore en état de desquamation; les dites plaques sont revêtues d'un épiderme de nouvelle formation, très-fin, luisant et, dans quelques points, déjà sillonné de gerçures très-fines. Au bras gauche, là où l'éruption papuleuse s'était montrée quelques jours avant, ces plaques étoilées étant confluentes et en état de desquamation, ont transformé presque toute la peau de la partie interne de ce bras en une surface uniformément blanche et rugueuse. Le même changement est survenu presqu'au même degré à la peau du dos de la main correspondante, formant ainsi le véritable gant pellagreux.

26e OBSERVATION.

(Recueillie dans le même voyage).

SOMMAIRE. — Pellagre avec accidents cutanés, diarrhée, vertiges, rachialgie, faiblesse dans les extrémités, tiraillements dans les muscles cervicaux.

Pellagreuse, entrée le 29 juillet 1836, à l'infirmerie Sainte-Madeleine, lit n° 33.

Jeanne D..., fille de Constantin, née à Belluno, d'une bonne constitution, d'un embonpoint satisfaisant, paysanne. Nubile. Père vivant et exempt de pellagre ; mère morte de la pellagre à l'âge de 45 ans. Elle n'a qu'une sœur qui est vivante, mariée et exempte de pellagre, ainsi que ceux avec lesquels elle vit ; ces derniers sont : les grand-père, le père, la belle-mère et un cousin avec sa femme et ses trois fils. Avant la pellagre, elle n'a jamais eu aucune maladie de cause endémique ou constitutionnelle.

Nourriture habituelle. Soupe de riz, assaisonnée avec de l'huile ou du lard, et encore, pas tous les jours; pain de maïs fait une ou deux fois par semaine à la maison, avec du grain ordinairement bien sec, mais quelquefois vert; bon lait.

Causes physiques. Insolation non continue pour le passé et pour les deux dernières années plus rare, la malade se livrant beaucoup moins aux travaux de la campagne.

Causes morales. Contrariétés et chagrins continuels de famille, parce que, vu son état de santé, elle ne pouvait pas travailler autant que les autres.

Influences topographiques. Sol fertile, culture de grains, vignes, mûriers, eaux potables excellentes, habitation saine. Pellagreuse depuis son enfance. A chaque printemps, sous l'action du soleil, l'érythème se montre aux mains, à toute l'étendue des avant-bras, aux pieds, à la région sternale et au cou, avec malaise général, sensation de faiblesse, tiraillements cervicaux, douleurs le long de l'épine dorsale, et quelquefois diarrhée. C'est la cinquième année que cette fille est soumise au traitement par les bains et elle en a toujours tiré de grands avantages.

Symptômes observés à l'infirmerie. Vertiges survenant de temps en temps, avec grande tendance à tomber; tiraillements des muscles cervicaux, dès qu'elle a marché un peu; langue rougeâtre, lisse, fendillée; peu d'appétit, soif modérée. Depuis quelques jours la sensation de chaleur qu'elle éprouvait à l'estomac a cessé. Ventre libre, mais pas de diarrhée. Elle n'éprouve plus la douleur qu'elle ressentait les jours passés, le long de l'épine dorsale; faiblesse générale musculaire. La menstruation qui a commencé à l'âge de 17 ans et a toujours été régulière, est suspendue depuis deux mois et remplacée par une légère leucorrhée. La peau du dos des mains est rugueuse et rouge, ainsi que celle des avant-bras, par suite des gerçures de l'épiderme; la peau du dos des pieds présente la même altération, mais à un plus faible degré, et offre quelques traces des anciennes excoriations.

Cette fille est sortie de l'infirmerie dans un état de guérison apparente, le 13 août 1846, après avoir pris 17 bains.

RÉFLEXIONS.

Les observations que nous venons de reproduire sont les plus caractérisées de celles que nous avons recueillies au grand hôpital de Milan; la plupart des autres nous ont offert des symptômes si peu accusés, qu'aucun médecin français, nous ne craignons pas de le dire, n'aurait cru pouvoir y reconnaître le moindre caractère spécial.

Chez le plus grand nombre, l'érythème n'avait consisté que dans une simple rougeur suivie d'une très-légère exfoliation. Il avait suffi qu'une diarrhée ordinaire, qu'un embarras gastro-intestinal ou que quelques accidents dyspepsiques avec un peu de faiblesse dans les jambes, ou de courbature, survinssent dans de telles conditions, pour qu'on les rattachât à l'entité pellagre.

Il y a mieux : il suffisait, l'érythème manquant dans quelques cas, qu'il y eût eu quelques manifestations antérieures de cet érythème pour que les mêmes accidents reçussent la même interprétation.

Il nous a semblé, enfin, comme à M. Larrey et à plusieurs autres médecins français, qui ont observé la pellagre en Italie, que l'empire traditionnel de l'idée préconçue avait peut-être conduit à élargir un peu démesurément le cadre des affections pellagreuses, et nous ne craignons pas d'avouer qu'une telle extension n'a pas peu contribué à faire naître dans notre esprit des doutes qui, fécondés ensuite par plusieurs années d'observations et d'études, devaient nous conduire à substituer à la notion de la pellagre considérée comme maladie caractérisée par la triade de symptômes que la tradition lui a attribués, celle d'un état général, d'une sorte de diathèse disposant à trois sortes d'accidents considérés chacun comme unité morbide.

A propos des observations que nous venons de reproduire et pour leur juste appréciation, il importe de considérer que la concomitance des accidents qui les caractérisent est loin d'être aussi générale dans tous les cas de pellagre et constitue même, à proprement parler, l'exception. Les pellagreux n'entrent, en effet, au grand hôpital de Milan que dans les cas où les manifestations de l'érythème spécial sont suivies ou accompagnées de troubles dans la santé générale qui réclament des soins. Mais pour 100 pellagreux qui se trouvent dans ces conditions, il en est peut-être 200, 300 qui n'ont, dans la saison spéciale, que l'érythème sans aucun trouble dans la santé et qui, partant, restent dans leurs foyers.

Total des cas relatés ci-dessus pour la Lombardie.... 26.

VÉNÉTIE.

Hôpital Saint-Jean-Saint-Paul, à Venise.

Service de M. le docteur Nardi.

27ᵉ OBSERVATION.

SOMMAIRE. — Pellagre avec accidents cutanés de moyenne intensité et faiblesse musculaire dans les jambes, sans délire ni troubles de l'appareil digestif.

Breg... Lorenzo, 36 ans, cultivateur, de Gambarare. — Alimentation non exclusive par le maïs, mais insuffisante. Misère. Entré le 3 juin 1861. Troisième atteinte. Tempérament nervoso-bilieux.

État général caractérisé sur la pancarte en ces termes : *Abito generale pellagroso* (Habitude ou disposition générale pellagreuse), Teint pâle. Constitution cachectique. Au moment de ma visite, érythème noirâtre de la face dorsale des deux mains, en voie de desquamation, encore assez caractérisé. Ni diarrhée, ni constipation. Langue rouge, sillonnée, avec effacement des papilles. Pas de délire, pas de vertiges, mais faiblesse musculaire, *debolezza*, dans les jambes. Rachialgie. Amélioré sous l'influence du régime tonique.

28e OBSERVATION.

SOMMAIRE. — Pellagre avec accidents cutanés aussi peu caractérisés que possible, léger embarras gastrique et faiblesse musculaire dans les jambes, sans délire.

C..., 40 ans, cultivateur, de S. Dona de Trévise. — Alimentation non exclusive par le maïs, mais insuffisante. Misère. Tempérament bilioso-nerveux. Constitution affaiblie, mais non encore cachectique. Première atteinte. Au moment de ma visite, érythème aussi peu caractérisé que possible, mais rougeur noirâtre avec légère exfoliation. Ni diarrhée, ni constipation, ni appétence. Langue légèrement saburrale, blanche, sillonnée avec effacement des papilles. Pas de délire, pas de vertiges. Rachialgie. Faiblesse musculaire dans les jambes, *debolezza*.

29e OBSERVATION.

SOMMAIRE. — Pellagre avec accidents cutanés aussi peu caractérisés que possible, embarras gastrique et douleur dans les membres inférieurs.

Tr... Joseph, 53 ans, cultivateur, de S. Dona. — Alimentation non exclusive par le maïs, mais insuffisante. Misère. Entré le 5 juin 1861. Tempérament lymphatique, teint pâle. Constitution affaiblie et cachectique au premier degré. Deuxième atteinte. Accusait en entrant de la céphalalgie, de la douleur dans les membres inférieurs, mais sans faiblesse, de la chaleur à la tête, de la cardialgie, de l'inappétence. La langue était saburrale. Au moment de ma visite, traces légères d'érythème. Ni diarrhée, ni constipation; pas de délire, pas de rachialgie, pas de vertiges, plus de douleur dans les membres inférieurs. Langue normale.

30e OBSERVATION.

SOMMAIRE. — Pellagre sans érythème avec diarrhée, embarras gastrique, faiblesse musculaire.

M... Luigi, 34 ans, cultivateur, de S. Dona. — Alimentation non exclusive par le maïs, mais insuffisante. Misère. Entré le 5 avril 1861. Tempérament lymphatique. Constitution affaiblie mais non encore cachectique. Deuxième atteinte. Il y a eu de l'érythème à la première atteinte, il n'y en a pas à celle-ci qui n'est caractérisée que par de la diarrhée, de la faiblesse musculaire générale et un peu de céphalalgie. Langue rouge, un peu saburrale, sillonnée, avec effacement des papilles. Pas de délire, pas de rachialgie ni de vertiges.

31e OBSERVATION.

SOMMAIRE. — Pellagre sans érythème avec douleur et faiblesse dans les reins et dans les extrémités inférieures, diarrhée peu intense et de courte durée.

B... Antonio, 32 ans, cultivateur, de Campo-Lungo. — Alimentation non exclusive par le maïs, mais insuffisante. Misère. Entré le 13 janvier 1861. Constitution affaiblie mais non encore cachectique. Dit avoir été traité deux fois à l'hôpital de Padoue pour la pellagre et une fois dans cet hôpital. Ces trois atteintes auraient été accompagnées de l'érythème spécial. Il n'y en a pas cette fois : il est vrai que le malade était à l'hôpital à l'époque où il eût pu subir l'influence de l'insolation printanière. Il n'a été accusé que de la douleur et de la faiblesse dans les extrémités inférieures et dans les reins. Il y a eu de la diarrhée au début; il n'y en a plus. Langue sillonnée avec effacement des papilles. Pas de délire. Douleur de tête dans les premiers jours, aujourd'hui disparue.

32e OBSERVATION.

SOMMAIRE. — Pellagre sans érythème avec faiblesse dans les extrémités inférieures et diarrhée au début.

M... Angelo, 35 ans, cultivateur, de Meolo. — Alimentation non exclusive par le maïs, mais insuffisante. Misère. Entré le 3 avril 1861. Tempérament lymphatique, *habitus pellagreux*, c'est-à-dire, apparences cachectiques. Deuxième atteinte. Il y a eu un érythème à la première; il n'y en a pas à celle-ci qui n'est caractérisée que par la faiblesse dans les extrémités inférieures.

Pas de délire, pas de vertiges. Il y a eu de la diarrhée dans le principe. Langue sillonnée, du reste normale.

33e OBSERVATION.

SOMMAIRE. — Pellagre avec accidents cutanés aussi peu caractérisés que possible, faiblesse musculaire générale, douleurs erratiques et fièvres périodiques.

F... Angelo, 28 ans, cultivateur, de Mestre (Venise). — Alimentation non exclusive par le maïs, mais insuffisante. Misère. Entré le 15 avril 1861. Première atteinte. Très-léger érythème dont il ne reste au moment de ma visite aucune trace. Fièvres périodiques avec douleurs erratiques; faiblesse musculaire générale plus prononcée dans les extrémités inférieures. Pas de délire, pas de vertiges, pas de rachialgie. Ni diarrhée, ni constipation. Langue sillonnée, du reste normale. Constitution affaiblie, cachectique même.

34e OBSERVATION.

SOMMAIRE. — Pellagre avec accidents cutanés aussi peu caractérisés que possible, fièvres périodiques, douleurs erratiques, faiblesse musculaire générale, diarrhée de courte durée.

Zuc... Angelo, 31 ans, cultivateur, de Dezée (Venise). — Entré le 16 avril 1861. Alimentation non exclusive par le maïs, mais insuffisante. Misère. Tempérament lymphatique. Constitution affaiblie. Apparences cachectiques. Première atteinte. Très-léger érythème dont il ne reste aucune trace au moment de ma visite. Fièvres périodiques avec douleurs erratiques; faiblesse musculaire générale. Pas de délire, pas de vertiges, pas de rachialgie. A eu de la diarrhée quelques jours. Langue normale.

35e OBSERVATION.

SOMMAIRE. — Pellagre sans érythème avec grande faiblesse musculaire dans les reins et les membres inférieurs, fièvres périodiques, tendance à la diarrhée.

M... Giovanni, 40 ans, cultivateur, de Meolo. — Alimentation non exclusive par le maïs, mais insuffisante. Misère. Tempérament lymphatique. Constitution affaiblie, cachectique même. Quatrième atteinte. Érythème aux deux premières; il a manqué aux deux dernières qui ont été caractérisées par une grande faiblesse musculaire dans les reins et dans les jambes, *grande debolezza*, dit le malade. A eu plusieurs fois la diarrhée, ne l'a pas au moment de ma visite. Fièvres périodiques. Langue très-sillonnée, du reste normale. Quelquefois céphalalgie. Pas de délire, ni de vertiges.

36e OBSERVATION.

SOMMAIRE. — Pellagre avec accidents cutanés aussi peu caractérisés que possible, faiblesse musculaire générale, rachialgie, vertiges, diarrhée au début.

S... Salomon, 38 ans, maçon, de Mira (Trévise). — Alimentation non exclusive par le maïs, mauvaise hygiène. Constitution affaiblie mais non encore cachectique. Première atteinte. Érythème peu prononcé. Diarrhée au début; il n'y en a pas au moment de ma visite. Langue rouge, sillonnée, avec effacement complet des papilles. Grande faiblesse musculaire générale surtout dans les reins où le malade accuse en outre de la douleur. Céphalalgie et vertiges; pas de délire.

37e OBSERVATION.

SOMMAIRE. — Pellagre avec accidents cutanés de moyenne intensité, grande faiblesse dans les extrémités inférieures, diarrhée au début.

Gal... Marco, 55 ans, cultivateur, de Mestre (Venise). — Alimentation non exclusive par le maïs, mais insuffisante. Misère. Entré le 16 mai 1861. Tempérament lymphatique. Constitution affaiblie, cachectique même. Première atteinte. Érythème assez prononcé dont il reste encore quelques traces. Diarrhée au début; il n'y en a plus au moment de ma visite. Langue sillonnée, du reste normale. Grande faiblesse dans les jambes comme si elles allaient lui fuir, dit le malade en italien; pas de délire, pas de vertiges; pas de rachialgie. Quelquefois de la céphalalgie.

38e OBSERVATION.

SOMMAIRE. — Pellagre avec accidents cutanés de moyenne intensité, grande faiblesse dans les extrémités inférieures et cachexie scorbutique ayant certainement précédé l'érythème.

M... Lorenzo, 39 ans, cultivateur, de Grisolera. — Alimentation non exclusive par le maïs, mais insuffisante. Misère. Entré le 10 juin 1861. Tempérament lymphatico-sanguin, constitution affaiblie, cachectique même. Chloro-anémie. Œdème de la face et des extrémités inférieures. Taches scorbutiques sur le dos des mains qui est en même temps le siége d'un érythème noirâtre assez prononcé. A eu de la diarrhée; n'en a plus au moment de ma visite. Langue sillonnée avec effacement des papilles; gencives blanches, non saignantes. Grande faiblesse dans les extrémités inférieures. Pas de délire, ni de vertiges, ni de céphalalgie. Dans cette observation, le développement de la cachexie et des accidents scorbutiques a certainement précédé l'érythème.

39e OBSERVATION.

SOMMAIRE. — Pellagre avec accidents cutanés aussi peu caractérisés que possible, Constipation et faiblesse musculaire.

..... âgée de 40 ans, cultivatrice, de Muisèle. — Alimentation non exclusive par le maïs, mais insuffisante. Misère. Entrée le 10 juin 1861. Tempérament lymphatique. Constitution affaiblie, cachectique (Abito pellagroso). Deuxième manifestation. Simple rougeur érythémateuse de la face dorsale des deux mains avec légère exfoliation. Constipation. Langue rouge avec effacement des papilles. Pas de délire, pas de vertiges, pas de rachialgie; faiblesse musculaire générale. Menstruation irrégulière.

40e OBSERVATION.

SOMMAIRE. — Pellagre avec accidents cutanés peu caractérisés, œdème des extrémités inférieures et faiblesse musculaire générale.

..... âgée de 51 ans, cultivatrice, de Dole. — Alimentation non exclusive par le maïs, mais insuffisante. Misère. Tempérament lymphatique. Constitution cachectique. Œdème aux membres inférieurs. Deuxième manifestation. Érythème peu caractérisé à la face dorsale des deux mains et dans le haut du sternum; pas de diarrhée ni de constipation; ni délire, ni vertiges, ni rachialgie. Faiblesse musculaire générale, plus prononcée dans les extrémités inférieures.

RÉFLEXIONS.

Le lecteur aura, sans doute, en parcourant ces observations, été aussi étonné que je l'ai été moi-même en les recueillant, d'y trouver des symptômes si peu accusés de l'entité admise et je ne pourrai que doubler son étonnement en ajoutant que les faits auxquels elles se rapportent ont été choisis par moi entre les plus caractérisés.

Les réflexions dont j'ai fait suivre plus haut mes observations de pellagre en Lombardie s'appliquent donc à plus forte raison à celles-ci.

Je vais plus loin encore, et je demande si les symptômes présentés par tous ces malades ne sont pas ceux de la débilitation produite par l'insuffisance de l'alimentation et les autres conditions hygiéniques propres à l'état de misère. Qu'on suppose un homme dans un état de santé ordinaire placé tout à coup dans des conditions qui entraînent, si ce n'est une privation complète d'aliments, au moins une réduction notable et prolongée sur la ration normale : n'est-il pas évident qu'il éprouvera de la faiblesse musculaire dont l'effet même devra se faire sentir plus particulièrement dans les jambes, que l'atonie de son appareil digestif le disposera à la diarrhée et qu'enfin sa constitution, si ces conditions se prolongent, s'affaiblira de plus en plus et aboutira à la cachexie avec accidents scorbutiques, œdème, etc. ; et quand le délire vient s'ajouter à une telle série de symptômes, qui pourrait s'en étonner ?

Reste la question de l'érythème : mais elle me paraît être résolue par les considérations dans lesquelles je suis entré sur cette disposition que paraît présenter la peau des individus débilités à se laisser altérer par l'action du soleil.

Le succès de la médication tonique et l'influence le plus souvent de la seule amélioration du régime ne laissent évidemment aucun doute sur la nature des accidents observés (*naturam morborum ostendunt curationes*), et l'on a peine à s'expliquer, en y réfléchissant, les doutes et les illusions dans lesquels on a été si longtemps à cet égard.

En présentant ces réflexions à la suite des observations que je viens de reproduire, je n'ai pas à me défendre de la moindre interprétation blessante à l'endroit de la perspicacité de nos honorables confrères de Vénétie et de Lombardie. Nul ne professe pour leur savoir plus d'estime vraie, et, d'ailleurs, rien n'était plus fondé que leur appréciation au point de vue de la tradition qui avait cours. S'il y a erreur, la faute n'en est certainement pas aux hommes, mais au principe.

Pour expliquer l'extension donnée au cadre de la maladie pellagreuse, il est peut-être encore une raison que je ne puis qu'insinuer, mais que tout le monde comprendra, lorsque je dirai qu'elle fait honneur aux sentiments d'humanité de ces honorables médecins, témoins si immédiats de la misère dans laquelle vivent leurs malades. Telle est, en effet, cette misère et tel est, par suite, le contraste entre le régime antérieur et le régime de l'hôpital qu'un peu de tendance, d'une part, à rechercher ce dernier, de même qu'un peu de tolérance, d'une autre part, ne peuvent que naturellement se concevoir.

Il me semble résulter de l'ensemble des observations qui précèdent : 1° que l'état cachectique paraît généralement plus prononcé et s'accompagner plus souvent d'accidents scorbutiques chez les pellagreux de Vénétie que chez ceux de Lombardie, ce qui s'explique sans doute par une différence dans les conditions de misère propres aux deux populations et ce qui continue à justifier la dénomination de *scorbut Alpin*, donné primitivement à la pellagre de Vénétie; 2° que les accidents cérébraux et surtout le délire sont moins fréquents, peut-être, que dans la pellagre de Lombardie. Toutefois, pour l'appréciation de la différence qui peut exister sous ce rapport entre l'une et l'autre, il y a lieu de tenir compte de cette circonstance toute administrative que les individus devenus aliénés par suite de pellagre sont transférés plus immédiatement, les femmes dans l'asile qui forme une des dépendances de l'hôpital même où sont traitées les autres maladies, et les hommes à l'asile de San-Servolo, tandis que les pellagreux aliénés du grand hôpital de Milan y séjournent plus ou moins dans les salles communes à d'autres affections, avant d'être transférés dans l'établissement spécial des aliénés.

Il résulte encore de ces mêmes observations que l'époque d'apparition des accidents pellagreux proprement dits, paraît être d'une quinzaine de jours en retard pour la pellagre de Vénétie sur celle de Lombardie.

Le lecteur aura pu remarquer, enfin, dans plusieurs des cas que nous avons cités, une sorte d'enchevêtrement de l'élément paludéen avec la cachexie dite pellagreuse, qui paraît mériter d'être pris en considération.

Total des cas relatés ci-dessus pour la Vénétie...... 14

TOSCANE.

Les deux cas de pellagre qui sont le sujet des observations ci-après, étaient les seuls qui se trouvassent à l'hôpital Boniface de Florence, au moment de ma visite. Il est vrai que pour avoir le temps de me rendre en Lombardie où je devais observer plus particulièrement la pellagre, j'avais devancé, dans mon voyage à Florence, l'époque ordinaire d'évolution des accidents pellagreux. Bien que les malades aient été de ma part l'objet d'un examen spécial, les observations m'ont été communiquées par M. le docteur Michelozzi, assistant de M. le professeur Cipriani que je regrette de n'avoir pu voir dans ce voyage.

Hôpital Boniface, à Florence.

41e OBSERVATION.

SOMMAIRE. — Pellagre caractérisée exclusivement pendant 7 ou 8 ans par l'érythème auquel se joignent aujourd'hui de la diarrhée, de la faiblesse musculaire et un certain degré de cachexie.

N..., Rose, fille d'Alexandre et de Marie, âgée de 27 ans, nubile, paysanne de Bagno (Romagne Toscane). Entrée à l'hôpital pour la 1re fois, elle affirme que depuis 7 ou 8 ans, dans la saison d'été, elle est sujette à l'érythème pellagreux sur le dos des mains, sans qu'aucune fonction importante ait jamais été lésée d'une manière appréciable. Il y a huit mois environ est survenue une brusque suppression des règles. Elle eut de la fatigue dans les membres, devint pâle et fut tourmentée par une sensation de faim très-intense; de plus un premier degré de maigreur se montra chez elle avec une légère infiltration terreuse de la face. Tantôt, elle avait la diarrhée, tantôt, elle était constipée de la manière la plus opiniâtre; mais elle n'éprouvait rien de maladif du côté du système nerveux. Ces symptômes ont persisté avec plus ou moins d'intensité depuis cette époque jusqu'à la rentrée de cette fille. Chez elle les phénomènes cutanés sont particulièrement marqués sur le dos des mains et aux angles des lèvres; ils sont à peine sensibles à la partie supérieure de la région sternale et manquent complétement sur le dos des pieds qu'elle a tenus constamment couverts. La nourriture de cette paysanne fut toujours composée de bouillie et de pain faits exclusivement avec de la farine de maïs, de *viande en abondance et de vin*. Une livre de lait avec six onces d'une décoction de quinquina constitue actuellement le traitement curatif. Ensuite, nous avons recours à l'emploi des bains et des préparations martiales. Nous espérons par ces moyens rappeler notre malade à un état suffisant de santé. Si une fois sortie, il lui est possible de vivre éloignée des causes qui ont développé chez elle le premier degré de la pellagre, peut-être recouvrera-t-elle sa première fraîcheur et restera-t-elle définitivement guérie.

42e OBSERVATION.

SOMMAIRE. — Pellagre avec accidents cutanés de moyenne intensité et délire maniaque concomitant.

N..., Thérèse, mariée à Louis, ayant trois fils, âgée de 26 ans, paysanne de Doradola (Romagne Toscane). — Entrée à l'hôpital pour la seconde fois, il y avait environ trois ans que s'étaient manifestés les premiers signes extérieurs de la pellagre, lorsque, l'année passée, elle fut prise à l'improviste de délire maniaque et conduite à notre hôpital. Là, outre le délire, nous observâmes immédiatement chez elle une diarrhée très-intense, un trouble remarquable dans les actions, de la cardialgie, une maigreur très-sensible. La glace appliquée à la tête et une potion avec 20 gouttes de laudanum diminuèrent le délire; un scrupule d'ergotine répété pendant plusieurs jours modifia la diarrhée. Le refus obstiné de la part de la malade de prendre des aliments, obligea pendant trois jours de suite à avoir recours à la sonde æsophagienne; ensuite, elle consentit à manger et à boire. Le délire disparut peu à peu. Enfin, dans l'espace d'environ trois mois, par les moyens ordinaires toniques et corroborants, elle recouvra une santé suffisante et fut renvoyée au lieu de son domicile. Là, elle devint bientôt enceinte et accoucha à terme d'un enfant bien constitué. Dans le cours du mois passé elle fut de nouveau ramenée à Sainte-Lucie, parce qu'elle avait été reprise, il y avait un mois environ, de diarrhée avec diminution des forces et délire maniaque. Dès son arrivée, on lui appliqua la glace sur la tête et on lui administra une potion avec un demi drachme de laudanum, ainsi que seize grains d'ergotine. Après six jours, le délire ayant diminué, on enleva la glace et on réduisit la dose de laudanum. Au bout de dix jours, la diarrhée cessa et l'ergotine fut supprimée. Pour le reste, l'érythème pellagreux noirâtre et borné au dos des mains avait été peu manifeste, le marasme avait été peu avancé, mais la dépression de la circulation avait été presque continuelle. Actuellement, cette femme est assez tranquille, elle dort, et, bien que de temps en temps loquace, elle répond assez raisonnablement aux questions qu'on lui adresse; elle a un désir très-vif de retourner dans sa famille, et mange très-volontiers, surtout des viandes rôties. A la campagne, sa nourriture se compose toujours exclusivement de bouillie de maïs et de vesces.

Florence, le 20 avril 1859.

RÉFLEXIONS.

Le lecteur aura sans doute relevé dans la première observation cette particularité, suivant nous fort remarquable, que le sujet avait toujours eu *du vin et de la viande en abondance;* et dans la deuxième, que le délire survenu trois ans après la première atteinte de pellagre, sans que l'état cachectique soit encore bien prononcé, a marqué toutes les atteintes subséquentes, et qu'il a revêtu le caractère maniaque sans prédominance d'idées, et non pas celui de la lypémanie religieuse avec penchant au suicide par submersion qui distingue, d'ordinaire, le délire pellagreux.

A propos de la pellagre en Toscane, je dois enregistrer un fait qui me paraît très-important au point de vue de l'étiologie et de la pathogénie de la pellagre : c'est celui de la coïncidence d'une extension beaucoup plus grande de la pellagre avec l'époque qui a suivi la dernière invasion du choléra. Il a été évident pour tous que cette épidémie a laissé après elle un affaiblissement de la constitution qui a singulièrement favorisé le développement de la pellagre.

Total des cas relatés ci-dessus pour la Toscane...... 2

LANDES.

Les pellagreux dont nous allons reproduire les observations avaient été réunis d'abord sous nos yeux par les soins obligeants de M. le docteur Gazailhan de Biscarosse et de quelques autres honorables confrères landais, et ont été pour la plupart revus par nous le lendemain dans leurs habitations. Nous étions accompagné dans cette visite de MM. Brierre de Boismont, Desmaisons, Hameau, et dirigé par le même docteur Gazailhan, dont nous ne saurions trop reconnaître l'intelligent et précieux concours.

43e OBSERVATION.

SOMMAIRE. — Pellagre ayant cédé à une amélioration dans le régime et liée sans doute à une dyspepsie.

Del..., Jeanne, de Biscarosse, 32 ans. — Pellagreuse depuis cinq ou six ans, mauvaise hygiène jusque-là. S'étant mariée dans d'assez bonnes conditions, son régime s'est amélioré et la pellagre n'a pas reparu. Toutefois, la malade se plaint souvent de vertiges et de gastralgie, mais il y a lieu de penser que le vertige est stomacal et se lie à la dyspepsie qui est habituelle. Le père est mort aliéné par suite de pellagre, une sœur est pellagreuse. Constitution affaiblie, mais non cachectique. Dans la maison occupée par cette femme est morte une fille de 19 ans qui était pellagreuse depuis deux ans et qui était devenue aliénée treize jours avant sa mort.

44e OBSERVATION.

SOMMAIRE. — Pellagre remontant à 38 ans, accidents cutanés de moyenne intensité, troubles digestifs se rapportant à la dyspepsie ou à l'embarras gastrique.

Le sujet de cette observation a été vu déjà par M. Landouzy; il se nomme Pert..., il est de Biscarosse et a 63 ans, sa mère est morte de la pellagre, son père en a été indemne. Il a une sœur et un fils pellagreux. Mauvaise hygiène, maïs. Constitution affaiblie, mais non encore cachectique. La première manifestation remonte à l'âge de 25 ans. Pendant plusieurs années la maladie n'a été caractérisée que par l'érythème. Au moment de notre visite, nous constatons une peau parcheminée des deux mains et du pied droit, mais sans trace d'érythème. Constriction épigastrique remontant, dit le malade, jusqu'à la bouche ; ptyalisme, inappétence, pas de pyrosis. Langue sillonnée, blanche et un peu saburrale, mais les papilles n'en sont pas effacées. Pas de vertige, pas de délire ni de rachialgie, mais un peu de faiblesse dans les jambes. Rarement de la diarrhée, en a eu dans cette dernière année. Le malade dit *avoir laissé croître sa barbe pour protéger sa peau contre l'ardeur du soleil.*

45e OBSERVATION.

SOMMAIRE. — Pellagre avec accidents cutanés à peine accusés. Dyspepsie.

Pert..., sœur du précédent, 38 ans, de Biscarosse. Mauvaise hygiène, maïs. A eu 10 enfants, il lui en reste deux ; l'aîné a

15 ans; la mère pense qu'il a la maladie; le 2e n'a rien. Constitution affaiblie, mais non encore cachectique. Pellagreuse depuis 18 ans. Au moment de notre visite, peau sèche et parcheminée, mais non érythémateuse; ptyalisme; langue un peu saburrale, avec effacement des papilles; constriction à l'épigastre, inappétence; parfois pyrosis. A eu au début et pendant cinq ou six ans de la diarrhée, *en tout temps*; n'en a plus depuis six ans. La malade éprouve de temps en temps un sentiment de faiblesse générale, plus prononcée dans les jambes; parfois vertige probablement stomacal. Amélioration très-sensible pendant les grossesses. Depuis quelques mois, altération des facultés intellectuelles, dépression mélancolique. Pas de rachialgie.

46e OBSERVATION.

SOMMAIRE. — Pellagre dont la guérison a coïncidé avec une amélioration dans le régime.

....., femme de 55 ans, mère de 8 enfants; mauvaise hygiène, maïs, constitution affaiblie. Première manifestation remontant à l'âge de 22 ans et ayant coïncidé avec la première grossesse. Dans quatre grossesses sur huit la même coïncidence s'est reproduite. Les accidents surviennent toujours au printemps. Mère et fille mortes pellagreuses. La fille était devenue aliénée et avait été traitée comme telle à l'asile de Pau. Depuis plusieurs années, conditions hygiéniques meilleures et, par suite, amélioration dans la santé. Aucune trace d'érythème au moment de notre visite et aucun autre accident, si ce n'est quelques troubles dyspepsiques peu caractérisés. La malade a eu plusieurs fois l'érythème spécial, quelquefois de la diarrhée, mais jamais ni délire, ni rachialgie.

47e OBSERVATION.

SOMMAIRE. — Pellagre remontant à 3 ans avec érythème seulement au début et tendance à la dyspepsie.

L.... Marie, 72 ans. — Pellagreuse depuis trois ans, a eu une fille morte pellagreuse et aliénée (lypémanie avec penchant au suicide). L'affection a débuté par l'érythème, il y eut en même temps de la diarrhée pendant trois mois l'année suivante. Pyrosis, ptyalisme, dyspepsie, diarrhée fréquente, langue sillonnée, blanche, légèrement saburrale. Parfois, faiblesse générale musculaire plus marquée dans les jambes, et, depuis un an, de temps en temps et à toute époque de l'année, vertige probablement stomacal. Pas de rachialgie, pas de délire, pas même de mélancolie. Constitution affaiblie. Aucune trace d'érythème au moment de notre visite.

48e OBSERVATION.

SOMMAIRE. — Pellagre caractérisée par une seule manifestation de l'érythème spécial, précédée quelques mois avant l'éruption et 13 ans auparavant de délire.

S..., Jeanne, 46 ans, a eu 6 enfants. — Mauvaise hygiène, maïs. Menopause depuis trois mois. Première manifestation de l'érythème il y a deux ans, à l'époque de la moisson. N'en a pas eu de trace l'année dernière, ni cette année. Parfois un peu de diarrhée, mais en tout temps. Langue légèrement sillonnée, un peu saburrale, faiblesse musculaire ; pas de vertiges, ni de rachialgie. Il y a quinze ans, troubles cérébraux, délire, mais sans apparence d'érythème. Le délire a reparu, il y a deux ans, avant l'éruption qui y a mis un terme; il avait le caractère de la lypémanie avec idées de persécutions, d'empoisonnement et refus d'aliments.

49e OBSERVATION.

SOMMAIRE. — Pellagre avec accidents cutanés et troubles de l'appareil digestif (dyspepsie) notablement améliorée à la suite de l'usage du maïs.

D..., Jeanne, 44 ans, encore réglée, mais irrégulièrement. Pas de pellagreux dans la famille, mauvaise hygiène. Pellagreuse depuis 3 ans. Le mal a débuté par une éruption très-forte. La malade eut en même temps de la diarrhée, du pyrosis, de l'inappétence. L'idée de manger du maïs lui ayant été, on ne s'explique trop pourquoi, alors suggéré, elle en usa et éprouva, paraît-il, par suite de ce changement de régime une amélioration sensible. L'érythème ne reparut pas l'année suivante, mais il s'est manifesté cette année. Il est, toutefois, peu caractérisé. Du reste, ni diarrhée, ni vertige, ni rachialgie, ni faiblesse musculaire, ni délire. Langue normale, sauf un léger enduit à la base. On ne peut attribuer qu'une médiocre importance au fait de l'amélioration survenue à la suite de l'usage du maïs dans une maladie si sujette à des intermissions ou à des rémissions. Il m'a paru, toutefois, devoir être noté.

50e OBSERVATION.

SOMMAIRE. — Pellagre avec évolution d'accidents cutanés, digestifs et cérébraux.

C..., 50 ans. — Mauvaise hygiène, pas de pellagreux, mais aliénés dans la famille. Pellagreux depuis 13 ans. L'affection a débuté par un érythème très-prononcé avec phlyctènes. Cet érythème a reparu à des degrés divers pendant 6 ans, sans s'accompagner d'aucun trouble dans la santé générale. Ce n'est que vers la septième année que le malade éprouva de la diarrhée, des vertiges, de la faiblesse musculaire. Il ne cessa pas, toutefois, de travailler, parce qu'il avait, dit-il, une famille à nourrir. L'année suivante ces symptômes reparaissant, avec plus d'intensité, il entra à l'hôpital de Bordeaux. Il commença alors à délirer. Sorti non guéri du délire, il fut ensuite placé à l'hôpital de Mont-de-Marsan, puis, enfin, à l'asile de Pau, d'où il est sorti guéri, après deux mois environ de séjour. Depuis, son état s'est maintenu. La folie avait revêtu les caractères de l'excitation maniaque avec penchant à la violence, et avait alterné avec une période de lypémanie, accompagnée d'un penchant au suicide.

51e OBSERVATION.

SOMMAIRE. — Pellagre avec accidents cutanés pendant les premières années, suivis d'accidents digestifs et nerveux.

V..., Marguerite, 29 ans. — Mauvaise hygiène (maïs, millet). Tempérament nervoso-bilieux, constitution affaiblie. Père pellagreux, mort aliéné. Fille mère, a quatre enfants dont l'aîné a 14 ans et le plus jeune 3; aucun n'a eu la pellagre. Première manifestation de l'érythème, il y a quatre ans. Il a reparu les deux années suivantes et a toujours siégé aux pieds et aux mains. L'année dernière, ayant été alitée au printemps pour des troubles cérébraux (vertiges, délire), elle n'a pas été exposée au soleil et n'a, partant, pas eu d'éruption. Il en a été de même cette année, parce que ses forces ne lui ont pas permis de sortir, mais elle nous dit que si elle pouvait aller au soleil, elle aurait l'érythème. Elle ne se rappelle pas si, la première année, elle a eu de la diarrhée; elle en a très-souvent depuis trois ou quatre ans; elle ne l'a pas depuis quelque temps, mais elle sent, dit-elle, qu'elle va venir. Etat de souffrance que la malade ne peut pas définir et dont elle rapporte le siége au creux de l'estomac. Pas de pyrosis; parfois de l'inappétence. Langue sillonnée, fortement plissée, saburrale à la base; sensation d'ardeur dans la bouche et dans les lèvres. Faiblesse musculaire surtout dans les jambes; il lui semble qu'en marchant elle dévie à droite, et elle croit y voir une ombre. Elle éprouve d'ailleurs le besoin de s'appuyer. Prurit, vertiges fréquents. Dispositions hypocondriaques; exaltation de la sensibilité, se traduisant par des larmes, des plaintes, des gémissements. Troubles dans la vue. Rachialgie surtout dans les dernières vertèbres dorsales. Menstruation irrégulière depuis le commencement de la pellagre. Constitution affaiblie.

52e OBSERVATION.

SOMMAIRE. — Pellagre avec évolution successive d'accidents cutanés, digestifs, se rapportant à la dyspepsie et cérébraux.

B..., 35 ans, ancien berger, malade vu par M. Landouzy. — Intelligence peu développée, mauvaise hygiène, maïs. Constitution affaiblie. Plusieurs manifestations antérieures exclusivement caractérisées par l'érythème; les dernières se sont accompagnées de diarrhée, de pyrosis, d'inappétence, de ptyalisme, de douleurs épigastriques; langue fendillée, papilles normales. N'a pas eu d'érythème cette année, parce qu'il a eu les mains couvertes. Il a eu, l'année dernière, de l'aliénation mentale (excitation maniaque, délire dans les actes, le malade cherchant continuellement à se déshabiller et à ôter sa chemise); il n'y en a pas eu cette année, mais l'intelligence est évidemment déprimée. Faiblesse dans les jambes; pas de rachialgie, ni de vertiges.

53e OBSERVATION.

SOMMAIRE. — Pellagre avec évolution d'accidents cutanés, digestifs, se rapportant à la dyspepsie et cérébraux.

C..., Jeanne, femme B..., mère du précédent, 60 ans, cultivatrice. — Mauvaise hygiène, maïs. Constitution affaiblie. Éruption depuis deux ans, aux mains seulement, les pieds étant couverts. L'érythème est très-caractérisé au moment de notre visite; peau parcheminée. Diarrhée l'année dernière, pas cette année. Langue sillonnée, un peu saburrale; salive visqueuse; papilles normales; pas de ptyalisme; pyrosis, gastralgie, douleur lombaire. Faiblesse musculaire, surtout dans les jambes, vertiges, comme *un ivrogne*, dit la malade. Intelligence intacte; n'a pas, toutefois, la tête solide. La malade en a conscience. Disposition mélancolique, hypochondriaque, crainte de devenir aliénée. Pas de rachialgie.

54e OBSERVATION.

SOMMAIRE. — Pellagre avec symptômes de méningite à marche galopante.

S..., enfant de 10 à 11 ans. — Mauvaise hygiène, constitution chétive. Première manifestation. Erythème au dos de la main droite, au nez et au pourtour de la bouche. Peau chaude, brûlante; fièvre intense. Délire, agitation, soubresauts dans les tendons; carphologie. Langue et lèvres sèches et fuligineuses. Pupilles contractées. Pas de taches lenticulaires, pas de sudamina ni de borborygmes dans les fosses iliaques, non plus que de diarrhée. Mort en quelques jours.

55e OBSERVATION.

SOMMAIRE. — Pellagre exclusivement caractérisée par l'érithème pendant 15 ans, puis par le même érythème avec quelques accidents digestifs et nerveux.

C..., Catherine, 35 ans, cultivatrice.—Mauvaise hygiène, maïs. Père mort pellagreux; mère morte d'un pemphigus. Mariée, a deux enfants, l'un de 15 ans, l'autre de 3, pellagreux ni l'un ni l'autre, mais chétifs. Constitution affaiblie, cachectique; chloro-anémie; encore réglée, mais irrégulièrement; métrorrhagie il y a deux mois. Pellagreuse depuis 15 ans. Pendant cette période, elle n'a eu que l'érythème, mais elle l'a eu tous les ans, excepté pendant 2 ans dans lesquels elle allait comme journalière chez un forgeron qui la nourrissait bien et où elle n'était pas exposée au soleil. La première fois qu'elle eut l'éruption, elle venait de laver dans l'étang; elle s'était mouillé les pieds et les mains qu'elle exposa ensuite au soleil dans le trajet qu'elle fit dans une charrette. Au moment de notre visite, érythème noirâtre aux mains et aux pieds, au niveau des chevilles, juste sur la limite du bas de la robe et de la partie couverte par la chaussure. Elle n'avait eu de la diarrhée que l'année dernière, n'en avait pas encore cette année. Langue sillonnée, un peu saburrale, papilles normales. Pas de pyrosis, mais constriction à l'épigastre, légère inappétence; vertiges; faiblesse dans les jambes : quand je me mets à marcher, dit la malade, je tourne, je tourne. Pas de rachialgie, ni de délire.

RÉFLEXIONS.

De l'ensemble des observations que nous venons de reproduire et de leur comparaison avec les précédentes, il semble résulter que la pellagre des Landes se distinguerait peut-être de celles de Lombardie et de Vénétie par une certaine prédominance des accidents digestifs se rapportant à la dyspepsie, par une moindre fréquence des accidents scorbutiques et que, sous le rapport de l'ensemble de ses caractères, elle se rapprocherait peut-être plus de celle de Vénétie que de celle de Lombardie.

Total des cas relatés ci-dessus pour les Landes...... 13

RÉCAPITULATION.

Observations de tous types recueillies par l'auteur :

1° En Lombardie........................	26
2° En Vénétie..........................	14
3° En Toscane..........................	2
4° Dans les Landes.....................	13
Total...........	55

PELLAGRE DES ASILES D'ALIÉNÉS.

Détail de l'enquête suivie dans 57 établissements français et étrangers.

ASILES FRANÇAIS.

1. ASILE D'AIX (BOUCHES-DU-RHONE).

Chiffre de la population, 280.

Il résulte d'une lettre qui m'a été adressée le 10 août 1863 par M. le docteur Pontier, médecin-directeur de cet établissement, qu'il y a toujours observé quelques cas d'érythème caractérisés par les phénomènes que j'ai décrits sous le nom de pellagre des aliénés; que cette année, sur une population de 280 aliénés, il a pu observer 8 cas de ces mêmes érythèmes, que tous ces cas s'étaient montrés le plus souvent pendant le cours de la démence; qu'avant leur maladie mentale les malades n'avaient jamais eu de manifestations pellagreuses et que tous les faits observés cette année se trouvaient parmi les indigents qui ont cependant une nourriture confortable. Notre honoré confrère ajoutait que jamais ses aliénés n'ont mangé de maïs dont l'usage est d'ailleurs inconnu comme aliment dans la contrée; que, les années précédentes, diverses autopsies de pellagreux ont été faites, mais incomplétement; qu'il n'a pas examiné l'état des racines des nerfs spinaux; il a seulement constaté des érosions et des plaques rouges ou violacées sur la muqueuse du gros et du petit intestin; mais ces lésions ne lui ont paru avoir rien de caractéristique, parce qu'il les a observées aussi sur des sujets non pellagreux succombant des suites de diarrhées chroniques. Il terminait en disant que l'*aliénation mentale lui paraissait prédisposer à la pellagre comme toute autre cause débilitante.*

Nombre des cas relatés........................... 8

NOTA. D'après les données qui précèdent, ce chiffre serait loin de représenter le chiffre réel.

2. ASILE D'ALENÇON.

Chiffre de la population, 338.

Il n'a été relevé dans cet asile, par M. le docteur Belloc, son médecin-directeur, aucune observation d'érythème; toutefois, je crois pouvoir en enregistrer au moins une, d'après les déclarations ci-après de cet honorable médecin. En mentionnant d'ailleurs ce résultat presque négatif, je tiens à faire observer qu'il ne doit être admis qu'avec une certaine restriction, car M. Belloc, tout en réservant son opinion sur l'identité de ce qu'il avait observé et de la pellagre type qu'il avouait n'avoir jamais vue sur place, m'écrivait le 20 octobre 1859 [1] ces mots significatifs :

« Il est certain que j'ai vu assez souvent des déments affectés de desquamation des mains que je ne savais à quoi rapporter ; je me disais bien : c'est l'exfoliation, mais je ne reconnaissais pas là la marche franche, la desquamation nette du coup de soleil. Je me disais à part moi : c'est drôle, quelles modifications de vitalité la démence imprime aux tissus ! Les fous qui sont phthisiques debout, qui sont quelquefois typhoïques, qui meurent de dyssenterie debout, à moins qu'on ne s'aperçoive à leur place qu'ils sont moribonds, ont une singulière façon de se conduire dans l'érythème solaire !.....

« ..... Si vous le désirez, je fouillerai un peu mes souvenirs et je questionnerai le surveillant sur l'histoire *de notre dernier pellagreux*, qui est mort au mois de juillet ou d'août, si je ne me trompe (les dates importent peu). »

Nombre des cas relatés.......................... 1

(Sous réserve d'un nombre probablement plus considérable.)

3. ASILE D'ARMENTIÈRES (Nord).

Chiffre de la population, 532.

Il n'a été relevé dans cet établissement aucune observation d'érythème. Mais en mentionnant ce résultat négatif, je dois faire observer qu'il ne doit être admis que sous toutes réserves. Car M. le docteur Butin, médecin de cet établissement, m'écrivait le 13 novembre 1858, c'est-à-dire à une époque où la question d'identité entre la pellagre des asiles et toutes les autres pellagres était encore douteuse, ces mots significatifs :

« La pellagre, telle que l'ont décrite les médecins qui se sont occupés des maladies de la peau, me paraît être une maladie

[1] Depuis cette époque, on le sait, la question de l'identité des deux affections a été résolue ou plutôt a cessé d'être douteuse pour personne.

très-rare en ce pays-ci, à moins qu'on ne veuille donner ce nom à des érythèmes fréquemment occasionnés par l'insolation chez les aliénés et quelquefois accompagnés de symptômes généraux variables. »

Nombre des cas relatés........................... 0

(Sous toute réserve.)

NOTA. La réserve à l'égard de l'existence de la pellagre dans cet établissement est d'autant plus justifiée que M. le docteur Joire, médecin en chef de l'asile de l'Hommelet, dans le même département, après avoir émis d'abord une opinion dissidente, a été conduit, par un examen ultérieur, à en constater dans son service un nombre de cas qui, ainsi que nous le verrons plus loin, s'est élevé en 1863 à 17. Cet honorable et savant confrère, en me faisant cette communication qu'il devait reproduire en détail, terminait par ces mots :

« Les recherches commencées cette année pourront être poursuivies dans les autres asiles du nord de la France et je suis porté à croire que des faits analogues s'y rencontreront. »

4. ASILE D'AUCH.

Chiffre de la population, 210.

Dans une lettre qu'il m'écrivait le 12 juin 1860, M. le docteur Teilleux, médecin-directeur de cet établissement, mentionne l'existence de l'élément pellagreux ou pellagroïde (à cette époque la question de l'identité était encore douteuse pour quelques personnes) chez 3 de ses malades. Le mal tendait à disparaître chez deux et était encore très-aigu chez le troisième. Notre confrère ajoutait que, bien que dans la région du maïs, il n'était pas dans le pays de la pellagre que les médecins du pays avaient bien rarement occasion de voir. Il résulte donc de ses assertions que la pellagre est très-rare en dehors de l'asile.

Dans un savant et lumineux rapport sur le service médical de son asile, publié en 1863, M. le docteur Teilleux mentionne 4 autres cas : 3 chez les hommes et 1 chez une femme.

Les considérations dans lesquelles y entre notre honoré collègue, à propos des maladies résultant de l'état de folie, se rapportent si bien au sujet que nous avons traité et sont, d'ailleurs, si conformes aux vues que nous avons exprimées dans notre mémoire sur la cachexie des aliénés et que nous avons développées de nouveau dans le cours de cet ouvrage, que nous ne pouvons résister au désir d'en reproduire l'extrait qui suit :

« Si les difformités, les arrêts de développement, les infirmités graves se remarquent plus fréquemment chez le malade atteint d'aliénation mentale que chez l'homme dont le centre cérébral s'est complétement développé ou est resté à l'état normal, l'homme aliéné est, en outre, comme nous l'avons déjà dit et comme nous allons le voir, plus que tout autre enclin et sujet à contracter des affections maladives dont quelques-unes lui sont même tout à fait spéciales.

« Certains états pathologiques engendrent la folie ou du moins y prédisposent ; l'on a constaté que les diathèses rhumatismale, scrofuleuse, cancéreuse, la gastralgie, etc., ont quelquefois, pour ne pas dire souvent, occasionné directement ou par sympathie des troubles intellectuels.

« Les maladies du cœur, la fièvre typhoïde, la phthisie, la pneumonie, les affections de l'utérus, l'état de grossesse, l'allaitement, jouent également un rôle important dans la production de l'aliénation mentale. Mais, si la folie reconnaît comme cause un grand nombre de maladies, elle aussi, à raison des perturbations du système nerveux et du retentissement qu'elle suscite par le fait de l'anomalie fonctionnelle du cerveau dans l'ensemble de l'organisme, jouit du triste privilége de procréer et de faire développer des maladies dans l'économie qu'elle ravage et finit toujours par détruire. Le défaut de régularité d'action du système innervateur constitue un péril constant pour l'aliéné et le rend plus disposé que tout autre à voir des embarras surgir dans sa santé. Le chiffre des décès est plus considérable dans les asiles, non-seulement parce que l'aliénation mentale idiopathique ou dynamique y est déjà une cause rationnelle de mort, mais, aussi, parce que les maladies résultant des perversions fonctionnelles du système nerveux ajoutent leur influence fatale à l'action première de la folie. Étudié à ce point de vue déjà par quelques médecins, par des aliénistes surtout, mais sans synthèse générale, ce système mériterait de fixer sérieusement l'attention des physiologistes et des médecins. L'influx nerveux cessant de s'irradier avec la plénitude des conditions voulues dans l'économie, ou certaine partie de l'agent innervateur ne fonctionnant plus avec toute son intégrité, il est facile de comprendre que des perversions corrélatives aux troubles de l'innervation surviennent dans l'organisme. Si la vie fait partie intégrante, nécessaire, de l'organisme à l'état sain et fonctionnant normalement, si elle y est incontestablement répandue partout, si la circulation c'est la vie, *sanguis vita,* si la respiration c'est la vie encore, le principe d'existence nous semble bien plus encore être dans l'action du système nerveux, agent dont le mode d'être et de produire des résultats, échappe encore, en partie, à nos recherches, à nos investigations.

Mais, pour en revenir à notre point de départ, disons que chez les aliénés les affections du tube intestinal et de la peau sont excessivement fréquentes ; la très-grande impressionnabilité des surfaces périphériques internes ou externes, leur susceptibilité pour accepter tout élément morbide qui se présente, leur inaptitude pour réagir contre toute action délétère, peuvent-elles tenir à une autre cause qu'à celle que nous venons de signaler? Il est facile, du reste, en jetant un coup d'œil sur l'ensemble des maladies incidentes inscrites quelques pages plus haut, classées par espèces nosologiques et par époque d'apparition, de se convaincre combien les affections des voies digestives et les maladies de la peau se rencontrent abondamment chez nos aliénés. En lisant les travaux publiés sur des questions relatives à ce sujet ou s'y rattachant, il est impossible aussi de ne pas arriver à se rendre compte de la relation de cause à effet dans les cas de production de ces affections maladives. Sans parler de la gastro-entéro-colite ou marasme diarrhéique, qui décime la population de nos asiles, combien d'embarras gastriques, intestinaux, de dyspepsies qui ne sont évidemment que le résultat et, j'ose dire, un symptôme de certaines formes d'aliénation mentale? Quel est le maniaque dont l'accès ne débute pas par de l'inappétence et un état anormal des voies digestives? Chez les épileptiques, combien de cas d'hypochondrie, de dyspepsie, spécialement quand des troubles intellectuels précèdent les accès maladifs ou en sont la conséquence? Quand le choléra en 1839, 1849 et 1854 ravagea la France, n'est-ce pas sur la population des établissements consacrés au traitement des troubles intellectuels que le fléau gangetique se rua surtout avec une intensité effrayante? Dans quelle catégorie de malades rencontre-t-on aussi souvent que parmi les aliénés, des ramollissements de l'estomac? et *qu'est-ce* donc que la pellagre?

« Cessant de parler des affections spéciales des organes digestifs, ne savons-nous pas qu'il existe des fluxions de poitrine d'une gravité toute exceptionnelle chez les fous? Que chez eux, aussi, surtout lorsque les malades s'imposent, dans leur délire, la nécessité de se sevrer de toute espèce d'alimentation ou, du moins, n'en acceptent que forcément, en petite quantité dans ce cas et très-imparfaitement élaborée par la mastication, il peut arriver que la muqueuse pulmonaire sécrète abondamment un mucus purulent et fétide que, sans le secours de l'auscultation et d'un examen scrupuleux, on croirait être le produit morbide d'une tuberculisation pulmonaire?

« Mais, arrivons à la fin de nos aperçus concernant les maladies que la folie crée de toutes pièces ou qu'elle sert à faire éclore ou aide à développer. Chez le maniaque, la peau est rude généralement, terne, chaude, quelquefois congestionnée même; elle devient aride chez les lypémaniaques, terreuse, froide parfois. L'on rencontre de l'anesthésie souvent chez ces deux catégories d'aliénés. L'impressionnabilité de la peau s'altère presque toujours chez le dément et le stupide; elle s'exagère parfois chez le maniaque épileptique et dans l'épilepsie pure. Le défaut de sensibilité tégumentaire est à peu près constamment en rapport avec le défaut de spontanéité et d'intelligence du malade mis en observation. Chez les aliénées hystériques, la perte de sensibilité périphérique, l'absence du sentiment et de la douleur ne sont pas toujours corrélatives avec le degré de folie. Cet état de perturbation des fonctions de la peau n'est-il pas aussi l'un des éléments générateurs de toute la série des éruptions pustuleuses, bullaires, érythémoïdes, exanthémateuses, pellagreuses, qui se présentent si fréquemment dans les asiles?

« N'est-ce point encore cette perversion de fonctionnement du tégument externe qui prédispose à la venue de ces nombreux abcès, de ces furoncles se succédant incessamment les uns aux autres, de ces ulcères atoniques qui se remarquent si abondamment chez nos malades?

« N'est-ce point, enfin, cette même anomalie fonctionnelle, cette dérogation aux lois de la sensibilité qui, venant à coïncider avec des troubles de la circulation souvent eux-mêmes dérivés de l'état de folie, quelquefois issus aussi de traitements intempestifs et irrationnels (défaut de liberté, privation d'air, de mouvement, etc.), occasionne le scorbut, les pétéchies hémorrhagiques, les plaies d'apparence gangreneuse etc., dont le chiffre décroît singulièrement dans les établissements consacrés au traitement des affections mentales depuis que, malgré les clameurs des adorateurs du passé, d'utiles réformes y ont été heureusement introduites dans l'intérêt de la santé psychique et physique des deshérités de la raison?... »

M. le docteur Péon, qui a succédé à M. le docteur Teilleux, dans la direction médicale du même asile, n'étant entré en fonctions qu'au mois d'août de l'année dernière, c'est-à-dire après l'époque d'évolution ou d'exacerbation spéciale des accidents pellagreux, n'a pu relever aucune observation complète que je croie pouvoir ajouter à ce dernier nombre. Mais, je tiens de cet honorable confrère que, par quelques restes ou stygmates de l'affection qu'il a bien observée à Sainte-Gemmes, il lui a été donné d'en confirmer l'existence dans son nouvel établissement.

Nombre des cas relatés........................... 7

(Sous toute réserve des cas qui ont pu exister antérieurement).

5. ASILE D'AURILLAC.

Chiffre de la population, 112.

Je n'ai reçu aucune communication relative à l'existence de la pellagre dans cet établissement. Mais lorsque j'aurai déclaré que le cas ici relaté est emprunté par moi au tableau publié par M. Landouzy (*Union Médicale* du 17 octobre 1863), je pense que l'authenticité n'en sera récusée par personne.

Nombre des cas relatés........................... 1

(Sous toute réserve des cas qui ont pu exister antérieurement).

6. ASILE D'AUXERRE.

Chiffre de la population, 378.

Depuis l'importante note qui m'a été adressée par M. le docteur Girard de Cailleux, alors médecin en chef, directeur de cet établissement, et que j'ai reproduite dans mon mémoire sur la pellagre des aliénés (*Annales médico-psychologiques*, avril 1859), je n'ai reçu aucune communication relative à l'existence de la pellagre dans cet établissement, mais, en mentionnant pour ce qui le concerne, un résultat négatif, je tiens à déclarer qu'il ne doit être admis que sous toutes réserves, car, d'après la note ci-dessus mentionnée, les aliénés de cet asile sont exposés à des accidents cutanés assez fréquents sur la nature desquels il serait bon d'être fixé par de nouvelles observations.

Nombre des cas relatés.............................. 0

(Sous toute réserve).

7. ASILE D'AVIGNON (Vaucluse.)

Chiffre de la population, 502.

Déjà dans une lettre datée du 11 novembre 1859, M. le docteur Campagne, médecin en chef de cet établissement, me disait avoir rencontré 3 ou 4 aliénés chez lesquels il avait constaté un érythème pellagreux, se réservant de suivre avec une plus particulière attention les observations qui pourraient se présenter de nouveau.

En 1862, ce distingué confrère, avec une franchise à laquelle je ne saurais rendre un hommage trop mérité, m'avouait que, dans cette première assertion, il n'avait pas été fidèlement servi par sa mémoire et qu'il était dans le moment en mesure de m'affirmer que les érythèmes pellagreux étaient très-fréquents dans son établissement et que cette fréquence était loin d'être accidentelle. « Après avoir lu votre mémoire sur la cachexie des aliénés, » ajoutait M. Campagne, « je n'ai pas hésité un seul instant à considérer comme pellagreux un grand nombre de malades que je croyais atteints de marasme essentiel. Je voyais bien qu'il y avait chez eux quelque chose de spécial et de caractéristique, mais leur étude ne m'avait pas permis encore de donner à mes idées la clarté et l'enchaînement qu'elles réclamaient. »

Mon honorable collègue m'envoyait en même temps un relevé de 26 aliénés atteints de cachexie spéciale sur lesquels l'érythème s'est manifesté 20 fois.

Sur ces 20 cas, il y a eu concomitance de diarrhée, 9 fois; d'œdème, 9 fois; de ptyalisme, 4 fois; de pyrosis, 3 fois; de langue gercée ou sillonnée, 9 fois; d'appétit irrégulier, 6 fois;

de rachialgie, 1 fois; de faiblesse dans les jambes, 8 fois, sur lesquelles cette faiblesse a été jusqu'à l'impossibilité de se tenir, c'est-à-dire jusqu'à la paralysie dite : pellagreuse.

Dans la plupart de ces cas le pouls est petit et dépressible, le plus souvent lent, quelquefois petit et filiforme.

Sur ces vingt pellagreux, on compte : 10 déments, 2 déments paralytiques, 1 dément épileptique, 4 maniaques, 1 malade affecté de folie à double phase d'excitation et de dépression, 1 idiot, 1 stupide.

La folie est très-ancienne dans 6 cas, elle remonte à 6 ans, dans 1; à 5 ans, dans 2; à 4 ans, dans 4; à 3 ans, dans 3; à 2 ans, dans 1.

La date de l'invasion est inconnue dans 2, mais elle remonte au moins, d'après la date de l'admission, à 1 an chez l'un, et à 2 ans chez l'autre.

Le 20e cas se rapporte à l'idiotie qui est congénitale.

Dans la lettre qui accompagne son relevé, M. le docteur Campagne me soumet une réflexion dont j'ai vérifié la justesse et dont il est impossible de méconnaître l'importance, c'est que les aliénés en état de cachexie spéciale ont souvent une longue période pendant laquelle ils mangent avec appétit, digèrent bien, n'ont pas de diarrhée, et néanmoins, quoique soumis à un bon régime, ils dépérissent de plus en plus ou restent dans un état stationnaire, ce qui semble impliquer une assimilation incomplète et ce qui s'explique évidemment suivant nous, par un défaut de proportion entre la déperdition qui résulte de l'excès d'innervation dépensé dans le délire et la réparation quelle qu'elle soit.

En 1863, M. le docteur Campagne m'a adressé un relevé détaillé de 23 observations. L'importance de ce document me fait un devoir de le reproduire textuellement, au moins en ce qui concerne les accidents caractéristiques de la pellagre et de la cachexie à laquelle elle se lie.

1re OBSERVATION.

B..., François, 40 ans, de Peille (Alpes-Maritimes). — Tempérament lymphatique, entré à l'hôpital de Nice le 6 septembre 1861 et transféré à l'asile d'Avignon, le 29 octobre. État mental : lypémanie avec dépression, défaut complet d'initiative, mutisme, amnésie, quelques idées de grandeur sans paralysie générale; telle est l'apathie du malade, qu'il reste accroupi presque toute la journée contre le mur au soleil, répugnant au moindre mouvement. Constitution affaiblie, au 1er degré de cachexie spéciale, diarrhée fréquente. Dans les premiers jours du mois de mars 1862, les mains devinrent rouges, enflées, et l'épiderme se souleva par plaques sous l'influence d'une sécrétion séreuse, brunâtre, sous-épidermique; avec une épingle le malade déchira ces phlyctènes qui laissèrent couler une sérosité purulente et sanguinolente. Cette altération existait surtout à la main gauche et s'étendait jusqu'à la 3e phalange des doigts, tout près des ongles. Elle se trouvait circonscrite par une espèce de liseré d'une couleur brune foncée. Les parties de l'épiderme non soulevées étaient très-dures; quand on les pressait avec le doigt, le malade accusait dans cette région une douleur cuisante; on sentait qu'elles étaient dures, inégales et comme manchonnées. Les jambes étaient légèrement enflées, et semblaient se préparer à devenir le siége d'une éruption semblable à celle des mains. Tout le menton jusqu'à la lèvre inférieure était aussi envahi par l'érythème. La région mentonnière, qui comme tout le reste de la figure était dépourvue de poils, se recouvrit bientôt après, de croutes sèches, jaunâtres. La rougeur au bord des paupières annonçait un peu d'inflammation; la sécrétion des larmes très-abondante, obscurcissait la vue. Après le coucher du soleil le malade ne voyait plus, l'héméralopie était parfaitement caractérisée. La salivation devenait si abondante qu'il crachait sans cesse. Dans la nuit elle s'écoulait de sa bouche et mouillait le traversin. La langue n'offrait rien d'anormal, l'appétit devenait insatiable. La diarrhée existait depuis un mois. Les membres affaiblis rendaient la marche difficile. Au moment de son réveil il se sentait très-fatigué; tout son corps était endolori; en touchant ses articulations, il paraissait souffrir, son ventre était dur, un peu ballonné.

Le 30 mars 1863, l'érythème qui avait complétement cessé, reparaît; depuis trois jours le malade éprouve de la cuisson sur la face dorsale des mains qui sont rouges et tuméfiées. Les pieds sont enflés. La langue est lisse et n'offre rien de particulier qu'une décoloration qui atteint en même temps toute la muqueuse. Il crache beaucoup, son héméralopie persiste; le pouls faible, bat de 100 à 105 fois par minute. Il a maigri considérablement. Le lendemain et les jours suivants les phlyctènes commencèrent à se former, puis se déchirèrent, et la surface dénudée et suppurante donna lieu à une croûte qui tomba peu de temps après. Les autres phénomènes physiques persistaient, mais les vomissements et une soif ardente qui n'avaient pas encore été observés chez cet aliéné, se manifestèrent avec une grande intensité.

Le 11 mai, l'érythème deux fois sorti et deux fois guéri, se montre pour la 3e fois, pour subir la même évolution. L'affaiblissement physique devient de plus en plus considérable, les jambes s'enflent de plus en plus, la diarrhée est incessante; face pâle, anémique, œdème des paupières; bon appétit, soif.

Le 20 mai, l'érythème a fait des progrès, la face dorsale des mains suppure beancoup, les pieds sont également ulcérés; le malade les gratte, les fait saigner et entrave par ses manœuvres la cicatrisation. Plus fortement atteints que pendant les éruptions précédentes, les membres inférieurs dans toute leur étendue sont très-enflés; l'appétit est bon; la soif continue.

Le 28 mai, forte diarrhée, vomissements, peau chaude, sèche, pouls fréquent, faible, bouche pâteuse, langue un peu sèche; 4, 5 et même 6 litres de tisane n'apaisent pas sa soif dévorante, inextinguible. Sa figure et surtout ses paupières sont très-infiltrées. Il se lève de son lit pour se coucher par terre. La face dorsale des mains s'est exfoliée complétement. A partir de ce moment son appétit diminue de plus en plus, ses forces s'anéantissent définitivement et le malade meurt le 14 juin 1863, dans un état de marasme bien évident.

Autopsie faite 26 heures après la mort. Habitude extérieure : Maigreur notable; pâleur. Les pieds et les mains portent quelques cicatrices résultant d'une éruption pellagreuse décrite dans l'observation ci-dessus.

Tête : le crâne est bien conformé; l'épaisseur de ses parois est normale. La dure-mère est saine. L'arachnoïde mince, transparente, n'offre aucune opacité. La pie-mère renferme un peu de sérosité limpide, peu abondante. Les membranes n'adhèrent pas à la surface cérébrale. Le cerveau est décoloré, la substance blanche ne présente aucun pointillé; elle est assez ferme. La substance corticale est pâle, mais elle conserve sa consistance ordinaire. Les ventricules latéraux contiennent une très-petite quantité de sérosité claire jaunâtre. Ils ne sont pas dilatés. Le ventricule moyen, le 5e et le 4e ventricules n'offrent aucune altération notable. Il en est de même du cervelet et de l'isthme de l'encéphale. La moelle épinière examinée dans toute son étendue, ne porte aucune trace d'altération. La substance blanche est ferme tandis que la substance grise paraît être un peu moins consistante qu'à l'état normal.

Thorax : Le cœur et le péricarde sont sains; les valvules sont parfaitement intactes. Le poumon gauche offre un peu de congestion à sa partie postérieure. Cette congestion est purement cadavérique. Le sommet de cet organe est rempli de tubercules à l'état de crudité, il n'y a pas une seule caverne. Cette partie du poumon droit est dure, friable et ne s'affaisse pas quand on la dépose sur la table. Le poumon droit est également congestionné dans sa partie postérieure; il n'a aucun tubercule, mais il est plongé dans une couche de sérosité. Ce petit épanchement peut peser environ 35 grammes. Les plèvres des deux côtés sont saines; Les bronches, surtout celles du côté gauche, sont pâles, mais elles renferment une assez grande quantité de mucus fortement purulent, épais et jaunâtre.

Abdomen : l'estomac, les reins, les capsules surrénales, la rate, le foie, la vésicule biliaire, la vessie, sont à l'état normal. L'épiploon est réduit à une simple membrane fine, dépourvue de tissu graisseux. Les intestins en général ne sont pas très-larges et même le colon descendant présente un rétrécissement marqué. Les ganglions semi lunaires sont sains. On observe quelques ganglions engorgés, endurcis, noirâtres aux environs des gros vaisseaux, mais leur altération est peu importante.

2e OBSERVATION.

C... Xavier-Honoré, 33 ans, célibataire, d'Entraigues (Vaucluse). — Tempérament lymphatico-nerveux, constitution délicate. Entré dans l'établissement le 5 février 1863. État mental : lypémanie avec alternatives de dépression et d'agitation. Au moment de son entrée se trouvait dans un état de malpropreté et d'incurie incroyables. Pâle, maigre, affaibli, il n'avait pas la force de se tenir debout; en outre, les articulations des membres inférieurs semblaient subir la conséquence de la position accroupie gardée pendant longtemps par le malade. Depuis quelques jours, il refusait les aliments qu'on lui donnait et ce refus mit sa famille dans la nécessité de le séquestrer dans l'asile. A force de soins nous arrivâmes à lui faire reprendre quelques forces, son appétit se rétablit et C... qui semblait renaître à la vie se montrait reconnaissant de l'intérêt qu'on lui portait. Les habitudes de malpropreté diminuaient et tout promettait une amélioration durable et de bon aloi.

Le 2 juin, C... présenta des phlyctènes aux deux pieds, dans la partie du cou-de-pied que le soulier et le pantalon laissent à découvert. La face dorsale de ses mains est rouge, l'érythème est plus prononcé à la main gauche; le pied gauche est aussi plus malade que le pied droit; la peau est sillonnée par des lignes fines, blanches, dirigées en tous sens et résultant du plissement de la peau; l'appétit du malade est bon, non exagéré, la salivation est normale, pas de douleur vertébrale, pas de diarrhée, pas d'œdème. Obligé de garder 7 ou 8 jours le lit à cause d'une diarrhée intense, C... éprouva une amélioration notable dans l'état de ses mains, mais il sortit de l'infirmerie, se promena dans la cour de sa division, et la cicatrisation de ses plaies fut entravée; elles s'agrandirent et leur suppuration sanguinolente et liquide prit une mauvaise odeur. La diarrhée ne tarda pas à reparaître; sous l'influence du sulfate de soude, à petite dose, il vomit un peu mais la diarrhée fut arrêtée (28 juin). Pouls faible, 60 pulsations par minute; physionomie abattue; appétit nul; ce malade refuse le bouillon et le potage qu'on lui présente. L'épiderme de la face dorsale des mains se détache par plaques qui ont une étendue assez considérable : sous ces plaques cornées, minces et presque transparentes, la peau est fine et d'une belle coloration rosée.

Le 23 juin, l'érythème des mains ne suppure plus et tend à disparaître.

Le 27 juin, C... salive abondamment ; sa langue présente des fissures profondes ; la diarrhée persiste, quoique peu intense ; l'appétit semble revenir ; l'érythème pellagreux a laissé comme trace de son passage une coloration rosée de la peau de la face dorsale des mains.

2 juillet. La salivation est si abondante chez cet aliéné que ses

vêtements sont constamment humides; il ne rejette la salive de sa bouche que lorsqu'il y est obligé soit pour répondre aux questions qu'on lui adresse, soit pour faire place au liquide qui se sécrète continuellement, mais alors on voit s'écouler de sa bouche comme des flots de salive. La diarrhée persiste. Il se livre parfois à des gestes bizarres : il semble ramasser sur ses vêtements et surtout sur sa chemise, au niveau des parties génitales, de petits objets qui n'existent pas en réalité. Son appétit est médiocre.

Pendant le mois de juillet et la première quinzaine du mois d'août, ptyalisme abondant, appétit excellent, peut-être même exagéré. Diarrhée passagère à plusieurs reprises. Peu à peu l'appétit augmenta de façon à devenir vorace dans l'espace de quelques jours. Cet aliéné s'emparait des aliments que laissaient les autres malades, on le surprit même cherchant dans les eaux provenant du lavage des assiettes, les aliments solides qu'elles pouvaient contenir.

Aujourd'hui, 10 septembre, l'état de ce malade n'est pas trop mauvais, appétit normal, diarrhée très-légère, salivation moins intense que par le passé, salive assez épaisse, langue lisse, fendillée, yeux chassieux ; dartres furfuracées sur la moitié inférieure et gauche de la face; pouls à 85 pulsations par minute, un peu faible. Main gauche : deux plaies en suppuration, de la largeur d'une pièce de deux francs; l'une d'elles est placée au centre de la main, tandis que l'autre intéresse la peau de la face dorsale de la première phalange du médius et de l'index; sur l'articulation de la première avec la deuxième phalange du pouce, on voit une phlyctène qui, légèrement déchirée, donne issue à une sérosité purulente, jaunâtre. Depuis le poignet jusqu'à l'articulation de la première avec la deuxième phalange des doigts, la peau est saine et rouge, elle est recouverte d'un épiderme très-épais, fendillé, qui se détache par écailles. Main droite : on remarque au centre de la face dorsale de cette main une petite place en suppuration. La peau fine, rouge, un peu fendillée, est beaucoup moins altérée que celle de la main gauche. Les pieds ont une petite plaie située au niveau de la tête du premier métatarsien; coloration rouge de la peau, pas d'écailles épidermiques. Les chevilles sont enflées.

3e OBSERVATION.

C... Simon, âgé d'environ 30 ans, poseur au chemin de fer, marié, né à Bossenac (Ariège). — Tempérament lymphatico-nerveux. D'une taille élevée. Est entré dans l'établissement le 7 avril 1861, nous présentant les signes de la lypémanie. Sombre, silencieux, indifférent à tout, cet aliéné ne répondait pas aux questions qui lui étaient adressées. Quelques jours après il devint agité, mais ses idées restaient obscures malgré la surexcitation qui régnait dans son esprit. Une amélioration ne se fit pas attendre, mais il conservait toujours une langue blanchâtre et son appétit était irrégulier. Deux mois après son entrée, il eut un nouvel accès et depuis cette époque sa maladie s'est constamment manifestée sous la forme rémittente. Dans ses périodes d'affaissement, il reste immobile regardant le soleil et ne s'inquiétant guère de ce qui se passe autour de lui. Il ne parle pas, mange peu, et n'oppose aucune résistance aux gardiens qui sont obligés de le conduire au réfectoire, au dortoir, etc. Pendant son agitation il conserve habituellement un mutisme complet; si parfois il parle, c'est pour exprimer une conception délirante : « Ne me regardez pas, » disait-il, il y a quelques jours, « ma figure est sacrée, vous serez ébloui si vous la regardez. » Il croit être Dieu, parle, délire à la troisième personne et cache son visage avec ses deux mains ou avec sa casquette. Il ne veut pas qu'on lui parle. Au mois de juin il exposait ses jambes au soleil et quand on lui adressait des observations à cet égard il répondait : « Le soleil connaît mes membres, car je suis le soleil de la maison. » Sans les soins qu'on lui donne, il resterait sans manger. Parfois il se livre à des actes de violence non motivés. En résumé, sous le rapport mental, C... est triste, affaissé, apathique, indifférent, quelquefois malpropre, et toujours peu communicatif. Quand il est agité, il a des idées bizarres, variables, et rarement des accès de fureur; nous n'avons jamais constaté chez lui de fausses sensations bien nettes. Nous ne pensons pas que la démence soit encore certaine chez lui. Sous le rapport physique, les notes concernant cet aliéné constatent les phénomènes suivants : fluxions dentaires fréquentes, yeux chassieux, peau sèche, coloration du visage très-foncée, terreuse, peau du sillon naso-labial luisante, onctueuse;

constipation habituelle, alternant parfois avec de la diarrhée, appétit irrégulier, salivation abondante ordinairement, très-abondante pendant ses fluxions.

Vers le commencement du mois de mai 1863, ce malade qui restait presque toujours au soleil eut un érythème aux mains très-léger, non suppuré, qui se termina quelque temps après par une exfoliation épidermique; l'érythème des pieds fut à peine sensible.

État actuel (10 septembre 1863) : Le délire de cet aliéné n'a pas varié ; C... ne veut ni montrer sa langue, ni se laisser examiner sous prétexte qu'il est sacré. Yeux larmoyants, chassieux le matin; appétit capricieux, tantôt exagéré, tantôt très-faible; pouls normal. Chevilles légèrement enflées. Teint noirâtre terreux, peau sèche. Pas de diarrhée ; salivation moins intense que par le passé. L'épiderme de la face dorsale des mains est un peu parcheminé, luisant, fin, transparent; au-dessous la peau est rasée. L'épiderme des pieds n'a rien d'anormal.

4e OBSERVATION.

G... Louis, célibataire, 35 ans, cultivateur, de la commune de Nice. — Séquestré déjà plusieurs fois. Entré à l'hôpital de cette ville le 25 mai 1859 dans un état mental, qualifié de manie par le médecin de cet établissement. Transféré à l'asile d'Avignon le 10 mars 1861, il paraissait atteint de stupidité, avec défaut complet d'initiative. Étranger à tout ce qui se passait autour de lui, insensible aux influences atmosphériques, il restait immobile, debout le plus souvent et conservant la position qu'on lui donnait. On le conduisait au réfectoire, mais il fallait le faire manger, et presque toujours il gardait dans sa bouche les derniers aliments qu'on lui donnait. Ordinairement il les avalait sans les mâcher, aussi était-on obligé de lui donner des aliments liquides ou peu consistants. Qnand un infirmier ou un malade le prenait par le bras, il marchait sans opposer aucune résistance. Ptyalisme. Sous l'influence de l'insolation, ses mains, ses pieds, et surtout son nez, devinrent quelque temps après le siége d'une rougeur vive suivie d'une desquamation de l'épiderme. L'affaiblissement ne tarda pas à diminuer et G..., tout en conservant un mutisme complet, put être soumis deux ou trois heures par jour à un travail régulier; il traînait lentement la brouette, mais on était obligé de la lui charger et de la lui décharger. Jusqu'au printemps de l'année suivante, son état ne présenta aucune modification. L'éruption vernale aux mains, aux pieds et au nez se manifesta de nouveau; elle fut plus intense et plus grave que l'année précédente.

Vers le mois d'octobre 1862, G... demanda la permission d'aller chez lui; c'était la première fois qu'il parlait et qu'il témoignait un désir depuis son admission, mais il ne parla plus jusqu'au 15 janvier 1863. « J'ai la fièvre, nous dit-il, faites venir ma mère; il y a quinze mois que je n'ai vu aucun de mes parents. » Contrairement à son habitude il donna des renseignements assez explicites sur son état. Il se sentait faible, fatigué, tout lui faisait mal; son haleine était fétide, ses gencives s'ulcéraient par suite des aphtes qu'il avait dans toute la muqueuse de la bouche; une très-grande quantité de salive claire, filante, s'écoulait sans cesse de ses lèvres; le pouls vif, 70 pulsations par minute; respiration un peu lente; pas d'appétit; soif; un peu de diarrhée. Le lendemain il ne parlait plus. Pendant tout l'hiver dernier cet aliéné a toujours été souffrant et n'a guère quitté le lit : diarrhée, soif, appétit très-vif, salivation abondante, odeur gastrique très-forte, sécrétions sébacées exagérées, etc.

21 avril 1863. L'érythème envahit encore la face dorsale des mains et des pieds, ainsi que le nez; la lèvre inférieure est très-gonflée; les jambes sont enflées. Amaigrissement, faiblesse, salivation, diarrhée; langue large, pâle, fendillée.

31 mai 1863. Mêmes symptômes généraux. L'érythème qui s'était terminé par une desquamation de l'épiderme, reparaît à la main gauche, dont la face dorsale est recouverte de pustules renfermant une sérosité trouble, opaque; la main droite est un peu rouge. Le pied gauche est enflé. Ce malade ne répond que par signes aux questions qu'on lui adresse. Il est à remarquer que l'éruption affecte cette fois une nouvelle forme : jusqu'ici elle prenait la forme érythémateuse, tandis qu'aujourd'hui nous observons la forme pustuleuse.

22 juin. Nouvelle éruption à la main gauche elle; parcourt les phases suivantes : phlyctènes, déchirure de l'épiderme, sortie d'une sérosité purulente, suppuration de la plaie, formation d'une croûte,

nouvelle suppuration lorsque la croûte est détachée avant que la cicatrisation ait eu le temps de se faire. Les pieds n'offrent rien. Pendant les mois de juillet et d'août, la diarrhée a été peu intense, l'appétit a été excellent et le malade a repris un peu d'embonpoint.

État actuel (10 septembre) : G... ne répond pas aux questions qu'on lui adresse; apathie, indifférence; malpropreté fréquente; insensibilité; appétit exagéré; salivation abondante; pas de diarrhée; pouls normal, 70 pulsations; langue large, fendillée; nez rouge parsemé d'une foule de petites cicatrices analogues à celles de la variole et résultant des éruptions pustuleuses observées sur cette région. Main gauche : traces récentes d'une éruption pustuleuse, cicatrices arrondies, déprimées et rouges au centre, épiderme brun et sillonné de nombreuses fissures blanchâtres. Main droite : mêmes altérations, mais moins nombreuses et à une période plus avancée. Ici, nous trouvons seulement des taches d'une couleur plus claire que l'épiderme environnant. A leur centre elles sont rosées et légèrement déprimées. Les pieds et les chevilles sont enflés; l'épiderme du dos du pied est brun foncé, épais et parsemé de nombreuses taches blanchâtres.

5e OBSERVATION.

B... 59 ans, est une petite femme maigre, voûtée, de Valréas (Vaucluse). — Tempérament nerveux. Plusieurs atteintes d'aliénation mentale. Entrée le 23 juin 1862. État mental : excitation maniaque rémittente avec penchant à la violence, tendance à déchirer, besoin de récriminer sans cesse, etc., entraînant une déperdition de forces que ne peuvent réparer convenablement les aliments ingérés après une mastication incomplète par suite du manque de dents. Tel était l'état de cette aliénée lorsque, le 28 avril 1863, surpris par sa maigreur et par la rapidité avec laquelle elle s'affaiblissait, nous eûmes l'idée d'examiner ses mains et nous constatâmes qu'elles offraient un érythème pellagroïde au début de son évolution. La teinte rosée du dos des mains jusqu'au poignet contrastait avec la pâleur de la peau des bras. Appétit nul; soif; langue large, fendillée; sécrétion exagérée des larmes. Elle est agitée, arrache les plantes du jardin, se déshabille sans cesse, déchire ses effets et met le désordre partout. Pas de sommeil.

Le 5 mai, elle a vomi trois fois : le premier vomissement amène quelques matières alimentaires prises la veille, les deux autres vomissements assez pénibles sont composés de glaires jaunâtres en petite quantité. B... est faible, abattue; amaigrissement extrême; pouls lent et très-petit, 65 pulsations.

Le 16 mai, B... est affaissée; diarrhée brune, exhalant une odeur fétide.

Le 4 juin, agitation; la diarrhée est incoërcible; la peau des mains est encore rouge; l'épiderme opaque commence à se détacher par écailles. La peau du dos des pieds est saine.

Pendant le mois de juin, B... reste au lit n'ayant plus la force de se tenir debout; diarrhée incessante; pouls très-petit; appétit nul. Elle prend à peine deux tasses de chocolat par jour; les bouillons, les potages, les mets sucrés lui inspirent de la répugnance. La maladie reste stationnaire. La conserve de Damas, à la dose de 80 grammes par jour, est-elle la cause de cet arrêt?

Le mois de juillet s'écoula sans aucun changement avantageux dans l'état de la malade. La diarrhée et l'inappétence persistent; les selles liquides, brunâtres, ayant une très-mauvaise odeur, sont rendues à l'insu de l'aliénée; langue recouverte d'un léger enduit blanchâtre; pas de soif; pouls très-petit, très-faible. L'état s'aggrave enfin de plus en plus, et B..., arrivée au dernier degré d'émaciation et de marasme, succombe le 5 août 1863 après une longue agonie. Son autopsie n'a pas été faite.

6e OBSERVATION.

P..., entra à l'asile public d'aliénés de Vaucluse le 27 août 1861; il venait de l'hospice de Nice où il était resté un peu plus d'un mois. Grand, fort, bien constitué, d'un tempérament sanguin, ce malade prétend être général. La satisfaction peinte dans sa physionomie quand il parle de lui-même et de son grade, un léger embarras dans la parole, l'assurance avec laquelle il se contredit à chaque instant, la roideur légère de ses jambes, annoncent chez lui l'existence d'une démence paralytique. Par suite des progrès de la paralysie, D... était dans un état d'affaiblissement assez prononcé, lorsqu'au milieu du mois de mai 1863, il présenta sur la face dorsale des mains tous les signes de l'érythème pellagreux. Une simple rougeur, sans suppuration de la peau, limitée en haut et en bas par un liseré brunâtre, constitua, d'abord, toute l'expression morbide. Un mois après l'épiderme sec, blanchâtre, s'exfolia, et depuis lors la peau des mains a conservé son intégrité. La peau du dos du pied n'a jamais été atteinte par l'érythème. A cette époque les symptômes du côté du système digestif étaient peu marqués; appétit excellent; pas de soif; constipation alternant avec une diarrhée légère. Au commencement du mois, la diarrhée survint; en même temps ce paralytique était très-altéré; sa langue, tremblante, offrait un enduit blanc-jaunâtre, épais, répandu sur toute sa surface, tandis que les bords d'un rouge vif, conservaient l'empreinte des dents; fièvre, insomnie; un peu d'agitation; pas d'appétit. La fièvre disparut au bout de quelques jours, mais la diarrhée persista jusqu'à la fin du mois.

Aujourd'hui (15 septembre), P... est couché n'ayant pas la force de se tenir sur ses jambes. Son intelligence et ses sentiments sont presqu'entièrement anéantis; son appétit est bon. La constipation alterne avec la diarrhée.

7e OBSERVATION.

L..., Alexandre-Jean, 33 ans, ex-fusilier au 39e de ligne, transféré de l'asile de Montpellier à celui d'Aviguon le 13 juin 1860, après deux ans de séjour dans le premier de ces établissements. Le père aliéné, maniaque. L'aliénation mentale qui paraît avoir été consécutive à une fièvre typhoïde revêt aujourd'hui les caractères de la démence avec alternatives de dépression et d'agitation. Petit, maigre, affaibli, d'un tempérament lymphatique entaché de scrofules, L... fut pris au mois d'avril, de vomissements, puis d'une diarrhée qui, très-intense d'abord, diminua bientôt, mais persista. Les forces diminuaient de plus en plus et son amaigrissement faisait des progrès sensibles, lorsque le 15 juin 1863, nous observâmes sur la face dorsale de ses mains, un érythème pellagreux commençant. Ce fut dans ces circonstances que le souvenir d'une éruption sur le nez, survenue l'année précédente sur le même individu, surgit dans notre esprit. Son dossier médical ne fournit aucun renseignement à cet égard et pourtant nous sommes convaincu que, l'année précédente, ce malade présenta les symptômes de la pellagre. Quoi qu'il en soit, outre l'érythème et la diarrhée, le sus-nommé offrait plusieurs signes d'un marasme assez avancé. Langue petite, rouge, tremblante, non fendillée; sécrétion exagérée des follicules sébacées de la peau; yeux larmoyants; peau sèche; appétit vorace par moments; faiblesse considérable. Resta dans cet état jusqu'au commencement du mois suivant. Le 7 juillet il eut des vomissements répétés, sa face se décomposa, sa diarrhée devint très-liquide, ses forces l'abandonnèrent complétement, la fièvre se déclara pour la dernière fois, et L..., de plus en plus fatigué, de plus en plus affaibli, mourut le 17 juillet 1863. La peau de la face dorsale des mains, fine, rosée, était recouverte d'un épiderme de formation récente.

8e OBSERVATION.

C..., Jean-Baptiste, 52 ans, de Gordes (Vaucluse), entré pour la 3e fois à l'asile. — Etat mental : manie avec alternation de dépression profonde et d'agitation. La constitution du malade était affaiblie lorsque, dans le courant du mois de mai dernier, il présenta un érythème pellagreux aux mains, très-léger, sans suppuration aucune. Cet érythème ne tarda pas à disparaître, et l'épiderme se détacha lentement sans laisser d'autres traces sur la peau qu'une couleur rosée, visible sous un épiderme fin et transparent. Il avait été précédé d'un érythème des paupières qui surgit sans cause connue à la fin d'un accès d'agitation. Dans le mois de de juillet, il y eut à plusieurs reprises un peu de diarrhée. A cette époque, C..., salivait beaucoup et crachait la nuit dans ses draps de lit.

Aujourd'hui 18 septembre 1863, C... est au début d'un accès d'agitation : yeux rouges, chassieux; salive épaisse, abondante; bon appétit; pouls normal; langue un peu blanchâtre. La peau des mains offre quelques traces à peine sensibles de son ancien érythème.

9e OBSERVATION.

B..., Hippolyte-Joseph, 30 ans, cultivateur, de Caumont (Vaucluse), entré le 20 décembre 1853. — Démence consécutive à l'épilepsie et dont le début qui remonte à l'âge de 15 ans, a coïncidé avec l'invasion de cette dernière maladie. Sans initiative, sans activité ni physique ni intellectuelle, B... s'affaissait progressivement lorsque le 5 juin 1863, il offre un commencement d'érythème pellagreux précédé depuis quelque temps de troubles fréquents dans les fonctions digestives.

10 juin : vomissements, inappétence. La peau de la face dorsale des mains est lisse, rouge, fendillée. Le malade éprouve dans cette région de vives démangeaisons. La coloration de la peau est jaunâtre. Il a en même temps un dérangement assez prononcé des voies digestives ; sa langue est large, recouverte d'un léger enduit blanchâtre, sillonnée. Soif continuelle. La diarrhée ne l'a pas abandonné depuis plus de 15 jours.

12 juin : l'érythème ne fait plus de progrès ; la peau des mains est encore rouge et luisante ; il n'y a rien aux pieds. L'état des organes digestifs de cet épileptique paraît s'améliorer ; il mange un peu plus et n'a pas de vomissements.

15 juin : l'érythème tend à disparaître ; la desquamation commence à s'opérer ; pas de suppuration ; pas de démangeaison. Le système digestif accomplit mieux ses fonctions que par le passé ; cependant B... ressent encore de la sécheresse et de la chaleur dans l'arrière-bouche, ce qui le rend très-altéré ; langue blanche, fendillée, bouche pâteuse, pas de salivation ; pouls petit et faible. Ce malade qui a beaucoup maigri dans ces derniers temps, est débilité, son appétit est irrégulier. Il a souvent un peu de diarrhée ; on remarque aussi que sa démence s'aggrave et qu'il a des tendances à devenir gâteux.

15 juin : B... a eu une forte diarrhée ; il est très-fatigué ; ses yeux sont fortement enfoncés dans leur orbite ; voix très-faible ; décomposition des traits ; fièvre ; pouls petit, faible, 85 pulsations par minute ; soif intense ; il n'a pas la force de se lever pour faire ses besoins. Depuis lors son état s'aggrava de plus en plus, et B... mourut le 20 juin 1863.

Autopsie. Cerveau, rien de particulier. Les parties externes et postérieures du poumon gauche sont très-adhérentes à la plèvre. Ces adhérences sont nombreuses, très-résistantes et anciennes. Le tissu pulmonaire est gorgé à la partie inférieure et à la partie postérieure d'une grande quantité de sang très-noir. Le poumon droit présente aussi quelques adhérences peu nombreuses au niveau de son bord antérieur et à sa partie supérieure. Il est aussi très-adhérent à sa partie externe, et ces adhérences sont tellement résistantes qu'on est obligé de se servir du couteau pour séparer le poumon de la plèvre. Rien d'anormal au sommet du poumon droit. *Une vaste caverne* à sa partie moyenne au niveau des premières ramifications bronchiques. Caverne remplie de matière purulente. Les cavités du cœur sont remplies de sang liquide et noir. Le foie ne présente rien de particulier; il en est de même de la rate. L'intestin et l'estomac n'offrent rien d'anormal. Le rachis n'a pas été ouvert.

10e OBSERVATION.

P..., Philomène, femme S..., 27 ans, de Sault (Vaucluse). — Tempérament lymphatique. Etat mental : démence lypémaniaque avec dépression profonde, torpeur, défaut complet d'initiative, alternant, de loin en loin, avec des périodes d'agitation.

Au commencement du mois de mai 1863, cette malade fut atteinte, comme l'année précédente, d'un érythème pellagreux sans suppuration et très-léger, à la main gauche seulement. Les pieds et la main droite n'offraient rien d'anormal. Il en était de même du système digestif; cependant, dès le commencement du mois de juin elle perdit l'appétit, et le 8 juillet elle vomit pour la première fois. Aux vomissements succéda la diarrhée qui disparut bientôt après. L'affaiblissement physique qui était déjà très-sensible avant cette époque, devint par suite de plus en plus grave.

Les vomissements reparurent avec une nouvelle intensité vers le 15 août. Ces vomissements incoërcibles, la diarrhée et la fièvre donnèrent lieu à un affaiblissement tel, que D... ne pouvait pas se remuer dans son lit. La langue devint sèche; les dents et les lèvres furent bientôt recouvertes d'un enduit fuligineux; la physionomie se décomposa, et après une agonie de plusieurs jours, cette malade, parvenue au plus haut degré d'amaigrissement, succomba le 21 septembre 1863.

Autopsie faite le 23 septembre à 10 heures du matin. La décomposition est très-avancée au niveau de l'abdomen et des parties génitales. Le volume de la tête et de l'encéphale est relativement petit. Le cerveau et ses membranes sont uniformément décolorés. La substance grise est notablement ramollie. Dans un grand nombre de points elle se déchire et reste adhérente aux membranes lorsqu'on enlève celles-ci. La substance blanche présente, elle aussi, un ramollissement, mais, il est moins intense. Les autres parties de cet organe ne présentent rien d'anormal. Les poumons et leur enveloppe sont généralement sains. Il y a cependant quelques adhérences qui unissent assez fortement le poumon droit à la plèvre correspondante. Leur résistance dénote qu'elles sont assez anciennes. Le tissu pulmonaire est sain. Le cœur ne présente rien de particulier. Le foie présentant un volume considérable offre aussi une coloration jaunâtre. Il se déchire facilement et la surface déchirée rend manifestes les granulations de cet organe; elles sont aussi très-volumineuses. La vésicule biliaire est pâle et décolorée. La rate ne présente rien d'anormal. Le tissu des reins est également pâle. La muqueuse de l'estomac et de l'intestin est un peu ramollie, sans cependant qu'il soit permis de constater la moindre ulcération ou la moindre déchirure. La tunique externe est, au contraire, assez résistante. La vessie, l'utérus et leurs organes annexes n'ont rien d'anormal. Le rachis n'a pas été ouvert.

11e OBSERVATION.

M..., Cécile, 33 ans, de Cavaillon (Vaucluse). — Entrée le 27 mars 1849. Tempérament lymphatique. Idiote, scrofuleuse. Inertie habituelle; de temps en temps période d'agitation.

Dans la première moitié de mai 1863, érythème de la face dorsale des mains, suivi d'exfoliation; du reste aucun trouble dans la santé générale et notamment dans les fonctions digestives.

12e OBSERVATION.

A..., Marie-Marguerite, dite Éléonore, 35 ans, célibataire, journalière, de Remoulin (Gard).—Tempérament lymphatico-nerveux. Entrée le 5 avril 1860. État mental : manie avec agitation et fureur consécutive à l'épilepsie et suivie d'un état de démence sans délire avec dépression des facultés intellectuelles; les crises convulsives étaient depuis quelque temps plus nombreuses.

Le 1er mai 1863, A... s'affaiblit, son appétit est irrégulier, souvent nul, ses attaques sont aussi fortes que fréquentes. La démence fait des progrès rapides; gâteuse, est incapable de tout travail, son amaigrissement augmente. Depuis cette époque, les forces physiques et morales de cette malade diminuèrent d'une manière lente, mais continue; elle ne sortait guère de son apathie que pour se mettre un peu en colère et pour injurier durant quelques secondes les personnes qui l'engageaient à sortir de son indifférence.

A la fin du mois de mars 1863, elle présenta aux mains seulement une rougeur vive, sans suppuration, qui donna lieu à une exfoliation épidermique quelques semaines plus tard. En même temps, elle fut prise de vomissements et de diarrhée qui l'obligèrent de garder plusieurs jours le lit. Depuis lors, sa diarrhée s'effaçait pour se reproduire bientôt après avec une nouvelle intensité et ainsi de suite jusqu'au moment de sa mort. Son appétit habituellement nul se réveillait parfois avec une énergie insolite; sa bouche se remplissait à chaque instant de salive qu'elle rejetait sans se plaindre de cette incommodité. Pas de soif; ses yeux chassieux étaient le siége d'une congestion constante, sans parler de l'inflammation qu'on remarquait sur les bords des paupières. Les autres symptômes physiques qu'elle offrait n'étaient pas assez marqués pour mériter ici une mention spéciale. Dans le courant du mois de juillet, ses jambes s'enflèrent, sa diarrhée prit des proportions inquiétantes et son affaiblissement la mit dans l'impossibilité de quitter le lit. Le mois d'août s'écoula sans apporter la plus légère amélioration dans son état. Ses attaques étaient très-rares, il est vrai, mais ses forces diminuaient de plus en plus.

La mort eut lieu le 3 septembre 1863. L'autopsie n'a pas été faite.

13e OBSERVATION.

M... Jean-Placide, 30 ans, cultivateur d'abord, puis soldat, de Bollerie (Vaucluse). — Transféré le 16 novembre 1860 à l'asile d'Avignon de celui de Nantes où il avait été admis le 29 avril 1859. Tempérament lymphatico-nerveux, constitution affaiblie. Amaigrissement. État mental : démence lypémaniaque avec alternatives de dépression profonde et d'exaltation de courte durée. Pendant les périodes de dépression le malade est complétement inerte et dépourvu de spontanéité et d'initiative. Maigre et affaibli par des tendances qui le portent à l'onanisme, M... offre habituellement au commencement du printemps une éruption furfuracée sur le visage. A cette époque, il a aussi de petits boutons et des furoncles dans diverses parties du corps. À la fin du mois dernier il eut un *érythème pellagreux* sur le dos des mains, érythème qui se termina quelques jours après par une desquamation épidermique sans laisser aucune trace durable de son passage. Presque à la même époque, il eut au nez un érythème en tout semblable au précédent. Comme symptômes généraux, nos cahiers de notes mentionnent, en même temps que ces éruptions, des vomissements, mais surtout une diarrhée légère, quoique très-rebelle aux moyens thérapeutiques les plus variés. Les autres phénomènes morbides présentés par cet aliéné sont peu intenses et sans importance réelle. Aujourd'hui M... travaille tous les jours avec les terrassiers; son appétit est excellent, mais il ne prend point d'embonpoint. Il s'affaiblit lentement au physique et au moral.

14e OBSERVATION.

L'éruption pellagreuse ayant manqué dans cette observation, je ne crois devoir la mentionner ici que comme un exemple de cachexie spéciale avec tous les caractères assignés pour symptômes à la pellagre, y compris *la paralysie des extrémités inférieures*, sauf l'érythème, *pellagra sine pellagrâ*.

15e OBSERVATION.

V... Jean-Louis, 70 ans, de Mialet (Gard). — Entré à l'asile de Montpellier le 15 décembre 1850, transféré à celui d'Avignon le 23 décembre 1857. État mental : démence très-ancienne avec dépression habituelle et de temps à autre périodes d'agitation. Dans les quatre années qui ont suivi son admission, V... n'a jamais offert de maladies incidentes sérieuses ; mais au commencement de l'été, il avait régulièrement un embarras gastrique accompagné généralement de diarrhée. Une seule fois (en mars 1861), il eut des vomissements répétés. Sa santé physique n'était donc pas mauvaise, lorsque vers le mois de mars dernier, cet aliéné éprouva une salivation plus abondante que de coutume; sa bouche ne présentait aucun autre phénomène morbide; mais ses yeux étaient chassieux le matin et un peu rouges. Pendant le mois d'avril, il maigrit notablement et son appétit devint très-irrégulier. C'est dans ces conditions qu'il présenta un érythème aux mains seulement. L'épiderme se détacha peu à peu quelques semaines plus tard sans laisser aucune trace durable du passage de l'éruption.

Dans le courant du mois son affaiblissement fit des progrès. Il entra trois fois à l'infirmerie, pendant les mois de juin, juillet et août, par suite d'une diarrhée assez intense accompagnée de fièvre et de signes d'embarras gastrique. Cette diarrhée céda après quelques jours de traitement. Depuis lors cet aliéné a repris ses forces physiques, son embonpoint habituel, et ses fonctions organiques s'effectuent d'une manière convenable. La main ne conserve aucune trace de son érythème ; pas de diarrhée, pas de salivation, pas de symptômes de cachexie pellagreuse.

16e OBSERVATION.

T... Thérèse, femme B... 65 ans, de Forcalquier (Basses-Alpes). — Entrée à l'asile d'Aix le 13 mars 1836, transféré à celui d'Avignon le 6 janvier 1847. Tempérament lymphatico-sanguin, bonne constitution. État mental : démence consécutive à une manie avec agitation intermittente et hallucination de l'ouïe très-ancienne. Santé physique passable. Toutefois, depuis quelque temps la malade se courbe de plus en plus. Tous les hivers elle s'enrhume, sa langue se sèche, l'appétit se perd. Le printemps dernier, elle eut un érythème très-léger et sans suppuration. Aussitôt que les fortes chaleurs commencèrent à se faire sentir, cette aliénée présenta les signes d'un embarras gastrique qui dura plus de 15 jours. A partir de ce moment elle resta délicate; son appétit devint irrégulier et la diarrhée se déclara. Le dérangement intestinal s'effaça bientôt après, mais pour se montrer encore de temps en temps.

Actuellement, 20 septembre 1863, elle se plaint d'avoir la diarrhée depuis plusieurs jours. Celle-ci n'est pas très intense (3 ou 4 selles dans les 24 heures) mais elle augmente son affaiblissement physique. Les mains ne conservent de leur ancien érythème aucun vestige; toutefois, l'épiderme qui les recouvre est luisant, fin et transparent; le pouls bat 65 fois par minute; la langue offre de nombreuses fentes très-petites et très-superficielles. Pas de salivation.

17e OBSERVATION.

A... Adélaïde, 39 ans, de Cavaillon (Vaucluse). — Entrée le 30 mai 1848. Tempérament nerveux. État normal au moment de l'admission : manie aigüe entée sur l'imbécillité. Aujourd'hui :

démence avec périodes d'agitation. Quoique maigre, A... jouit d'une bonne santé physique; elle est très-rarement malade et le printemps dernier elle présenta sur le dos des mains une éruption pellagreuse sans aucun trouble du système digestif. Depuis lors sa santé n'a pas été altérée.

18e OBSERVATION.

B... Marie-Rose, 43 ans, célibataire, de Cavaillon (Vaucluse). — Entrée le 10 octobre 1855. État mental : manie chronique avec agitation rémittente et prédominance d'idées religieuses. Quoique maigre, elle jouit d'une bonne santé physique; toutefois, depuis le mois de mars 1862, nous avons constaté un délabrement de sa constitution. Le 5 mars, vomissements; diarrhée pendant 7 à 8 jours. Depuis cette époque sa santé ne s'est pas entièrement rétablie; son appétit devint irrégulier : tantôt elle mangeait beaucoup; tantôt elle restait un jour et même plus sans manger. Au printemps elle offrit aux mains un léger érythème qui ne laissa aucune trace sensible; tout au plus remarque-t-on aujourd'hui (12 septembre 1863), que l'épiderme de la face dorsale des mains est un peu plus luisant que partout ailleurs.

Au mois d'août, elle eut un embarras gastrique avec des vomissements et une diarrhée qui dura plus de 8 jours. A partir de ce moment, B... resta presque sans appétit et son affaiblissement pour être très-lent n'en est pas moins progressif.

19e OBSERVATION.

F... Joseph-Étienne, 43 ans, cultivateur, de Pertuis (Vaucluse). — Entré le 21 août 1859. Tempérament lymphatico-nerveux. Excès alcooliques. Chagrins domestiques. Probablement épileptique. État mental : manie avec délire dans les actes, alternatives d'agitation et de dépression, avec indolence, apathie. Affaiblissement physique sans trouble appréciable dans la santé.

En 1862 il eut un érythème vernal plus grave aux deux mains, mais son état physique ne s'aggrava pas, bien que, pendant l'été, il eut à plusieurs reprises un peu de diarrhée.

Au commencement de l'année 1863, à la suite d'un excès d'agitation, il s'affaiblit considérablement. La diarrhée le prit vers la fin du mois de mars et se continua pendant tout le mois suivant; elle n'était pas forte et ne l'obligeait pas à garder le lit. Quoique vivant au milieu des autres aliénés il s'isolait, il restait sombre, indifférent à tout, sans appétit et dominé par une grande apathie physique et morale. La salivation très-abondante, d'une part, et d'autre part, sa diarrhée qui le quittait 7 à 8 jours pour se manifester ensuite, lui enlevaient les forces que le manque d'appétit l'empêchait de réparer. Ses chairs flasques, ses jambes enflées, nous portèrent à examiner les mouvements du cœur : l'auscultation et la percussion de cet organe et des organes pulmonaires, ainsi que la palpation des viscères abdominaux ne nous permit de découvrir la moindre lésion. Une amélioration légère se fit sentir dans son état pendant le mois de mai 1863, mais le 5 juin suivant l'érythème pellagreux envahit le dos des mains. Cet érythème amena des phlyctènes qui se déchirèrent et laissèrent à nu une plaie superficielle en suppuration. Au niveau des articulations des doigts surgirent des fissures analogues à celles des engelures et à partir de cet instant la diarrhée cessa, l'appétit revint, les forces s'améliorèrent; aujourd'hui (20 septembre), F... ne salive plus, son appétit est excellent et ses chairs sont plus fermes. Pas de diarrhée. Il est soumis à un travail quotidien léger.

20e OBSERVATION.

L'éruption pellagreuse ayant manqué dans cette observation, probablement parce que, suivant l'explication très-admissible qu'en donne M. Campagne, l'état de la santé générale a obligé la malade à garder le lit pendant les mois où l'insolation aurait pu s'exercer, je ne crois devoir la mentionner ici que comme exemple de cachexie spéciale avec tous les caractères assignés à la pellagre, sauf l'érythème.

21e OBSERVATION.

R..., Jean, d'Anjargues (Gard), cultivateur. Tempérament lymphatique. Dégénérescence, maigreur. La mère est morte d'un cancer de l'estomac. Intelligence peu développée; bizarrerie de caractère constituant plutôt des signes de prédisposition à la folie que des signes de folie. Bon régime ordinaire.

En mai 1861, après avoir mangé des champignons qu'il avait ramassés lui-même, R... fut pris d'une diarrhée assez forte avec rachialgie, inappétence, pyrosis, affaiblissement considérable. Ses pieds et ses mains s'enflèrent, et, peu de temps après, un érythème d'apparence érésipélateuse apparut. La desquamation s'effectua, et on vit l'épiderme qui se trouvait au-dessous de celui qui venait de se dessécher et de tomber, fin, sec, luisant et rouge. Il ne se forma pas de phlyctènes. L'éruption se fit aussi bien aux pieds qu'aux mains; cet état dura un mois environ. R... continua son travail. Son état mental ne fut pas troublé. La diarrhée persista, mais fut moins intense.

Quatre mois après, même éruption, diarrhée, inappétence, mêmes symptômes physiques qu'au mois de mars. Son caractère, ses habitudes, son genre de vie, ses idées, n'avaient nullement changé. R... ne cessait son travail qu'au plus fort de sa maladie et le reprenait deux ou trois jours après comme s'il n'avait rien eu. Ce malade a, depuis cette époque, conservé toujours la diarrhée. Sa sœur n'a pas pu nous dire combien de fois l'érythème pellagreux des mains a paru depuis lors : elle assura l'avoir vu un grand nombre de fois, et elle a remarqué, qu'à ces époques, la diarrhée était beaucoup plus intense, son appétit plus irrégulier; elle a observé aussi que cette éruption apparaissait au changement de saison, et *surtout après l'été,* lorsqu'il s'était exposé à une vive insolation. En hiver, il craignait beaucoup le froid, mais il se portait bien mieux qu'en été.

Au mois de mars dernier (1863), les mêmes symptômes de pellagre et de dérangement dans les organes digestifs apparurent de nouveau, mais avec beaucoup plus d'intensité. La diarrhée fut beaucoup plus forte; l'érythème ne s'étendit pas, mais il présenta une éruption vésiculeuse pleine de liquide. Ce malade était très-altéré; il buvait beaucoup, et son affaiblissement plus considérable le força de cesser ses travaux. En même temps, on s'aperçut d'un dérangement dans les facultés intellectuelles de R... Les aliments qu'on lui présentait étaient empoisonnés, disait-il; son caractère était devenu très-irritable. Délire de persécutions, exaltation religieuse, hallucinations, penchant à la violence. Placé alors à l'asile le 24 juillet 1863, il fut de la part de M. Campagne l'objet des constatations suivantes : En l'interrogeant un peu plus attentivement, on s'apercevait que, indépendamment du délire, les facultés intellectuelles de ce malade n'avaient jamais été très-développées et qu'elles étaient en ce moment plus affaiblies;

ses sentiments affectifs nous parurent aussi très-altérés. La santé physique de R... était bien délabrée, il était pâle, amaigri, sans forces; sa langue était rouge, lisse; son appétit n'était pas mauvais, il était même un peu exagéré.

Quelques jours après son entrée dans l'asile, cet aliéné devint un peu plus calme, mais sa maigreur et sa faiblesse persistèrent.

Le 20 août, un mois environ après son entrée, R... se plaignait d'avoir un peu de diarrhée; cette diarrhée, peu intense, ne l'a pas encore quitté.

Le 11 septembre, le malade était couché à l'infirmerie; la diarrhée persistait; l'appétit était devenu très-irrégulier. On remarqua alors qu'il avait les lèvres recouvertes d'aphtes; sa langue était rouge et lisse. L'épiderme de ses mains, qui était fin, rouge et luisant depuis le 7 septembre, était devenu plus épais et parsemé de raies blanchâtres; l'érythème commençait à se manifester.

Le 16 septembre, R... présentait aux mains seulement l'érythème pellagreux; l'épiderme était enlevé sur quelques points; il n'y avait pas de suppuration; l'éruption cutanée se montrait aussi sur le nez; elle a été très-peu intense et s'est cicatrisée quelques jours après.

Le 19 septembre, la desquamation s'effectue; on aperçoit alors quelques vésicules pleines de pus.

Aujourd'hui 27 septembre, très-maigre, affaibli, atteint d'une diarrhée peu intense, mais continuelle, mange de bon appétit, mais les aliments n'amènent aucune réparation. Il a une barbe très-longue et très-épaisse qui empêche de voir une grande partie de sa figure : ce qu'on aperçoit, c'est-à-dire les pommettes, le front, a une couleur brunâtre qui contraste avec le teint de la peau de son corps, qui est d'un blanc mat terne; sur le nez on voit encore les traces de l'éruption pellagreuse qu'il avait il y a quelques jours. Les pieds n'offrent rien de particulier; on ne voit même aucune trace des éruptions dont il a été atteint précédemment au dire de sa sœur. La région dorsale des mains est atteinte d'un érythème très-manifeste. La desquamation touche à sa fin actuellement, les phlyctènes ont disparu. Depuis l'articulation du poignet jusqu'au niveau de l'articulation des premières phalanges avec les métacarpiens la desquamation est terminée ; l'épiderme que l'on voit est lisse, luisant, uni et rouge. Entre le pouce et l'index, et au niveau de l'articulation de la première phalange de ce doigt avec le métacarpien correspondant, on aperçoit une large fente qui contourne toute l'articulation et s'enfonce assez profondément dans le derme. Elle est sanguinolente. La desquamation ne s'est pas encore effectuée sur le pouce; l'épiderme qui le recouvre est noir, fendillé en écailles. L'index est à peu près dans le même état que le pouce. Il y a aussi au niveau de l'articulation de la première phalange avec le métacarpien correspondant une fente pareille à celle que nous avons mentionnée au pouce, elle est un peu plus longue et plus large. La desquamation est un peu plus avancée sur ce doigt que sur le doigt précédent, surtout au niveau de l'articulation des phalanges entre elles. Les autres doigts ne présentent rien de particulier. Les deux mains sont exactement dans le même état. Le nombre et la situation des fentes sont les mêmes. La desquamation s'effectue pareillement. La langue est rouge, lisse, fendillée; le pouls bat 60 pulsations à la minute. R... est assez calme actuellement, mais excessivement paresseux. Les accidents cutanés ayant manifestement précédé dans cette observation les premiers signes de folie confirmée, et bien que l'état mental antérieur du malade soit loin d'avoir été normal, nous n'enregistrons ce fait que pour cette particularité qui nous a paru digne d'être notée, à savoir que l'éruption, dans l'espèce, était soumise à l'influence de l'insolation, en quelque temps du printemps ou de l'été qu'elle s'exerçât, et sans affecter une prédilection aussi prononcée que dans tous les autres cas pour la première de ces deux époques.

Cette observation ne compte pas dans notre relevé.

22e OBSERVATION.

P... Jean-Édouard, 38 ans, de Saint-Brés (Gard). — Grand-père, père, neveu, aliénés. Entré le 9 décembre 1860. Tempérament nerveux. Maigreur. État mental : lypémanie avec délire de persécutions, hallucinations nocturnes et alternatives d'excitation et de dépression. Les accès d'agitation sont fort longs, ils sont suivis par des périodes d'affaissement qui durent plusieurs mois.

« Quoique maigre, cet aliéné a toujours joui dans l'asile d'une bonne santé physique; toutefois, pendant sa dernière période de dépression qui a été plus profonde et plus prolongée que les précédentes, P... s'affaiblit considérablement, il devint très-maigre, son appétit était nul ou très-irrégulier. Sa voix naturellement un peu voilée acquit une raucité particulière qui nous porta à l'ausculter. L'auscultation ne fit découvrir dans le moment aucun phénomène anormal dans sa poitrine; mais cet aliéné ne tarda pas à contracter une pneumonie qui heureusement ne fut pas très-grave. Son rétablissement fut très-lent et très-difficile. La diarrhée le prenait pendant trois ou quatre jours, son appétit lui faisait défaut de temps à autre et l'état de ses forces laissait beaucoup à désirer. C'est pendant sa convalescence qu'il fut atteint d'un érythème pellagreux très-léger, mais qui envahit néanmoins les mains, les pieds et le nez. La desquamation s'opéra quelques jours après et l'érythème termina son évolution sans laisser aucun vestige de son existence.

Aujourd'hui, 20 septembre 1863, P... est moins abattu; il travaille un peu tous les jours avec les terrassiers; son appétit est excellent, ses digestions sont faciles et toutes ses fonctions organiques paraissent s'accomplir avec régularité. »

23e OBSERVATION.

P... Joseph, 47 ans, cultivateur, de Cheval-Blanc (Vaucluse).— État mental : exaltation maniaque avec penchant à la violence, délire ambitieux qui, en l'absence encore de tout embarras dans la parole, ne laisse dans l'esprit de M. Campagne aucun doute sur l'existence de la paralysie générale.

« Le 2 juin 1863 il offrit la plupart des symptômes de la pellagre : salivation abondante, douleurs vertébrales, débilité des extrémités inférieures, perte d'appétit, diarrhée légère, etc.

Ses pieds et ses mains dans leur face dorsale devinrent le siége d'un érythème sans suppuration, qui se termina par une exfoliation épidermique, une vingtaine de jours après. En même temps il fut atteint d'une héméralopie assez intense qui dura plus de deux mois. Son état physique qui s'était soutenu jusqu'alors s'altéra sensiblement; toutefois P... conservait sa gaîté. Sa démence faisait des progrès notables.

Aujourd'hui (20 septembre), P... ne va pas mieux; sa paralysie n'est pas très-manifeste, mais ses facultés s'anéantissent de plus en plus. Ces jours derniers il vomit son souper, et depuis lors il ne se sent pas bien. Son indifférence et sa gaîté morbide font qu'il n'attache aucune importance à ce qu'il éprouve, il ne s'en plaint même pas, et pourtant son affaiblissement physique marche rapidement vers une terminaison funeste. Sa respiration est un peu gênée; les mouvements du cœur un peu plus fréquents et plus intenses que de coutume; les jambes sont aussi un peu enflées. P... prétend être fort, robuste et bien portant.

RELEVÉ GÉNÉRAL.

Cas constatés en 1858	3
— en 1862 (cas nouveaux)	20
— en 1863 —	16
Total des cas constatés	39

(Sous toute réserve des cas qui ont dû exister antérieurement à ces trois années).

ASILE DE BLOIS.

Chiffre de la population, 80.

Pendant les quatre années que j'ai dirigé cet établissement et dans le cours desquelles j'ai vu la population s'élever du chiffre de 80 individus à celui de 510, aucun cas de pellagre, affection que je connaissais pour l'avoir observée en Lombardie, en 1846, n'ayant frappé mon attention, il y avait lieu de présumer que M. le docteur Lunier, qui m'a succédé médiatement dans ce poste, n'en aurait pas observé davantage. Telle est, en effet, la réponse que m'a faite cet honorable médecin le 2 décembre 1858, ajoutant qu'une fois seulement il a cru reconnaître la pellagre dans la description qui lui a été faite par le mari d'une de ses malades d'une affection cutanée qui avait précédé l'explosion du délire. Cette malade, d'ailleurs, après un mois de séjour à l'asile, avait succombé dans un état de marasme paralytique. L'existence de la paralysie générale créerait dans ce cas les plus fortes présomptions en faveur de la pellagre consécutive à l'aliénation mentale, si l'authenticité du fait pouvait être admise d'après les seules assertions d'une personne étrangère à la médecine. Il est évident, en effet, que la folie, dans l'espèce, se liant à la paralysie générale, ne pouvait se rapporter à la pellagre.

A défaut de cas bien caractérisé de pellagre, notre savant collègue me signala une espèce d'épidémie de psoriasis parfaitement caractérisé et, d'ailleurs, sans trace aucune de dérangement intestinal concomitant ou alternant avec la dermatose qui se serait manifestée en 1858, de juillet à octobre, dans le quartier des hommes, division des agités. Bien que cette affection ne me semble, pas plus qu'à notre confrère, revêtir le caractère de la pellagre, en l'absence surtout de tout lien pathologique avec un trouble de la santé générale et de toute modification dans l'état mental des individus qui l'ont offert, le fait ne m'en paraît pas moins important, car il pouvait bien dépendre du même trouble de l'innervation que l'affection que nous avons signalée et dont il constituerait une modification ou un degré. Il témoigne d'ailleurs, de même que la pellagre, d'un fait qui ressort évidemment de nos recherches, je veux parler du rapport pathologique qui existe chez les aliénés, entre la peau et le système nerveux.

A propos de l'asile de Blois, nous rappellerons que c'est dans cet établissement que M. le docteur Mérier a observé le cas de pellagre dont il a publié l'observation dans la *Gazette des hôpitaux*, le considérant, il est vrai, comme un cas de pellagre sporadique, survenant chez une aliénée, comme il pourrait survenir dans toute autre condition. Cela résulte du moins d'une déclaration contenue dans une lettre que cet honorable et expérimenté collègue m'a fait l'honneur de m'adresser en 1858.

C'est ce dernier cas que nous relatons ici........... 1

9. ASILE DE BONNEVAL (Eure-et-Loir).

Établissement nouvellement créé et ouvert depuis l'année 1861.

Chiffre de la population, 140.

D'après une communication qui m'a été adressée par mon honorable collègue, M. le docteur Dagron, médecin-directeur de cet établissement, deux malades ont présenté les signes caractéristiques de la pellagre :

1re OBSERVATION.

« P..., femme D..., paralytique, venant de la Salpêtrière, a été atteinte au printemps dernier d'un érythème de la face dorsale des mains et des poignets avec vésicules nombreuses.

2e OBSERVATION.

« M..., femme P..., séquestrée à Orléans depuis 1858 pour une manie chronique et transférée ici le 9 janvier 1862, nous a présenté les mêmes accidents en 1862 et en 1863.

(Toutes deux sont habituellement atteintes de diarrhée et gâteuses.) »

Total des cas relevés.............................. 2

10. ASILE DE BORDEAUX. — *Femmes.*

Chiffre de la population, 452.

En reproduisant ici l'observation unique qui m'a été communiquée par M. le docteur Dubiau, alors médecin-adjoint de cet établissement, avec l'assentiment de M. le docteur Bazin, médecin en chef, dans le service duquel elle a été recueillie, je tiens à faire observer que, les conditions étant moins favorables à l'influence de l'insolation, dans un asile situé au centre d'une cité, et dont la population est astreinte à des travaux plus sédentaires que celle d'un asile d'hommes, la rareté de la pellagre dans l'asile dont il s'agit n'a rien qui doive étonner.

Le sujet de la présente observation a été examiné par M. le docteur Brierre de Boismont et par moi.

« C'est une aliénée originaire du département d'Indre-et-Loire. Son père est mort depuis longtemps; elle ignore la cause de sa mort. Sa mère vit encore ou, si elle est morte, elle l'est depuis peu de temps. Mariée entre 16 et 17 ans, elle a eu 7 enfants, dont deux survivent seulement. Des cinq qui ont succombé, trois sont morts au moment de la naissance, un 4e à l'âge de 3 mois, et le 5e à l'âge de 3 ans. Elle s'occupait à cultiver le peu de terre que possédait le ménage, et allait travailler, moyennant salaire, pour d'autres propriétaires. Le ménage était peu aisé. La nourriture consistait en du pain fait avec de la mouture, et en quelque peu de viande. L'eau était leur boisson habituelle.

Condamnée à 6 ans de travaux forcés par la cour d'assises de Poitiers (j'ignore pour quel crime), sa peine a été commuée le 23 juin 1857 et cette aliénée a été transportée à la maison centrale de Cadillac. Le 13 décembre 1860, elle fut transférée, pour cause d'aliénation mentale, à l'asile de Bordeaux. Elle était atteinte de manie. Son agitation se calma assez vite, mais l'intelligence demeura affaiblie. L'état de la malade n'a pas changé depuis.

Au printemps de 1861 elle fut atteinte de diarrhée séreuse, pour laquelle elle fut traitée pendant trois semaines environ à l'infirmerie. La religieuse du quartier a conservé des détails assez précis sur la malade. Elle se souvient que la peau des mains était luisante à cette même époque, que la malade avait beaucoup maigri, et qu'elle reprit dans la suite assez d'embonpoint.

En 1862, dans le courant du mois de mars, l'érythème pellagreux a reparu et ce serait pour la deuxième fois. L'affection a occupé toute la face dorsale des mains, depuis la racine des ongles jusqu'au-dessus du poignet. Là elle se termine par une ligne ellipsoïde, et cette ligne de démarcation présente une coloration plus brune que celle des mains.

La peau est très-luisante et parcheminée. La desquamation est à peu près achevée sur certains points, tandis qu'elle commence sur d'autres. Sur les 2e et 3e phalanges, la peau est douce au toucher et offre une teinte d'un blanc mat. Sur le dos des mains proprement dit, quelques écailles tombent et la peau, à la place qu'elles recouvraient, est d'un rouge violet. Sur le cercle qui délimite en haut l'affection, la desquamation se fait par de toutes petites pellicules. Le grattage avec l'ongle les fait détacher par masses. Les ailes et le lobule du nez ont été également le siége d'une desquamation analogue à celle des mains. Je dois ajouter que le teint de l'aliénée en question est très-fortement bronzé sur toute la figure, sur le haut du sternum, sur les mains et sur la partie antérieure des bras.

La langue de notre malade est très-pâle; les papilles en sont affaissées et comme atrophiées. L'appétit est diminué : elle trouve un mauvais goût à la nourriture de l'asile. Je considère cette allégation comme le résultat d'une lésion du sens du goût, car la nourriture à l'asile de Bordeaux est très-bonne, et peut-être plus variée que celle de la plupart des asiles d'aliénés. Il n'y a pas eu de diarrhée cette année, jusqu'ici du moins. La malade se plaint de lassitude générale, de faiblesse dans les lombes et dans les jambes. Elle a maigri depuis trois mois environ.

L'affection pellagreuse est postérieure au début de la folie.

L'état mental se caractérise actuellement par un affaiblissement de l'intelligence, par des erreurs de personnes et par des hallucinations de l'ouïe qui ont pour objet ses enfants qu'elle entend maltraiter dans des pièces voisines du quartier qu'elle habite. »

Nombre des cas relatés............................ 1

11. ASILE DE BOURG (AIN).

Chiffre de la population, 826.

Dans mon rapport de 1860 à S. E. le Ministre de l'Intérieur sur la pellagre en Italie et plus spécialement dans les établissements d'aliénés, j'ai cité un premier cas de pellagre qui m'avait été communiqué par M. le docteur Berthier, le distingué médecin en chef de ces établissements. (Voir ce rapport, pages 55 et 56.)

En 1862, le même confrère m'a remis un relevé sommaire de 43 cas dans lesquels il avait constaté des altérations cutanées au cours du printemps de cette année.

Je reproduis ici ce relevé, mais je ne crois devoir lui emprunter pour la statistique que je dresse en ce moment que 23 cas dans lesquels l'éruption m'a paru caractéristique. En négligeant les 20 autres cas au point de vue spécial, je tiens cependant à en prendre acte pour les besoins de ma cause, car, en démontrant la fréquence des altérations cutanées chez les aliénés, ils font ressortir avec évidence le rapport qui existe entre la peau et le système nerveux et qui me paraît être un des caractères essentiels de la cachexie spéciale et propre aux aliénés.

PRINTEMPS DE 1862.

ASILE DES HOMMES (SAINT-GEORGES).

1. Mab... Exfoliation légère de la face dorsale des mains. Gâteux et faible.

2. Tou... Face dorsale des mains violacée. Epiderme très-aminci, exfoliation légère. Langue râpée et pointillée; effacement des papilles. Gâteux et faible.

3. Fr... Face dorsale des mains rouge, foncée. Epiderme à reflets nacrés simulant la pelure d'oignon. Desquamation furfuracée partielle; sujet à la diarrhée; faiblesse des extrémités.

4. Mar... Face dorsale des mains rouge, plissée. Epiderme très-aminci, couvert de squammes farineuses. Langue pointillée aux bords. Gâteux, sujet à la diarrhée.

5. Lec... Face dorsale des mains rouge-foncé. Epiderme aminci et plissé, luisant, à reflets nacrés, simulant la pelure d'oignon. Langue fortement sillonnée. Démence imminente.

6. Dar... Face dorsale des mains en partie exfoliée, peau ansérine dans le reste. (Epileptique et paralytique.)

7. Tr... Face dorsale des mains semblable à la pelure d'oignon et exfoliée par places. Langue pointillée au bout. (Mélancolie chronique.)

8. Mic... Face dorsale des mains rouge, fendillée, aride. Langue blanchâtre et crevassée, sujet à la diarrhée. (Manie chronique.)

9. Bou... Face dorsale des mains rouge. Epiderme aminci, fendillé, crevassé, exfolié par places. Langue rouge et pointillée aux bords. Sujet à la diarrhée. Faible.

10. Til... Face dorsale des mains rouge, luisante et fendillée. Langue rouge et pointillée aux bords. Sujet à la diarrhée. Faible et gâteux.

11. Lan... Face dorsale des mains pellagroïde, a eu la diarrhée. Ancien gâteux.

12. C. Mon... Face dorsale des mains rouge, aride, crevassée, fendillée jusqu'au poignet, tendant à s'exfolier. Sujet à la diarrhée. (Imbécille.)

13. Gu... Face dorsale des mains rouge, sèche, rugueuse, commençant à s'exfolier. Furoncles au pied. Faible. En voie de démence.

14. Des... Pellagre annuelle. Mélancolie et faible.

15. Gu... Pellagre. Peau bronzée; effacement des papilles de la langue. Sujet à la diarrhée. Mélancolie dégénérant en démence.

ASILE DES FEMMES (SAINTE-MADELEINE).

16. Por... Érythème pellagroïde. Exfoliation épidermique des deux avant-bras. Sujette à la diarrhée. Manie chronique dégénérant en démence.

17. Laf... Françoise. Face dorsale des mains bronzée. Desquamations épidermiques. Sujette aux vomissements et à la diarrhée. Langue rouge sur les bords. Manie chronique en voie de démence.

18. Sec... L'épiderme des mains s'est enlevé comme un doigt

de gant. Langue saburrale. Sujette à la diarrhée. Mélancolie religieuse.

19. Ad... Érythème pellagreux à la face interne de l'avant-bras et sur le tiers inférieur de la face interne du bras. Épiderme enlevé d'une seule pièce. Face palmaire des mains calleuse, profondément sillonnée, s'exfoliant par larges plaques. Eruption furonculeuse générale. Langue pointillée aux bords. Alternatives de constipation et de diarrhée. Mélancolie religieuse et suicide.

20. Jan... Face dorsale d'une main imitant la pelure d'oignon. Peau ansérine, en forme de bracelet aux deux poignets. A eu la diarrhée dyssentérique et chronique. Langue rouge aux bords. Mélancolie.

21. Lag... Face dorsale des mains ridée, à pelure d'oignon, tendant à s'exfolier. A eu la diarrhée chronique. Langue rouge et fendillée. Papilles effacées. Délire mélancolique.

22. Pa... Face dorsale des mains à pelure d'oignon, couverte de squammes et de taches ecchymotiques. Langue rouge à la point; papilles effacées. Sujette à la diarrhée. Épileptique.

23. Ren... Face dorsale des mains à pelure d'oignon et fendillée. Imitation de cicatrices de brûlure. Langue rouge aux bords, pointillée et fendillée. Souvent alitée. Épileptique.

PRINTEMPS DE 1863.

Je fais suivre le même relevé de la relation de trois cas de pellagre observés dans les mêmes établissements en 1863.

1re OBSERVATION.

B... Louis, 35 ans environ, natif de Saône-et-Loire. — Atteint de stupeur mélancolique. A l'asile de Saint-Georges depuis plus d'un an. Au mois de juin, face dorsale des mains d'un rouge vif, avec bulles énormes, puis gonflement considérable; épaississement de la peau devenue violacée; puis desquamation, gerçures et crevasses; ensuite couleur rose de l'épiderme ressemblant à la pelure d'oignon. Langue râclée et fendillée. Absence de diarrhée. Guérison au bout de trois semaines.

2e OBSERVATION.

R... Jacques, 44 ans, natif de Saône-et-Loire. — Atteint de stupeur imitant la démence. Entré à l'asile de Saint-Georges, au mois de juin, dans l'état suivant : Face dorsale des mains œdématiée, bleuâtre, violacée; celle de droite rouge-jambon. Bulles sur la main gauche. Puis, crevasses, gerçures; l'épiderme se fendille, s'écaille, s'enlève par plaques, et la peau acquiert une coloration rosée. *Idem*, aux faces latérales du col. Langue râclée, fendillée. Diarrhée. Guérison au bout d'un mois.

3e OBSERVATION.

Veuve J..., âgée de 69 ans, native de l'Ain. — Démence sénile. Entrée à l'asile de Sainte-Madeleine, au mois de juin, dans l'état suivant : face dorsale des mains, l'une gonflée, violette, couverte de crevasses, portant des traces de cicatrices; l'autre ressemblant aux corps frappés de *coups de soleil*, d'un rouge cuivre, à épiderme aminci, plissé, portant çà et là des érosions ou des espèces d'égratignures. Langue sèche, rouge, fendillée. Constipation opiniâtre datant de 10 jours. Décédée à la suite d'une affection intercurrente. Nous avons remarqué chez cette malade beaucoup d'agitation et une grande faiblesse des jambes.

Je n'ai pas de renseignements sur l'année 1861.

Total des cas relatés........................... 27

(Sous toute réserve de ceux qui ont dû exister antérieurement).

12. ASILE DE CADILLAC (Gironde). — *Hommes*.

Chiffre de la population, 372.

N'ayant pu avoir de renseignements sur cet asile, je ne mentionne, en ce qui le concerne, un résultat négatif que sous toutes réserves. Sa situation indique qu'il doit contenir au moins des aliénés à antécédent de pellagre.

Cas relatés....................................... 0

(Sous toute réserve).

13. ASILE DE CAEN.

Chiffre de la population, 720.

Je n'ai reçu aucune communication relative à l'existence de la pellagre dans cet établissement; mais, il résulte du tableau publié par M. Landouzy (*Union médicale* du 17 octobre 1863), qu'on y a constaté 5 cas sur une population de 720 aliénés.

Total des cas relevés.......................... 5

(Sous toute réserve de ceux qui ont dû exister antérieurement).

14. ASILE DE CHALONS (MARNE).

Chiffre de la population, 333.

Je n'ai reçu aucune communication relative à l'existence de la pellagre dans cet établissement ; mais, il résulte du tableau publié par M. Landouzy (*Union médicale* du 17 octobre 1863), qu'on y a constaté 3 cas pour 333 aliénés.

Soit.. 3

(Sous toute réserve de ceux qui ont dû exister antérieurement).

15. ASILE DE CHAMBÉRY.

Chiffre de la population, 335.

Déjà dans une lettre datée de 1859, M. le docteur Fusier qui dirige cette établissement m'écrivait que quelques aliénés, surtout les lypémaniaques, offraient sur la face dorsale des mains une éruption érythémateuse qu'il attribuait à l'insolation, car elle disparaissait habituellement pendant l'hiver. Dans la visite que j'ai faite depuis, en 1861, de cet asile sous les auspices éclairés de son honorable directeur-médecin, j'ai constaté 6 cas (2 chez les femmes et 4 chez les hommes), dont je donne ci-après la relation succincte.

1re OBSERVATION.

SOMMAIRE. — Pellagre avec accidents cutanés, digestifs et cachexie.

M..., âgée de 38 ans. — Depuis 3 ans dans l'établissement. Originaire des montagnes de la Savoie, d'une localité indemne de goître, de crétinisme et de pellagre. Délire de grandeurs et de richesses avec dépression. Cachexie spéciale ; faiblesse musculaire ; diarrhée continue ; pyrosis ; langue sillonnée, saburrale à la base ; pouls petit et filiforme ; tubercules pulmonaires. Érythème rouge de la face dorsale des deux mains y formant la manchette dite : pellagreuse. Exfoliation épidermique consécutive et découvrant un derme lisse et rosé, pelure d'oignon. Première éruption datant des premiers jours de mai.

2e OBSERVATION.

SOMMAIRE. — Pellagre avec accidents cutanés à la première période.

R... (femme), 34 ans. — D'un pays indemne de pellagre. Depuis 2 ans dans l'établissement. Maniaque avec agitation rémittente. Érythème noirâtre de la face dorsale des deux mains avec desquamation. Première éruption datant des premiers jours de mai. Non encore de cachexie ; pas de diarrhée. Langue légèrement saburrale.

3e OBSERVATION.

SOMMAIRE. — Pellagre avec accidents cutanés à la première période.

B... (homme), 32 ans. — D'un pays indemne de pellagre. Depuis 2 ans dans l'établissement. Lypémanie avec instincts homicides (fratricide et parricide). Non encore de cachexie apparente; pas de diarrhée, constipation plutôt. Langue légèrement saburrale. Érythème de la face dorsale des deux mains, principalement de la droite, en voie de desquamation, découvrant le derme lisse, rose vif, pelure d'oignon. Première éruption datant des premiers jours de mai.

4e OBSERVATION.

SOMMAIRE. — Pellagre avec accidents cutanés et premier degré de cachexie.

D... (homme), 45 ans. — D'un pays indemne de pellagre. Depuis 20 ans dans l'asile. Dément déprimé. Érythème noirâtre de la face dorsale des deux mains, en voie de desquamation découvrant le derme lisse, rose, pelure d'oignon. De temps en temps de la diarrhée; n'en a pas dans le moment. Langue sillonnée, un peu saburrale. Un peu de faiblesse musculaire. Premier degré de la cachexie spéciale. Première éruption datant des premiers jours de mai.

5e OBSERVATION.

SOMMAIRE. — Pellagre avec démence et chorée, accidents cutanés à la première période.

D... (homme), 40 ans. — Dément choréïque. D'un pays indemne de pellagre. Depuis 4 ans dans l'asile. Non encore de cachexie apparente. Pas de diarrhée. Langue sillonnée, un peu saburrale. Érythème noirâtre des pieds et des mains, avec exfoliation épidermique découvrant, aux mains surtout, le derme rose, pelure d'oignon. Premiers accidents datant du milieu de mai.

6e OBSERVATION.

SOMMAIRE. — Pellagre avec accidents cutanés et digestifs et commencement de cachexie.

D... (homme), 35 ans. — D'un pays indemne de pellagre. Depuis 3 ans dans l'asile. Démence dépressive consécutive à l'épilepsie. Constitution affaiblie, mais non encore cachectique. Deuxième éruption datant des premiers jours de mai; la première a eu lieu l'année précédente. Érythème rouge de la face dorsale des deux mains, très-intense et encore très-caractérisé au moment de ma visite. Large desquamation laissant à découvert le derme rouge, lisse, pelure d'oignon. Langue sillonnée, saburrale; lèvres aphteuses; ptyalisme; diarrhée opiniâtre; faiblesse musculaire.

Total des cas relevés........................... 6

(Sous toute réserve de ceux qui ont dû exister antérieurement).

16. ASILE DE LA CHARITÉ (Nièvre).

Chiffre de la population, 568.

Je n'ai reçu aucune communication relative à l'existence de la pellagre dans cet établissement; mais, il résulte du tableau publié par M. Landouzy dans l'*Union médicale* du 17 octobre 1863, qu'on y a constaté 3 cas, sur une population de 568 aliénés.

Soit.. 3

(Sous toute réserve de ceux qui ont dû exister antérieurement).

17. ASILE DE CLERMONT (Oise).

Chiffre de la population, 1,300.

Il résulte du relevé ci-après, qui m'a été transmis par M. le docteur Pain, que le nombre des cas de pellagre recueillis dans cet établissement pour quatre années, sur 1,300 aliénés, s'est élevé à 79. Le plus grand nombre de ces cas a été examiné et reconnu caractéristique par M. Landouzy lui-même.

L'existence de la pellagre démontrée par un tel nombre de faits, dans un établissement justement renommé pour l'excellence de ses conditions hygiéniques auxquelles M. le docteur Labitte a, comme l'on sait, mis le comble, par l'application la plus complète et la plus heureuse qui ait été faite jusqu'à présent des idées de colonisation, constitue évidemment l'argument le plus puissant qui ait été produit à l'appui de notre opinion sur l'existence d'une pellagre consécutive à l'aliénation mentale, c'est-à-dire sur l'existence d'une cachexie spéciale et propre aux aliénés, dont la pellagre, dans l'espèce, ne serait qu'une forme.

On sait, d'ailleurs, que les faits dont il s'agit ont servi de base, pour M. le docteur Pain, à des études du plus haut intérêt et par lesquelles ce jeune et déjà distingué confrère aura pris le premier rang parmi les médecins qui auront concouru à l'élucidation du problème.

Telle est l'importance du document sur lequel repose la constatation de la pellagre dans l'asile de Clermont, que je crois devoir le reproduire intégralement en faisant observer que, pour l'appréciation du nombre des cas de pellagre qui y sont relatés, il importe d'avoir égard au chiffre de la population qui est de 1,300, à la période de quatre années à laquelle il se rapporte, et de tenir compte, enfin, pour la comparaison sous ce rapport avec les autres asiles, du nombre de cas de pellagre qui existent, sans doute, dans ces derniers, mais qui n'ont pas été signalés.

Faits recueillis de 1859 à 1863, complets ou en voie d'observation.

Femmes.

1re OBSERVATION.

G..., Marie, 44 ans. Originaire de la Somme. Entrée en mai 1858, décédée en novembre 1859. Affectée de lypémanie avec tendance à la démence. Idées de suicide manifestées avant son entrée et dans les premiers jours de son arrivée. Cette femme offre un exemple remarquable de la pellagre telle qu'on l'observe dans nos asiles d'aliénés. Voici l'observation telle qu'elle a été recueillie en 1859 sur le registre : « Nous manquons de renseignements sur la santé de cette femme antérieurement à son entrée. » Elle est incapable de nous en donner elle-même. L'année dernière, en juin 1858, elle portait encore les traces d'un érythème contracté avant son entrée, sans complication du côté de l'intestin. Rien pendant l'hiver, santé bonne. C'est dans les derniers jours d'avril 1859 que la maladie a reparu. Cette femme recherche le soleil, y reste exposée jusqu'à ce que la gardienne vienne la chercher. Au commencement de mai, la face dorsale des mains est très-rouge, douloureuse, des bulles pleines de liquide sont incisées. État aigu qui dure jusqu'en juin. La peau est tellement modifiée dans son aspect qu'il nous paraît difficile de ne pas croire à une affection antérieure semblable à celle-ci. La peau de la face dorsale des mains jusqu'à 2 centimètres au-dessus des poignets, est dure, épaisse, paraît tendue sur les os. Son aspect est remarquable, rouge foncé, çà et là des plaques blanchâtres intermédiaires ; pas de douleur à la pression ; plaques d'épiderme en voie de séparation. Une ligne brune limite le mal aux poignets. Pas de troubles digestifs jusqu'ici ; sur les parties latérales du cou, plaques brunâtres. A la fin de juillet, cette femme entre à l'infirmerie avec diarrhée. Les mains sont moins rouges, des plaques d'épiderme s'enlèvent, au-dessous la peau est rouge et sèche. En septembre, seconde poussée inflammatoire. La face dorsale des deux mains devient rouge, tendue, douloureuse. Diarrhée qui en octobre devient très-intense et épuise rapidement les forces. Séjour au lit continuel, faiblesse des membres inférieurs. En même temps, l'état des mains s'améliore, après une desquamation de peu de durée. Il ne reste d'autre trace de cette seconde poussée de l'érythème qu'une rougeur marquée persistante. La mort arrive en novembre dans le marasme.

Autopsie. — On ne trouve sur le cadavre aucune trace de l'affection cutanée qu'une ligne brune. Au niveau des poignets, sur le dos des mains, la peau n'a aucune physionomie particulière. Traînée brunâtre sur les parties latérales du cou. Les organes du ventre sont examinés. Rien du côté du foie, de l'estomac. Intestin grêle, ratatiné, du volume de l'index, de couleur brune foncée. Incisé dans toute sa longueur, il n'offre d'autre lésion qu'une vascularisation très-riche en arborisations. Quand on le prend entre les doigts, on a la sensation d'un intestin rempli de matière, on n'en rencontre pas à l'ouverture, ce qui donne l'idée de l'épaississement des tuniques. Même observation pour le gros intestin, même épaississement, vascularisation exagérée. Du côté du cerveau, adhérence très-solide de la face externe de la dure-mère à la face interne des os du crâne, au niveau du sinciput. Pas de ramollissement de la substance du cerveau. Grande quantité de sérosité dans les ventricules. Du côté de la moelle, altération remarquable depuis les premières vertèbres dorsales jusqu'au sacrum. La substance blanche a perdu sa consistance normale ; il n'y a pas de diffluence, mais l'état de ramollissement ne laisse aucun doute.

2e OBSERVATION.

J..., femme J..., âgée de 38 ans, originaire de Seine-et-Marne, entrée à l'asile en février 1861, décédée en novembre 1861.

État mental à l'arrivée : lypémanie avec penchant au suicide par refus de nourriture. Aliénation attribuée à la misère unie à des chagrins domestiques. Pas de renseignements sur la santé antérieure. En avril, à son état de torpeur habituel succède une agitation de courte durée. La santé est très-altérée par suite des privations volontaires. La peau des mains est sèche comme si elle avait déjà été malade. La diarrhée apparaît dans les premiers jours d'avril, intense, rebelle, offrant tous les caractères de la diarrhée asthénique. La malade reste immobile, exposée au soleil. A la fin de mai, gonflement érythémateux de la face dorsale des deux mains, l'épiderme se soulève, phlyctènes, puis exfoliation sous forme d'écailles, laissant à nu un derme rouge et luisant, limité en ellipse à la naissance de l'avant-bras. En juillet, il y a encore des traces de l'affection cutanée, la peau est brune, sèche, écailleuse, furfures sur le nez, rien aux pieds, amaigrissement, dépression morale profonde, diarrhée incoërcible, sous l'influence de laquelle l'émaciation fait de rapides progrès. La mort arrive le 13 novembre 1861.

Autopsie. Maigreur extrême du corps, ventre affaissé, appliqué contre la colonne vertébrale. Eschare au sacrum. Crâne à parois minces, il s'écoule de la sérosité. Aucune altération appréciable du côté des membranes et de la substance du cerveau. Du côté de la moelle, pas de ramollissement ni de vascularisation. Abdomen : intestin de très-petit calibre, la muqueuse est pâle, comme lavée ; le gros intestin et les autres organes sont sains.

3e OBSERVATION.

B..., femme M..., 54 ans, originaire de Seine-et-Marne, entrée en mai 1859, affectée de lypémanie compliquée d'accès de fureur, pleure constamment sur la mort de ses enfants, ne prend des aliments que d'une façon irrégulière, a tenté à deux reprises de se laisser mourir par un refus prolongé. Santé altérée. Diarrhées fréquentes avec des intermittences. Voilà ce qu'on observe jusqu'à la fin de mars 1861. Cette femme recherche toujours le soleil, s'accroupit dans un coin. Dans les premiers jours d'avril, entrée à l'infirmerie avec un érythème de la face dorsale des deux mains, soulèvement de l'épiderme, bulles qui se crèvent et laissent des plaques rouges de derme à nu. L'épiderme se détache par lambeaux. En même temps, tous les symptômes d'une cachexie profonde. Diarrhée intense, dents déchaussées, haleine fétide. En juillet, on retrouve des traces de l'affection cutanée. La peau de la face dorsale des deux mains est dure, sèche, fendillée, brune, parcheminée jusqu'au-dessus des poignets. Sur les pommettes, desquamation par plaques, lèvres rouges, sèches, fendillées. Œdème des jambes, faiblesse des membres inférieurs; dépression morale prolongée; la malade passe l'hiver à l'infirmerie dans un état de marasme à progrès lents. Émaciation, diarrhée continuelle. Les traces de l'affection cutanée disparaissent complétement. Exacerbation en mars 1862. La peau de la face dorsale des mains est de nouveau rouge, tuméfiée; en mai, elle est devenue brune, sèche, parcheminée avec des plaques rouges. Le derme est mis à nu. Diarrhée. Le marasme aboutit à la mort en juillet 1862.

Autopsie. Émaciation extrême. Eschares au sacrum. Infiltration avec taches scorbutiques des membres inférieurs. Trace de l'érythème sur les mains. Crâne facile à entamer. Adhérence extrême de la dure-mère sur la ligne médiane. A l'incision, il s'écoule de la sérosité. Cerveau décoloré, paraît très-petit. Pas d'altération appréciable, rien à noter du côté de la moelle, peu de ramollissement appréciable. L'intestin, réduit à un très-petit volume, est appliqué contre la colonne vertébrale. La muqueuse est arborisée dans une grande partie de l'intestin grêle. Rien dans les autres organes.

4e OBSERVATION.

L..., femme H..., 32 ans, originaire de l'Aisne, entrée à l'asile le 17 janvier 1862, venant de la prison où elle était détenue depuis un an. Etat mental : stupidité; immobilité absolue; analgésie portée à ce point que des piqûres profondes ne provoquent aucun mouvement. Les aliments sont pris difficilement, la santé générale est altérée; pâleur, amaigrissement. Sous l'influence des affusions, de l'électricité, la stupeur s'est modifiée; la malade descend au jardin, c'est là qu'elle contracte dans les premiers jours de juin un érythème de la face dorsale des deux mains. L'altération de la peau est très-superficielle, aujourd'hui il reste comme traces quelques écailles épidermiques, une coloration foncée, une apparence de sécheresse, un liseré brunâtre au-dessous du poignet. La diarrhée est presque continuelle depuis deux mois. Emaciation notable.

5e OBSERVATION.

Femme R..., née d'I..., âgée de 62 ans, originaire de Seine-et-Oise. Entrée en novembre 1840. État mental à l'admission : démence avec agitation, cet état n'a jamais varié depuis. A constamment séjourné dans la section des agitées. Aucun trouble de santé mentionné jusqu'à l'année dernière où apparaît une diarrhée séreuse qui marque le commencement d'un dépérissement, d'une émaciation. Au mois de mai 1861, érythème de la face dorsale des deux mains. R... reste volontiers au soleil. A la fin de juillet, il n'y avait plus de trace de l'affection. La diarrhée s'est montrée à plusieurs reprises pendant l'hiver; cet été, elle a reparu et existe encore aujourd'hui. Quoique rien n'ait changé dans les habitudes de la malade, elle n'a rien offert cette année du côté de la peau; elle n'est qu'assez fortement colorée en brun, sèche, amincie. Dépérissement lent (en voie de cachexie spéciale). En mai 1863, pas de traces d'érythème, pas d'altération de santé générale.

6e OBSERVATION.

D..., Virginie, 61 ans, originaire de Seine-et-Oise. Entrée en février 1839. État mental à l'arrivée : délire général avec excitation maniaque qui s'est terminée par une démence. Jamais de trouble de santé jusqu'à l'année dernière, en mai. Diarrhée. Erythème dorsal des deux mains, suivi d'exfoliation épidermique. La malade recherche toujours le soleil. Au mois d'août, plus de traces de la maladie cutanée. La diarrhée a reparu pendant l'hiver, amaigrissement, jambes œdématiées. Au mois de juin de cette année, après exposition au soleil, inflammation érythémateuse de la peau de la face dorsale des mains, exfoliation, aujourd'hui encore quelques traces (août). Diarrhée qui a peu de durée; en voie de cachexie. L'hiver se passe bien, pas de diarrhée.

(Mai 1863.) Pas de traces d'érythème; santé générale un peu altérée; œdème des jambes; pas de diarrhée.

7e OBSERVATION.

J... femme B..., âgée de 40 ans, originaire de Seine-et-Marne. Entrée dans l'asile en juin 1855. État mental à l'arrivée : lypémanie avec hallucinations. Les notes des registres font remonter au mois de mars 1859, les premiers dérangements observés dans sa santé. Dépérissement avec toux qui fait croire à une phthisie latente. La note du mois de mai 1861 porte : séjourne à l'infirmerie en dépérissement progressif, constitution détériorée, atteinte pour la première fois, en mars dernier, d'érythème de la face dorsale des mains avec gonflement et tension douloureuse, suite d'exposition au soleil. Un mois après desquamation par larges écailles, au dessous derme luisant et rouge. A la fin d'août il ne reste plus de traces que la sécheresse de la peau. Aucun accident du côté de l'intestin pendant tout cet été de 1861. La diarrhée paraît dans le courant de l'hiver; séjour de 3 mois à l'infirmerie. Nous n'avons rien noté cette année. Aucune trace d'érythème aux mains. Pas de diarrhée; cependant, tous les symptômes d'affaiblissement général persistent, la figure est pâle et amaigrie; toujours dans le même état de stupeur mélancolique.

Juin 1863, cette malade a séjourné à l'infirmerie pendant tout l'hiver dans un état de faiblesse extrême, pâle, amaigrie, jambes œdématiées. Diarrhée presque continuelle, état stationnaire.

8e OBSERVATION.

L..., Florine, 61 ans, originaire de la Somme. Entrée à l'asile en juin 1858. État mental à l'arrivée : démence, calme, santé faible. Dans le courant de 1858, séjourne à l'infirmerie pour diarrhée. Une de ses habitudes est de se placer au soleil et de le regarder en face; dix fois par jour on l'arrache à cette contemplation. En 1859 au mois d'avril, la peau de la face dorsale des deux mains devient rouge, douloureuse; on y remarque quelques petites phlyctènes. Cet état persiste plus de deux mois, la desquamation a succédé, furfuracée et par plaques; lambeaux d'épiderme se détachant très-lentement; un demi-cercle limite la maladie au-dessus des poignets. Les parties latérales du cou sont le siége de la même affection, la peau est brunie avec furfures, écailles épidermiques; pas de diarrhée. En janvier 1860, plus de trace d'érythème, toujours les mêmes apparences d'altération de santé, apparition fréquente de diarrhée. Dans l'été de 1860, pas d'érythème aux mains, la peau est sèche, colorée en brun. En avril 1861, érythème dorsal des mains avec ses caractères ordinaires, rougeur vive, puis desquamation par plaques, limitée aux poignets, furfures à la face, diarrhée fréquente, jambes œdématiées, pas de paralysie, pas de dépression mélancolique. En juillet, il n'y a plus de traces d'érythème, reste l'état général, dépérissement; diarrhée; rien n'a changé pendant l'hiver. Au printemps, cette année, et dans l'été, nous ne constatons sur les mains aucune trace d'érythème, la peau n'est que sèche et brunie. Diarrhée fréquente; tous les signes d'une détérioration générale, profonde.

Mai 1863. Pendant l'hiver, séjour prolongé à l'infirmerie. Diarrhée au printemps, pas d'érythème. Reste cependant exposée au soleil. La peau n'est que sèche et brune comme l'année dernière. Entrée à l'infirmerie en avril, pour diarrhée, moins grave, toutefois, que cet hiver; un peu d'œdème aux jambes.

9e OBSERVATION.

C..., femme S..., 64 ans, originaire de la Somme, entrée à l'asile en juillet 1848. État mental : épilepsie compliquée de démence. En 1854, entrée à l'infirmerie pour diarrhée. Depuis lors aucun trouble de santé jusqu'en 1859, où a lieu en juin, pour la première fois, l'apparition d'une inflammation érythémateuse à la face dorsale des deux mains. Cette femme reste souvent immobile, accroupie au soleil qu'elle recherche toujours. Érythème avec bulles qui se crévant forment des plaies. A la fin de juillet, l'état aigu a disparu; desquamation par larges écailles; l'affection est bien limitée aux poignets par une ligne transversale très-nette. Sur les côtés de la face et du cou, coloration brune foncée avec plaques furfuracées. Aucun trouble du côté du ventre. En janvier 1860, il n'y a plus de traces de l'affection cutanée. Aucun trouble de santé. En mai 1861, toujours par suite de l'exposition au soleil, apparition de l'érythème, mais moins prononcé que l'année dernière, plus rien en juillet; pas de troubles digestifs concomitants. Pendant l'hiver, diarrhée à plusieurs reprises. Cette année au printemps, pas d'érythème; la peau n'est que brune, desséchée; cependant, la malade recherche toujours le soleil. La santé générale est faible; chairs molles, pâleur, paralysie, pas de dépression mélancolique.

Mai 1863, érythème de la face dorsale des mains, quelques jours d'état aigu, puis desquamation par plaques; pas de diarrhée, rien en un mot du côté du tube digestif. Reste exposée au soleil. Aucun trait de cachexie. L'hiver s'est passé sans la moindre indisposition.

10e OBSERVATION.

A..., Armandine, âgée de 22 ans, originaire de l'Oise. Entrée en novembre 1855. État mental : Épilepsie compliquée d'imbécillité. En 1858, premier séjour à l'infirmerie pour diarrhée, depuis a dû y être placée à plusieurs reprises pour la même cause. Santé générale très-faible, recherche le soleil. En mai 1861 seulement, apparition d'inflammation érythémateuse à la face dorsale des deux mains, rougeur très-vive avec phlyctènes qui laissent le derme à nu. Desquamation longue, il en reste encore des traces en août; pas de diarrhée concomitante, mais elle reparaît dans le courant de l'hiver. Cette année, au printemps, malgré l'habitude conservée de se mettre au soleil, pas d'érythème aux mains, la peau n'est que brunie; conserve toujours la tendance à la diarrhée; pas de symptômes scorbutiques.

1863. Diarrhée presque continue, gâteuse, pas de traces d'érythème au printemps ni aujourd'hui (mai). Santé pas trop altérée.

11e OBSERVATION.

C..., femme D..., 50 ans, originaire de la Somme. Entrée en janvier 1859. Affectée de démence avec alternatives de calme et d'excitation. En 1861 seulement, cette femme a offert des troubles de santé. Diarrhée rebelle en janvier et en février; en juin, érythème de la face dorsale des deux mains, avec rougeur vive et tension douloureuse. Desquamation dont il reste encore des traces en novembre. La diarrhée reparaît dans l'hiver. Reste constamment au soleil; pas de dépression mélancolique. État général détérioré sans complication scorbutique. Au printemps, dans l'été, n'a offert aucune trace d'érythème et cependant recherche toujours le soleil. La peau est brune, amincie, sèche; pas de diarrhée dans l'hiver.

1863. Cette malade reste exposée au soleil, léger érythème qui a laissé de faibles traces d'exfoliation. Aucun trouble de santé; mange bien.

12e OBSERVATION.

G..., femme C..., 65 ans, originaire de Seine-et-Oise. Entrée en juillet 1858. État mental à l'entrée : délire de persécution, hallucinations, excitation toujours violente. Santé altérée, amaigrissement par suite de perte prolongée de repos. En janvier 1859, séjourne à l'infirmerie pour cause de diarrhée rebelle qui, depuis, a reparu à divers intervalles. Reste au soleil avec obstination. En mai 1861, première apparition d'une inflammation érythémateuse de la face dorsale des deux mains, état aigu qui dure près d'un mois, puis desquamation par écailles qui se prolonge jusqu'en novembre. Peau brunie, bronzée; diarrhée concomitante qui reparaît dans le courant de janvier. Cette année au printemps, ni érythème ni diarrhée ; toujours la même excitation ; séjourne au soleil ; appétit normal ; cependant la santé est toujours délicate; figure amaigrie noirâtre ; la peau des mains est sèche, amincie, pas de symptômes scorbutiques.

1863. L'hiver se passe bien, pas de séjour à l'infirmerie, rien de particulier au printemps, pas d'érythème, pas de troubles digestifs; toujours agitée, reste au soleil, teint bronzé. Amaigrissement général qui paraît le fait de l'excitation.

13e OBSERVATION.

G..., femme B..., 55 ans, originaire de l'Oise. — Entrée à l'asile le 14 janvier 1862, paraît avoir vécu jusqu'ici dans un dénuement absolu. Prévenue de vagabondage, a été condamnée à 6 mois de prison. Elle subissait encore sa peine quand l'excitation maniaque a nécessité son transfert dans l'asile. Très-agitée, crie constamment, s'agite dans le plus grand désordre, a déjà été traitée pendant l'hiver pour une diarrhée rebelle. Au mois de juin, rougeur érythémateuse de la face dorsale des deux mains, suivie d'exfoliation, coloration brunâtre remarquable de la peau de la face des mains; amaigrissement, diarrhée presque continue ; toujours aussi violente, criarde ; les symptômes cutanés s'effacent, on trouve encore aujourd'hui des écailles épidermiques et un liseré au poignet. Mange bien, langue saine.

1863. Pendant l'hiver, la malade a séjourné plusieurs fois à l'infirmerie pour diarrhée ; amaigrissement considérable; toujours agitée, crie au point d'altérer sa voix qui est devenue rauque. En avril, érythème aigu de la face dorsale des mains; quelques jours de durée, desquamation par écailles, traces encore très-apparentes; coloration brune, généralisée, teinte d'Addison; diarrhée intermittente; la peau des pieds offre des traces de desquamation écailleuse; mange avec voracité. Cette femme succombe le 11 juin 1863.

Autopsie pratiquée douze heures après la mort. Examen de la moelle : ramollissement jusqu'à liquéfaction de la substance blanche, surtout dans la région lombaire. Rien du côté du cerveau. L'intestin n'est pas examiné.

14e OBSERVATION.

L... Henriette, âgée de 42 ans, originaire de l'Aisne. — Entrée en septembre 1853; délire général avec accès d'excitation maniaque. En juin 1858, est pour la première fois traitée pour diarrhée asthénique. Recherche constamment le soleil. En mai 1860, première atteinte d'érythème de la face dorsale des mains, suivi de desquamation dont on retrouve encore les traces en septembre. Diarrhée plus fréquente. Rien en 1860. La santé paraît meilleure, pas de séjour à l'infirmerie. En 1861, signes de dépérissement, figure pâle, amaigrie; mange bien; nouvelle apparition de l'érythème des mains. Diarrhée presque incessante jusque dans l'hiver. Cette année, pas d'érythème malgré l'exposition au soleil; toujours agitée; la peau des mains est brune, amincie, sans autre altération. Détérioration profonde de l'économie attribuée surtout à une diarrhée continuelle.

1863. Pas de diarrhée pendant l'hiver. En mai, pas de traces d'érythème aux mains, pas de diarrhée, état général assez bon.

15e OBSERVATION.

M..., femme V..., âgée de 44 ans, originaire de Seine-et-Marne. — Entrée en juin 1862. Affectée de délire général avec agitation maniaque; très-turbulente. Peu de temps après son arrivée, elle a eu, dit-elle, les mains brûlées par le soleil. Diarrhée depuis son entrée. Aujourd'hui, peau brune de la face dorsale des deux mains, écailles noirâtres jusqu'aux poignets, limitées par une ligne transversale. État général cachectique, dents déchaussées, diarrhée incoercible, amaigrissement très-notable, pas de paralysie, pas de dépression mélancolique; langue saine; mange bien; pas de pyrosis. Septembre, toute trace d'érythème a disparu ainsi que la diarrhée. Sortie de l'infirmerie.

1863. Pendant l'hiver, entrée à plusieurs reprises à l'infirmerie pour diarrhée. Aujourd'hui, mai 1863, la santé générale est très-bonne, aucun trait de cachexie, pas de trace d'érythème des mains.

16e OBSERVATION.

M..., femme D..., 51 ans, originaire de la Somme. — Entrée en mars 1862. Affectée de délire général avec crises d'excitation, ne reste pas un moment en place, parle, gesticule avec violence. Au milieu de ce désordre on peut constater que les facultés sont en voie de destruction. A son arrivée dans l'asile, la santé était déjà altérée. Diarrhée fréquente. En mai, atteinte d'érythème de la face dorsale des mains, période aiguë qui dure un mois, puis desquamation par écailles noirâtres, fines; teintes blanchâtres de la peau au-dessous. A l'infirmerie en juin pour diarrhée incoërcible; ventre très-météorisé, émaciation, pas de paralysie; l'excitation a cessé, pas de dépression mélancolique, mais grande faiblesse générale. La malade séjourne à l'infirmerie en août, septembre et octobre, minée par la diarrhée. Elle succombe le 4 novembre 1862 dans le marasme.

17e OBSERVATION.

P..., femme B..., 46 ans, originaire de la Somme. — Entrée en avril 1861. Mélancolie avec idées de persécutions dominantes. Refus d'aliments; santé altérée, constatée à l'entrée. La diarrhée paraît pour la première fois en décembre 1861, depuis elle n'a guère quitté la malade. Dans le printemps, séjour obstiné au soleil. En juin, apparition de l'érythème, état aigu jusqu'en juillet, puis desquamation furfuracée limitée aux poignets. La peau est sèche, dure, noirâtre, sans vitalité. État général déplorable, diarrhée incessante. Mange assez bien, cependant faible sur ses jambes. Le dépérissement fait des progrès lents. Séjour à l'infirmerie pendant quatre mois de l'hiver. La malade succombe le 7 mars 1863, épuisée par une diarrhée incoërcible et dans le dernier degré du marasme.

18e OBSERVATION.

H... Catherine, 40 ans, originaire de la Somme. — Entrée dans l'asile en juin 1862. État mental à l'arrivée : lypémanie avec alternatives d'agitation et de dépression morale qui se terminent par une excitation maniaque continue avec accès de violence. N'a jamais été malade jusqu'ici; pas de diarrhée; recherche le soleil. Atteinte en juin de rougeurs érythémateuses de la face dorsale des deux mains, suivies d'une exfoliation par écailles, dont nous trouvons les traces encore aujourd'hui. Août. Coloration brune de la peau; pas de diarrhée, n'a jamais été à l'infirmerie, mange beaucoup, agitation incessante (Érythème simple).

1863. Pendant l'hiver pas de séjour à l'infirmerie, pas de diarrhée. En mai, pas d'altération de santé générale, pas de traces d'érythème aux mains; assez agitée du reste pour ne pas rester exposée au soleil.

19e OBSERVATION.

F... Marie-Anne, âgée de 50 ans, originaire de l'Aisne. — Entrée à l'asile en février 1853. État mental à l'arrivée : démence commençante. Signalée dans les notes comme ayant une santé délicate dès 1856; en 1858-59, séjourne à l'infirmerie à plusieurs reprises pour diarrhée rebelle. Reste surtout exposée au soleil.

En juin 1859, on note pour la première fois l'apparition d'une rougeur érythématoïde vive sur la face dorsale des deux mains, se terminant en août par une desquamation par écailles. La peau est très-brune, sèche, amincie, liseré brun au niveau des poignets. Teint plombé très-foncé; pendant l'hiver, pas de traces d'érythème, diarrhée à de fréquents intervalles. Pas de mention d'érythème en 1860. En avril 1861, coloration rouge érésipélateuse de la face dorsale des deux mains, suivie de desquamation; peau brune, sèche; rien à la figure; pas de diarrhée, pas de tristesse; pas de faiblesse des membres inférieurs. Pendant l'hiver, apparition fréquente de troubles intestinaux. A l'évolution vernale pas d'érythème, la peau n'est que très-brune, sèche. Démence confirmée, rit à tout propos; recherche le soleil; rien de commun avec la pellagre, érythème accidentel. 1863, pendant l'hiver, pas d'altération de santé. A l'évolution du printemps pas d'érythème, pas d'accidents intestinaux.

20e OBSERVATION.

B..., femme D..., 36 ans, originaire de Seine-et-Oise. Entrée en octobre 1858. Délire des persécutions avec moments de stupeur ; santé générale faible, plusieurs séjours à l'infirmerie pour diarrhée. Au mois d'août 1859, après une exposition prolongée au soleil, érythème aigu de la face dorsale des deux mains. Elle peut encore donner quelques renseignements sur sa santé antérieure. Elle assure n'avoir jamais eu de mal aux mains. Après l'état aigu, desquamation par plaques, peau colorée, sèche, une zône elliptique limite l'affection à la naissance de l'avant-bras ; il n'y a pas de diarrhée. En janvier 1860, la peau des mains est saine. Santé bonne en 1861, aucune apparence de l'érythème des mains, la santé se maintient assez bonne. Cette année, nous n'avons rien de particulier à signaler. Aucun trouble de santé. D... travaille au blanchissage; aucune trace d'érythème, pas de diarrhée, toutes les apparences d'une bonne santé.

1863. Aucune altération appréciable de santé. En mai, pas d'érythème aux mains, pas de dépression mentale.

21e OBSERVATION.

C..., femme G..., âgée de 58 ans, originaire de Seine-et-Marne. Entrée le 15 mars 1861, décédée le 22 décembre même année. Affectée de démence avec excitation intermittente. Santé faible, sensibilité obtuse ; reste exposée au soleil. La diarrhée paraît en avril ; à la fin de mai, elle dure encore quand apparaît un érythème de la face dorsale des mains, gonflement. État aigu qui dure quinze jours, puis desquamation par écailles noirâtres, plaques rouges où le derme est mis à nu. En septembre, il n'y a plus de traces de l'affection aux mains dont la peau reste sèche, brunie, mais la diarrhée prend des proportions effrayantes, marasme à marche rapide. La mort arrive en décembre 1861.

Autopsie dont le résultat est tout-à-fait négatif : aucune apparence d'altération, de ramollissement, tant dans le cerveau que dans la moelle ; l'intestin est pelotonné, réduit à un petit volume. La muqueuse offre quelques arborisations vers la valvule iléo-cœcale, le reste est pâle. Un peu de liquide dans le péritoine.

22e OBSERVATION.

V..., femme M..., 47 ans, originaire de la Somme. Entrée en décembre 1845, décédée en décembre 1861. Démence calme. L'altération de la santé ne commença à se manifester qu'à la fin de 1860. Dépérissement lent, diarrhée fréquente. Cette femme n'avait aucune conscience d'elle-même, sensibilité obtuse; elle restait au soleil accroupie, mangeait bien. En mai 1861, première apparition de l'érythème dorsal des mains, rougeur peu prononcée, desquamation par larges écailles sèches, brunes, limite transversale aux poignets, furfures à la face; pas de dépression morale, pas de titubation, mais tous les symptômes d'une détérioration profonde de l'organisme. Dents déchaussées, haleine fétide, émaciation, diarrhée rebelle. La mort surprit la malade dans cet état en décembre 1861. La peau des mains portait encore des traces de l'érythème, elle était sèche, écailleuse. (L'autopsie n'a pu être faite.)

23e OBSERVATION.

R..., Marie, 21 ans, originaire de Seine-et-Marne. Entrée en juillet 1859, décédée en 1862. Affectée d'imbécillité, calme apathique, dans un état d'immobilité absolue, au soleil ou à l'ombre; sensibilité obtuse. En février 1860, entra à l'infirmerie pour un érythème noueux des jambes avec œdème probablement produit par la station debout prolongée. En mars 1861, érythème aigu de la face dorsale des deux mains en bulles, coloration rouge, puis desquamation par lamelles fines, dont les traces étaient appréciables encore en juillet. Peau sèche, froide, aride, la circulation ne s'y faisait pas, furfures à la figure; pas de diarrhée; pas de faiblesse des membres inférieurs; elle séjourna à l'infirmerie; il ne survint aucune complication du côté de l'intestin, cependant elle s'affaissa rapidement, pâlit; cachexie sans émaciation, la mort arriva en 1862. Ce fut le type de la mort par défaut d'action nerveuse.

Autopsie. Les recherches les plus attentives ne nous conduisirent à la découverte d'aucune lésion; le cerveau, la moelle, la poitrine et le ventre n'offraient rien d'appréciable. Les organes de la poitrine étaient affaissés, décolorés, comme exsangues; la muqueuse intestinale était blanche, sensiblement ramollie, s'enlevait très-facilement, pas d'ulcération.

24e OBSERVATION.

M..., femme R..., 59 ans, originaire de la Somme. Entrée en janvier 1850. Affectée de démence. Les notes du registre indiquent des indispositions fréquentes. Traces de scrofules, diarrhée asthénique pendant l'hiver de 1859. Reste volontiers au soleil. Au mois de mai de la même année, érythème des deux mains, coloration rouge pendant un mois, puis desquamation; peau sèche, parcheminée, couverte de furfures jusqu'au-dessous des poignets, même état sur les côtés de la face et du cou; pas de diarrhée; pendant l'hiver tout reste dans l'état normal. En 1860, au printemps, réapparition de l'érythème, mais peu prononcé. Diarrhée qui exige différents séjours à l'infirmerie en 1861 sans qu'il se présente d'affection cutanée au printemps. Cette année, santé très-altérée, depuis six mois à l'infirmerie en dépérissement progressif; œdème des extrémités inférieures, diarrhée incessante, pas d'érythème. La peau de la face dorsale des mains est sèche, plissée, aucune écaille épidermique; marasme qui se termine prochainement par la mort, le 12 septembre 1862.

Autopsie. Cadavre émacié, infiltration séreuse de la partie postérieure. Les os du crâne faciles à entamer, il s'écoule de la sérosité. Adhérence de la dure-mère à la face interne des os du crâne au niveau du sinciput. La substance grise sensiblement ramollie, sérosité dans les ventricules. La moelle est parfaitement saine, remarquable même par sa consistance, elle s'enlève très-facilement. Pas d'altération appréciable dans les organes du ventre. Muqueuse intestinale décolorée, sans ramollissement ni ulcération.

25e OBSERVATION.

D..., Célina, 16 ans, originaire de l'Aisne. Entrée en mars 1859. Cette jeune fille a toujours été bien portante. Ses joues fraiches et colorées annoncent une santé des plus florissantes. C'est une idiote, gâteuse. Dans les premiers jours du mois de mai, après une exposition prolongée au soleil, apparut sur la face dorsale des mains, une rougeur très-vive avec gonflement douloureux; des phlyctènes se forment, il s'en écoule de la sérosité, les couleurs sont plus vives encore, le derme est à nu, cette inflammation est bien limitée aux poignets. Applications émollientes sur les mains, l'inflammation s'apaise assez rapidement, mais apparaissent des troubles digestifs : diarrhée, vomissements, perte d'appétit, fièvre à 110 pulsations, ventre très-chaud, langue desséchée. Depuis ce moment aucun traitement n'a pu arrêter le progrès du mal. En même temps que l'état des mains s'améliore, que l'érythème s'éteint jusqu'à disparaître complétement après trois semaines de durée, le dépérissement se prononce de plus en plus, la diarrhée, les vomissements persistent, les lèvres, les pommettes des joues prennent une teinte violacée, et quand la mort arrive le 23 juillet, les mains amaigries sont très-blanches, la peau est douce et souple. (L'autopsie n'a pu être faite.)

26e OBSERVATION.

B..., femme B..., 64 ans, originaire de l'Oise. Entrée en juillet 1860. Lypémanie avec tendance à la démence, suite de chagrins, excitation fréquente. Pas d'altération appréciable de santé jusqu'en février 1861. Le dépérissement se manifeste; pas de diarrhée ; ne reste pas trop au soleil. Cependant en avril paraît un érythème des deux mains, rouge vif, puis desquamation par plaques; il n'y a pas de diarrhée; cependant grave altération de santé, amaigrissement. En juin, encore des traces de l'affection cutanée, peau brune, écailleuse, sèche jusqu'aux poignets; faiblesse générale; la diarrhée paraît très-intense, rebelle; œdème des membres inférieurs; pas de paralysie; toujours une excitation, parfois violente. Quand la mort arrive en juillet, les mains portent encore l'empreinte de l'érythème. (Pas d'autopsie.)

27e OBSERVATION.

C..., femme H..., 66 ans. Entrée en janvier 1863. Démence. Rien du côté de la peau et du tube digestif avant l'entrée. Avril, la malade reste exposée habituellement au soleil. Érythème simple, indolent de la face dorsale des mains. La peau est brune, fendillée et est le siége d'une exfoliation épidermique jusqu'à 0m,02 au-dessus de l'articulation du poignet. Liseré bien marqué, pas d'altération sensible de la santé générale. Pas de diarrhée. Pas de tendance à la tristesse.

28e OBSERVATION.

L..., Marie-Louise, 51 ans. Entrée en septembre 1862. Affectée de paralysie générale avec démence. Rien d'appréciable du côté de la peau et des organes digestifs lors de l'entrée. Mai, la malade reste parfois au soleil. Érythème sub-aigu sur la face dorsale de la main gauche. La peau devient brunâtre, épaissie, fendillée. Pas d'accidents du côté du tube digestif.

29e OBSERVATION.

L..., femme J..., 44 ans. Entrée en juin 1851. Affectée de démence. Les notes mensuelles ne constatent aucune altération de santé jusqu'ici. En avril dernier, l'érythème apparaît sur la face dorsale des deux mains et surtout de la main droite, indolent. Rien du côté du tube digestif. Pas de faiblesse générale, bon appétit. Mai, l'état aigu a disparu. Il reste comme une trace d'érythème surtout à la main droite, liseré bien marqué, une coloration brunâtre s'étendant à deux travers de doigt au-dessus de l'articulation des poignets jusqu'à la racine des doigts. Peau sèche, fendillée. L'épiderme s'enlève par petites lamelles. Pas d'aspect cachectique, cependant œdème des membres inférieurs.

30e OBSERVATION.

C. Joséphine, 22 ans. Entrée en décembre 1860. Epileptique; Les accès sont très-fréquents. La malade recherche le soleil. Pas d'altération de santé jusqu'en 1860. Pas d'érythème ni de diarrhée. En avril, érythème inflammatoire aigu, ayant pour siége, non seulement la face dorsale des mains, mais encore la face externe et postérieure de l'avant-bras jusqu'à $0^m,12$ au-dessus de l'articulation du poignet, limité à cette hauteur par un liseré brunâtre bien tranché de forme elliptique. (La malade a une robe à manches très-courtes, la partie malade est ainsi à découvert.) Même forme, même dimension sur les deux bras, si ce n'est que sur le gauche l'érythème a pour siége l'avant-bras plutôt que la main. Ces accidents aigus ont persisté 15 jours et ont laissé des traces qui existent encore dans les limites indiquées. La peau est d'un brun rougeâtre, tranchant avec la peau des parties saines. Écailles épidermiques s'enlevant facilement: au-dessous peau rouge foncée. La peau de la face est brune et porte des traces de l'action solaire. Pas d'altération de santé générale, pas d'amaigrissement, pas de diarrhée.

31e OBSERVATION.

L..., veuve B... (Joséphine), 60 ans. Entrée en octobre 1860. Démence. Rien de noté jusqu'ici comme altération de santé. En avril dernier, érythème inflammatoire, occupant la face dorsale des deux mains et surtout de la main droite, s'étendant de la racine des doigts à deux travers de doigt au-dessus de l'articulation du poignet. Les accidents ont été très-aigus. Gonflement accompagné de douleurs très-vives. Épiderme soulevé par des phlyctènes qui, en se crevant, ont laissé des ulcérations suppurantes. Mai, l'état aigu s'est amendé. L'épiderme s'exfolie au niveau des poignets par des écailles brunes, sur la face dorsale des mains par des écailles larges, épaisses, laissant à découvert un derme rouge, encore humide. Rien à la face. État général satisfaisant. Aucun trouble des fonctions. Aucun trait cachectique. Mange avec voracité.

32e OBSERVATION.

R..., Elisabeth, femme P..., 54 ans. Entrée en décembre 1862. Démence. Dans les premiers jours de janvier, prise de diarrhée qui dure 15 jours; depuis, la santé générale est bonne; mange bien; pas de cachexie, pas d'amaigrissement, fonctions en bon état, cependant œdème des membres inférieurs. La malade reste exposée au soleil. Vers le 20 avril, érythème aigu avec gonflement inflammatoire sur la face dorsale des deux mains, bien limité à 0m,04 ou 0m,05 de l'articulation des poignets par un liseré brunâtre. Ce gonflement est douloureux. Formation de crevasses et de phlyctènes sur le dos des mains. En mai, l'état aigu disparaît et, dans les limites indiquées, la peau est rouge, luisante, offrant çà et là de larges écailles.

33e OBSERVATION.

M..., Marie-Marguerite, 31 ans. Entrée en novembre 1852. Démence. Aveugle. Les notes ne mentionnent aucun accident antérieur. Pas de diarrhée, santé générale bonne. Pour la première fois, en avril, apparition d'érythème avec gonflement inflammatoire sur la face dorsale de la main droite et l'avant-bras droit jusqu'à 0m,10 au-dessus du poignet. La rougeur disparaît pour faire place à une coloration brune, foncée, avec exfoliation de l'épiderme par écailles petites et fines. Dans quelques points, l'épiderme enlevé laisse voir au-dessous une peau rouge qui tranche sur le reste. Sur la main gauche, l'affection ne s'étend que jusqu'au poignet. Pas d'altération de santé générale appréciable.

34e OBSERVATION.

S..., veuve M..., 46 ans. Entrée en février 1863. Délire général. Hallucinations. Santé générale assez bonne; teinte ictérique de la face. La malade reste volontiers exposée au soleil. Dès le 10 avril, érythème dorsal des deux mains, pas d'acuité, indolent. En mai, desquamation, la peau est sèche sans cependant avoir perdu toute sa souplesse, fendillée, elle s'exfolie par écailles minces et brunâtres. Rien du côté du tube digestif. Appétit bon.

35e OBSERVATION.

M..., femme S..., 54 ans. Entrée en décembre 1860. Affectée de délire maniaque, intermittent avec réaction violente. Elle s'occupe, ne reste pas exposée au soleil d'une manière continue. Pas d'altération de santé générale, tendance à la constipation. Mange bien. Pas d'érythème dans les années précédentes. En avril dernier, érythème dorsal des deux mains s'étendant aux avant-bras par suite de l'habitude qu'a la malade de relever ses manches. L'état aigu disparaît rapidement en mai. La peau est sèche, dure, crasseuse, brunâtre, fendillée, s'exfoliant par petites écailles. Pas de dépression mélancolique, au contraire. Pas de diarrhée.

36e OBSERVATION.

L..., Eugénie, 30 ans. Entrée en avril 1860. Délire chronique. Santé délicate. Pas de diarrhée jusqu'ici, pas plus que d'érythème des mains. Vers le 10 avril, apparition de l'érythème sur la face dorsale des mains jusqu'aux poignets. La figure est atteinte et le cou en même temps. Liseré des lèvres. Mange avec voracité. État aigu peu prononcé; pas de douleurs. En mai, desquamation par fines écailles. Peau brune sans modification de texture. Le nez est encore rouge. L'épiderme en exfoliation. Figure brune. Pas de diarrhée. Pas de traces de cachexie. Souvent agitée, violente.

37e OBSERVATION.

B..., femme T..., 34 ans. — Entrée en octobre 1862. Excitation maniaque, violente, suivie de calme, puis la malade tombe dans une stupeur profonde. La malade reste habituellement exposée au soleil. A la fin d'avril, la face dorsale de la main gauche est le siége d'un érythème sub-aigu. En mai, les seules traces qui restent consistent en une coloration plus foncée de la peau, une desquamation par fines lamelles. Santé générale bonne. Pas de diarrhée.

38e OBSERVATION.

P... Françoise, 48 ans. — Entrée en octobre 1850. Hallucinations; délire généralisé. Reste constamment exposée au soleil. Pas d'altération grave de santé jusqu'ici. Pas d'érythème dans les années précédentes. En avril, léger érythème de la peau de la face dorsale des deux mains, peu de rougeur, puis la peau reste brune, desséchée. Peu de cachexie. Pas de diarrhée.

39e OBSERVATION.

L..., femme L..., 52 ans. — Entrée en février 1858. Délire général, hallucinations. Pas d'érythème, ni de trouble grave de santé jusqu'ici. Depuis quelques mois, amaigrissement progressif. La malade reste au soleil. La peau de la face dorsale des deux mains est sèche et porte les traces d'un érythème léger, limité aux poignets. Agitée. Pas de dépression mélancolique.

40e OBSERVATION.

L..., femme C..., 45 ans. — Entrée en mai 1861. Délire chronique. Idées ambitieuses. Pas d'altération de santé générale. Pas de diarrhée. Pas d'érythème jusqu'ici. Dans le courant d'avril nous remarquons sur la face dorsale des deux mains un érythème qui arrive rapidement à desquamation et qui laisse encore des traces en mai. La peau est d'un rouge brunâtre, sèche, fendillée. Rien à la face. Agitation fréquente. Santé bonne.

41e OBSERVATION.

H.... femme D..., 51 ans. — Entrée en mai 1851. Délire chronique. La malade s'occupe, ne reste pas au soleil. La santé n'a offert jusqu'ici aucune altération. Pas de diarrhée, pas d'érythème antérieur à celui qui, en avril, frappe la face dorsale des deux mains et la moitié inférieure des avant-bras, lesquels restent habituellement à découvert. Dans ces limites la peau est brune, sèche, fendillée, s'exfoliant par écailles. Rien du côté du ventre. Pas de cachexie.

42e OBSERVATION.

L..., femme D..., 45 ans. — Entrée en juillet 1861. Délire maniaque. La santé a été assez gravement altérée cet hiver par la diarrhée. Pas d'érythème jusqu'ici. En avril, apparition d'un érythème sur la face dorsale des deux mains, limité aux poignets par un liseré brun, indolent, sub-aigu. En mai, la peau est brune, épaisse, fendillée. Pas de diarrhée, bon appétit. Parfois agitée.

43e OBSERVATION.

G... Caroline, 32 ans. — Entrée en juillet 1862. Épilepsie avec affaiblissement intellectuel. Santé générale bonne jusqu'ici. Vers la fin d'avril, nous remarquons sur la face dorsale des mains s'étendant jusqu'aux poignets un érythème bien limité par une ligne brunâtre. La peau est dure, sèche, fendillée, en voie de desquamation. En mai, la face a été affectée de la même façon. Aucune altération de santé. Pas de diarrhée.

44e OBSERVATION.

D..., femme P..., 60 ans. — Entrée en juin 1861. Démence sénile. Santé bonne jusqu'ici. La malade reste volontiers au soleil. En avril, atteinte d'érythème de la face dorsale des deux mains envahissant les avant-bras jusqu'à 0m,04 au-dessus des poignets, liseré brun, l'un très-marqué à 0m,05 au-dessus des poignets. État aigu, gonflement inflammatoire douloureux, phlyctènes laissant des plaies suppurantes qui se dessèchent peu à peu, larges écailles dans les limites indiquées, coloration brune, épaississement, endurcissement de la peau avec sécheresse extrême. 20 mai, en traitement à l'infirmerie pour affection de poitrine, sans altération du côté du tube digestif. Pas de voracité. Très-faible sur ses jambes. La malade succombe le 26 mai à une pneumonie.

Autopsie pratiquée 20 heures après la mort. La moelle est examinée avec soin. Ramollissement très-marqué de la substance blanche de toute la région dorsale à partir de la sixième vertèbre cervicale. La portion lombaire est saine. L'intestin n'a pu être examiné.

45e OBSERVATION.

P..., femme D..., 46 ans. — Entrée en septembre 1857. Délire mélancolique avec hallucinations. Pas d'altération de santé générale. Bon appétit, sans voracité. Pas de diarrhée. En avril, érythème léger de la face dorsale des deux mains, suivi d'une desquamation par écailles, limitée au niveau de l'articulation du poignet. Peau brune et sèche.

46e OBSERVATION.

F..., femme L..., 60 ans. — Entrée en juin 1861. Démence. Santé bonne jusqu'ici. Pas de séjour à l'infirmerie. Pas de diarrhée. Bon appétit sans voracité. Reste exposée au soleil, les mains sur les genoux. En avril, érythème superficiel sub-aigu qui s'éteint rapidement et laisse place à une coloration brune avec desquamation par petites écailles. Erythème limité par une ligne bien tranchée aux poignets. Pas d'œdème des jambes.

47e OBSERVATION.

H..., femme C..., 52 ans. — Entrée en juin 1861. Délire mélancolique avec hallucinations; se croit coupable de crimes imaginaires. Depuis son entrée, pas de séjour à l'infirmerie, mais depuis quelques mois dépérissement marqué. Mange avec voracité. Reste accroupie au soleil, les manches relevées, aussi le soleil a-t-il non-seulement frappé la peau de la face dorsale des deux mains depuis la racine des doigts, mais encore la face postérieure de l'avant-bras jusqu'au coude sur le membre supérieur gauche. Liseré bien marqué. En avril, état sub-aigu, puis dans les limites indiquées, aspect bien modifié de la peau qui est desséchée et légèrement parcheminée, s'exfoliant par écailles brunâtres. Dans les endroits où la desquamation est terminée, la peau a sa coloration normale. La face palmaire est remarquable par sa blancheur et a été évidemment soustraite à l'action solaire. Sur le nez, plaques d'érythème. La peau de la face est bronzée. Amaigrissement. Pas de diarrhée. Pas d'œdème.

48e OBSERVATION.

P..., femme L..., 26 ans. — Entrée en juillet 1860. Affectée de délire général avec excitation violente à laquelle a succédé la dépression. Depuis huit mois, altération sensible de la santé générale. A déjà séjourné à l'infirmerie pour diarrhée. Reste habituellement exposée au soleil. En avril, érythème de la face dorsale des mains jusqu'aux poignets. État inflammatoire aigu. Plaques d'érythème de même aspect sur la figure et surtout sur le nez. En mai, desquamation par larges plaques qui laissent à nu une peau souple, lisse et blanche, n'offrant pas les traces de l'érythème souvent répété. Diarrhée continue. Dépérissement lent.

Pas d'appétit. Pas d'œdème des jambes. Cette femme succombe le 22 juillet 1863 dans le dernier degré du marasme.

Autopsie. La moelle est examinée avec soin, nous ne constatons aucune trace de ramollissement. Rien de particulier du côté de l'intestin dont la muqueuse est pâle, décolorée.

49e OBSERVATION.

V..., femme C..., 40 ans. — Entrée en novembre 1857. Épileptique, accès fréquents. Reste au soleil. Travail. Mélancolique à la suite d'accès. En avril, érythème léger, limité aux poignets, occupant toute la face dorsale des deux mains. Desquamation par écailles. En mai, pas d'altération de santé générale; pas d'œdème, ni de paralysie.

50e OBSERVATION.

B... Zélie (de l'Aisne.) — Entrée en septembre 1853. Délire mélancolique avec hallucinations. Santé faible. En mai, diarrhée opiniâtre. A la fin du mois, érythème pellagreux de la face dorsale des deux mains avec limite bien nette à 0m02 au-dessus des poignets. Liseré latéral bien marqué. Depuis 2 ans, cette fille a fait plusieurs séjours à l'infirmerie.

51e OBSERVATION.

D..., veuve D... (de l'Oise). — A vécu jusqu'ici dans la plus grande misère. Entrée le 23 mai 1863. A son arrivée, nous constatons un érythème pellagreux très-prononcé avec larges squammes. Derme rouge. L'épiderme se détache comme dans la scarlatine. Liseré au-dessus des poignets. Très-cachectique, scorbutique. Œdème des jambes.

Hommes.

52e OBSERVATION.

B..., Adolphe, âgé de 34 ans. Entré en février 1856, décédé en novembre 1859. Affecté de monomanie ambitieuse avec hallucinations; excitation violente par intermittence. C'est de janvier 1857 que datent les premiers troubles de santé. Diarrhée qui exige le séjour à l'infirmerie. B... reste volontiers exposé au soleil, livré à ses pensées d'avenir brillant. Certainement pas d'érythème dans les années antérieures. C'est en mai 1857 que l'on constate sa première apparition. Une altération notable s'est déjà produite dans la santé générale, amaigrissement. Coloration rouge de la face dorsale des deux mains, peu douloureuse, la rougeur s'est éteinte peu à peu pour faire place à l'état suivant : la peau est d'un brun foncé, un demi-cercle bien régulier établit au niveau des poignets la démarcation avec la peau de l'avant-bras qui a conservé sa blancheur. Dans ces limites, peau amincie, desséchée, fendillée ; l'épiderme se détache par lamelles brunâtres ; les parties latérales de la face et du cou offrent un aspect analogue, furfures. Diarrhée incoërcible, dépérissement. Assez bon appétit, pas de vomissements. Dépression morale prononcée. Faiblesse des membres inférieurs, fort calme, plus d'accès d'agitation. Rien dans l'hiver de 1858, santé meilleure. En mai, réapparition de l'érythème, diarrhée, dépérissement, coloration bronzée de la peau ; plus de trace d'érythème en septembre.

En mars 1859, nouveaux accidents ; érythème, diarrhée, affaiblissement. En octobre, la peau des mains offre des traces d'un érythème ancien ; elle est sèche, brune. Teint plombé, furfures. La diarrhée persiste ; dépérissement, émaciation extrême, la mort arrive le 7 novembre.

Autopsie. — Emaciation générale. Il ne reste aucune trace de l'affection cutanée aux mains qu'une zône noirâtre au niveau des poignets ; os du crâne très-faciles à entamer. Adhérence très-solide de la dure-mère à la face interne des os du crâne ; cette membrane est manifestement épaisse. Glandes de Pacchioni très-développées. Aucune altération de consistance de la substance cérébrale. La moelle est examinée avec soin. Elle présente un ramollissement dans la portion lombaire dans l'étendue de $0^m,08$. L'enveloppe propre de la moelle ouverte, elle s'échappe en crême. Abdomen : masse intestinale réduite à un petit volume ; muqueuse épaissie, décolorée ; gros intestin sain.

53e OBSERVATION.

R..., Pierre, âgé de 37 ans, originaire de Seine-et-Oise. Entré en janvier 1852, décédé en février 1862. Affecté d'épilepsie compliquée d'affaiblissement intellectuel ; excitation à la suite des accès. Aucune mention d'altération de santé jusqu'en 1859 ;

Cependant, un autre malade de la section nous assure que depuis plusieurs années R... qui reste avec obstination au soleil a les mains malades, que le mal disparaît pendant l'hiver pour reparaître au printemps. Ce que nous constatons en janvier 1859, c'est une altération dans la santé générale que nous attribuons à la fréquence des accès épileptiques. En avril, érythème de la face dorsale des mains. La peau est dure, épaisse, parcheminée; plaques rouges en voie d'exfoliation épidermique, quelques pustules, une ligne transversale régulière limite le mal aux poignets. La main droite est moins malade, mais rouge aussi, couverte de furfures. Aucun trouble du côté des fonctions digestives, pas de paralysie. Accès épileptiques fréquents non suivis d'agitation. Dépression morale évidente. En janvier, il n'y a plus de traces d'érythème ; la peau est rouge. Santé assez bonne. En avril 1861, apparition nouvelle de l'érythème dorsal des mains. Gonflement douloureux avec bulles, bien limité aux poignets. Les deux mains sont également prises. En juin, l'état aigu a cessé, il reste une peau profondément modifiée, dure, épaissie, fendillée, noirâtre, avec exfoliation épidermique. A la figure, dartres furfuracées. Diarrhée séreuse incoërcible. Faiblesse générale très-grande, titubation prononcée, dépérissement sensible. En novembre, presque rien du côté de la peau. Les accès épileptiques sont très-fréquents. Marasme qui aboutit à la mort en février.

Autopsie. Amaigrissement extrême du corps. Les os du crâne sont durs. La dure-mère est adhérente au niveau des glandes de Pacchioni. Pas d'altération appréciable du côté de la substance cérébrale. La substance blanche de la moelle ne paraît pas avoir sa consistance normale à partir des dernières vertèbres dorsales jusqu'à la région lombaire, sans diffluence cependant. Organes du ventre n'offrant rien de remarquable, intestins réduits de volume, pas d'altération de la muqueuse.

54e OBSERVATION.

B..., Dominique, 40 ans. Entré en mars 1862. Démence paralytique. Vagabondage, misère, indiqués comme cause. Dégradation physique profonde. Les jambes soutiennent à peine le poids du corps. Pas de diarrhée. En mai, érythème des mains après des expositions au soleil. Gonflement, tension, rougeur vive, puis desquamation par larges plaques. Peau sèche, parcheminée, de couleur brune foncée limitée aux poignets ; à la figure coloration bronzée d'Addison. Diarrhée séreuse incoërcible. En juillet, on trouve encore des traces de l'érythème. Amaigrissement effrayant ; diarrhée ; séjour au lit par suite de la faiblesse des membres inférieurs. Août, même état d'émaciation. Dents fuligineuses. Septembre, B... succombe le 4 dans le dernier degré de marasme.

Autopsie. Rien de particulier du côté du cerveau. La substance a sa consistance normale. La moelle est le siége d'une altération remarquable. Ramollissement jusqu'à liquéfaction de la substance blanche depuis la cinquième vertèbre cervicale jusqu'à la fin de la région dorsale. Rien de plus net que la différence d'aspect entre les portions saines supérieure et inférieure et la portion intermédiaire. Abdomen : intestin grêle remarquable par les arborisations vasculaires, dans l'iléon surtout ; pas d'ulcération de la muqueuse. Rien du côté des reins. Capsules surrénales saines. Rien dans les autres organes.

55e OBSERVATION.

P..., Louis, originaire de l'Oise, âgé de 55 ans. Entré le 2 mai 1862, venant de la prison de Clermont où il était détenu pour vol depuis deux mois. Il nous arrive avec un érythème de la face dorsale des mains qui offre tous les caractères de l'érythème pellagreux. P... est un dément paralytique. C'est la misère qui l'a conduit en prison. Constitution détériorée, figure pâle, amaigrie. Les membres inférieurs le soutiennent à peine. Placé à l'infirmerie. La peau de la face dorsale des mains vient d'être dépouillée de son épiderme ; elle est d'un rouge vif avec plaques, dure, épaisse ; un liseré brun forme la limite à 0m,02 au-dessus des poignets, plus élevé vers le bord radial. Difficile d'avoir des renseignements. Il assure que c'est la première fois qu'il a les mains malades. Il y a un mois, elles étaient douloureuses. Parole tremblante. Diarrhée pas trop fréquente. Mange assez bien. Dépression morale profonde. Dépérissement. Se plaint de douleurs lombaires. Dans les derniers jours du mois d'août, ce malade est placé à l'infirmerie. Le dépérissement et la faiblesse des membres inférieurs ont fait des progrès rapides. La face dorsale des mains change d'aspect, la rougeur tend à s'éteindre, mais la peau ne reste pas moins dure, parcheminée, écailleuse. Une diarrhée abondante, incoërcible, achève de ruiner les forces; P... s'éteint le 8 septembre 1862.

Autopsie. Il s'écoule à l'ouverture du crâne une quantité considérable de sérosité. Pas d'adhérence des membranes. La substance grise est sensiblement ramollie. Elle s'enlève par lambeaux avec la pie-mère. Sérosité dans les ventricules. Altération bien remarquable du côté de la moelle. Mise à nu dans toute sa longueur, la portion cervicale a son aspect normal, bien consistante; mais, à partir des premières vertèbres dorsales, ramollissement de la substance blanche, qui est de plus en plus prononcé à mesure que l'on descend au niveau des premières vertèbres lombaires. A l'ouverture de l'enveloppe propre, la moelle s'écoule comme de la crême. La substance grise n'est même plus reconnaissable. Rien du côté des membranes. Rien dans la poitrine. Dans le ventre: intestin réduit à un très-petit volume; muqueuse épaissie, blanchâtre, pas d'altération. Rien dans les autres organes.

56e OBSERVATION.

J... Édouard, âgé de 28 ans. — Entré à l'asile en octobre 1857. Venant du dépôt de Montreuil-sur-Laon. Affecté de délire général avec hallucinations et réactions violentes. La santé générale n'offre aucune altération jusqu'au printemps 1859, date de la première entrée à l'infirmerie pour diarrhée assez rebelle. Il reste 3 mois en traitement, puis rentre dans la section des agités. En avril 1860, J... offre les premières traces d'érythème sur la face dorsale des deux mains. Il restait au soleil qu'il s'efforçait de regarder en face, voulant en éteindre la lumière. Entré à l'infirmerie, en mai, avec diarrhée intense. Érythème des mains et de la face avec bulles. Le malade n'accuse aucune douleur, cependant la peau est tuméfiée, d'un rouge vif, jusqu'aux poignets. L'état mental ne s'est pas modifié, pas de dépression. En septembre, érythème en voie de disparition. La peau conserve une teinte rosée; aspect fendillé avec desquamation. La diarrhée a disparu; le malade reste dans sa section. En mai 1860, reproduction fidèle des mêmes accidents, déterminée par une exposition prolongée au soleil, en dépit de la surveillance. Érythème des deux mains avec rougeur vive, suivi de desquamation. La peau est sèche, parcheminée, fendillée ; section nette aux poignets ; en même temps santé sensiblement altérée ; diarrhée, amaigrissement ; l'excitation est moindre. Pendant un séjour prolongé à l'infirmerie, de mai à octobre, le malade est calme, un traitement doux et reconstituant modifie cet état. La diarrhée s'apaise, état général meilleur. Cependant, au milieu même de l'hiver, on peut constater que la peau des mains a été le siége d'une maladie ; sa coloration rougeâtre, sa dureté, sa sécheresse en témoignent. A la fin de mai, cette année (1862), nous nous trouvons en présence d'une exacerbation nouvelle. Même persistance à rechercher le soleil. J... reste accroupi dans un coin. Il nous offre aujourd'hui un type de l'affection pellagreuse : peau rouge, tuméfiée, avec bulles. Comme troubles digestifs : diarrhée, vomissements ; mange bien cependant, se plaint de brûlures à l'estomac. En juillet, l'état aigu disparaît, fait place à l'état suivant : Épiderme enlevé presque sur toute la surface dorsale des mains, la peau est d'un rouge vif, épaissie, parcheminée ; à $0^m,03$ au-dessus du poignet, un liseré limite la surface rose ; le nez, les pommettes des joues sont en desquamation. Rien à la face palmaire des mains, rien aux jambes. Langue saine, dents déchaussées, haleine fétide, pas d'appétit, diarrhée, 10 selles par jour, vomissements assez fréquents. La marche est embarrassée, jamais prolongée ; il va d'un banc à l'autre en titubant ; un peu de dépression si l'on compare l'état actuel à l'excitation ancienne. Sans idées mélancoliques. Obtusion intellectuelle, prélude de la démence ; dépérissement très-notable depuis 3 mois qu'il séjourne à l'infirmerie. En septembre, l'affection cutanée est en voie de disparition, il n'en reste que des traces affaiblies : peau sèche, blanche, liseré aux poignets. État général mauvais. J... quitte peu son lit, est très-déprimé ; diarrhée assez fréquente, non continue. Octobre, le marasme fait des progrès sensibles. La mort arrive le 2 novembre 1862.

Autopsie. Le cerveau n'est le siége d'aucune altération appréciable, à part quelques adhérences au niveau du sinciput. Corpuscules de Pacchioni très-développés. Pas de ramollissement, mais la moelle offre une altération des plus remarquables ; elle est mise à nu dans toute son étendue. Dès que l'enveloppe propre est incisée, le tissu de la moelle s'échappe comme de la crème dans toute la portion cervicale. A mesure que l'on descend, le ramollissement est moins prononcé, surtout dans la région dorsale; la région lombaire est plus ramollie, mais cela ne va pas jusqu'à la diffluence comme dans la région cervicale. Rien dans les autres organes.

57e OBSERVATION.

A... Louis, 42 ans. — Entré à l'asile le 12 août 1862. Affecté de démence paralytique. Ce malade nous arrive de la maison de correction de Clermont, condamné pour mendicité et vagabondage. Il a commencé à subir sa peine dans une autre prison, de sorte que nous manquons de renseignements sur sa santé antérieure. Il nous arrive dans l'état suivant : la face dorsale des deux mains, depuis la racine des doigts jusqu'aux poignets, la face des deux pieds, des orteils jusqu'aux malléoles, sont à peu près complétement dépourvues de leur épiderme dont on trouve des lambeaux en voie de séparation. Le derme est d'un rouge vif en suppuration fétide; il y a eu là certainement un érythème avec inflammation vive, une véritable brûlure au deuxième degré. La santé générale est gravement altérée, émaciation, pâleur générale. Diarrhée séreuse, fréquente, 10 selles par jour. Appétit assez bien conservé. Faiblesse générale telle que le malade, placé dès son entrée à l'infirmerie, y reste couché. Tout annonce une fin prochaine. Des applications émollientes, des bains prolongés, ne tardent pas à modifier l'aspect si hideux des mains et des pieds. L'épiderme tombe. La rougeur est moins vive. En septembre, l'état des mains et des pieds s'est bien modifié, l'épiderme est complétement enlevé par grands lambeaux, le derme est encore rose, vif. État général déplorable, émaciation. Diarrhée continue. Le malade ne dit pas un mot, est calme, déprimé, ne quitte pas son lit. La mort arrive le 24 septembre 1862.

Autopsie pratiquée le 25 par un temps assez froid. Cadavre émacié. La peau des mains et des pieds est blanche, souple; quelques écailles épidermiques sur les limites de la maladie. Os du crâne amincis, se laissant entamer avec une extrême facilité; il s'écoule une sérosité abondante. Surface du cerveau remarquable par la présence de nombreuses plaques blanchâtres; de chaque côté, surtout, de la grande scissure, produits plastiques de l'arachnoïde qui donnent une épaisseur remarquable à cette membrane. Pas d'adhérence à la substance grise; pas de ramollissement; substance blanche, riche en vaisseaux. Du côté de la moelle, altération des plus remarquables. A partir des dernières vertèbres cervicales jusqu'à 0^{m},05 de la queue de cheval, ramollissement porté jusqu'à la diffluence. L'enveloppe propre ouverte, la moelle s'écoule. La substance grise n'est plus apparente. Dans la portion cervicale supérieure et à la fin de la région lombaire, la substance blanche est sensiblement ramollie, mais la substance grise est bien distincte encore. Rien dans la poitrine. Abdomen : intestin sans lésion remarquable, muqueuse décolorée.

58e OBSERVATION.

L... Henri-Louis, âgé de 34 ans. — Entré en août 1861. Affecté d'épilepsie avec démence. N'a offert l'année dernière, ni pendant l'hiver, aucun trouble de santé. Ce malade a l'habitude de rester au soleil, immobile. En juin dernier, érythème solaire avec inflammation vive, gonflement, bulles; applications émollientes. L'état aigu ne dure que quelques jours, desquamation épidermique sur toute la face dorsale; l'épiderme est enlevé, surface d'un rose vif, limité par un liseré brun aux poignets; a eu la diarrhée pendant deux jours seulement; n'a pas été à l'infirmerie. Figure pâle. Constitution détériorée. Marche bien, pas de paralysie. La peau n'est pas dure, sèche, comme après un érythème répété ou de longue durée. Rien à la figure. Langue saine. Entré à l'infirmerie en novembre 1862. Diarrhée incoërcible. Dépérissement. Succombe en janvier 1863. (Pas d'autopsie.)

59e OBSERVATION.

G... Pierre, 52 ans, originaire de l'Oise. — Entré en juin 1849. Affecté de délire général compliqué d'hallucinations avec réactions violentes. Ce malade se promène volontiers au soleil mais n'y reste pas immobile; souvent agité. Santé généralement bonne. Pas de traces de cachexie. Mange bien; jamais de diarrhée; pas de dépression mélancolique. En avril 1861, atteint pour la première fois d'érythème de la face dorsale des mains, rougeur vive suivie d'exfoliation. La peau reste sèche, brune; furfures sur la figure; pas de traces pendant l'hiver. Cette année, aucune apparence d'érythème, les habitudes du malade sont les mêmes. Santé bonne.

60e OBSERVATION.

C..., Jacques, 27 ans, originaire de l'Oise. Entré en juillet 1860. Affecté de délire général avec alternatives de stupeur et d'excitation. N'a jamais offert aucun trouble de santé. Reste au soleil d'une manière assidue. Au mois de mai dernier, contracte un érythème solaire avec gonflement inflammatoire considérable. Applications émollientes. Pas d'autres troubles de santé. N'a jamais été à l'infirmerie; mange bien; pas de diarrhée. Aujourd'hui, état général encore bon. On trouve des traces d'érythème sur la face dorsale des mains. L'épiderme est enlevé, mais la peau n'est pas modifiée, épaissie, n'a pas perdu sa souplesse. Pas de cachexie. En septembre, C... contracte de nouveau un érythème aigu à la suite d'exposition au soleil; rougeur vive avec gonflement qui dure huit jours. Pas de trouble de santé.

1863. Rien de remarquable pendant l'hiver. Avril, réapparition de l'érythème dorsal des mains après exposition au soleil. Toujours dans la stupeur. Gonflement inflammatoire considérable, lamelles, derme luisant, sur la main droite ulcération assez profonde de 4 centimètres. Entre à l'infirmerie pour diarrhée qui se dissipe rapidement. Teint bronzé cachectique, furfures à la face. En mai, épiderme enlevé, peau rugueuse, sèche, brune; plus de diarrhée. Traces de l'ulcération sur la face dorsale de la main droite. En juin, réapparition de la diarrhée; plus de traces de l'ulcération sur la main droite. La peau est toutefois encore sèche, brune. Le malade est toujours dans le même état de stupeur.

61e OBSERVATION.

C... Léon, 19 ans. Originaire de l'Aisne. Entré en juillet 1862. Affecté de stupidité; anéantissement complet. Insensible à toutes les incitations. Reste volontiers au soleil. A eu en mai dernier un érythème sub-aigu de la face dorsale des deux mains, suivi de desquamation. La peau est brune, rugueuse, sèche, légèrement fendillée; pas de troubles de santé générale, pas de diarrhée. Rendu à sa famille en décembre 1862.

62e OBSERVATION.

P..., Moïse, 27 ans. Entré en juin 1861. Délire partiel, hallucinations; alternatives d'excitation et de stupeur. Reste souvent immobile au soleil. Au mois de juin dernier, érythème de la face dorsale des deux mains, suivi de desquamation par écailles légères. Peau brune, sèche; pas de diarrhée. Aucun trouble de santé. Rendu à sa famille en novembre 1862.

63e OBSERVATION.

M..., Martin, 45 ans. Entré en octobre 1857. Epilepsie compliquée d'affaiblissement intellectuel. Aucun trouble de santé jusqu'en 1861. Première apparition de l'érythème du dos des mains, après exposition fréquente au soleil. Érythème aigu avec gonflement, bulles; en juillet seulement, desquamation par plaques qui laisse à nu un derme d'un rouge vif, liseré brun comme limite aux poignets. Peau brune, sans souplesse, écailleuse; pas de diarrhée; pas de dépression mélancolique; pas de cachexie; plus de traces de la maladie cutanée en octobre. En 1862, aucune trace d'érythème. Les accès ont été moins fréquents. M... est plus raisonnable, ne reste pas trop au soleil. Appétit régulier, état général satisfaisant, pas de diarrhée.

Rien en 1863. Pas de traces d'érythème, santé excellente. A passé l'hiver à l'infirmerie pour une ophthalmie.

64e OBSERVATION.

B..., Joseph, 45 ans. Entré en février 1855. Affecté d'épilepsie compliquée. Pas de trouble de santé jusqu'en avril 1861. Reste exposé au soleil. Apparence de bonne santé. Pas de diarrhée. En avril 1861, érythème de la face dorsale des deux mains. Inflammation assez vive, puis desquamation. Peau noirâtre, sèche, furfures; pas de dépérissement, pas de diarrhée. L'hiver se passe assez bien; en 1862, aucune trace d'érythème. Pas d'altération de santé. B... succombe en novembre 1862 à la suite d'accès d'asthme.

65e OBSERVATION.

M..., Nicolas-Louis, 45 ans, originaire de Seine-et-Oise. Entré en mars 1862. Affecté de démence, gâteux, hémiplégique du côté droit. Reste au soleil. Érythème léger en mai. Peau brune. Épiderme en desquamation. Pas de diarrhée. Mange bien. 1863, rien de saillant pendant l'hiver. Au printemps, pas d'érythème. Santé générale bonne.

66e OBSERVATION.

P..., Antoine, 43 ans. Originaire de Seine-et-Marne. Entré en septembre 1858, décédé en août 1859. Affecté d'épilepsie compliquée. Ce malade a conservé assez d'intelligence pour répondre avec justesse aux questions. Il raconte qu'avant son entrée il avait des accès bien plus rares et a pu rester pendant dix ans employé dans une ferme; il n'a jamais été malade. Occupé à de rudes travaux aux champs il n'a jamais eu, ni à la figure, ni aux mains, l'affection qu'il porte aujourd'hui. Jamais de diarrhée avant avril 1859. Dans la section, son attitude ordinaire est la position assise, les mains sur les genoux, exposé ou non au soleil. Aux premiers jours de mai, il contracte un érythème; peau de la face dorsale des mains, rouge, assez douloureuse; diarrhée. Placé à l'infirmerie, la rougeur s'éteint peu à peu. Toute la peau de la face dorsale des deux mains est de coloration brune, foncée; elle est de plus sèche, dure; pincée entre les doigts, il semble que ce n'est que l'épiderme durci. Desquamation par écailles brunes, minces. La peau est blanche au-dessous. Diarrhée incessante, émaciation, dépérissement rapide, qui aboutit à la mort en août.

Autopsie. Cadavre d'une maigreur extrême. Nous ne trouvons aucune altération appréciable du côté du cerveau, de la moelle et de leurs enveloppes. Rien dans la poitrine. Dans le ventre, intestins réduits à un très-petit volume et appliqués en masse contre la colonne vertébrale. La muqueuse est décolorée, comme lavée. Pas d'arborisation, pas d'ulcération. Gros intestins et autres organes du ventre sains.

67e OBSERVATION.

M..., Benoist, 34 ans, originaire de l'Aisne. Entré en juillet 1859, décédé en novembre 1860. Délire général, avec prédominance de l'idée qu'il est soleil, souverain juge, possesseur d'une immense fortune. Accès d'agitation maniaque violents. Affecté de tumeur blanche du genou avec fistules purulentes. Il entre à l'infirmerie en octobre 1859 pour abcès à la marge de l'anus dont la guérison est très-lente. Du dépérissement commence à se manifester. M... reste volontiers au soleil en contemplation. A la fin d'avril, érythème de la face dorsale des mains, gonflement douloureux, bulles. La peau de la figure est brune, couverte de furfures. En même temps diarrhée grave. Après 15 jours d'état aigu, il reste une coloration brune foncée de la peau de la face dorsale des mains, bien limitée aux poignets, avec écailles épidermiques qui se détachent. Teinte bistrée de la face ; amaigrissement sensible, perte de forces. Pas de paralysie, pas de dépression morale. Diarrhée incoërcible en août. Il n'y a que peu de traces de l'affection cutanée, mais aucune amélioration de l'état général. En novembre, M... succombe dans le marasme diarrhéique. L'autopsie n'a pu être faite.

68e OBSERVATION.

C..., Adolphe, âgé de 42 ans, originaire de l'Aisne. Entré en juin 1858, décédé en septembre 1861. Paralysie générale avec idées ambitieuses dominantes. Ce n'est qu'à la fin de 1860 que la paralysie générale fait de rapides progrès, elle atteint en peu de temps la dernière période. C... dépérit tout en mangeant avec gloutonnerie, le délire conserve son caractère ; reste volontiers en avril au soleil. Érythème dorsal des mains, gonflement douloureux. État aigu qui dure jusqu'à la fin de mai. Desquamation par plaques, teinte brune de la peau limitée aux poignets, épiderme dur, sec, fendillé ; furfures à la figure. Pas de diarrhée, amaigrissement. En juillet, faiblesse générale, séjour au lit constant. Mort dans le marasme paralytique dans le même mois.

Autopsie. Le fait le plus remarquable résultant de l'examen du cerveau, c'est la quantité énorme de sérosité, dont une partie s'écoule à l'ouverture du crâne et l'autre au-dessus de la dure-mère. On a alors sous les yeux comme une poche fluctuante remplie de liquide. Une piqûre faite avec la pointe d'un scalpel donne un jet qui dure quelques secondes. La dure-mère enlevée, le cerveau apparaît avec des circonvolutions effacées, cachées par l'épaississement des membranes d'enveloppe. Pas de ramollissement sensible. Sérosité dans les ventricules. Rien du côté de la moelle. Le ventre n'est pas examiné.

69e OBSERVATION.

J..., Frédéric, 38 ans. Entré en mai 1860. Affecté de délire partiel, monomanie ambitieuse qui s'est convertie en délire chronique. La santé générale de ce malade n'a jusqu'ici présenté aucune altération sérieuse, et, dans les années précédentes, il n'a pas figuré parmi les malades atteints d'érythème. Cette année, en avril, sans que le malade ait de tendance marquée à rester au soleil, érythème de la face dorsale des deux mains. État aigu de courte durée, puis desquamation. La peau jusqu'aux poignets est brune, sèche, rugueuse, fendillée et s'exfolie par petites lamelles blanchâtres. Rien à la figure. Rien de notable du côté du tube digestif. Pas de paralysie, pas de transformation de l'état mental.

70e OBSERVATION.

L..., Louis, 28 ans. Entré en décembre 1855. Affecté de délire mélancolique qui, depuis, s'est converti en démence avec dépression. Ce malade reste habituellement exposé au soleil et s'applique même à le regarder en face. Jusqu'ici, les notes ne mentionnent aucun trouble de santé. Cette année seulement, nous remarquons (avril) un érythème de la face dorsale des deux mains, s'étendant de la racine des doigts à $0^m,02$ au-dessus des poignets. Dans les premiers jours, état aigu, gonflement inflammatoire de la peau très-douloureux, formation de phlyctènes qui se crèvent, suppurent, se dessèchent, puis chute de l'épiderme par larges plaques qui mettent à nu une peau rouge, luisante, d'aspect tout-à-fait caractéristique; sur les limites, une ligne brunâtre d'épiderme crasseux. 15 mai, desquamation en écailles minces et blanchâtres sur la figure, qui a été aussi le siége de plaques d'érythème aigu. Aucune altération notable du côté de l'état général; pas d'amaigrissement, aucune altération fonctionnelle des voies digestives. Pas de paralysie. Tendance à la dépression.

71e OBSERVATION.

F..., Magloire, 25 ans. Entré en août 1853. Maniaque, faible d'esprit. Pas d'altération de santé générale, pas de séjour à l'infirmerie jusqu'ici. Mange bien. Pas de troubles digestifs. Aucun trait de cachexie. Pas d'œdème des extrémités inférieures.

En avril, érythème de la face dorsale des deux mains limité aux poignets. Desquamation par écailles fines qui mettent à découvert une peau rose dont la couleur tranche avec la coloration brune foncée des écailles qui sont en voie de détachement. Aucune modification mentale.

72e OBSERVATION.

B..., Ernest, 25 ans. Affecté de stupidité qui s'est compliquée de démence. Reste habituellement exposé au soleil, les mains sur ses genoux. Santé générale assez souvent altérée par la diarrhée qui nécessite à plusieurs reprises le séjour à l'infirmerie. Sous l'influence du soleil d'avril, la peau de la face dorsale des deux mains est devenue d'un brun foncé et comme crasseuse en dépit des soins de propreté. Cette coloration est bien limitée aux poignets, pas d'érythème. 7 avril, sur le dos du nez plusieurs plaques rouges ; en voie de desquamation. Sur la joue gauche, une plaque d'herpès circinné. B... mange avec voracité. Œdème des membres inférieurs.

73e OBSERVATION.

P..., 54 ans. Entré en mai 1862. Démence avec exaltation maniaque. Pas de séjour à l'infirmerie jusqu'ici, pas de troubles digestifs. Mange avec voracité. En avril, érythème de la face dorsale des mains s'étendant jusqu'aux poignets où il se termine par une ligne brune bien marquée. La peau est très-colorée, offre des fissures blanchâtres qui limitent des écailles épidermiques. Cet état est plus marqué à gauche qu'à droite. Œdème des jambes.

74e OBSERVATION.

L..., 30 ans. Entré en juillet 1861. Affecté de paralysie générale. Démence. Dépérissement très-prononcé depuis quatre mois. Diarrhée qui date de deux mois. En avril, affection érythémateuse de la peau de la face dorsale des mains, bien limitée aux poignets. Desquamation par écailles brunes, qui laissent à découvert une peau de couleur normale. Sur la face droite, large plaque d'herpès circinné. Œdème des membres inférieurs.

75e OBSERVATION.

B..., 23 ans. Entré en janvier 1863. Idiotie. Pas de troubles de santé pendant l'hiver. Pas de diarrhée. En avril, érythème. Symptômes inflammatoires très-prononcés. Formation de phlyctènes très-prononcées sur la face dorsale des deux mains s'étendant jusqu'aux poignets. A ce niveau, la blouse est exactement fermée. Desquamation par larges plaques. En mai, il ne reste comme trace qu'une coloration d'un rouge vineux. Rien à la figure; pas d'altération de santé générale, pas d'œdème des membres inférieurs.

76e OBSERVATION.

D..., 32 ans. Entré en juillet 1849. Démence. Aspect cachectique, quoiqu'il n'y ait aucun trouble de santé ayant nécessité le séjour à l'infirmerie. Pas de diarrhée. Appétit vorace. Reste exposé au soleil. En avril, érythème sub-aigu de la face dorsale des deux mains, bien limité aux poignets. La peau est sèche, fendillée. Desquamation par fines écailles. Pas de dépression. Pas de paralysie.

77e OBSERVATION.

G..., 40 ans. Entré en juin 1862. Délire général. Il a fait, dès son entrée, un séjour à l'infirmerie qui s'est prolongé six à sept mois, pour une diarrhée qui a fini par s'amender. En avril 1863, érythème simple de la face dorsale des deux mains; aujourd'hui à l'infirmerie pour épanchement pleurétique à droite.

78e OBSERVATION.

D..., Jules. Entré le 21 mars 1863. Ouvrier cuilleriste. Délire mélancolique et religieux, attribué à la perte d'un ami. Chez lui, il ne voulait prendre aucune nourriture, disparaissait des nuits entières. Dans le courant de mai, seulement, apparaissent les premières traces d'érythème dorsal des mains. Nous remarquons depuis quelque temps une altération de la santé générale. Diarrhée presque continue depuis l'entrée. Amaigrissement. Tristesse plus sombre. Teinte basanée de la peau et de la face. Liseré bien marqué de la lèvre inférieure. Érythème d'abord peu marqué. Quelques rougeurs suivies de furfures. C'est dans le courant de juin, dans les vingt premiers jours, que les caractères de cette maladie sont bien plus marqués. Rougeur très-vive, limitée juste aux poignets par un liseré très-net, formation de larges bulles à sérosité louche. Douleurs vives. L'épiderme se détache et laisse à nu de larges plaques de derme d'un rouge vif. Toute la face dorsale, jusqu'à la racine des doigts, offre cet aspect caractéristique. En même temps, santé générale déplorable, amaigrissement, titubation. Le malade se tient à peine sur les jambes. Peu d'appétit, langue saine. Diarrhée incessante. Teint bronzé de la face. Stupeur mélancolique. Le malade refuse de parler.

79e OBSERVATION.

L..., 48 ans. Entré en novembre 1862. Épilepsie compliquée d'imbécillité. Galeux. Pas de séjour antérieur à l'infirmerie; y entre en mai pour érésipèle de la face. Porte sur le dos des mains des traces d'érythème qui n'a pas été observé à l'état aigu, et sur le reste du corps des marques d'une affection squameuse déjà ancienne. En voie de dépérissement, cachexie. Diarrhée. Pas d'œdème des membres inférieurs.

Nombre des cas relatés........................... 79

18. ASILE DE DIJON.

Chiffre de la population, 331.

Déjà, en 1859, M. le docteur Bès de Berg, alors médecin-directeur de cet établissement, m'a adressé une observation remarquable de pellagre consécutive à la folie qu'il y avait recueillie.

Cette observation a été publiée dans mon mémoire sur la pellagre des aliénés (voyez *Annales médico-psychologiques*, cahier d'avril 1859).

Dans une lettre datée du 30 novembre 1862, M. Renaudin me signalait un cas dont l'origine était antérieure à son arrivée, et dans lequel l'état général, pas plus que les manifestations psychiques, ne se sont ni aggravés ni amendés. Il concernait une fille d'une quarantaine d'années, atteinte souvent de diarrhée; langue pâle, légèrement sillonnée, sans que les papilles soient effacées. Si l'on observe une certaine débilité aux extrémités inférieures, elle n'indique pas une rachialgie et se rattache plutôt à la faiblesse générale inhérente à une démence déjà ancienne. L'érythème des mains consiste en plaques rouge-livide marbrant une peau parcheminée. Dans quatre cas, l'œdème des extrémités inférieures était compliqué d'un état érythémateux qui s'est dissipé sous l'influence d'embrocations faites avec une décoction concentrée de camomille.

A défaut d'autres altérations plus caractéristiques, M. le docteur Renaudin a constaté qu'en général l'inertie de la peau s'était manifestée dans la grande majorité des cas d'aliénation mentale : « Aussi, ajoutait ce regrettable confrère, nous avons vu des diarrhées persistantes en même temps que le marasme maniaque. Ces états pathologiques, que j'ai rencontrés sous diverses formes, me semblent exprimer une constitution médicale toute particulière qui, depuis 1853 surtout, se reflète jusque dans les formes typiques de l'aliénation mentale. Aussi le vent souffle plus à la stupeur et à la stupidité; l'adynamie est le substructum des divers états pathologiques qui, suivant chaque région, affectent une physionomie spéciale. En 1854, les érythèmes ont été nombreux à Maréville et ont fini par se résumer dans l'ophthalmie purulente. Au printemps de 1860, une épidémie d'érésipèle a fait quelques victimes à l'asile d'Auxerre. A Pau et à Angers vous constatiez la pellagre. La forme change, le fond reste. »

Nombre des cas relatés............................ 2

(Sous toute réserve de ceux qui ont pu exister antérieurement et abstraction faite des quatre cas d'œdème des extrémités inférieures avec état érythémateux qui devraient être comptés).

19. ASILE DE DINAN (Cotes-du-Nord).

Chiffre de la population, 580.

M. le docteur Bigot, médecin de cet établissement, qui l'année précédente n'avait été à même de constater aucun exemple d'érythème chez ses aliénés, parce que son entrée en fonctions n'avait eu lieu qu'après l'époque spéciale d'évolution de tels accidents, m'a adressé, le 29 juillet 1862, le relevé ci-après de 8 cas d'érythème observés par lui, dans le cours de cette année, chez des sujets déprimés, apathiques, passant leur vie au soleil et dans un état d'immobilité qui, déjà, dit avec raison cet honorable médecin, par la stagnation des fluides est une source continue d'hyposthénisation générale. M. le docteur Bigot ajoute ces mots : « Le maïs est inconnu ici ; l'alimentation est très-copieuse ; les malades ne *sont pas rationnés* ; l'asile est situé dans une vallée bien cultivée, courant du nord au sud ; la maison à mi-côteau, aspectée au midi ; l'enclos est de 60 hectares ; sous-sol granitique. »

Il n'avait constaté de la diarrhée et de la boulimie que chez un seul de ces malades. Il est vrai que notre confrère n'est à la tête du service que depuis peu de temps.

1re OBSERVATION.

G... Joachim, 56 ans, du Morbihan. — Entré en 1837. Maniaque. 15 juin, centre de la face dorsale des deux mains rouge, lisse, douloureux la nuit. La flexion des doigts est difficile. La périphérie est recouverte d'un épiderme soulevé, crevassé. 15 juillet, aspect *brunâtre et sec* du centre squameux de la périphérie. Rien aux pieds. On m'a assuré que depuis deux ans les mêmes accidents revenaient.

2e OBSERVATION.

L... Jean, 64 ans, du Morbihan. — Entré en 1846. Dément. Mêmes accidents cutanés que le précédent. La durée est inconnue.

3e OBSERVATION.

M... Joseph, 39 ans, des Côtes-du-Nord. — Entré en 1857. Démence, Épilepsie. 15 juin, a eu les pieds et les mains brûlés par le soleil. Épiderme soulevé, peau rouge, douloureuse; quelques phlyctènes. J'ai suivi attentivement la marche de cet érythème : le 15 juillet, l'épiderme tombé au centre, a laissé une peau rosée et blanchâtre par plaques arrondies, épaisse, dure, un peu cornée ou parcheminée. La desquamation n'a pas été complète autour de ce centre, aux mains. Nulle aux pieds. Cet homme est roux : il a la peau très-blanche. Pas d'accidents digestifs. Pneumonie catharrale actuelle datant de 10 jours.

4e OBSERVATION.

D... Jean-Marie, 37 ans, des Côtes-du-Nord. — Entré en 1856. Dément. Pas d'accidents digestifs. 15 juin, centre rouge-sombre, lisse, sec, corné aux deux faces dorsales des mains. L'érythème pellagroïde était déjà à son déclin. Aujourd'hui 20 juillet, il reste une surface terreuse, sèche, parcheminée. Pas de desquamation à l'entour. Rien aux pieds.

5e OBSERVATION.

L... Mathurin-Julien, 50 ans, des Côtes-du-Nord. — Entré en 1860. Dément épileptique. Pas d'accidents digestifs. 15 juin, les deux faces dorsales des mains sont rouges au centre. Épiderme grisâtre soulevé autour, depuis le poignet jusqu'aux premières phalanges. Cet épiderme est tombé par petites plaques furfuracées. Il reste au 20 juillet une rougeur framboisée au centre, un aspect parcheminé autour. Les deux cou-de-pieds sont d'un aspect rugueux; l'épiderme fendillé n'est pas tombé. Pendant la durée de cet érythème, il y avait des démangeaisons, surtout la nuit. Le malade reste exposé au soleil des journées entières.

6e OBSERVATION.

D... Mathurin, 31 ans, des Côtes-du-Nord. — Entré en 1863. Dément épileptique. Paralysie des sphincters. Appétit vorace. Diarrhée (accidents existant à son arrivée). 15 juin, peau de la face dorsale des deux mains rouge lie-de-vin, sans écailles. Des lignes blanches la traversent en losanges nombreux. Pas de desquamation. Au 20 juillet, aspect parcheminé de la peau. Nulle question possible sur la douleur. N'est pas toujours au soleil. Il n'avait rien aux mains lors de son arrivée, au commencement de l'année. Rien aux pieds.

7e OBSERVATION.

C... Joseph, 42 ans, du Morbihan. — Entré en 1843. Imbécille et épileptique. Pas d'accidents digestifs. 15 juin, phlyctènes, au centre surtout, quelques-unes plus petites au poignet et sur le bord de la face dorsale des deux mains. Douleurs vives, comme après une insolation. La main droite est moins malade parce qu'elle est plus souvent abritée dans la poche. 20 juillet, on dirait la cicatrice d'une brûlure au premier degré, au centre de la main gauche. La droite est d'une couleur sombre, roide au toucher. Autour, des plaques furfuracées. Rien aux pieds (le malade est bien chaussé.)

8e OBSERVATION.

L... Mathurin, 55 ans, des Côtes-du-Nord. — Entré en 1840. Vertige épileptique. Démence. Pas d'accidents digestifs. 15 juin, peu de chose à la main droite. La main gauche offre une couleur lie-de-vin remarquable, avec des lignes losangiques et des espaces d'un à deux millimètres de diamètre. Douleurs vives la nuit. 20 juillet, centre rosé, luisant à l'entour, des écailles épidermiques furfuracées. Les cou-de-pieds exposés aux rayons du soleil sont rugueux, sans desquamation bien prononcée.

Total des cas relatés.............................. 8

20. ASILE DE DOLE (JURA).

Chiffre de la population, 240.

Il résulte des renseignements les plus positifs émanés de MM. les docteurs Verron et Foville, qui se sont succédé dans la direction médicale de cet établissement, qu'aucun cas de pellagre n'y a été observé.

Nombre des cas relatés.............................. 0

ASILE DE FAINS (MEUSE).

Chiffre de la population, 422.

Déjà dans mon mémoire des *Annales Médico-Psycologiques*, cahier d'avril 1859, j'ai publié 3 observations de pellagre consécutive à l'aliénation mentale, constatés dans cet établissement par M. le docteur Auzouy, médecin en chef, qui venait d'observer cette affection à l'asile de Sainte-Gemmes pendant une trop courte collaboration. Je ne puis, en les relatant ici, qu'y renvoyer. J'en dirai autant de 3 autres observations recueillies dans le même service par M. le docteur Bonnet et publiées dans les archives cliniques des maladies mentales en 1861, sous le titre d'*Aliénation et Pellagre*.

Dans son relevé de l'année 1863, publié dans l'*Union médicale* du 17 octobre, M. Landouzy relate 2 cas qui lui ont été communiqués sans doute par M. le docteur Mérier, médecin en chef du même établissement.

Total des cas constatés.............................. 8

(Sous toute réserve de ceux qui ont pu exister antérieurement).

22. ASILE DE GRENOBLE.

Chiffre de la population, 282.

N'ayant pu avoir de renseignements sur cet asile, je ne mentionne en ce qui le concerne un résultat négatif que sous toute réserve.

Nombre des cas relatés.............................. 0

23. ASILE DE LAFOND (Charente-Inférieure).

Chiffre de la population, 366.

Dans une lettre qu'il m'adressait le 20 août 1862, M. le docteur Védie, médecin-directeur de cet établissement, me faisait connaître qu'il n'y avait encore constaté aucun cas de pellagre; mais, il résulte du tableau publié par M. Landouzy, dans l'*Union médicale* du 17 octobre 1863, qu'il y en aurait été observé un cas en 1863.

Cas relaté.................................. 1

(Sous toute réserve de ceux qui ont pu exister antérieurement).

24. ASILE DE LEYME (Lot).

Chiffre de la population, 434.

A défaut de renseignements sur cet asile, je ne mentionne en ce qui le concerne un résultat négatif, que sous toute réserve.

Nombre des cas relatés......................... 0

25. LILLE. — *Asile de l'Hommelet.*

Chiffre de la population, 556.

J'ai dit à propos de l'asile d'Armentières, que le résultat négatif d'une première information auprès de M. le docteur Butin, médecin en chef de cet établissement, devait être mentionné avec d'autant plus de réserve que M. le docteur Joire, médecin en chef de l'asile de l'Hommelet, dans le même département, venait d'être conduit par un nouvel examen à constater dans son service, pour la seule année 1863, 17 cas et à en induire que des faits analogues ne peuvent que se rencontrer dans les autres asiles du Nord.

L'histoire de ces 17 cas ayant été publiée dans la *Gazette des hôpitaux*, n° du 8 octobre 1863, je ne puis qu'y renvoyer le lecteur, en me bornant à en enregistrer ici le nombre.

Nombre des cas relatés......................... 17

(Sous réserve de ceux qui ont pu exister antérieurement).

26. LILLE. — *Asile public des femmes aliénées.*

Chiffre de la population, 413.

Dans les prévisions de M. le professeur Joire relativement à l'existence de la pellagre dans les asiles du Nord, il paraît y avoir une exception à faire à l'égard de cet établissement. Il semble résulter, en effet, des renseignements qui m'ont été transmis successivement par le regrettable docteur Gosselet et par son successeur M. le docteur de Smyttère, qu'il n'y a été constaté aucune trace d'érythème pellagreux.

En mentionnant ce résultat négatif, je dois faire observer que cet asile, situé dans la ville, aujourd'hui remplacé par l'asile de Bailleul, ne comprend dans sa population que des femmes, lesquelles, en général, sont astreintes à une vie plus sédentaire et qui les expose rarement à l'insolation ; et que, pour ne pas y revêtir la forme pellagreuse, la cachexie spéciale des aliénés n'y existe pas moins, ainsi qu'on en peut juger par le tableau des causes de décès.

Nombre des cas relatés.............................. 0

(Sous toute réserve).

J'espère de l'intelligent observateur, qui est actuellement à la tête du service médical de l'asile de Bailleul, M. le docteur Bulard, que si, dans les nouvelles conditions où se trouvent ses aliénés, il venait à constater quelques cas de pellagre, il voudrait bien me les communiquer.

27. ASILE DE LIMOGES.

Chiffre de la population, 312.

Dans un excellent travail publié dans les Archives cliniques des maladies mentales et nerveuses en 1862, et que nous regrettons de ne pouvoir reproduire intégralement, M. le docteur Fougères fait connaître que dans l'année 1860 qui suivit son entrée en fonctions, il fut frappé de certaines modifications survenues dans la coloration de l'épiderme de quelques aliénés. Un érythème se caractérisant par un changement profond de la couche membraniforme qui couvre le derme, envahissait les mains, la figure, le sternum de plusieurs déments.

M. le docteur Thezillat, médecin-directeur, en avait été d'autant plus frappé lui-même, qu'en se reportant à quelques années en arrière, il se rappelait avoir observé des faits semblables mais isolés.

Nos deux confrères se livrant alors à un examen sérieux de tous les aliénés, constatèrent des traces plus ou moins manifestes de cet érythème sur 10 femmes et 1 homme atteint de paralysie générale.

« Deux nuances assez tranchées teintaient l'épiderme de ces aliénés : l'une, rouge-cuivrée, affectait principalement la face, tandis que l'autre, moins foncée et de couleur café au lait, avait son lieu d'élection à la région dorsale des mains. La peau sèche, rugueuse, était très-tendue ; quelques malades accusaient de la démangeaison.

« Au printemps de 1861, une coloration identique avec celle constatée en 1860, un changement dans la texture et la sensibilité de la peau, une modification du côté de l'état mental, viennent révéler un état tout particulier de l'organisme. Non-seulement, pas un des malades frappés dès l'année précédente n'échappe à l'action de la cachexie pellagreuse, mais encore il y en a de nouveaux et nous les trouvons, ceux-ci, avec les caractères de l'érythème simple, ceux-là avec des symptômes plus graves.

« Ce sont les hommes qui, cette année, ont été les plus maltraités ; c'est dans la section des paralytiques déments et dans celle des maniaques chroniques, que la pellagre a sévi avec le plus de rigueur.

« Érythème de la peau, modifications graves dans le fonctionnement du tube digestif, troubles du système nerveux, voilà les lésions dont nous trouvons les symptômes.

« En réunissant les malades des diverses sections, 21 individus offrent à des degrés variés les caractères assignés à l'érythème pellagreux, ils se divisent en 10 hommes, 11 femmes.

« Parmi les hommes, 4 sont atteints de la pellagre avec accidents du côté du tube digestif; 6 sont à la première période. Une tache érésipélateuse apparaît sur le dos des mains, la peau a de la tendance à se sécher et à se fendre ; successivement, l'un d'eux passe au deuxième degré.

« 5 femmes ont la pellagre externe compliquée d'accidents cachectiques; 4 ont une diarrhée très-tenace; 6 ne franchissent pas le premier degré.

« État mental des 10 hommes : maniaques, 3 ; lypémaniaques, 2 ; déments paralytiques, 3 ; idiot, 1 ; épileptique dément, 1.

« État mental des 11 femmes : paralytiques démentes, 4; épileptiques démentes, 3; maniaques épileptiques, 2; maniaques, 2.

« Age des hommes : 26 ans, 1; 27 ans, 1; de 34 à 38 ans, 3; de 42 à 47 ans, 2; de 53 à 59 ans, 3.

« Age des femmes : 25 ans, 1; de 30 à 36 ans, 2; de 40 à 48 ans, 2; de 50 à 56 ans, 3; de 62 à 68 ans, 2; 71 ans, 1.

« L'entrée à l'asile remonte à 17 ans pour 1; 10 ans pour 1; 9 ans pour 1; 6 ans pour 2; 5 ans pour 1; 4 ans pour 1; 3 ans pour 3; 2 ans pour 5; 1 an pour 3; à l'année 1861 pour 3. Total, 21.

« Sur ces 21 cas, 11 se rapportaient aux années antérieures et 10 seulement constituaient des cas nouveaux propres à l'année 1861 : soit 6 hommes et 4 femmes. »

D'après une note que M. le docteur Fougères, aujourd'hui médecin-directeur de l'établissement, a bien voulu m'adresser le 20 octobre 1863, et dans laquelle il a consigné le résultat de ses observations depuis 1861, le nombre des pellagreux s'est élevé en 1862 à 7 : 4 hommes, 3 femmes; en 1863 à 1 homme.

En y ajoutant les 21 des années antérieures, on obtient un total de 29 cas constatés : soit, en déduisant les cas anciens se reproduisant d'une année à une autre, 22.

Nous comprenons dans ce nombre les sept observations publiées dans le mémoire de M. Fougères, inséré dans les Archives cliniques.

En me présentant le résultat de ses observations depuis 1861, ce distingué confrère me fait observer que, bien qu'en 1860, son attention ait été éveillée par l'apparition des symptômes qu'il a reconnus depuis appartenir à la cachexie pellagreuse, ce n'est qu'à dater de 1861 qu'il lui a été permis de suivre la maladie depuis le moment de son apparition jusqu'à la fin de la crise, d'analyser les symptômes et de se rendre compte des états morbides concomitants.

« Sur les 10 pellagreux de cette année, ajoute M. Fougères, 8 disparurent emportés par des diarrhées colliquatives contre lesquelles toute médication resta impuissante; 2 survécurent pour former le fond de notre population pellagreuse avec 4 malades que nous fournit l'année 1862. De ces 6 pellagreux, 3 appartiennent à la section des femmes démentes lypémaniaques, 3 à la section des hommes paralytiques ou déments.

« En 1863 un seul cas nouveau a été enregistré, il se trouvait dans la section des épileptiques hommes.

« Des 6 malades indiqués plus haut, les uns rechutent pour la deuxième fois, les autres pour la troisième fois. Parmi les femmes 3 étaient malades de l'an dernier; ce sont les nommées : Las..., Peyr..., Teil...; quant aux sieurs Au... et Re..., la pellagre les a frappés dès l'année 1861. Br... est malade de l'avant-dernière saison. Un fait digne de remarque et que je noterai immédiatement, c'est que, pour cette année, les états généraux groupés autour de la pellagre, soit comme complication, soit comme corrélation de l'épuisement général, cause de la cachexie, se sont amendés assez rapidement et sans présenter cette gravité que l'on rencontre le plus souvent chez les pellagreux. Ainsi, chez la femme Teil..., la maladie fit une brusque irruption; en peu de jours les mains furent gonflées, l'épiderme fut soulevé et l'irritation passive du tissu cellulaire sous-jacent évidente; la coloration de la peau, sans jamais être très-foncée, se dessina rapidement d'une façon très-nette.

« C'était au mois d'avril; en juin, des parcelles d'épiderme desséché se soulevaient, et, dans la première quinzaine du mois d'août, la région dorsale des mains ne présentait plus que la teinte carminée qui caractérise le commencement de la convalescence; il n'y a pas eu de patte d'oie.

« En juin, nous crûmes un instant à l'apparition d'accidents inflammatoires du côté des voies digestives, mais, il n'en fut rien; la langue, quoique fendillée, revint bientôt à son état normal; le dégoût pour les aliments se dissipa, les digestions reprirent leur régularité, le sommeil fut plus long, plus profond, plus réparateur; il y eut presque une résurrection de cette pauvre lypémaniaque souffrante depuis quelques années et qui, sous l'influence de la cachexie pellagreuse, a gardé le lit pendant trois mois environ.

« La femme Per..., phthisique au deuxième degré, put prendre chaque jour 40 grammes d'huile de foie de morue sans trouble apparent du tube digestif; l'épiderme des mains fut très-rapidement en voie de guérison.

« La nommée Lar... a succombé la première; chez cette maniaque pellagreuse aucun des agents thérapeutiques employés n'a pu arrêter la marche du flux intestinal; les astringents, les opiacés, les toniques, les révulsifs, n'ont exercé aucune influence; la modification pathologique n'a pas seulement touché la vitalité de la muqueuse des intestins, la lésion était plus générale, les forces de la vie étaient atteintes dans leur essence, la vie devait cesser.

« A côté de l'intensité des phénomènes morbides qui souvent a varié, nos hommes pellagreux ont présenté quelques particularités que je veux vous signaler : Ga... n'a pas eu toute la manchette pellagreuse; seul le dos de la main a été atteint; l'érythème occupait les deux tiers de la région métacarpienne; l'appétit est resté assez bon, les digestions se sont continuées telles qu'elles étaient au commencement du printemps, c'est-à-dire avec un peu de dyspepsie, avec quelques flatuosités et régurgitation des aliments, principalement le matin; malgré cet état, la diarrhée n'a été accusée que de loin en loin.

« J'aurai l'honneur de vous rappeler que Ga... est épileptique, circonstance qui, selon moi, complique le problème. L'érythème de R... (épileptique), a été très-intense à l'extérieur; l'affection semble avoir ménagé la muqueuse intestinale; les symptômes cutanés disparaissent peu à peu; on remarque cependant à la région métacarpienne le signe de la patte d'oie; la peau est nacrée, fortement appliquée sur les tendons des extenseurs.

« Nous mentionnerons aussi le nommé Auf..., chez lequel la pellagre a présenté un aspect singulier; la peau qui recouvre le carpe, le métacarpe, les doigts, a été littéralement envahie par l'érythème qui a conservé une teinte gris foncé jusqu'au moment où la modification suivante a paru sous l'influence de l'action solaire : l'épiderme s'est fendillé et au milieu des interstices créés par la déchirure ont paru des points brillants et comme diamantés à un mètre de distance; on croirait être en présence de gouttes de rosée légèrement éclairées par le rayon d'une vive lumière.

« Quant à Br..., il a été jusqu'à ce jour le type d'un pellagreux. Chez ce dément, âgé de 68 ans, faible de constitution, la pellagre remonte au printemps de 1862; cette année l'érythème a envahi la face, les mains, les pieds, tout en laissant entre ces trois points des différences très-graduées, très-sensibles dans leur coloris; l'épiderme de la face est luisant, acajou foncé; les muscles pendant leurs contractions ont formé des sillons profonds qui sont restés incolores; le masque est complet, la coloration est limitée par une ligne qui indique la position de la toque du malade; les mains sont considérablement amaigries; la peau est amincie, brune; mais c'est à la région dorsale du pied que la pellagre s'épanouit dans tout son luxe; là, en effet, l'affection a sévi avec la plus grande intensité, les deux régions métatarsiennes ont été prises simultanément et la pellagre a gagné jusqu'au-dessus des deux malléoles. Pendant les mois de juin et de juillet, la peau qui couvre le métatarse a été très-tendue, le tissu cellulaire sous-jacent très-tuméfié.

« Aujourd'hui même, alors que l'érythème est sur le point de disparaître, il règne une teinte luisante sur une couche couleur café au lait qui tranche nettement avec le rouge vif des tissus sous-épidermiques. De larges bandes peuvent être enlevées sans que le malade accuse aucune douleur ; l'état des voies digestives est mauvais; le malade mange peu; il y a du dégoût; quelquefois le ventre est météorisé; la diarrhée affecte une marche intermittente : disparaissant, elle reparaît pour disparaître et revenir encore. Br... a été très-faible; aujourd'hui il est moins mal; l'alimentation se fait convenablement. L'automne et ses variations de température passeront sans que la situation soit aggravée. Nous le retrouverons probablement l'année prochaine.

« Tous les cas de pellagre sus-relatés appartiennent à la section des incurables, c'est-à-dire, à cette catégorie d'aliénés composée de toutes les débilités, de tous les épuisements nerveux, de toutes les altérations organiques, de toutes les lésions somatiques profondes.

« Les 15 pellagreux observés à l'asile de la Haute-Vienne, depuis 1861, se répartissent de la manière suivante :

« Haute-Vienne. — Hommes, 4; femmes 4; total, 8.

« Indre. — Hommes, 2; femmes, 1 ; total, 3.

« Creuse. — Hommes, 2; femmes, 2; total, 4.

« Sous le rapport de l'état mental, ils se divisent ainsi :

« *Hommes.*—Lypémaniaques, 1 ; épilepsie manie, 2 ; épilepsie idiotie, 1 ; folie paralytique, 2 ; déments paralytiques, 2.

« *Femmes.* — Maniaques, 2 ; lypémaniaques, 3 ; épilepsie manie, 2.

« La pellagre a constamment frappé sur la population indigente ; pas un des pensionnaires, parmi lesquels nous comptons 4 déments, n'a été atteint de l'érythème pellagreux.

« En relevant les notes que j'ai prises sur la pellagre, je n'ai rien trouvé qui puisse me faire croire que le lieu de la naissance, le pays habité par le malade aient contribué à l'apparition de cette affection, à la production de cette cachexie à forme pellagreuse ; de plus, je n'ai jamais entendu dire par aucun de mes confrères, qu'un cas de pellagre sporadique ait été observé dans les trois départements du centre, dont nous nous occupons ici.

« L'affection appartient réellement à l'asile, elle y naît, s'y développe : voilà la vérité, et si le nombre des pellagreux est plus considérable parmi la population afférente à la Haute-Vienne, il n'est pas difficile de s'assurer que, toute proportion gardée, il n'existe aucune différence.

« Ce chiffre comparé au chiffre fourni par les départements de l'Indre et de la Creuse est dans un rapport toujours identique.

« Mais, quelle peut être la part d'influence qu'il faut attribuer à l'alimentation ?

« Voilà à cet égard quelques données ; je me permettrai de les faire précéder de la copie du régime alimentaire de notre population pour les aliénés indigents [1].

[1] Nous croyons devoir reproduire ici ce tableau, car il offre un spécimen du régime alimentaire des aliénés au compte des départements dans la plupart des asiles publics.

Régime alimentaire des aliénés entretenus au compte des départements.

DIVISION de LA JOURNÉE.	NATURE des DENRÉES.	HOMMES.		FEMMES.	
		QUANTITÉS avant préparation.	QUANTITÉS après préparation.	QUANTITÉS avant préparation.	QUANTITÉS après préparation.
Pour la journée.	Pain moyen.....	»	750 grammes.	»	625 grammes.
	Bière..	»	30 centilitres.	»	30 centilitres.
	Ou cidre	»	30 id.	»	30 id.
Jours gras.					
Au déjeuner...	Soupe grasse....	»	80 centilitres de bouillon.	»	80 centilitres de bouillon.
Au dîner	Ragoût composé de mouton....	125 grammes.	62 gr. 5, cuite et désossée.	125 grammes.	62 gr. 5, cuite et désossée.
	De pom. de terre.	250 id.	250 grammes.	250 id.	250 grammes
	Ou carottes.....	200 id.	133 id.	200 id.	133 id.
	Viande bouillie..	125 id.	62 gr. 5, cuite et désossée.	125 id.	62 gr. 5, cuite et désossée.
Au souper.....	Soupe grasse....	»	80 centilitres de bouillon.	»	80 centilitres de bouillon.
	Ou fromage.....	50 grammes.	50 grammes.	50 grammes.	50 grammes.
Jours maigres.					
Au déjeuner...	Soupe maigre...	»	80 centilitres de bouillon.	»	80 centilitres de bouillon.
Au dîner du vendredi	Riz...........	70 grammes.	350 grammes.	70 grammes.	350 grammes.
	Ou maïs........	140 id.	»	140 id.	»
	Lait...........	»	7 centilitres.	»	7 centilitres.
Au dîner du samedi........	Ragoût composé de pom. de terre.	520 grammes.	520 grammes.	520 grammes.	520 grammes.
	Ou pois........	180 id.	360 id.	180 id.	360 id.
	Ou lentilles.....	180 id.	360 id.	180 id.	350 id.
	Ou haricots.....	180 id.	360 id.	180 id.	360 id.
	Ou légumes verts.	300 id.	200 id.	300 id.	200 id.
Au souper.....	Soupe maigre...	»	80 centilitres de bouillon.	»	80 centilitres de bouillon.
	Ou fromage.....	50 grammes.	50 grammes.	50 grammes.	50 grammes.

« Si notre régime ne peut pas être classé parmi les plus variés, il est, par contre, très-réparateur. Dans nos départements du centre, la classe indigente n'est point habituée à manger du pain blanc excellent, à se nourrir de viande réellement de seconde qualité (la viande livrée et consommée à l'asile est poinçonnée par l'inspecteur de la boucherie).

« Dans la Haute-Vienne, dans la Creuse, le paysan vit médiocrement. Certes, il y a loin des conditions dans lesquelles il se trouve aujourd'hui aux conditions dans lesquelles il était quand Turgot administrait la province du Limousin; néanmoins, les progrès en agriculture sont très-lents, et notre sol, si justement admiré des touristes, est difficile pour la culture mixte, par sa nature accidentée, par ses cours d'eau nombreux. Notre pays convient beaucoup mieux à la production des herbages, à la nourriture du bétail qu'à la culture des céréales, aussi le laboureur est loin d'être fortuné. En général, sur tous les points, la nourriture est de qualité médiocre : le pain bis, des légumes maigrement assaisonnés, la soupe, l'eau, du cidre pour dissolvant, rarement du vin, surtout pour les femmes ; le dimanche, quelques hommes vont au cabaret : telle est la nourriture des populations rustiques. J'étais donc dans le vrai en disant que les malades se trouvent bien de notre régime, et qu'à l'exception de cas d'agitation extrême ou de dépression influencée par une dyspepsie, leurs forces augmentent vite, leurs chairs prennent du ton, le sang devient plus riche, l'épiderme plus coloré.

« Quant à l'Indre, si ce département est un peu plus riche que le département de la Haute-Vienne, l'arrondissement du Blanc, couvert d'étangs, d'eaux stagnantes, est très-marécageux ; aussi les malades trouvent-ils chez nous un bien-être qui est la conséquence du régime meilleur que celui de la famille, des conditions hygiéniques supérieures, en un mot, de modifications générales apportées aux choses qui touchent leur personne.

« Je ne saurais donc admettre que le régime seul ait pu favoriser le développement de la pellagre dans notre asile. »

Je vais même plus loin : je ne crois pas qu'un régime seul, sans autre cause de débilitation du système nerveux, puisse, par cela même qu'il est insuffisant, provoquer cette cachexie.

Je ne crois pas à l'influence du régime seul, pas plus que je ne veux admettre l'influence du maïs altéré ou non altéré par le verdet, comme cause exclusive de l'érythème pellagreux.

« On ne peut avoir étudié l'aliénation mentale sans être convaincu de sa puissance oppressive, non-seulement sur le système nerveux, mais encore sur la nutrition et, conséquemment, sur les muqueuses et sur la peau... »

M. Fougères termine sa note par ces mots :

« Telle est notre opinion sur la production de cette affection chez les aliénés. Pour nous, dans cette cachexie particulière à ce groupe de maladies, les manifestations sont celles qui ont été observées chez les pellagreux d'Espagne, chez les pellagreux de la Lombardie, et les dernières variétés que j'avais voulu établir en relatant des faits de pellagre truitée, de pellagre tigrée, ne changent en rien le fond de la maladie. La pellagre des aliénés est une forme entièrement identique à la pellagre des pays ultramontains. Au milieu des causes débilitantes, il s'est glissé un élément de plus (la folie), voilà tout; mais, je préfère l'idée de cachexie émise par vous, c'est-à-dire l'idée d'un radical morbide frappant, soit le tégument externe, soit la muqueuse intestinale, soit le système nerveux; la maladie pellagreuse est mieux expliquée, l'intelligence suit plus facilement les détails et les mille accidents qui la caractérisent. »

Nombre des cas relatés........................ 22

28. ASILE DE LYON — *Antiquaille.*

Chiffre de la population, 721.

Le bilan des cas de pellagre observés dans cet établissement se compose du cas constaté par M. Bouchard sur une démente, à son retour de Sainte-Gemmes et des Landes, et qui paraît être le premier signalé à Lyon, et de sept autres qui ont dû être communiqués par M. le docteur Arthaud à M. Landouzy, car ils figurent dans le tableau publié par ce dernier. (*Voyez Union médicale du 17 octobre* 1863.)

Total des cas relatés........................ 8

(Sous toute réserve de ceux qui ont pu exister antérieurement).

29. ASILE DU MANS.

Chiffre de la population, 426.

Il résulte des renseignements les plus positifs qui m'ont été transmis par M. le docteur Étoc-Demazy, médecin en chef de cet établissement depuis vingt-huit ans, qu'il n'a observé que deux cas qui puissent se rattacher à la pellagre dans son service.

Nous avons publié dans notre mémoire des *Annales médico-psychologiques*, cahier d'avril 1859, la relation du premier, et nous ne pouvons qu'y renvoyer. Quant au deuxième, il m'a été communiqué par mon savant collègue en ces termes :

« Ce fait s'est présenté chez une femme âgée de 58 ans, entrée à l'asile le 8 mai 1861, dans un état complet de démence. Elle était veuve et aliénée depuis l'année 1849, atteinte de surdité incomplète depuis son enfance, et d'hémiplégie gauche depuis une époque éloignée qui n'a pu être déterminée.

« Le 15 juin 1861, invasion d'érésipèle au visage, et quelques jours après, érythème à la face dorsale des mains et des poignets; vomissements. A la fin de juin, guérison de l'érésipèle, persistance de l'érythème.

« Le 24 juillet, angine gangréneuse; puis taches ecchymotiques livides, noirâtres sur le dos des mains et des avant-bras, à la région antérieure et interne des jambes et des cuisses, à la poitrine, au ventre et à la région du sacrum. Prostration complète. Aucun signe d'intelligence ou de sensibilité. Mort le 28 juillet à dix heures du matin.

« Autopsie, le 29 à dix heures. Tumeur de nature fibreuse du volume d'une aveline, adhérente à la face interne de la dure-mère, au niveau de la partie moyenne de la voûte de l'hémisphère droit du cerveau ; dépression correspondante de la substance cérébrale. Épanchement de sang sur la face convexe de l'un et de l'autre hémisphère, dans la cavité de l'arachnoïde (hémorrhagie méningée). Le cerveau, le cervelet, la moelle épinière, examinés avec grande attention, sont pâles, sans injection, sans altération de consistance.

« Dilatation notable de la crosse de l'aorte.

« Membrane muqueuse de la bouche et du pharynx verdâtre,

exhalant une odeur gangréneuse. Taches ecchymotiques aux régions indiquées ci-dessus intéressant la peau et le tissu cellulaire sous-cutané. Injection hypostatique du bord postérieur des poumons. Rien ailleurs.

« Je dois ajouter que la malade gardait le lit dans les jours qui ont précédé le développement de l'érythème; cette affection ne saurait donc être attribuée à l'insolation. Doit-on la rattacher à la cachexie pellagreuse? »

Nombre des cas relatés........................... 2

30. ASILE DE MARÉVILLE (MEURTHE).

Chiffre de la population, 1,400.

Le relevé des cas de pellagre observés dans cet important asile se compose :

1° De douze observations recueillies en 1858 par M. le docteur Auzouy, alors médecin en chef du quartier des hommes, et publiées dans mon mémoire des *Annales médico-psychologiques* (voir cahier d'avril 1859).

Ces douze malades sont morts depuis par suite des progrès de la cachexie spéciale.

2° De quatre cas signalés dans le quartier des femmes, à savoir : « 1° Sac..., Gasparine, 66 ans. Sensibilité cutanée diminuée. Peau du dos des mains décolorée, amincie, sèche, fendillée. Démence complète; somnolence; ne travaille pas. A presque constamment de la diarrhée. 2° Bil..., Marie-Madeleine, d'Épinal (Vosges), entrée en 1846 à Maréville, 73 ans. Démence. Jambes enflées; ne travaille plus. Sensibilité cutanée en partie conservée. Peau de la face dorsale des mains décolorée, brunie sur certains points, sèche et parcheminée, en juin et juillet. Présente une voussure de la colonne vertébrale. A de la diarrhée en hiver. 3° Malv..., Catherine, de Vouziers (Ardennes), entrée en 1852, 57 ans. Démente loquace et hallucinée; tendances dégradées. Parfois de l'hébétement. Apathique et réfractaire au travail. Altération cutanée du dos et des mains semblable à celle que produit la pellagre, en juillet. 4° Hug..., Claude-Françoise, de Villertexel (Haute-Saône), 42 ans. Entrée en 1855. Imbécillité avec réactions maniaques. Instincts dégradés. Caractère irritable. Apathie, inertie ; ne travaille presque pas. Tend à la démence et à la stupidité. A eu de la diarrhée cet hiver. En juillet, la peau de la face dorsale des mains est parcheminée, luisante, comme desséchée. »

3° De huit observations publiées par M. le docteur Teilleux, alors médecin en chef du quartier des femmes, dans les *Annales médico-psychologiques* (voir cahier d'avril 1860).

4° De dix-sept observations nouvelles recueillies par M. Auzouy, en 1859, et dont nous donnons ci-après le résumé en y joignant la suite de deux observations de l'année précédente.

5° De cinq observations recueillies en 1860 par M. le docteur Renault du Mottey, successeur de M. Auzouy, comme médecin en chef du quartier des hommes, et dont le résumé a été publié dans mon rapport à S. Exc. le ministre de l'intérieur (voir ce document).

6° De sept cas nouveaux observés par le même en 1861, et dont on trouvera ci-après le résumé.

7° De deux cas peu caractérisés observés par M. Verron dans le quartier des femmes en 1860.

8° De quatre cas nouveaux observés par M. Renault en 1862, et dont on trouvera ci-après le résumé. Je n'ai pas de renseignements précis sur 1863.

9° De deux observations publiées par M. le docteur Mérier dans la *Gazette des hôpitaux*, et reproduites par M. Landouzy dans sa monographie.

Résumé des observations recueillies en 1859, par M. le docteur Auzouy.

1re OBSERVATION.

Cas ancien (Voir l'observation n° 10 de l'année précédente, *Annales médico-psychologiques,* avril 1859).

Gen..., Martin (Observation publiée dans les *Annales médico-psychologiques*). Décédé le 11 novembre 1858, à la suite de cachexie pellagreuse.

Nécropsie, faite 36 heures après la mort. Rachis : injection très-prononcée des vaisseaux de la dure-mère rachidienne, surtout des veines, qui se présentent sous un aspect noirâtre; foyer sanguin au niveau de la deuxième vertèbre lombaire; ce foyer est rempli de sang coagulé, mais nullement altéré ; on l'eût pris volontiers pour une varice d'une des veines du rachis, car supérieurement et inférieurement, il communique avec un petit tronc. Les membranes propres de la moelle sont soulevées par le liquide céphalo-rachidien qui nous paraît être en quantité normale. Légère injection de la pie-mère rachidienne. La moelle offre au niveau de la première et de la deuxième vertèbre lombaire, un point manifestement ramolli et cela surtout du côté droit, de telle façon que les faisceaux latéraux droits s'enlèvent avec une grande facilité, ainsi que la substance grise. Les faisceaux latéraux gauches conservent seuls assez de consistance pour établir la continuité. La substance blanche a perdu sa pureté et a passé au gris pâle. Le foyer ramolli a une étendue de 3 centimètres environ.

2e OBSERVATION.

R..., Jean-Louis, entré à Maréville le 8 octobre 1855. — Atteint de manie suivie de démence paralytique. Symptômes caractéristiques de pellagre en 1858. Décédé le 6 avril 1859.

Nécropsie faite 26 heures après la mort. État extérieur : face injectée, bleue; le tissu cellulaire graisseux de la peau très-abondant. Œdème des membres inférieurs. Crâne et cerveau : les os du crâne faibles. La dure-mère offre çà et là des adhérences avec l'arachnoïde; cette dernière et la pie-mère sont intimement liées entr'elles. La pie-mère adhère aux circonvolutions cérébrales. La dure-mère incisée laisse s'échapper une grande quantité de sérosité épanchée dans l'arachnoïde; cette sérosité a produit une compression sur les circonlocutions cérébrales, à tel point que quelques-unes d'entr'elles ont presque disparu. Les méninges sont décolorées, blanches, lactescentes, épaissies. Le cerveau placé sur sa base s'affaisse, les deux hémisphères se séparent de manière à déchirer le corps calleux sensiblement ramolli comme la substance blanche en général. La substance grise quoique ramollie, l'est cependant moins que la blanche. Le cervelet n'offre rien de particulier à noter. Moelle épinière : vers la quatrième vertèbre dorsale on remarque un point de ramollissement de 1 centimètre 1/2 à peu près, ramollissement qui porte sur les faisceaux antérieurs et postérieurs. Les membranes d'enveloppes ne contribuent pas à cette lésion, leur coloration est normale et on ne remarque point d'adhérences entr'elles et la moelle. Cœur : hypertrophie périphérique, cavités augmentées, parois amincies. Foie : le foie est très-gros et s'étend jusque dans l'hypochondre gauche.

3e OBSERVATION.

D..., Georges, âgé de 44 ans, adonné à l'ivrognerie et à la débauche. — Paralysie générale, idées de grandeurs, démence complète, ne travaille pas. 10 mai 1859, larges vésications sur le dos des mains, la sérosité s'est échappée et l'épiderme détaché a laissé une surface rouge, semblable à celle que produirait un vésicatoire. 27 mai 1859, la peau est rouge; elle commence à se fendiller; quelques écailles se détachent. Cette rougeur est limitée aux bords externes et internes des mains, aux articulations carpiennes et aux commissures interdigitales, par une peau brune, sèche, parcheminée, luisante; à 3 centimètres au-delà, la peau offre une coloration normale. 20 juin, diarrhée. 27 juin, mort subite, apoplexie foudroyante.

Nécropsie faite 30 heures après la mort. Cerveau : ramollissement général des deux substances. Grande quantité de sérosité dans les ventricules. Méninges épaissies, décolorées, adhérentes à la substance corticale, surtout vers la grande scissure médiane. Moelle épinière : vers la sixième vertèbre dorsale on observe un ramollissement d'une étendue d'un centimètre 1/2, il paraît ne porter que sur les cordons postérieurs. Thorax : le poumon est gorgé de sang noir.

4e OBSERVATION.

Fr..., âgé de 45 ans, douanier. — Paralysie générale, idées de grandeurs, abolition des facultés intellectuelles, c'est-à-dire démence complète. 15 mai 1859, érythème au dos des mains. 30 mai, peau rugueuse, sèche, fendillée, desquamation, diarrhée presque continue. 27 juillet, congestion cérébrale lente, affaiblissement progressif. 4 août, décédé à la suite de cette même congestion.

Nécropsie faite 28 heures après la mort. Cerveau : vaisseaux cérébraux injectés. Injection en nappe des méninges surtout vers la partie postérieure; méninges épaissies, blanches. Rachis : pie-mère rachidienne rouge injectée, les vaisseaux sont distendus. La substance de la moelle est saine; on ne remarque point de ramollissement. La sérosité dans les ventricules ainsi que dans la cavité arachnoïdienne est considérable.

5e OBSERVATION.

Cas ancien. (Voir l'observation 7e, *Annales médico-psycologiques*, avril 1859.)

Cl..., âgé de 76 ans, boulanger, entré le 8 avril 1847. Diarrhée depuis huit jours; n'a pas été exposé à l'insolation. 26 juin, la diarrhée n'a pas cessé un instant depuis le mois de mai, et notre malade est mort dans le dernier degré du marasme diarrhéique.

Nécropsie faite 40 heures après la mort. État extérieur : rigidité cadavérique, œdème des membres inférieurs, pâleur générale, maigreur excessive; l'épiderme du dos des mains s'enlève avec une grande facilité. Cerveau : rien de particulier dans la masse encéphalique, si ce n'est un léger ramollissement général. Système veineux gorgé de sang noir. Moelle épinière : vaisseaux veineux gorgés de sang noir. Le bulbe offre la consistance normale. On remarque un ramollissement de la substance de la moelle compris entre la quatrième vertèbre dorsale et la neuvième. Ce ramollissement, supérieurement, occupe le centre du cordon rachidien; inférieurement, dans une étendue correspondant à deux vertèbres, il occupe toute l'épaisseur de la moelle, puis il paraît cesser brusquement pour faire place à une consistance normale de la substance nerveuse. Thorax : adhérences des plèvres. Abdomen : muqueuse intestinale noirâtre, ramollie, offrant des plaques rouges injectées par arborisations.

6e OBSERVATION.

Cr..., âgé de 31 ans, séminariste. — Lypémanie, délire religieux, extatique et mystique; démence complète aujourd'hui; hallucinations. Diarrhée fréquente, constitution détériorée. Peau de la main gauche fendillée, non parcheminée, l'épiderme s'enlève par écailles. La main droite est complétement déformée par suite de brûlure. Décédé le 20 septembre 1859. Phthisie pulmonaire. L'autopsie n'a pu être faite.

7e OBSERVATION.

Ch..., âgé de 26 ans, menuisier. — Transféré de Bicêtre. Ancien maniaque avec stupeur. Démence. Gâteux. Glouton. Anesthésie cutanée complète. Diarrhée au mois d'avril, à deux reprises différentes. 31 mai 1859, légers symptômes de l'affection pellagreuse. 10 juin, main droite écaillée; main gauche décolorée, brune et presque noirâtre. Décédé le 4 septembre 1859. Marasme diarrhéique. L'autopsie n'a pu être faite.

8e OBSERVATION.

Per... Joseph, âgé de 28 ans, cabaretier. — Idées de grandeurs, de satisfaction et de richesses. Embarras de la parole. Forces physiques affaiblies. Paralysie générale. Un premier séjour à l'asile en 1851; rentré en 1857, atteint de démence paralytique. Diarrhée presque tout le mois de mars. 19 mai 1859, s'occupe à casser des pierres, exposé à l'insolation. Dès ce moment premiers symptômes de pellagre. La peau du dos des mains est brune, un peu fendillée, luisante, sèche. Décédé le 28 juillet 1859. Marasme de la paralysie générale. L'autopsie n'a pas été faite.

9e OBSERVATION.

Bu..., âgé de 31 ans, bûcheron. — Maniaque souvent agité, bruyant, halluciné. Entré le 10 août 1852. 27 mai 1859, peau froide, brune, sèche, terreuse, commençant à se fendiller sur le dos des deux mains. Anesthésie cutanée. 1er août, tous les symptômes cutanés ont disparu.

10e OBSERVATION.

Mar... Toussaint, âgé de 50 ans, célibataire. Entré en 1838. — Ce malade est un imbécile de naissance qui est dans la démence complète aujourd'hui. 10 mai 1859, quelques phlyctènes. Tout le dos des mains est parcheminé, rugueux, fendillé. Cette peau parcheminée est entourée d'un cercle rouge, elle commence à se fendiller, de petites écailles se détachent avec facilité.

11e OBSERVATION.

Bo..., âgé de 49 ans, sans profession. — Atteint d'hypochondrie; il est aujourd'hui dans la démence, marmotte constamment entre ses dents. Double ophthalmie purulente. 25 mai 1859, dos des mains parcheminé, fendillé, décoloré; main droite plus luisante que la gauche; fond brun, noirâtre; souvent la diarrhée.

12e OBSERVATION.

Ho... Nicolas, âgé de 48 ans, rentier. — Entré le 5 février 1858. Démence entée sur un certain degré de débilité intellectuelle. Manque de spontanéité, ne travaille pas; se plaint continuellement. La peau du dos de la main droite est fendillée; la partie médiane est rouge; l'épiderme enlevé. La main gauche offre à sa surface dorsale une peau brune et à peine fendillée. Anesthésie cutanée.

13e OBSERVATION.

Bl... Charles, âgé de 31 ans, clerc de notaire. — Lypémanie, prédominance d'idées religieuses. Entré le 3 septembre 1857. Aphonie. Phthisie pulmonaire. N'a jamais travaillé et n'a jamais été exposé à l'insolation. Lenteur de la circulation. Sécheresse très-prononcée de la peau. Amaigrissement excessif. Exfoliation de l'épiderme de la partie médiane et dorsale des mains. Rougeur consécutive comme après une légère vésication. Peau à l'entour fendillée et se soulevant par écailles.

14e OBSERVATION.

G..., âgé de 25 ans, sans profession. — Entré en 1857 à l'asile. Atteint d'imbécillité avec prédominance d'idées tristes. Diarrhée continue pendant 2 mois. Ophthalmie purulente, guérison. Démence complète aujourd'hui. 31 mai 1859, symptômes de la pellagre sur le dos des deux mains. Peau fendillée, légères exfoliations, mouvements choréiques.

15e OBSERVATION.

Mi..., âgé de 44 ans, profession de boulanger. — Entré le 23 juillet 1858. Atteint de manie. Tempérament sanguin. Constitution robuste. Tendances vers la démence. Symptômes passagers d'excitation maniaque. Diarrhée à plusieurs reprises, hernie. 27 juin 1859. Symptômes de pellagre sur la face dorsale des deux mains, plus marqués sur la droite que sur la gauche. Travaille rarement à casser des pierres.

16e OBSERVATION.

R..., âgé de 54 ans, cultivateur. — Entré à l'asile en 1837. Atteint de lypémanie avec hallucinations; a tué son enfant et a tenté de se suicider après. Il est aujourd'hui dans la démence.

12 juin 1859, s'est levé hier pour la première fois, après un séjour de 6 mois au lit. Pendant l'hiver, anémie, diarrhée très-fréquente. Dos des mains fendillé, parcheminé; la peau est sèche. Anesthésie cutanée. Démence complète.

17e OBSERVATION.

Rep..., âgé de 27 ans, sans profession. — Entré le 20 janvier 1855. Atteint d'imbécillité, degré voisin de l'idiotie, dépourvu d'aptitude. Constitution chétive et souffreteuse. Amaigrissement. 25 juin 1859, peau des mains exfoliée. En frottant cette partie on voit l'épiderme se détacher comme une poudre blanche. Diarrhée fréquente.

18e OBSERVATION.

Ber..., âgé de 28 ans, polisseur de porcelaine. — Entré à l'asile dans un état profond de stupeur. Démence complète en ce moment. 1er juillet, la peau du dos des mains a un aspect luisant, nacré, brunâtre. Diarrhée fréquente.

19e OBSERVATION.

Wel..., âgé de 31 ans, sans profession. — Imbécillité à un degré voisin de l'idiotie. Incapable de répondre à aucune question. Travaille un peu. Mois de juillet, symptômes de la pellagre très-marqués. Peau rouge fendillée, vésication transformée en pustules.

Résumé des observations recueillies en 1861, par M. le docteur Renault du Mottey.

1re OBSERVATION.

Arq..., 42 ans. — Manie. Peau parcheminée du dos des mains de couleur rose, exfoliation de l'épiderme. Couché depuis un mois pour une diarrhée incoërcible. Avant son alitement l'érythème était plus prononcé.

2e OBSERVATION.

Cr..., 53 ans. — Imbécillité. Cet homme a eu un érythème, il y a un mois, sur le dos des mains. Cet érythème était très-aigu lorsqu'est survenue une bronchite intense suivie de diarrhée, pour lesquelles il est encore alité. Depuis ces maladies, le dos des mains est pâle, l'épiderme s'est refermé. A part la teinte pâle, tout a disparu.

3e OBSERVATION.

Lar..., 34 ans. — Lypémanie avec stupeur. Dos des mains : exfoliation de l'épiderme en partie, dans d'autres endroits épiderme soulevé par la sérosité, derme de couleur rouge lie-de-vin ; infiltration légère du tissu cellulaire sous-cutané. Santé bonne.

4e OBSERVATION.

Kar..., 41 ans. — Imbécillité. Érythème double du dos des mains ; derme de couleur rouge cerise. L'épiderme exfolié commence à reparaître. Santé excellente.

5e OBSERVATION.

Ar..., 53 ans. — Manie. Peau dorsale des mains d'un rouge lie-de-vin ; épiderme légèrement exfolié. Maladie du cœur. Pas de diarrhée.

6e OBSERVATION.

Col..., 44 ans. — Démence. Main droite : peau dorsale légèrement érythémateuse, exfoliation de l'épiderme. Main gauche : érythème plus prononcé, teinte lie-de-vin. Exfoliation de l'épiderme en certains points ; en certains autres, épiderme soulevé en forme de vésicules par un liquide ici séreux, là purulent. Diarrhée presque continuelle.

7e OBSERVATION.

Wel..., 36 ans. — Imbécille. Très-léger commencement d'érythème du dos des mains. Teinte rose, pas d'exfoliation. Santé excellente.

Résumé des observations recueillies en 1862.

1re OBSERVATION.

L... Paul-Vital, 30 ans. — Manie chronique, agitation fréquente, cris. Juin 1862, peau du dos des mains rouge. Érythème, gonflement, desquamation. Pas de diarrhée.

2e OBSERVATION.

Ch..., Charles-Louis, 35 ans, célibataire. — Lypémanie profonde. Circulation lente. Peau sèche. Mains bleuâtres et gonflées.

Érythème peu prononcé. Diarrhée, du 21 juin au 24 juillet. Couché en ce moment à l'infirmerie. Vomissement.

3e OBSERVATION.

G..., 12 ans. — Idiotie, épilepsie. Peau du dos des mains luisante, sans érythème. Transféré à Stephansfeld.

4e OBSERVATION.

R... Charles, 35 ans, célibataire. — Entré le 6 novembre 1861. Lypémanie entée sur un certain degré d'imbécillité. Vagabond, mendiant; condamné libéré, soumis à la surveillance de la police. Janvier 1862, stupeur. Circulation lente. Peau sèche, aride. Extrémités des membres froides, œdématiées. Diarrhée. Repos au lit. Guérison. Avril, diarrhée durant 12 jours. Juin, diarrhée rebelle; œdème des membres inférieurs. Érythème dorsal des mains. Épiderme enlevé sur une grande partie. Derme couleur lie-de-vin. Le jour au lit. Toniques. Disparition de la diarrhée et des symptômes de la pellagre au bout de trois semaines. Juillet, œdème des membres inférieurs. Août, diarrhée rebelle. Octobre, la diarrhée n'a pas cessé depuis le mois d'août et le malade est mort dans le dernier degré de marasme.

Autopsie faite 24 heures après la mort. État extérieur : maigreur excessive, pâleur générale. Peau amincie. Les symptômes d'érythème pellagreux ont complétement disparu. Crâne : normalement développé. Point de sérosité dans les méninges. Arachnoïde très-légèrement opaline sur la partie supérieure et externe des deux hémisphères. Dure-mère pâle et exsangue. Sinus presque vides et ne contenant qu'une légère quantité de sang fluide et quelques petits caillots translucides, consistance de gelée de groseilles. Pie-mère, tout à fait normale. Les vaisseaux contiennent très-peu de sang. Aucune adhérence entre les méninges et la substance cérébrale. Le cerveau mis à nu est pâle et exsangue, lisse et poli. Consistance normale de la substance cérébrale. Rien dans les ventricules, peu de sérosité. Cervelet sain. Poumon physiologique. Cœur flasque, petit et pâle. Ventricules vides. Du reste, aucune autre lésion. Foie normal, petit, un peu congestionné. Rate saine, petite et pâle. Abdomen : estomac sain; la moitié supérieure de l'intestin est saine, l'autre moitié contient, disséminé dans toute son étendue, 300 grammes environ de sang mêlé à des mucosités. La muqueuse est rouge, injectée. Extérieurement l'intestin a l'aspect rouge, noir, ardoisé. La muqueuse épaissie en certains endroits est généralement molle. Reins et organes génito-urinaires : rien. Moelle épinière, saine. Consistance normale sans induration ni ramollissement.

Total des cas relatés........................ 61

(Sous toute réserve de ceux qui ont dû exister antérieurement).

31. ASILE DE MARSEILLE.

Chiffre de la population, 890.

Sans pouvoir en reproduire les observations, nous sommes en mesure d'affirmer d'après les allégations de M. Chauvin, ancien interne de cet asile, aujourd'hui à Sainte-Gemmes, que M. le docteur Giraud, médecin en chef d'une des sections, a constaté dans son service 2 cas de pellagre parfaitement caractérisés, dès son entrée en fonctions.

En relatant ici ces 2 cas, nous tenons à déclarer que nous n'en admettons le nombre que sous toute réserve, et à justifier cette réserve :

1° Par l'extrait ci-après d'une lettre que le regrettable docteur Aubanel nous écrivait en 1858, à l'époque où le fait signalé par nous était encore nouveau et motivait de la part de tout observateur une sage réserve :

« Je vois de temps à autre, dit-il, des aliénés en démence, des stupides, parfois, plus souvent des paralytiques, être pris d'érésipèles ou d'érythèmes intenses par insolation, et présenter ensuite sur cette partie des membres, un état de la peau qui ressemble assez bien à celui que l'on assigne aux pellagreux ; c'est surtout au printemps que cela s'observe, au moment où le soleil chauffe davantage. J'évite ces accidents en éloignant du soleil ces sortes d'aliénés qui, par leur état d'insensibilité, resteraient des heures entières dans une complète immobilité. »

2° Par la confirmation qu'a reçue cette remarque de M. le docteur Lisle, successeur de M. Aubanel, lequel, tout en me faisant observer qu'à peine arrivé il n'avait encore rien vu de bien caractéristique, me parle, cependant, « de quelques traces d'érythème simple occupant plus particulièrement le dos de la main ou le front et existant à peu près exclusivement chez un petit nombre de paralytiques très-affaiblis ou de déments également affaiblis, prenant peu d'exercice et très-anciens dans l'asile. »

Total des cas relatés.............................. 2

(Sous toute réserve.)

32. ASILE DE MAYENNE.

Chiffre de la population, 191.

Il résulte des renseignements qui m'ont été transmis par M. le docteur Arnozan, médecin-directeur de cet établissement, et dont je ne reproduis le résumé que sous toute réserve de l'opinion particulière de l'auteur, que 7 cas d'érythème de la face dorsale des mains plus marqués au printemps et à l'automne, ont été remarqués par lui en 1863, sur des aliénés appartenant tous à la section des hommes et à la catégorie des travailleurs qui se classent sous les variétés de forme de la folie dépressive, sans concomitance dans le moment de troubles dans la santé générale :

« Aspect furfuracé d'abord, puis la peau se fendille en petites portions irrégulièrement hexagonales; une écaille épidermique mince, transparente, se détache peu à peu en commençant par les bords; elle ne se renouvelle pas après sa chute qui laisse le derme à nu avec une couleur légèrement rosée. »

Sur les 7 individus atteints, 4 étaient séquestrés depuis nombre d'années, les 3 autres de 6 mois à 1 an.

En m'approuvant, dans la lettre par laquelle il me transmet ce renseignement, d'avoir formulé la question que je lui avais adressée relativement aux effets de l'insolation chez les aliénés, M. le docteur Arnozan me semble adhérer par cela seul aux opinions que j'ai exposées dans cet ouvrage.

Total des cas signalés.............................. 7

(Sous toute réserve de ceux qui ont pu exister antérieurement).

33. NANTES. — *Quartier des aliénés St-Jacques.*

(Chiffre de la population, 623).

Le relevé des cas de pellagre observés dans cet asile se compose :

1° D'une observation qui m'a été communiquée en 1858 par M. Petit, médecin en chef, et qui a été reproduite dans mon mémoire des *Annales médico-psychologiques* (v. cahier d'avril 1859);

2° D'un cas d'érythème observé en 1861, au mois de mars, chez une femme qui était depuis plusieurs années dans l'asile, mais sans concomitance pour le moment de troubles dans la santé générale ;

3° De 3 cas observés en 1862 et dont nous donnons ci-après la relation :

« 1° Le nommé M..., âgé de 43 ans, manœuvre, habitant la campagne, sur les antécédents duquel je n'ai pu obtenir aucun renseignement, a été admis le 15 novembre 1859. — Il avait alors sur la face dorsale des deux mains des traces d'érythème avec amincissement notable du derme. Le délire était lypémaniaque avec refus de nourriture et accès d'agitation. Il y eut un peu de calme après trois mois de séjour. Au printemps l'érythème devint très-marqué, sans exacerbation sous le rapport moral et sans diarrhée. Le malade était maigre, se nourrissant toujours assez mal. L'année 1860 et l'hiver se passèrent sans accidents, mais vers le mois de mars 1861, l'érythème devint plus prononcé, il survint de la diarrhée qui persista avec plus ou moins d'intensité malgré tous les moyens employés. Au mois d'août survint une gangrène du poumon qui emporta le malade. L'autopsie de la moelle ne put être faite. Les intestins ne présentaient qu'une très-légère injection.

2° La nommée S..., veuve G..., cultivatrice, née en 1789, aliénée depuis un an (sans autre renseignement), est admise le 8 avril 1861. — Délire lypémaniaque, pleurs et gémissements continuels; rebelle à tout traitement; mange avec beaucoup de peine. La face dorsale des deux mains est entièrement occupée depuis les articulations phalangiennes jusqu'au dessus du carpe, à 1 ou 2 centimètres, par un érythème très-prononcé, presque lie-de-vin, avec des taches brunes de distance en distance. Le derme est réduit jusqu'à l'épaisseur d'une pelure d'oignon. Il y a de la diarrhée. La malade refuse toute espèce de médicament; elle ne consent à prendre qu'un peu de pain et de bouillie. Les cris sont continuels de jour et de nuit. La diarrhée persiste jusqu'au mois de septembre, époque où il survient également un peu de calme au moral. L'hiver s'est assez bien passé. Dès le mois de février 1862, retour des accidents (érythème et diarrhée); il est même survenu deux petits ulcères larges comme des pièces d'un franc qui ont persisté plus de 2 mois. On en voit encore des traces. La diarrhée a cédé au mois d'août pour reparaître au commencement d'octobre et cesser il y a trois jours. Il y a un peu moins d'agitation.

3° Dans le courant de septembre dernier, un homme de 40 ans, marchand d'articles de voyage, à Nantes, n'ayant jamais travaillé au grand air, habitué depuis longues années à boire 4 litres de vin rouge par jour, est entré avec tous les signes de la démence paralytique, tremblement des lèvres, affaiblissement de la mémoire, idées de grandeurs mêlées d'idées tristes; il pleure fréquemment et à propos de rien, croît qu'on lui veut du mal, etc. Cet homme est malade depuis 4 ans; les accidents se sont développés graduellement. Un peu avant qu'aucun dérangement intellectuel se fût fait remarquer, il était survenu aux deux mains un érythème borné à la face dorsale au-dessus du carpe et du métacarpe, en même temps diarrhée qui a toujours persisté jusqu'à présent. L'affection des mains (d'après la femme du malade), se montrait vers la fin de l'hiver et se calmait après les grandes chaleurs. Divers traitements ont été suivis sans succès. L'affection n'a fait que croître. Au printemps dernier, une plaque du même genre s'est manifestée au-dessus de la malléole droite sur une surface d'environ 4 centimètres de diamètre; il en est même apparu au front, mais il n'en restait plus de trace quand j'ai vu le malade. Le derme est très-rouge, plutôt épaissi qu'aminci; l'épiderme est rugueux et desquamé. Ce malade qui m'offrait un grand intérêt, m'a été retiré au bout de trois semaines, dans le même état qu'à l'entrée. »

Total des cas relatés.............................. 5

(Sous réserve de ceux qui ont pu exister antérieurement).

Nota. — La réserve à cet égard est d'autant plus justifiée que M. Petit, en m'adressant sa 1re observation, la faisait suivre de cette réflexion : « Ce fait a été pour moi l'occasion d'examiner les mains de tous mes malades; j'en ai rencontré une *douzaine* environ, tant hommes que femmes, qui présentaient un amincissement de la peau de la face dorsale des mains, avec état parcheminé, aspect luisant et parfois des espèces d'ecchymoses dans l'intérieur du derme. »

34. ASILE DE NAPOLÉON-VENDÉE.

Chiffre de la population, 180.

Mon ancien condisciple et ami M. le docteur Dagron, alors médecin-directeur de cet établissement, m'écrivait en 1858, et j'ai reproduit son assertion dans mon mémoire des *Annales médico-psychologiques* :

« J'ai enregistré en 1856, avec cette mention : *Symptômes de pellagre*, une mort qui m'a semblé la suite d'une entérite chronique. Depuis cette époque deux malades m'ont offert les symptômes que vous attribuez à cette maladie, et je me suis promis de les suivre avec la plus scrupuleuse attention l'année prochaine.

« Tout ce que je puis vous dire aujourd'hui, c'est que, depuis dix-sept ans, j'ai eu souvent occasion de remarquer, sur la face dorsale des mains de quelques-uns de mes malades, des érythèmes que j'attribuais à l'insolation et que quelques-uns sont morts d'entérite chronique. »

Je crois pouvoir enregistrer, pour ce qui concerne cet établissement, au moins............................ 3 cas.

(Sous toute réserve de ceux qui ont pu exister antérieurement ou depuis).

35. ASILE DE NIORT.

Chiffre de la population, 222.

J'ai exposé dans mon mémoire des *Annales médico-psychologiques* (cahier d'avril 1859), que M. le docteur Lunier m'avait dit avoir observé dans cet établissement 2 cas de pellagre, mais que dans ces 2 cas la pellagre avait été, ajoutait-il, antérieure à l'aliénation mentale et à l'admission à l'asile.

Notre confrère s'étant prononcé sans doute à l'égard de cette antériorité d'après l'idée préconçue qui avait toujours eu cours et ne faisant pas connaître d'ailleurs, la source à laquelle il avait puisé ses renseignements, on serait d'autant plus fondé à admettre l'opinion opposée, que M. le docteur Lunier assure, d'une autre part, que la pellagre est inconnue dans le département des Deux-Sèvres et que l'expérience a démontré depuis, que dans presque tous les cas de pellagre observés dans les asiles en dehors des contrées où cette affection est endémique, elle est postérieure à l'aliénation mentale.

Je néglige toutefois ces deux cas et me borne à enregistrer ici les 27 que M. Landouzy a fait entrer dans son tableau publié en 1863 (voy. *Union médicale* du 17 octobre 1863), en ajoutant que l'arrivée d'un aliéné transféré de l'asile de Niort sur celui de Sainte-Gemmes, lequel aliéné portait des traces d'un érythème type, avec un état général des plus caractéristiques, m'avait déjà fait pressentir l'existence de la pellagre dans le premier de ces établissements.

Total des cas relatés.................................. 27

(Sous toute réserve de ceux qui ont pu exister antérieurement).

36. ASILE D'ORLÉANS.

Chiffre de la population, 535.

Il résulte des renseignements qui m'ont été transmis le 10 octobre dernier par M. le docteur Payen, médecin en chef de cet asile, qu'il ne compte, sur une population de 535 malades, que 2 hommes offrant chaque année au printemps et conservant encore les traces de leur affection pellagreuse postérieurement à l'aliénation mentale, sans parler de cinq cas douteux.

Je ne veux pas mentionner ce résultat des observations de M. Payen, sans rappeler ce que j'ai dit ailleurs, à savoir : que ce distingué confrère m'avait signalé cet état particulier des ongles caractérisé par une hypertrophie avec déformation et coloration noirâtre chez les aliénés en voie ou en état de cachexie spéciale, qu'elle ait ou n'ait pas la forme pellagreuse, altération qui, s'observant quelquefois dans la pellagre endémique, tend à confondre par un trait de plus cette affection avec ladite cachexie.

Total des cas relevés.................................. 2

37. PARIS. — 1° *Bicêtre et ferme Sainte-Anne.*

Chiffre de la population, 960.

Dans la discussion qui a eu lieu au sein de la Société médico-psychologique, dans sa séance du 25 novembre 1861, à propos d'une communication que je venais de faire sur l'endémie pellagreuse de l'asile de Sainte-Gemmes, M. Marcé a fait part à ladite Société des résultats d'une enquête sur la pellagre, faite à Bicêtre et à la ferme Sainte-Anne en dernier lieu, avec le concours de M. Landouzy. Il n'a pas été trouvé de pellagreux à Bicêtre, a dit ce regrettable collègue, mais 7 ou 8 cas d'érythème pellagreux à

Sainte-Anne, dont les malades passent leur vie au grand air.

M. Delasiauve en déclarant dans la même discussion que l'érythème qu'il avait observé quelquefois à Bicêtre existait seulement aux mains a, par cela seul, admis le fait de l'existence dudit érythème chez les malades de son service. Mon excellent maître M. Voisin me l'a, de son côté, confirmé pour la section dont il est chargé.

Je ne crois devoir, toutefois, enregistrer ici que les 7 cas déclarés par M. Marcé, plus 5 que j'ai constatés moi-même l'année suivante entre plusieurs autres sur lesquels je n'aurais osé me prononcer.

Soit... 12

(Sous toute réserve de ceux qui ont pu exister antérieurement et être constatés depuis).

38. PARIS. — 2° *Salpêtrière.*

Chiffre de la population, 1,491.

Il me paraît hors de doute que la pellagre est beaucoup plus rare dans les asiles de la Seine que dans ceux de province, ce qui me paraît s'expliquer en grande partie par ce fait que la folie revêt beaucoup moins à Paris la forme dépressive qu'en province. Il existe d'ailleurs entre la Salpêtrière et Bicêtre et plus spécialement la ferme de Sainte-Anne une différence notable en moins pour le premier de ces établissements, différence qui ne peut s'expliquer que par cette circonstance que les femmes qui composent sa population sont dans des conditions qui les exposent moins que les hommes à subir l'influence de l'insolation. Toutefois, j'ai mentionné dans mon mémoire des *Annales médico-psychologiques* (avril 1859), 2 cas qui m'avaient été signalés par M. Baillarger, si compétent dans la matière. J'ai constaté moi-même en 1861, dans le service de M. Trélat, un cas sur lequel M. Falret, qui faisait l'intérim du service, a appelé mon attention et dont il m'a transmis depuis l'observation recueillie par un de ses élèves. Je reproduis ci-après cette observation :

« V... Louise, âgée de 37 ans, née à Dieppe (Seine-Inférieure). — Son père est marin et a toujours joui d'une bonne santé; sa mère est morte jeune et paraît avoir succombé à une maladie de poitrine. Vers l'âge de 16 ans, V... a quitté son pays pour fuir, dit-elle, les mauvais traitements de la nouvelle femme de son père. Elle est venue à Paris et a été employée quelque temps dans une maison comme *bonne*. Après avoir quitté ses maîtres elle s'est livrée à des travaux de couture dont elle a vécu dans la suite.

« Jusqu'à son départ pour Paris, V... avait joui d'une bonne santé; mais, après son arrivée dans cette ville, sa constitution s'est considérablement affaiblie. Elle a eu à se plaindre de maux de tête fréquents, de névralgies, de bouffées de chaleur à la face, d'étourdissements lorsqu'elle faisait le moindre exercice fatigant. La menstruation ne s'est établie chez elle qu'à l'âge de 18 ans; elle a été régulière jusqu'à l'apparition des premiers accidents cérébraux qui remontent à l'année 1857. L'écoulement des règles lui procurait un bien-être général sensible. Ses maux de tête, ses étourdissements étaient moins violents et plus rares. Malgré le mauvais état habituel de sa santé, V... n'avait éprouvé aucun accident grave avant 1857. Elle était seulement entrée une fois à l'hôpital pour un abcès du sein produit par une contusion.

« Au commencement de cette même année 1857 la malade raconte qu'elle fut prise d'un dévoiement intense caractérisé par un flux diarrhéique simple sans accompagnement de douleurs. Cet état lui occasionna une faiblesse telle qu'elle fut obligée de solliciter son admission à l'hôpital de la Pitié. Elle en sortit au bout de peu de jours non entièrement guérie et conservant toujours sa faiblesse. Quelque temps après, elle fit une chute qu'elle attribua à sa faiblesse; cette chute lui occasionna une forte contusion à la tête à la suite de laquelle se déclara un violent délire qui détermina son admission dans l'asile des aliénés de la Salpêtrière où elle fut placée dans la section de M. Mitivié. Son agitation la fit classer dans le quartier des agitées. Ce fut à cette époque qu'il se développa chez elle un érythème intense à la face et sur les mains, érythème qu'elle attribua à des coups de soleil. Une augmentation de la diarrhée coïncida avec cette éruption; en même temps l'agitation se calma et la malade fut placée à l'infirmerie. Tous ces accidents se calmèrent peu à peu et la malade put sortir guérie de la Salpêtrière, après un séjour de quatre mois environ. Depuis l'apparition de la diarrhée, la malade n'avait plus eu ses règles; leur absence a persisté depuis pendant quatre ans qui se sont écoulés entre ses deux admissions à la Salpêtrière. Les maux de tête, les étourdissements se sont montrés plus fréquents et surtout plus intenses à l'époque où devaient apparaître les règles. La malade raconte, en outre, que depuis, elle a été très-sujette aux *coups de soleil*; que sa figure rougissait toutes les fois qu'elle s'exposait assise aux rayons du soleil; elle ajoute, cependant, que ces *rougeurs* disparaissaient avec facilité.

« Le 19 juin 1861, V... a été de nouveau amenée à la Salpêtrière et placée cette fois dans la section de M. Trélat. Le certificat d'admission la déclare atteinte de *dypsomanie*. Interrogée à ce sujet, la malade déclare n'avoir aucun penchant pour les alcooliques et nie tout excès en ce genre. Pour expliquer son admission, elle déclare que son ancienne diarrhée l'avait reprise depuis plusieurs mois, qu'une grande faiblesse en était résultée et que, s'étant exposée au soleil, sa face, ses épaules, ses mains avaient rougi. Une de ses amies lui avait donné le conseil d'entrer à l'hôpital, elle ne l'a pas suivi ne sachant pas pourquoi. Un état de stupeur, d'égarement, s'était emparé de son esprit et un jour elle ne put retrouver son chemin. Un sergent de ville la recueillit pour la conduire à la préfecture de police d'où on l'a emmenée à la Salpêtrière.

« A son entrée, V... était dans l'état suivant : un érythème très-prononcé caractérisé par une rougeur vive occupait le front d'où il s'étendait dans le cuir chevelu, les joues, le nez, appliqué comme un masque sur la figure. On retrouvait un érythème semblable sur les épaules, la nuque et la face dorsale des mains. Des plaques épidermiques détachées sur leurs bords étaient disséminées sur les surfaces rouges; leur chute déterminait la formation de nouvelles écailles, de sorte qu'une desquamation abondante et continue s'effectuait sur les parties malades. On remarquait encore un amaigrissement très-prononcé, accompagné d'une grande faiblesse avec incertitude dans la démarche. La malade se plaignait surtout de ses jambes qui avaient de la peine à la soutenir et étaient le siége de fourmillements continuels. Elle était, de plus, affecté d'un dévoiement intense avec atonie des sphincters contre laquelle elle ne pouvait lutter et qui l'a fait placer dans le quartier des *gâteuses*. L'état mental était caractérisé par une dépression générale avec demi stupeur sans délire évident. La malade prétend avoir eu à peine conscience de son état. Elle ne songeait à rien, sinon à se réchauffer au soleil. Aucune idée de suicide n'est venue la tourmenter. Interrogée, elle se contentait de répondre par des monosyllabes et ne pouvait donner aucun renseignement sur ses antécédents.

« Tel était l'état que V... présentait le jour de son admission.

« Peu de jours après M. Falret ayant remplacé M. Trélat en son absence, les mêmes symptômes persistaient encore. Cependant, une amélioration sensible n'a pas tardé à paraître : en effet, vers le milieu de juillet l'état général de prostration s'est amendé, les fourmillements des jambes ont disparu, les sphincters ont repris de la tonicité, la desquamation a perdu de son activité; les plaques épidermiques larges, épaisses, ont été remplacées par des pellicules plus minces, plus petites, la rougeur est devenue moins vive; le dévoiement s'est calmé et les forces ont peu à peu reparu. Cette amélioration lente, mais continue et progressive des symptômes physiques, était accompagnée de celle des symptômes cérébraux. La malade, en effet, est sortie peu à peu de sa torpeur et de son inertie, a demandé à travailler et a pu répondre aux questions et causer avec ses voisins.

« Vers le 10 août, la desquamation était presque complète sur toutes les parties qui avaient été le siége d'érythème, à savoir : la face, le cuir chevelu, les épaules, la nuque, la face dorsale des mains. Sur toutes ces régions une peau fine, lisse, légèrement rosée, avait succédé à la peau rouge et squammeuse du début. L'amélioration a été toujours progressive et aujourd'hui la malade est dans un état satisfaisant; elle est active, travaille beaucoup et aime l'exercice. Son intelligence est à peu près revenue à son état normal, la mémoire est bonne et V... peut donner des renseignements sur ses antécédents. Il n'y a plus de dévoiement; il ne reste, comme trace des anciennes rougeurs, qu'une légère coloration rosée. La malade attribue un bien-être sensible qu'elle éprouve en ce moment à l'apparition de ses règles, qui a eu lieu le 19 novembre pour la première fois depuis quatre ans. Elle se trouve dans un état tel qu'elle se croit guérie et réclame vivement sa sortie.

« V... n'a été soumise à aucun traitement suivi : elle a pris quelques bains sulfureux dont elle s'est bien trouvée; on lui a, de plus, fait une application de douze sangsues sur la partie supérieure et interne des cuisses. La malade prétend avoir éprouvé un grand bien de cette application et c'est même de cette époque qu'elle fait dater le commencement de sa guérison. Depuis lors, dit-elle, ses maux de tête anciens, ses étourdissements ne la tourmentent plus autant, et depuis l'apparition de ses règles, ils ont à peu près disparu (26 novembre 1861). »

Total des cas relatés.......................... 3

(Sous réserve de ceux qui ont pu exister antérieurement).

39. ASILE DE PAU.

Chiffre de la population, 450.

Le relevé des cas de pellagre consécutive à l'aliénation mentale constatés dans cet établissement, comprend :

1° Une observation publiée par M. Cazenave fils, dans la *Revue médicale* de 1851, n° 85, et reproduite par M. Landouzy, dans son mémoire, sous le n° XXX.

2° Deux observations publiées par M. Cazenave père, dans l'*Union médicale*, tome V, n° 104, et reproduites également par M. Landouzy, sous le n° XXXVII, avec cette mention significative : « Dans ces deux cas, les désordres de l'intelligence ont manifestement précédé la pellagre. »

3° Trois cas observés par M. Chambert, et relatés dans son compte-rendu de 1858. (Voy. pages 76, 77 et 78.)

4° Neuf cas observés par M. Auzouy dans les années 1862 et 1863, et recueillis par M. Broc, interne du service, aujourd'hui médecin-adjoint à l'asile de Quatre-Mares. M. Auzouy m'a bien envoyé un relevé de 17 cas, mais, sur ce nombre, il n'en est que 9 dans lesquels il soit certain que la pellagre ait été consécutive à la folie; la question était douteuse pour quelques-uns des autres, et absolument négative pour d'autres se rapportant évidemment à des cas de pellagre endémique.

Nous nous bornons à reproduire ici les observations de 7 malades et à renvoyer pour les deux autres, à la revue clinique publiée par M. Auzouy dans les Archives cliniques des maladies mentales, année 1862.

1re OBSERVATION.

Car..., Sébastien (Voir *Revue clinique des pellagreux*, traités en 1862, à l'asile de Pau, dans le tome II des Archives cliniques des maladies mentales, observation II). Sa constitution s'est améliorée pendant l'hiver dernier. Maniaque loquace, incohérent, désordonné dans sa tenue, restant presque constamment à la même place. Pas de troubles gastriques; mains rugueuses, présentant des îlots d'épiderme brunâtre et à demi soulevé, séparés par des cicatrices nombreuses; manchettes épidermiques. 11 avril 1863, dépression physique subite; on fait coucher la malade, le lendemain on constate sur la partie gauche de la face un érésipèle qui gagne rapidement toute la tête. Décès le 13 avril 1863.

Autopsie pratiquée 24 heures après la mort. Aspect extérieur : maigreur, pâleur des téguments. Boursoufflement œdémateux au côté gauche de la face, à la paupière surtout. La peau du dos des mains tranche par sa couleur brune sur le reste de l'enveloppe cutanée, si ce n'est sur le dos des pieds et la partie inférieure des jambes où la coloration existe aussi. La peau du dos des mains incisée et détachée est peu souple : on dirait une peau parcheminée; celle du dos des pieds a conservé sa souplesse. Cuir chevelu : à l'incision un liquide séro-purulent s'échappe à gauche; il sort plus abondant par la pression, il vient du tissu cellulaire qui réunit le cuir chevelu au péricrâne. Crâne : os sains. Dure-mère : rien de particulier. Arachnoïde et pie-mère : pas d'aspect opalin, pas d'œdème ni d'injection. Circonvolutions minces; anfractuosités peu profondes; substance grise, ferme, normale; substance blanche, rien de particulier. Le chiasma, les ventricules et leurs parois, les corps striés, les couches optiques ne nous ont offert aucune particularité. La moelle épinière examinée dans toute sa longueur, n'a offert ni ramollissement ni induration. Les plexus veineux intervertébraux, étaient gorgés de sang. Poumons sains; fausses membranes peu résistantes entre les deux plèvres à droite. Péricarde contenant peu de sérosité. Cœur flasque, aucune lésion. Foie, rate, reins, tube digestif normaux.

2e OBSERVATION.

Mou..., Guillaume (Voir *Revue clinique*, observation IX). — Janvier 1863 et mois subséquents, vomissements journaliers. Malpropre, presque toujours alité. Peau du dos des mains sèche, rude, parcheminée en certains endroits, manchettes épidermiques.

3e OBSERVATION.

Nau..., Jean, 33 ans environ, né et domicilié à Tarassaix (Hautes-Pyrénées), entré à l'asile le 4 avril 1863. — Imbécile, demi-crétin. Sensibilité cutanée presque nulle; mange bien, dort bien, n'est pas gâteux. Peau du dos des mains sèche, rugueuse, teinte jaune-brunâtre de l'épiderme. Manchettes épidermiques des mains caractérisées. Même aspect de la peau dorsale des pieds. L'aliénation a précédé l'invasion de la pellagre chez ce sujet, d'après les renseignements qui nous sont fournis.

4e OBSERVATION.

Lar..., Marie, âgée aujourd'hui de 64 ans, journalière, de Dumes (Landes), est à l'asile depuis le 15 septembre 1842. Manie chronique rémittente. Santé physique ordinairement bonne. 10 mai 1863, période d'excitation; ne dort pas, marche pieds nus, gâte, crie, vocifère; œdème des extrémités thoraciques et abdominales, puis la peau du dos des mains et des pieds devient, le 8 avril, le siége d'un érythème que jamais Lar... n'avait présenté; couleur rouge-feu, sécheresse, chaleur, puis vésication et exfoliation. 10 avril, diarrhée; celle-ci dure un mois. Juin, la peau du dos des mains et du dos des pieds reprend insensiblement son aspect et sa souplesse ordinaires. La diarrhée a cessé à la fin du mois. Juillet, délire calme; santé physique bonne. Cette malade qui habite l'asile depuis 21 ans, n'avait point jusqu'à ce jour présenté de traces d'érythème pellagreux. Cette affection est donc ici postérieure à l'aliénation mentale.

5e OBSERVATION.

E..., Adolphe, ex-garde mobile, né à Olovon Sainte-Marie (Basses-Pyrénées), entré le 16 juillet 1859, a toujours, jusqu'en 1863, joui d'une bonne santé physique. Manie chronique. Reste habituellement toujours assis à la même place. 7 avril 1863, aucun trouble gastrique; analgésie, locomotion s'exécutant sans entraves; vue bonne; ouïe excellente. Peau dorsale des mains maigre, sèche, ayant une teinte rosée, fuyant sous le doigt. Au niveau des malléoles en avant et à la face dorsale des pieds, même aspect de la peau qui ici est séparée du reste de l'enveloppe cutanée par un épiderme sec, jaune-brun, fendillé. Mai

1863, même état mental, couleur rosée moins vive aux mains et aux pieds; la peau semble en ces parties moins souple qu'auparavant; plus épaisse, elle donne au toucher une sensation sèche; elle est comparable à un vieux parchemin. Aucun antécédent pellagreux. Symptômes cutanés, postérieurs à l'aliénation mentale.

6e OBSERVATION.

Pou..., Théodore, âgé aujourd'hui de 31 ans, célibataire, sans profession. Entré à l'asile le 4 novembre 1861. — Au début, optimisme universel, idées orgueilleuses, incohérentes, sans causes reconnues. En mars 1862, stupidité complète; mutisme. Immobilité à l'ombre, yeux clos, salivation qui passe à travers les dents; langue large, pâle, portant l'empreinte des dents. Il s'étiole : ralentissement, petitesse du pouls, chaleur cutanée presque nulle; diminution de l'appétit, sans qu'on ait jamais constaté une inappétence complète; les chairs sont pâles, flasques, pas d'œdème aux extrémités; alimentation régulière. 5 juin 1863, excitation inattendue; va et vient, parle seul. 10 juin, Pou... se met au travail, est très-actif, quoique très-incohérent. Pas de troubles gastriques, langue normale. Œdème des extrémités inférieures; le malade ne veut garder que des sandales. 5 juillet 1863, peau dorsale des pieds sèche, rouge-brune; quelques jours après, vésication. Aujourd'hui 20 juillet 1863, l'exfoliation par écailles opaques, d'une couleur blanc-jaunâtre, a presque disparu. Apparition des symptômes cutanés postérieurement à l'invasion du délire.

7e OBSERVATION.

Puy..., Bertrand, célibataire, ex-employé, né à Pau, entré à l'asile le 30 décembre 1862; n'a jamais eu d'érythème; le maïs n'a jamais fait partie de son alimentation. Abus de boissons. Lypémanie, hypocondrie. Phthisie, expectoration des plus abondantes. Sueurs rares, diarrhée moins fréquente. Mars 1863, ce malade se tient levé une grande partie du jour; il reste assis, immobile, à l'ombre ou au soleil, les mains posées sur ses genoux. Œdème violacé des extrémités supérieures. 2 avril 1863, peau du dos des mains distendue, chaude, sèche, rouge, comme érésipélateuse; fièvre; diarrhée. Quelques jours après, le malade ayant été couché, bulles séreuses. 10 avril 1863, plus de diarrhée, expectoration très-abondante; teinte bronzée du dos des mains, puis exfoliation par lambeaux larges, minces, translucides, s'enroulant sur eux-mêmes. Cet épiderme enlevé, la peau est d'un blanc-jaunâtre et comme vernie; elle est séparée nettement de celle de l'avant-bras par une couche épidermique bronzée. 21 avril, diarrhée, fièvre hectique. 30 mai 1863, décès.

Autopsie faite 24 heures après la mort. Aspect extérieur : la maigreur n'est pas très-prononcée; pâleur générale du tégument; sur les parties latérales inférieures de l'abdomen, teinte légèrement verdâtre. Pas de rigidité cadavérique. Peau du dos des mains peu épaisse, lisse, d'une teinte jaune-ambrée; sur les limites qui séparent les faces dorsales des doigts de leurs faces interdigitales, au niveau des articulations phalangiennes et sur le dos des dernières phalanges, l'épiderme d'une teinte café au lait s'enlève par frottement du manche du scalpel. Moelle épinière : pas de surabondance de sérosité dans la cavité arachnoïdienne. Dure-mère rachidienne normale; moelle ne remplissant pas l'étui de la dure-mère (état normal ainsi que l'apprend l'anatomie); ligament dentelé intact. Pie-mère très-résistante; en l'enlevant avec précaution, on pénètre dans le sillon antérieur. Les faisceaux antéro-latéraux ne sont pas ramollis; en coupant la moelle transversalement à la direction ou longitudinalement, à la partie antérieure ou à la partie postérieure, soit au renflement cervical, soit au renflement lombaire, soit encore dans leur intervalle, et en projetant sur les surfaces de section un filet d'eau, cette eau, bien que poussée vivement, n'entraîne ni substance blanche ni substance grise. Cerveau : adhérences très-fortes de la calotte crânienne à la dure-mère; adhérences comme albumineuses des deux feuillets et de l'arachnoïde. L'arachnoïde a une teinte blanche, opaque; œdème sous-arachnoïdien, pie-mère modérément injectée; les méninges se détachent facilement des circonvolutions; les circonvolutions mises à nu ont une couleur un peu jaune, comme si ce cerveau eût macéré pendant quelque temps dans une dissolution affaiblie d'acide nitrique; à la coupe la substance cérébrale non ramollie a une couleur jaune marbrée. Il n'y a pas de piqueté sur la substance blanche qui a une consistance normale; la base du cerveau, les ventricules et leurs parois ne m'ont offert rien de particulier; il en est de même du cervelet, de l'isthme de l'encéphale, etc. Abdomen : l'intestin est sain dans toute son étendue, la rate petite, friable; les reins n'ont pas été examinés ni les capsules sous-rénales, ni la vessie. Foie gros. Thorax : épanchement pleurétique à droite, adhérences très-solides, tubercules ramollis et en voie de ramollissement dans le lobe supérieur du poumon droit; engouement hypostatique à la base. Poumon gauche sain. Cœur : quantité modérée de sérosité dans le péricarde. Pas d'autres particularités.

Nombre des cas relatés........................ 15

40. ASILE DE PONTORSON (MANCHE).

Chiffre de la population, 393.

Il résulte d'une déclaration en date du 17 octobre 1862, de M. le docteur Binet, alors médecin-directeur de cet établissement, qu'il avait fréquemment observé des érythèmes produits par l'insolation, mais, qu'en l'absence de tout autre symptôme concomitant, il avait cru devoir réserver son opinion sur leur nature pellagreuse.

Dans la visite que je lui ai rendue le 19 septembre 1862, cet honorable confrère m'a renouvelé cette déclaration et m'a montré, de plus, un aliéné âgé de 45 ans, depuis quelques années dans l'établissement, maniaque agité et bruyant, qui a eu l'année dernière, au printemps, un érythème très-prononcé, suivi de desquamation de la face dorsale des deux mains, avec diarrhée, affaiblissement, mais qui n'a rien eu cette année, bien qu'il se soit trouvé dans les mêmes conditions sous le rapport de l'insolation.

Indépendamment de ce cas, il en a été observé deux par M. le docteur Barrey, successeur de M. le docteur Binet, qui a bien voulu m'en résumer, ainsi qu'il suit, la relation :

1re OBSERVATION.

Br..., Louis-François, laboureur, âgé de 53 ans, né et domicilié à Brecey (Manche), célibataire, entrait à l'asile de Pontorson le 17 mars 1863 comme étant atteint de manie avec tendance à la démence. Avant son entrée, il était d'un caractère taciturne, cherchant toujours à s'isoler de ses semblables. Son esprit assez faible se faisait remarquer par des bizarreries inoffensives. A cette tranquillité succéda un accès de délire nocturne pendant lequel Briant se porta à une agression contre sa vieille mère. Après avoir mis en lambeaux la chemise de cette malheureuse à coups de couteau, il était prêt à la sacrifier, quand heureusement les voisins arrivèrent pour l'empêcher de consommer ce meurtre. Briant était un buveur de cidre et d'eau-de-vie : il mangeait peu. Une de ses bizarreries fut pendant longtemps de faire usage de 200 à 300 grammes par jour de sel de cuisine, prétendant que le sel préservant la viande de corruption, devait aussi produire le même effet sur le corps. A son entrée, ce malade est affecté d'un délire de persécutions avec hallucinations de l'ouïe. Dans les tristes conditions où se trouvait l'organisme de ce malade, je crus devoir recourir pour lui à l'usage d'un régime exceptionnel et du fer réduit par l'hydrogène ; et, dans le but d'une dérivation sur le cerveau, je lui pratiquai un séton à la nuque. Quoique mangeant avec appétit, la nourriture chez Briant ne lui profitait pas. Il devint gâteux. Pendant le mois d'avril, les jambes, au pourtour des malléoles, devinrent le siége d'un érythème pellagreux avec œdème. Les mains présentèrent bientôt le même état. En même temps survint une bouffissure du visage. A dater de ce moment, la fonctionnalité organique baissant d'une manière démesurée, je fis entrer Briant à l'infirmerie où il succomba le 4 mai, à deux heures du matin, sans grands signes de mort précurseurs.

Autopsie, faite vingt-quatre heures après la mort. Pâleur générale du cadavre. Vergetures d'un brun jaunâtre sur les côtés du tronc. Œdème des membres inférieurs. Crâne : parois minces, peu résistantes. Dure-mère, à l'état à peu près normal. Arachnoïde et pie-mère, d'un blanc mat, épaissies, cependant encore un peu transparentes. Les vaisseaux qui les parcourent sont remplis d'un sang brun jaunâtre semblable en couleur et en nature, par conséquent, à celui des vergetures du tronc. Cerveau et cervelet : couche corticale très-épaisse, ramollissement extrême. Substance blanche ramollie sans injection. Ventricules latéraux et autres dépourvus de sérosité. Plexus choroïdes atrophiés, mais aplatis. Cavité thoracique : cœur petit, péricarde chargé d'une couche de graisse jaunâtre. Poumons décolorés. La plèvre ne présente aucune adhérence ni aucun épanchement. Cavité abdominale : ascite ; atrophie du mésentère. Intestins décolorés, presque transparents; rien de particulier dans leur intérieur. Foie volumineux. Décoloration, misère générale de toutes les parties du cadavre.

2e OBSERVATION.

A côté de cette première observation, plaçons-en une autre à laquelle j'attacherai moins de détails. Elle concerne un nommé P..., âgé de 30 ans, peintre en bâtiments. Ce malheureux, obligé par son état de macérer journellement la céruse, se trouva un certain jour sous l'influence d'une intoxication par cette substance. L'action en fut tellement profonde que la victime fut prise d'un délire général, dont la persistance nécessita son admission à l'asile des aliénés de Pontorson. Il y entra au commencement de 1862. Un instant de calme succéda à l'agitation maniaque; mais bientôt un prolapsus paralytique succéda à ce peu de bien-être qu'un traitement convenable avait procuré au malade.

Quand, au 8 janvier 1863, je pris le service médical de l'asile, je trouvai P... dans l'état le plus complet de démence paralytique. Son regard conservait cependant l'impression d'une souffrance profonde; il semblait réclamer l'assistance de l'entourage et du médecin surtout. Chez ce malheureux la parole n'existait plus, des plaintes inarticulées étaient son seul langage.

Vers la fin d'avril, le soleil étant déjà chaud, je fis de temps en temps placer P... dans le préau. Alors, un érythème pellagreux, qui déjà existait chez ce malade aux pieds et aux mains, prit insensiblement de l'extension. Des gerçures ayant pour base un œdème se manifestèrent, puis se transformèrent en plaies donnant écoulement à un pus séreux. Cet infortuné expira dans le cours de l'été au milieu du plus grand affaiblissement consécutif. L'autopsie n'a pu être pratiquée.

41. ASILE DE QUIMPER — *Saint-Athanase.*

Chiffre de la population, 250.

Le relevé des cas de pellagre observés dans cet établissement par le médecin qui y continue si dignement, comme l'on sait, la tradition fondée par le regrettable Follet, comprend :

1° Une observation qui a été publiée dans mon mémoire des *Annales médico-psychologiques* (voyez cahier d'avril 1859).

2° Une observation qui m'a été communiquée par M. le docteur Baume le 26 novembre 1862 et concernant un pellagreux qui, aux symptômes ordinaires, joignait une circonstance d'hérédité dans la forme de l'affection mentale dont il était atteint. Sa mère, morte par suicide, s'était noyée dans le canal de Nantes à Châteaulin, et lui-même, sous l'impulsion de la peur des gendarmes, avait tenté le même genre de mort et opposé beaucoup de résistance aux personnes qui l'avaient retiré de l'eau. A son entrée à l'asile, R... offrait avec les signes cutanés de la pellagre une grande prostration, une diarrhée qui était opiniâtre, et un commencement d'œdème des extrémités inférieures. Une seule préoccupation le dominait : « Je vois bien que je suis perdu... les gendarmes vont venir me prendre. »

Il fallait le contraindre à manger. Il était en traitement à l'infirmerie, lorsqu'un soir du mois d'août, trompant la surveillance, il descend par une fenêtre sur la galerie voisine et se laisse ensuite tomber sur le sol d'une hauteur de 3 mètres, comme une masse inerte. Il en fut quitte pour une entorse du pied gauche, laquelle entraîna la déchirure de la peau œdématiée, au niveau de la malléole interne. La cicatrice a été longue à obtenir. Aujourd'hui, les conditions générales sont améliorées, mais c'est toujours le même lypémaniaque.

3° Deux observations dont nous donnons ci-après la relation ainsi que la suite de l'observation de l'année précédente, d'après une note qui nous a été transmise par le même observateur.

1re OBSERVATION.

H..., Hervé, 26 ans, frappé d'épilepsie dès l'âge de 10 ans et d'un arrêt de développement. Causes : hérédité (un de ses frères a séjourné dans cet asile et sa mère a présenté les symptômes d'une démence paralytique). Nature sauvage et brutale. Entré à Saint-Athanase le 27 mai 1862, mort le 24 août 1863. N... était tombé dans l'inertie des mouvements et dans un état de profond abrutissement semblable à celui où le jetaient ses crises nerveuses. Il avait présenté une sorte d'érésipèle œdémateux et bulleux autour des malléoles, puis une diarrhée rebelle qu'il a conservée jusqu'à la fin. Quand, en juin dernier, nous avons constaté la présence de l'érythème pellagreux sur la face dorsale des mains, une assez forte desquamation avait mis à nu une large surface rougeâtre, un peu luisante et légèrement ridée, séparée des parties saines par des limites surtout précises aux poignets, et constituées par des écailles épidermiques à demi détachées. Il succomba dans le dernier degré de marasme.

Autopsie. Constitution très-amaigrie, légères eschares au siége. Jambes infiltrées. Cœur petit, décoloré et flasque. Épanchement ascitique considérable. Muqueuse du gros intestin ramollie, boursoufflée, ecchymosée et ulcérée. L'encéphale un peu ramolli pèse 1,250 grammes. Différence de 160 grammes dans le poids comparé des hémisphères cérébraux ; l'atrophie porte sur le lobe postérieur dont les circonvolutions sont en grande partie réduites à un état rudimentaire.

2e OBSERVATION.

D..., François, 33 ans, aliéné depuis cinq ou six ans. Épilepsie constatée, paraît-il, à la suite d'une fièvre cérébrale et à une époque qui nous est inconnue. Constitution forte, haute stature. Pas d'hérédité. Entré à Saint-Athanase le 18 février 1863. Ce n'est qu'en août qu'on s'est aperçu de l'existence de l'érythème caractéristique sur la face dorsale de la main droite. La peau de la plus grande partie de cette région, depuis le poignet jusqu'au niveau de la tête des métacarpiens, a subi une forte desquamation ; elle est rougeâtre ou violacée et recouverte d'un épiderme nouveau, assez luisant, finement ridé, et offrant dans un endroit comme une légère cicatrice de brûlure. L'épiderme ancien se montre encore çà et là sous forme d'écailles à demi-détachées, notamment sur les limites assez tranchées de la surface dénudée. On y remarque aussi quelques petites taches lenticulaires jaunâtres, qui sont autant de pustules aplaties pleines d'un pus très-fluide. Dans la première quinzaine de septembre, ces vésicules apparaissent en plus grand nombre ; aujourd'hui, elles sont complétement disparues ; l'érythème tend à s'effacer. La main gauche n'offrait qu'une coloration un peu rougeâtre ; aujourd'hui, existe au niveau de l'apophyse styloïde du radius une surface dénudée, arrondie, recouverte encore sur ses bords de quelques squames. Deux ou trois petites petéchies existent sur le dos de la main. La face et le cou sont le siége d'une éruption assez difficile à déterminer ; on y remarque surtout de petites pustules reposant sur une base enflammée et une desquamation furfuracée presque générale. Le malade a éprouvé des douleurs dans différents points du corps, notamment au poignet droit et dans la région lombaire (rachialgie ?). Pas de trouble des voies digestives très-notable.

3e OBSERVATION.

(Suite de celle communiquée en 1862, par M. le docteur Baume).

Hor..., Jean, 60 ans. — Depuis l'année dernière, ce malheureux est impotent et reste presque constamment alité ; aussi voyons-nous l'exanthème pellagreux faire défaut cette année. Toutefois, nous retrouvons encore sur le dos de la main gauche des taches irrégulièrement bleuâtres, lisses, un peu luisantes et simulant parfaitement une cicatrice de brûlure. Ce malade a été atteint plusieurs fois de diarrhée. Il refuse parfois la nourriture.

Total des cas relatés........................... 4

42. ASILE DE RENNES.

Chiffre de la population, 400.

C'est dans cet établissement que nous avons recueilli les premiers faits qui ont servi de point de départ en 1853 à nos travaux ultérieurs. Les observations sur lesquelles ils reposent sont au nombre de 29 et sont relatées dans la note que nous avons présentée à l'Académie de Médecine le 3 juillet 1855.

Depuis cette époque, nous n'avons eu aucune donnée sur le résultat des observations qui ont pu y être faites relativement au même objet. Ce n'est qu'à partir de l'année 1862 qu'il nous a été possible d'être renseigné à cet égard par l'honorable médecin qui le dirige actuellement. Il résulte d'une note que ce collègue nous a adressée le 4 juillet 1863, après une observation attentive et réitérée, que 9 hommes et 4 femmes portaient sur les mains et sur la figure des traces légères de la maladie, que chez quelques-uns la peau épaisse, légèrement squammeuse et fendillée, présentait quelques plaques marbrées.

Entr'autres observations qui nous avaient été transmises l'année précédente, il en est une qui nous a paru très-caractéristique et que nous joignons aux précédentes dans le relevé général.

Total des cas relatés........................... 43

(Sous toute réserve de ceux qui ont dû exister antérieurement, et ultérieurement jusqu'à l'arrivée de M. Lemenant des Chesnais).

43. ASILE DE RODEZ.

Chiffre de la population, 139.

Il résulte des renseignements qui m'ont été transmis sur cet asile par les médecins qui l'ont successivement dirigé depuis plusieurs années, que la pellagre y est assez rare chez les aliénés qui composent sa population. Toutefois, M. le docteur Combes, son médecin-directeur actuel, m'écrivait vers la fin de 1863 que depuis 3 ans il avait constaté 5 à 6 fois l'existence de l'affection chez ses malades, indépendamment de l'observation qu'il a publiée dans les *Archives cliniques* en 1861 (voyez page 263) et de l'observation ci-après qu'il m'a adressée en 1862.

Les autres n'ayant pas été relevées et pour apporter la plus extrême rigueur dans les résultats de mon enquête, je me borne à relater ici ces deux observations.

R..., âgé de 35 ans, cultivateur, après avoir été, pendant 7 ans, militaire; d'une haute stature, avec une petite tête; d'une forte constitution et de tempérament sanguin; entré à l'asile en mars 1860 pour une manie ambitieuse. Les seuls renseignements donnés sur cet homme font connaître que l'explosion du délire ne remontait qu'à un mois environ et avait suivi d'assez près des violences portées à plusieurs reprises sur la tête et les reins. Depuis R... avait cru qu'il possédait un grand nombre de décorations ainsi que des monceaux d'or. Sous l'influence de cette idée et dans l'appréhension de se voir dépouiller soit de ses titres, soit de ses richesses, il devenait souvent furieux et violent.

M. Renault du Mottey, alors médecin-directeur de l'asile, constata le délire ambitieux et de plus, des symptômes de paralysie générale au premier degré. Dans les mois qui suivirent son entrée à l'asile, R..., arrivé rapidement à la démence, ne subit aucun affaiblissement de ses forces physiques. Il causait habituellement seul, parlant entre les dents et presque toujours d'une façon inintelligible. Parfois survenait une certaine excitation pendant laquelle il se serait facilement porté à des actes de violence. D'ailleurs, il travaillait peu. Cet état est resté complétement stationnaire jusqu'en septembre 1861. R... avait été un peu plus actif que précédemment pendant le printemps de cette même année. Du reste, en 1860 comme dans les premiers huit mois de

1861, aucune affection incidente n'avait été remarquée chez lui.

Vers la fin de septembre 1861, il devint triste et paresseux; puis il eut un peu de diarrhée et garda le lit. En même temps la peau du dos des mains et des pieds, ainsi que des avant-bras se couvrit brusquement de taches érythémateuses d'un rouge violacé qui se réunirent les unes aux autres dans l'espace de 24 heures environ. Trois jours après l'apparition de cet érythème, la peau des parties malades devint rugueuse et jaune sale. L'épiderme, considérablement épaissi, se recouvrit de squames d'un rouge livide au-dessous desquelles suintait un liquide sanieux, roussâtre, entremêlé de sang rouge sombre. Ces squames disparurent en trois jours et laissèrent à leur place des empreintes de couleur rouge livide séparées les unes des autres par des sillons de peau saine. Pendant quelques jours alors la diarrhée s'arrêta; mais R... continua à garder le lit et ne prit que difficilement des aliments. Il conservait d'ailleurs, depuis le début de la maladie, un mutisme complet. Cinq à six jours après la disparition des écailles et alors que tout faisait présumer un rétablissement durable, la peau des parties primitivement atteintes se recouvrit, dans l'espace de deux jours, de larges plaques rougeâtres entremêlées d'écailles; un suintement continuel de sang noirâtre s'établit dans les interstices des petites écailles. La diarrhée reparut. R... cessa dès lors de faire le moindre mouvement dans son lit. Il devint impossible de lui faire prendre des aliments et même de la tisane. Dès le début de l'affection, d'ailleurs, on n'avait cherché à administrer à R... que des toniques. La diarrhée s'arrêta de nouveau, mais une sorte d'hébétude se répandit sur la face du malade. L'examen de la bouche permit de reconnaître une légère tuméfaction des amygdales, ainsi que de la rougeur à la paroi postérieure du pharynx. D'ailleurs, point de toux, point d'amaigrissement, point de fièvre. Persistance du mutisme et immobilité complète. Quelquefois symptômes de strangulation sans cause appréciable. Enfin, surdité bien constatée.

R... s'est éteint doucement, sans agonie, le 29 octobre 1861, moins d'un mois après les premiers signes de cette affection incidente.

L'autopsie, faute des instruments nécessaires, n'a pu être pratiquée qu'incomplétement. L'ouverture du crâne seule a été faite et a permis de reconnaître un épanchement séreux entre les méninges tant cérébrales que rachidiennes; un ramollissement considérable de la pulpe cérébrale, surtout dans sa couche corticale, et, enfin, un piqueté rouge dans le cervelet. Le testicule gauche était atrophié et dur et atteignait à peine la grosseur d'une noisette. Le droit avait conservé sa grosseur et sa consistance normales.

Il est malheureux qu'on n'ait pu examiner l'appareil digestif, car, il est probable que la rougeur et la tuméfaction remarquées à l'arrière-gorge devaient s'étendre à tout l'appareil. Comment autrement expliquer la rapidité de l'issue funeste?

Total des cas relevés.......................... 2

(Sous toute réserve de ceux qui ont pu exister sans être relatés).

44. ASILE DE ROUEN. — *St-Yon. Femmes aliénées.*

Chiffre de la population, 820.

La destination de cet établissement, quant au sexe, y explique la rareté de la pellagre. Toutefois, j'ai reçu de M. le docteur Morel, son médecin en chef, l'observation ci-après, et je sais qu'une deuxième, non moins caractéristique, a été depuis recueillie.

Mme veuve D..., 47 ans, couturière, entrée à l'asile des aliénées de St-Yon le 19 février 1861, était, depuis environ trois semaines auparavant, dans un état d'agitation maniaque manifestée par des mouvements continuels et désordonnés, par une loquacité incohérente, alternant avec des cris ou des chants sans suite, en un mot, par l'expression d'un délire général des idées et des actes. Les parents de Mme D... qui nous ont donné ces renseignements, ne savent à quelle cause physique ou morale attribuer la brusque invasion de ces symptômes.

Telle Mme D... s'est montrée pendant son séjour à St-Yon jusqu'au commencement du mois d'avril 1861, époque à laquelle il y eut une modération de symptômes qui semblait devoir présager la fin de l'accès maniaque. Mais, après quelques jours seulement, recrudescence de l'agitation, et, le 15 avril, apparition sur la face dorsale des mains et sur la figure de plaques érythémateuses d'un rouge foncé, brunâtre. Celles de la figure se joignirent dans l'espace d'un jour, de sorte que le front, les joues, le nez, les paupières envahis à la fois, simulaient assez bien un masque. L'érythème était très-nettement délimité et nullement nuancé au pourtour. En même temps que cette affection de la peau, se déclara une abondante diarrhée chez notre malade. Les selles très-nombreuses étaient presque liquides, noires et fétides. La fièvre assez intense qui accompagnait ces phénomènes morbides ne parvenait pas à dompter l'agitation de Mme D..., qu'a peine pouvait-on maintenir sur son lit. Furent prescrits : la diète, des boissons émollientes, des grands bains tièdes. Pendant cinq jours, même état; le sixième, disparition de l'érythème des mains et de la figure comme par délitescence. La diarrhée n'a pas cessé; on la combat par l'eau de riz édulcorée avec le sirop de coings et le sous-nitrate de bismuth à la dose de 4 grammes par jour. Une légère alimentation est permise.

Le 30 avril, l'affection de la peau reparaît aux mêmes endroits, avec les mêmes caractères, mais, cette fois, pour parcourir toutes les phases des exanthèmes cutanés et se terminer dans l'espace de six jours par le fendillement de l'épiderme desséché, puis par l'exfoliation définitive. Aujourd'hui la peau des parties affectées est luisante, et un peu livide, mais ne conserve plus trace d'inflammation. Reste la diarrhée qui, bien qu'à un plus faible degré, persiste encore. La malade, très affaiblie, est soumise à un régime tonique. L'état mental n'a subi aucune modification appréciable.

Cette affection de la peau, exclusivement bornée aux parties exposées à l'air, atteste l'action de circonstances atmosphériques, de l'insolation, par exemple. Mais, outre qu'au moment où le phénomène apparut il n'avait pas encore fait de grandes chaleurs, moins que beaucoup d'autres malades, Mme D... restait exposée aux rayons du soleil, car sa turbulence incessante ne lui permettait guère de demeurer longtemps à la même place. Il est donc plausible d'admettre qu'une prédisposition existait et que l'exanthème cutané n'a été que la manifestation locale d'une sorte de cachexie.

Total des cas relatés.......................... 2

45. ASILE DE ROUEN. — *Quatre-Mares.*

Chiffre de la population, 460.

Depuis la mention que j'ai faite dans mon mémoire des *Annales médico-psychologiques* (avril 1859) du résultat d'une première information dans cet établissement, je n'ai reçu directement aucune communication qui lui soit relative, mais il résulte du tableau publié par M. Landouzy dans l'*Union médicale* du 17 octobre 1863, que 7 cas d'érythème y auraient été constatés.

Soit 7

(Sous toute réserve de ceux qui ont pu exister antérieurement).

46. ASILE DE SAINT-ALBAN (LOZÈRE).

Chiffre de la population, 113.

M. le docteur Renault du Mottey qui dirigeait cet établissement après avoir, pendant une trop courte collaboration, observé avec moi plusieurs cas type de pellagre à Ste-Gemmes, m'écrivait le 2 novembre 1858 qu'il n'y avait jamais eu dans cet asile de pellagre ni primitive, ni consécutive. En me transmettant ce renseignement qui m'a été confirmé depuis par M. le docteur Lafitte, un de ses successeurs, M. Renault du Mottey ajoutait quelques détails sur les conditions hygiéniques dans lesquelles se trouvait cet asile et qui peuvent, jusqu'à un certain point, rendre raison de son immunité.

« Perché à 1,000 mètres au-dessus du niveau de la mer, assis sur le granit, il n'est avoisiné par aucun cours d'eau. Ses environs sont très-sains; son terrain d'assiette ne fournit pas d'eau, bien qu'il soit imperméable; les eaux de pluie n'y séjournent pas à cause de la rapidité des pentes. Cependant il est suffisamment pourvu d'une eau très-salubre. Il est largement exposé à tous les vents; le climat y est plutôt froid que chaud; l'air y est généralement très-vif et très-sec. Les conditions hygiéniques dépendant de l'administration (nourriture, vêture, couchage) sont satisfaisantes. La santé générale y est très-bonne.

« La diarrhée dite des aliénés y est rare. Jamais aucune maladie endémique n'a régné dans cet asile.

« Il y a dans cet établissement un grand nombre de goîtres, mais tous ont été importés; aucun n'a pris naissance dans la maison.

« Lorsque le 15 juillet 1840, Bessières prit le service de cet asile, la santé y était mauvaise, mais cet état était artificiel, il tenait à la saleté, à une nourriture presque exclusivement végétale et aux lits fermés comme des boîtes dans lesquels on enfermait les agités pour s'en débarrasser.

» Bessières fit cesser tout cela en un mois et l'établissement redevint ce qu'il était naturellement, parfaitement sain. »

Cas relatés.................................. 0

47. ASILE DE SAINT-DIZIER (Haute-Marne).

Chiffre de la population, 334.

Le relevé des cas de pellagre observés dans cet asile par M. le docteur Guérin du Grandlaunay, comprend :

Un premier cas cité dans le rapport imprimé de ce dernier pour 1857;

Un deuxième, dont nous donnons ci-après l'observation recueillie en 1861;

Un troisième cité dans le rapport imprimé du même médecin pour 1862;

Et un quatrième cité dans le rapport imprimé pour 1863.

Jeanne G..., femme A..., âgée de 49 ans, est entrée le 27 décembre 1859 à l'asile d'Auxerre en proie à une manie chronique. Le 5 juillet 1860 elle a été transférée à l'asile de St-Dizier.

Avril 1861 : cette femme est démente. Par suite d'une perversion du goût, cette malade boit son urine pendant la nuit; cette habitude ne fut reconnue que lors de son séjour à l'infirmerie. Des troubles sensoriaux déterminent de fréquents accès d'agitation pendant lesquels elle crie, pleure. La sensibilité morale est gravement lésée. Cette femme est complétement insensible à tout ce qui la concerne. Les sentiments affectifs sont éteints. Elle ne se préoccupe ni de son pays, ni de sa famille. Elle est gâteuse sans être paralysée. G... est entrée à l'infirmerie le 26 avril 1860, à la suite d'une diarrhée très-forte. Depuis quelques semaines on s'apercevait que l'appétit de cette femme diminuait; elle maigrissait. Elle avait la peau d'un jaune terreux. La peau des mains, depuis l'entrée à l'asile, présentait une couleur jaune foncé, qu'on attribuait à l'exposition au soleil. Les caractères de l'érythème pellagreux ne deviennent bien nets que lors de l'entrée à l'infirmerie. Cet érythème siége exclusivement sur le dos des mains; il est limité aux poignets par une ligne bien tranchée. L'épiderme est durci, a un aspect rugueux, une teinte brunâtre; il se fendille en petites lamelles, entre lesquelles apparaît l'épiderme rosé de seconde formation. Dans quelques endroits la peau est creusée de sillons. La malade, du reste, ne se plaint pas et ne répond jamais aux questions qu'on lui adresse sur les troubles gastriques présentés. Le pouls est petit, ralenti, donnant au plus 45 pulsations par minute. Pendant les deux premiers jours, on met la malade à la diète; on lui fait prendre de la tisane de riz, du sirop de coing, de la décoction blanche; du laudanum à la dose de 10 gouttes, en lavement, tous les soirs. Sous l'influence de ce traitement la diarrhée diminue; alors, le quatrième jour, comme la malade est faible, on lui donne du bouillon, des potages, du vin vieux (20 centilitres par jour), du vin et du sirop de quinquina. Le 5 mai, la diarrhée devient plus forte; des vomissements répétés surviennent après chaque injection de liquide. C'est pendant la nuit du 6 mai que l'infirmière de garde surprend la malade à boire son urine, ce qu'elle faisait peut-être depuis longtemps. La malade est plongée dans une grande prostration, les mouvements volontaires sont très limités. G... ne remue que les bras pour saisir les vases qui sont à sa portée. Le 9 mai, le pouls est ralenti, il donne 40 pulsations, il est misérable. La langue est noire, les dents fuligineuses, les gencives sont gonflées et laissent écouler du sang. Les vomissements persistent; les matières vomies contiennent du sang. L'estomac n'accepte que quelques boissons en petite quantité chaque fois. La diarrhée est très-abondante, séreuse. La malade, malgré des soins de propreté multipliés, exhale une odeur fétide, son haleine est infecte. Malgré tous les moyens employés, cet état morbide continue à empirer; la diarrhée est invincible; la malade refuse toutes les boissons ou les vomit aussitôt; son pouls descend successivement à 35 pulsations. Enfin, le 16 mai, épuisée, G... succombe dans le degré de marasme le plus avancé.

Autopsie 24 heures après la mort. — Maigreur extrême du sujet. Les téguments altérés pendant la vie présentent les lésions décrites plus haut; seulement, la couleur brunâtre est moins marquée. L'épiderme est dur, fendillé; le derme épaissi, rougeâtre. Les muscles sont petits, pâles et présentent un état poisseux ; il semble qu'ils ont été enduits d'une couche légère de colle forte. A la section des membranes du cerveau il s'écoule environ un demi-litre de sérosité. Les méninges sont infiltrées de sérosité. Il existe une arachnoïdite chronique. État poisseux constaté dans toutes les parties du cerveau en contact avec les membranes ; dans la substance cérébrale pas de lésions appréciables ; les ventricules sont remplis de sérosité. Le cervelet est considérablement ramolli. Le cœur est petit ; il y a un commencement d'ossification des valvules aortiques. Les poumons sont sains. L'estomac a une capacité très-faible, il est revenu sur lui-même ; ses parois sont plus épaisses par suite de ce retrait. La muqueuse est injectée par places et offre des arborisations nombreuses ; pas d'ulcération. La muqueuse intestinale est injectée surtout dans l'iléon, quelques glandes de Peyer sont gonflées. Les follicules isolés sont plus apparents. Rien autre chose à noter.

Total des cas relatés........................... 4

(Sous toute réserve de ceux qui ont pú exister antérieurement).

48. ASILE DE STÉPHANSFELD (BAS-RHIN).

Chiffre de la population, 725.

Il résulte des renseignements qui m'ont été transmis par l'observateur si compétent qui est à la tête du service médical de cet établissement, qu'un seul cas de pellagre y a été observé et nous en donnons ci-après la relation succincte d'après une note de M. le docteur Dagonet.

A propos de l'immunité relative de l'asile de Stéphansfeld, je crois pouvoir répéter ce que je disais dans mon mémoire des *Annales médico-psychologiques*, avril 1859, en mentionnant le résultat négatif d'une première information, à savoir : que l'existence des galeries couvertes dans lesquelles les aliénés trouvent un abri contre le soleil explique, sans doute, la rareté de l'érythème dans cet établissement, mais que l'état général auquel il se lie d'ordinaire et que j'ai décrit depuis, sous le nom de cachexie spéciale et propre aux aliénés, s'y observe probablement comme ailleurs, bien que plus rarement, peut-être.

« La femme dont il s'agit est âgée aujourd'hui de plus de 64 ans ; elle est d'une forte constitution et d'un tempérament sanguin ;

elle est devenue aliénée depuis environ douze ans; elle est entrée dans notre établissement, au mois de mai 1856. La forme de son délire est une manie chronique avec d'assez fréquents accès d'exacerbation, la figure et la tête sont alors particulièrement injectées. Elle est violente, rit sans cesse, son langage est d'une incohérence absolue. Cependant elle rappelle dans ses accès d'agitation des idées de sorcellerie. On a aussi remarqué qu'elle avait au début de sa folie des idées de suicide, qu'elle parlait de se noyer, d'incendier la maison de son village, etc.

« Quoi qu'il en soit, son délire est resté à peu près le même depuis son arrivée à Stéphansfeld; ce n'est qu'il y a environ trois ans que j'ai pour la première fois remarqué sur le dos des mains et des poignets, l'érythème écailleux caractéristique de la pellagre, cet érythème s'est aussi montré quelquefois au front. Il s'est manifesté chaque fois au printemps et à l'automne et j'ai pu cette année, en prédire l'invasion qui a eu lieu au milieu de mai.

« Toutefois, comme le printemps a été pluvieux, l'érythème n'a été ni aussi caractérisé ni d'aussi longue durée que les autres années. Il a eu lieu comme d'habitude sur le dos des mains et des poignets, et a entièrement disparu après trois ou quatre semaines. Il y a eu rarement des symptômes généraux; je crois, cependant, que cette femme a été sujette à une diarrhée assez intense l'année dernière. Chaque fois cependant, l'érythème s'accompagne d'une surexcitation du délire et la malade passe d'une gaîté exagérée à un état continu de mauvaise humeur et d'agitation qui la porte à des actes de violence.

« Il est aussi à peu près certain pour moi que cet érythème de forme pellagreuse n'existait pas dans les premières années de son séjour à Stéphansfeld.

« Cette affection s'est, je crois, développée à l'établissement. Je n'ai du reste pas observé d'autres pellagreux. »

Nombre des cas relatés........................ 1

49. ASILE DE SAINTE-GEMMES.

Chiffre de la population, 710.

L'histoire de l'endémie pellagreuse à l'asile de Sainte-Gemmes depuis 11 ans que je l'y observe et que je l'y étudie avec le concours de mes collaborateurs successifs, MM. les docteurs Renault du Mottey, Auzouy, Combes, Péon, etc., et de mes internes, MM. Jamet, Huet, Aubert, Quentin, Salet, Vivenet et Chauvin, m'offrait d'autant plus d'intérêt que, constituant un résumé de ce qui s'observe dans tous les pays à endémie, elle me permettait d'étudier la pellagre à tous les degrés, à toutes les phases, c'est-à-dire, depuis le moment où exclusivement caractérisée par l'érythème, elle ne s'accompagne, comme chez la plupart des pellagreux de Lombardie à la même période d'aucun trouble dans la santé générale, jusqu'à celui où l'état général auquel elle se lie prend graduellement le caractère cachectique et aboutit finalement à la mort.

C'est le résumé de cette étude que je vais avoir l'honneur d'exposer; mais, comme la question de l'identité de la dite pellagre et de toutes les pellagres connues est aujourd'hui définitivement résolue et constitue un fait désormais acquis à la science; je crois pouvoir, si ce n'est épargner au lecteur le fastidieux détail de plus de 120 observations, au moins le réduire à un sommaire aussi succinct que possible.

Pour mettre à même de suivre l'endémie dans sa marche non interrompue, je divise cet exposé par année, en prenant pour point de départ les 55 observations qui font suite à mon mémoire des *Archives de médecine*, numéros de mars 1868 et suivants.

1re OBSERVATION (SUITE).

Jean B..., né et domicilié au Louroux-Béconnais (Maine-et-Loire).

En 1858, les symptômes cutanés sont encore très-prononcés; il y a quelquefois de la diarrhée, mais en réalité l'état mental et les forces en général ne paraissent pas subir une très-appréciable atteinte. B... continue à travailler à la terre.

En 1859, l'affection cutanée qui après l'exacerbation survenue au printemps précédent, n'avait pas entièrement disparu, reprend un certain degré d'intensité, sans toutefois atteindre celui auquel elle était arrivée en 1858.

Vers les derniers mois de 1859, la diarrhée reparaît plus persistante et les forces de B... paraissent décliner; l'état mental lui-même est modifié; l'affection lypémaniaque se complique de démence.

1860, janvier, B... présente encore des traces de desquamation blanchâtre consécutive à l'éruption de l'année précédente, sur le dos des mains et en quelques points très-circonscrits de la face. Les yeux sont excavés, l'amaigrissement assez prononcé; la parole est tremblante et embarrassée; la diarrhée est presque continuelle; l'attitude est toujours sombre et mélancolique; mais B... est devenu loquace et il ne faut pas causer longtemps avec lui pour trouver ses idées incohérentes. La démence est très-prononcée; il ne peut presque plus rien faire. Février, tous ces divers symptômes progressent avec rapidité et B... qui est bientôt forcé de rester au lit, arrive à un haut degré de marasme; la parole est tellement embarrassée que ce n'est plus qu'une sorte de bredouillement. Décès le 20 février, après une assez longue agonie.

Autopsie le 21. État extérieur : amaigrissement considérable; eschares au niveau des deux trochanters et du sacrum; yeux excavés; pupilles contractées; rigidité des membres inférieurs seulement. Crâne : la dure-mère ne présente ni épaississement ni adhérence; mais la pie-mère et le feuillet viscéral de l'arachnoïde sont opaques et très-épaissis; les mailles de la pie-mère sont le siége d'un œdème séreux considérable; toutes les veines méningiennes sont très-injectées. Toute la substance cérébrale qui présente des traces assez fortes d'engorgement sanguin est d'une consistance normale. Il n'y a, du reste, qu'une très-petite quantité de sérosité dans les ventricules, le cervelet ne présente rien de particulier. Rachis : les méninges rachidiennes sont injectées mais non épaissies; la moelle comme tout le cerveau est engorgée de sang, mais d'une consistance normale; il y a une assez grande quantité de sérosité dans la cavité arachnoïdienne du rachis. Thorax : tubercules crus au sommet des deux poumons; plaque d'hépatisation rouge et large comme la paume de la main avec une épaisseur de deux à trois centimètres, à la partie antérieure et inférieure du poumon droit. Le cœur est normal. Abdomen : foie, rate, reins, ne présentant rien d'anormal. Vésicules biliaires renfermant une énorme quantité de bile et de sérosité. Le tube intestinal n'offre rien autre chose qu'une injection assez considérable et, peut-être, un peu de ramollissement de la muqueuse, mais sans amincissement ni ulcération.

2e OBSERVATION (SUITE).

B..., Jean, du Fief-Sauvin (Maine-et-Loire).

En 1858, B... n'a pas une exacerbation de symptômes cutanés aussi prononcée que l'année précédente.

En 1859, ils sont encore moins prononcés. L'état mental, du reste, est toujours le même.

13 mars 1860, B... est frappé subitement, pendant qu'il mangeait, d'une apoplexie foudroyante. La mort a été instantanée.

Autopsie, 24 heures après la mort, par une température de 10 degrés. État extérieur : pas d'amaigrissement. Déformation de la colonne vertébrale, mentionnée au commencement de l'observation, et de plus, enfoncement conique du creux épigastrique tenant à ce que la pointe du sternum est fortement déjetée en dedans. Crâne : le cuir chevelu est fortement injecté d'un sang noirâtre ; les os de la boîte crânienne sont friables. A l'ouverture du crâne, on constate des adhérences de la dure-mère aux os sur tout le trajet du sinus longitudinal supérieur. Cette membrane est fortement épaissie. Les glandes de Pacchioni sont hypertrophiées. Tous les sinus sont gorgés de sang. Épanchement séreux sous-arachnoïdien. Dans la cavité arachnoïdienne et en arrière, se trouve un épanchement de sang assez considérable qui est séparé du feuillet pariétal par une pseudo-membrane très-mince. Épaississement et injection de toutes ces membranes. Toute la substance cérébrale est très-injectée. Épanchement séreux dans les cavités naturelles. Dans le plexus choroïde droit, on remarque une grappe de petits kystes gros comme des grains de millet, et quelques-uns même comme des grains de groseilles. La consistance de la substance cérébrale est normale. Rachis : la moelle épinière est baignée par une énorme quantité de sérosité sanguinolente. Sa consistance, du reste, est normale. Tous les autres organes ne présentent rien de particulier à noter.

3e OBSERVATION (SUITE).

François-Charles C..., né à Mouliherne, domicilié à Auverse (Maine-et-Loire).

Les progrès de la cachexie spéciale entraînent la mort de C... le 8 juin 1858. Le malade, alité depuis plusieurs mois, n'avait pas été exposé à l'insolation et n'avait, par suite, présenté aucune exacerbation dans les symptômes cutanés.

Autopsie, 29 heures après la mort. État extérieur : rien à noter, si ce n'est un léger œdème des extrémités inférieures et des taches scorbutiques sur la peau dorsale des mains et aux jambes. Crâne : nulle lésion appréciable. Moelle épinière : la substance blanche de la moelle épinière est ramollie dans toute son étendue et toute son épaisseur. Le ramollissement est cependant plus marqué vers la région dorsale. Il arrive presque dans ce point à la liquéfaction. La substance grise ne présente rien de remarquable ; les membranes d'enveloppe sont saines. Thorax : adhérences très-nombreuses et très-résistantes des poumons aux parois thoraciques ; engouement de ces organes à la partie postéro-inférieure. Cœur hypertrophié, gorgé de sang. Abdomen : muqueuse intestinale de l'iléon injectée, ramollie et friable. Nulle trace d'ulcération. Ganglions mésentériques rouges et très-volumineux. L'estomac, la rate, les reins, le foie et la vessie ne présentent rien d'anormal.

4e OBSERVATION (SUITE).

Antoine O..., né à Saint-Nicolas (Indre-et-Loire), domicilié à Courléon (Maine-et-Loire).

En 1858, l'altération cutanée ne se reproduit pas.

En 1859, idem.

En 1860, elle reparaît vers la fin de mars avec une très-notable intensité, suit sa marche ordinaire, et, à la fin du printemps, il ne restait plus que des stygmates.

Dans cet intervalle, le malade est souvent pris d'une diarrhée colliquative survenant sans cause appréciable, résistant parfois au traitement le plus énergique, disparaissant d'autres fois d'elle-même. La constitution, bonne jusqu'alors, s'est en même temps altérée. Pendant l'hiver, la diarrhée fut aussi fréquente.

Le 29 avril 1861, on constate une nouvelle éruption ; elle remonte à quelques jours. La face présente en plusieurs points des plaques érythémateuses; le dos des mains est rouge, brunâtre; il y a exfoliation épidermique et le derme est rouge, lisse, parcheminé ; au niveau de l'articulation radio-carpienne, il est fendillé et présente une espèce de sillon blanchâtre semblable à celui qui se forme sur un morceau de parchemin sec que l'on froisse plusieurs fois dans les mêmes points.

Au bas des jambes, aux pieds, dans les parties qui ne sont pas préservées du soleil, se trouvent de nombreuses phlyctènes; elles entourent les articulations tibio-astragaliennes et s'étendent un peu sur la face dorsale des pieds; ces phlyctènes ressemblent, à s'y méprendre, à celles qui résultent des brûlures au second degré.

L'état de notre malade ne fait qu'empirer, et, le 7 mai 1861, il semblait que les parties que ne recouvrent pas les vêtements eussent été plongées dans un bain d'eau bouillante. La face, le cou, la partie antérieure de la poitrine, le tiers inférieur des jambes et les pieds sont couverts de larges bulles, de croûtes, de fragments d'épiderme à demi-détachés; toutes ces parties exhalent l'odeur caractéristique des brûlures au second degré. Dans quelques points, le corps muqueux apparaît rouge, humide; les papilles sont saillantes. Dans d'autres points, au contraire, il est sec, dur, raccorni; il est le siége d'une seconde exfoliation en squames.

O..., qui n'avait pas présenté de symptômes du tube digestif depuis l'apparition de l'éruption pellagreuse, est pris, le 10 mai, d'une diarrhée incoërcible qui dure quelques jours, cesse et se montre de nouveau.

Le malade ne présente actuellement ni pyrosis ni rachialgie, mais il a accusé, à diverses époques, un sentiment de brûlure dans l'estomac, et il s'est plaint bien des fois de ne pouvoir rester debout à cause des douleurs et de la faiblesse qu'il ressentait dans la région lombaire.

La langue est petite, lisse, présente un grand nombre de sillons profonds; elle conserve l'empreinte des dents; les papilles en sont effacées. La constitution est profondément altérée.

O... est soumis à un régime tonique fortifiant; peu à peu les symptômes cutanés s'effacent; la diarrhée elle-même finit par disparaître, et, en fin juin, le malade peut sortir de l'infirmerie guéri momentanément de son affection.

En 1862, la guérison ou, plutôt, la rémission se maintient parfaite, sauf une légère rougeur de la face dorsale des mains, vers la fin de juin.

En mai 1863, ce malade est pris d'une diarrhée assez violente qui persiste environ trois semaines. Rien autre pendant le courant de cette année.

En février 1864, l'état général s'altère, la cachexie se prononce de plus en plus. En mars, progrès de cette même cachexie; la peau devient livide; œdème, diarrhée, mort prochaine.

5e OBSERVATION (SUITE).

M..., Michel, né à Montreuil-sur-Maine, domicilié à Juigné-Béné (Maine-et-Loire).

1858, point d'érythème, diarrhée fréquente. Pyrosis.

1859, idem, idem.

1860, rougeur érythémateuse suivie d'une légère exfoliation. En juin, diarrhée concomitante.

1861, point d'érythème, même fréquence des troubles digestifs.

1862, idem, idem.

Je dois noter que cet individu se livrant à son état de tisserand dans l'intérieur de l'établissement, n'est pas habituellement exposé à l'insolation. On ne constate ordinairement rien de particulier du côté de la langue, si ce n'est parfois un léger enduit saburral.

1863, il n'a rien présenté de particulier, soit comme symptômes du côté du tube digestif, soit comme érythème.

6e OBSERVATION (SUITE).

Julien H..., né à Saint-Jean-de-Linières et domicilié à Saint-Léger-des-Bois (Maine-et-Loire).

En 1858, réapparition de l'érythème à la face dorsale des mains; en juin, exfoliation consécutive; il n'en reste aucune trace à la fin de juillet; pas de diarrhée; un peu de faiblesse dans les jambes.

1859, rien de particulier.

1860, vers le 20 mai, réapparition de l'érythème suivant la même évolution qu'en 1858.

1861, réapparition de l'érythème suivant la même marche.

Un peu de diarrhée pendant quelques jours. Faiblesse dans les jambes.

1862, rien de particulier.

1863, 12 mai, point d'érythème, mais diarrhée abondante. Affaiblissement général, particulièrement dans les jambes. Lèvres blanches, aphteuses. Langue rouge, lisse et sillonnée. Douleurs gastralgiques. Rachialgie. 3 juillet, vomissements; langue rouge, fortement sillonnée et légèrement fuligineuse. Quelques traces légères d'érythème sur la face dorsale de la main droite.

7e OBSERVATION (SUITE).

Joseph M..., né à Saint-Laurent-de-la-Plaine, domicilié à Chavagnes (Maine-et-Loire). La cachexie semble progresser vers la fin de l'année 1857.

Au printemps de 1858, réapparition de l'érythème suivie d'exfoliation. Diarrhée fréquente; faiblesse progressive; rachialgie constatée par la pression le long de l'échine. Émaciation. Langue humide, rouge, sillonnée, avec effacement des papilles. En octobre, les progrès de la cachexie sont de plus en plus sensibles et la mort survient le 15 octobre. L'autopsie n'a pas été pratiquée.

8e OBSERVATION (SUITE).

René L..., né à Brion (Maine-et-Loire).

En 1858, réapparition de l'érythème, mais à un faible degré. Troubles digestifs de peu de durée.

1859, point d'érythème. La santé générale se soutient passable.

1860, au printemps, érythème suivi d'exfoliation à la face dorsale des mains, sans trouble dans la santé générale.

1861, point d'érythème, santé bonne.

1862, rien de particulier, rémission prolongée.

1863, idem, idem.

9e OBSERVATION (SUITE).

Edmond-Napoléon R..., né à Paimbœuf (Loire-Inférieure), domicilié à Allonnes (Maine-et-Loire).

Vers la fin de l'année 1857, la constitution se détériore. Diarrhée fréquente.

1858, la diarrhée augmente de fréquence et d'intensité, la cachexie se prononce de plus en plus. Vers la fin de février l'émaciation fait des progrès rapides; la diarrhée devient incoërcible. Langue rouge, humide, sillonnée. Effacement complet des papilles. Mort le 12 mars.

Autopsie faite 30 heures après la mort. État extérieur : amaigrissement extrême, yeux excavés; saillie des côtes. Ventre déprimé. Infiltration des extrémités inférieures. Eschares au sacrum. Pâleur générale. La face dorsale des mains est sèche et ridée. Crâne : aucune lésion appréciable ni dans les méninges, ni dans le cerveau et le cervelet. Moëlle : les membranes d'enveloppe sont saines. Le cordon rachidien est ramolli dans toute sa longueur. Le ramollissement affecte seulement la substance blanche et paraît borné aux faisceaux postérieurs; il est plus marqué vers les trois dernières vertèbres cervicales et les quatre premières dorsales. Dans ce point, les origines nerveuses semblent participer au ramollissement. La partie ramollie est entièrement blanche sans aucune trace d'inflammation. Thorax : rien d'important à noter. Abdomen : tout le tube digestif est sain, à part quelques petites arborisations de l'intestin grêle. Le foie, la rate et les reins ne présentent rien d'anormal.

10e OBSERVATION (SUITE).

René L..., né et domicilié à Douces (Maine-et-Loire).

1858, mai, réapparition de l'érythème spécial, disparaissant après une légère exfoliation et ne s'accompagnant d'aucun trouble dans la santé générale.

1859, idem.

1860, rien de particulier, rémission.

1861, en mai, peau du dos des mains bronzée, sèche, rude, fendillée. Sur les tempes, plaques lichenoïdes, dures, épaisses, avec légère desquamation à la surface. État général bon.

1862, même état de la peau. L'état général se maintient bon.

1863, rien de particulier.

11e OBSERVATION (SUITE).

Romain C..., né et domicilié à Villedieu (Maine-et-Loire).

1857, le malade se plaint d'une faiblesse progressive et accuse des sensations fréquentes de pyrosis.

1858, point d'érythème, santé parfaite.
1859, id., id.
1860, id., id.
1861, id., id.
1862, id., id.
1863, id., id.

12e OBSERVATION (SUITE).

Antoine A..., né à Louzy (Deux-Sèvres), domicilié à Montreuil-Bellay (Maine-et-Loire).

1858, mai, réapparition de l'érythème à peu près avec les mêmes caractères que l'année précédente. La santé générale se maintient d'ailleurs parfaite.

1859, juin, l'altération de la peau reparaît et consiste en une légère rougeur érythémateuse, bientôt suivie d'exfoliation.

1860, id., santé parfaite.

1861, id., id.

1862, mai, l'érythème est plus prononcé qu'il ne l'a encore été à aucune des précédentes éruptions, surtout à la main gauche. La santé générale se conserve toujours intacte.

1863, pas d'érythème, pas de diarrhée. État général bon.

13e OBSERVATION (SUITE).

Jean P..., né et domicilié à Vern (Maine-et-Loire).

1858, au printemps, légère rougeur érythémateuse suivie d'exfoliation à la face dorsale des mains; quelques jours de diarrhée.

1859, vers le mois de mai, réapparition de l'érythème accompagné de quelques troubles digestifs : diarrhée, pyrosis. Amaigrissement. La santé s'améliore un peu vers la fin de l'année, mais le malade reste dans un état de cachexie manifeste.

1860, vers la fin de janvier, érésipèle de la face consécutif à des abcès sous-cutanés de la région cervicale. Mort le 29.

Autopsie pratiquée par M. Combes 26 heures après la mort et par une température de 7 à 8°. État extérieur : émaciation, roideur cadavérique facilement vaincue; œdème de toute la partie inférieure et postérieure du cuir chevelu et du cou. Du reste, toute la partie postérieure du cou et la partie occipitale du cuir chevelu sont le siége de décollements et de foyers purulents très-étendus. Crâne : les méninges ne présentent rien autre chose qu'un certain épaississement et un peu d'opacité du feuillet viscéral de l'arachnoïde et de la pie-mère et, enfin, œdème de tout le tissu cellulaire sous-arachnoïdien sur les côtés des hémisphères cérébraux. Au niveau des lobes moyens, on peut remarquer un ramollissement assez sensible de la couche corticale. Tout le reste, d'ailleurs, est normal quant au volume, à la consistance et à la coloration. La moelle n'a pas été examinée. Tous les autres organes ne présentent rien qui soit anormal.

14e OBSERVATION (SUITE).

Mathurin A..., né à Belligné (Loire-Inférieure), domicilié à Chalonnes (Maine-et-Loire).

En 1858, rien de particulier si ce n'est que la peau, dans les parties exposées au soleil et notamment à la face et au bas des jambes, prend une teinte basanée, bronzée.

En 1859, au printemps, léger érythème de la face dorsale des mains, suivi d'exfoliation épidermique. La peau, d'ailleurs, prend une teinte de plus en plus bronzée. Diarrhée à deux reprises. Langue rouge, humide, sillonnée avec effacement des papilles, léger amaigrissement. Vers la fin de l'année la santé s'améliore un peu, mais le malade reste amaigri. A la fin de décembre, diarrhée.

1860, dans les premiers jours de janvier, la diarrhée devient incoërcible, la cachexie se prononce de plus en plus et le malade meurt le 9.

Autopsie faite 24 heures après la mort. Aspect extérieur : amaigrissement général. Vastes eschares au sacrum. Tête et encéphale : les os du crâne sont très faibles ; adhérences intimes de ceux-ci avec la dure-mère ; cette membrane est fortement épaissie, surtout le long de la gouttière longitudinale. Les granulations de Pacchioni sont hypertrophiées ; épanchement séreux intra-arachnoïdien très considérable ; après l'écoulement de la sérosité on remarque sur le feuillet viscéral de l'arachnoïde une couche de substance gélatiniforme. La pie-mère a tous ses vaisseaux injectés. La substance cérébrale ne présente rien de particulier. Dans les plexus choroïdes on remarque une grande quantité de petits kystes contenant de la sérosité. La substance du cervelet paraît un peu ramollie. La moelle épinière offre un léger ramollissement au niveau des 5 ou 6 premières vertèbres dorsales; un peu avant la naissance de la queue de cheval on remarque un point fortement induré. Organes splanchniques : les poumons présentent des traces d'une bronchite chronique; la muqueuse des bronches est rouge et ramollie; pas de tubercules. Épanchement séreux dans le péricarde; on y remarque quelques fausses membranes. Le foie, la rate et les reins n'offrent rien de particulier. Dégénérescence tuberculeuse du pancréas. Le tube digestif paraît normal, sauf quelques légères ulcérations dans le colon descendant.

15e OBSERVATION (SUITE).

Joseph S..., né et domicilié à la Membrolle (Maine-et-Loire). 1858, vers la fin de mai, érythème spécial d'une notable intensité à la face dorsale des mains, desquamation à la suite et laissant après elle le derme rose, lisse (pelure d'oignon). Diarrhée concomitante. Faiblesse progressive dans les jambes. Rachialgie accusée par le malade et constatée par une pression le long du rachis. Pyrosis; langue rouge, humide, sillonnée, effacement des papilles.

En août, la diarrhée augmente de fréquence et d'intensité; l'amaigrissement est de plus en plus sensible. En septembre, progrès de la cachexie et mort le 14.

Autopsie 32 heures après la mort. État extérieur : amaigrissement considérable; facies hippocratique. Légère infiltration des extrémités inférieures, taches ecchymotiques sur le dos des mains et des pieds. Crâne : épanchement de sérosité dans la cavité de l'arachnoïde; la substance cérébrale est d'une consistance normale. Il n'y a rien à noter pour le reste de l'encéphale. Moelle épinière : le cordon rachidien est ramolli vers la septième vertèbre cervicale et les trois premières dorsales. Il n'affecte que la substance blanche et paraît borné aux deux faisceaux antérieurs; il atteint dans ce point les origines des nerfs rachidiens. Les méninges ainsi que la substance grise sont saines. Thorax : la plèvre gauche présente quelques adhérences peu résistantes; les deux poumons sont engoués à leur base. Le cœur est à l'état normal. Abdomen : tout le tube gastro-intestinal et les autres organes abdominaux n'offrent aucune lésion.

16e OBSERVATION (SUITE).

François R..., né au Puiset-Doré (Maine-et-Loire), domicilié à la Varenne, même département.

1858, les symptômes de pellagre ne se reproduisent pas. En juin, le malade est pris de congestion pulmonaire et meurt le 28.

L'autopsie pratiquée par M. Aubert, interne de service, n'a révélé que les altérations propres à la cause de la mort et n'a rien offert de particulier sous le rapport de la pellagre.

17e OBSERVATION (SUITE).

René B..., né à Melay (Maine-et-Loire), domicilié à Cossé, même département.

1858, mai, réapparition de l'érythème spécial, mais avec une moindre intensité; desquamation laissant après elle le derme rose, lisse, pelure d'oignon. Diarrhée pendant quelques jours; faiblesse dans les jambes. Rachialgie. Langue rouge, humide, un peu saburrale à la base, et légèrement sillonnée. La santé se rétablit en août.

1859, point d'érythème; un peu de diarrhée en juillet. Santé d'ailleurs bonne.

1860, juin, réapparition de l'érythème et de la diarrhée. Il n'en reste aucune trace à la fin de juillet.

1861, santé parfaite, rien de particulier.

1862, id., id.

1863, état général bon. Rien de particulier.

18e OBSERVATION (SUITE).

Jean M..., né et domicilié à Saint-Macaire (Maine-et-Loire).

1858, mai : réapparition de l'érythème. Diarrhée pendant quelques jours. Santé d'ailleurs bonne.

1859, pas de trace d'érythème. Santé inaltérée.

1860, id., id.

1861, id., id.

1862, id., id.

1863, pas d'érythème, mais ce malade est pris d'une diarrhée intense qui persiste une quinzaine de jours, pendant le mois d'octobre.

19e OBSERVATION (SUITE).

Jean C..., né et domicilié à Saint-Hilaire-du-Bois (Maine-et-Loire).

Rentré le 28 septembre 1857, il ne porte sur la face dorsale des mains et ailleurs aucune trace d'érythème. Le malade assure n'en avoir pas présenté dans le cours du printemps de cette année. La santé générale est bonne.

En 1860, l'éruption pellagreuse s'observe de nouveau à un degré assez marqué. L'état général reste bon. On observe, mais rarement, de la diarrhée.

1861, mai, réapparition de l'érythème. Épiderme brun, rugueux, fendillé; au-dessous, le derme est sec, lisse, parcheminé. État général bon. Pas de diarrhée.

Vers le 15 mai, le dos des mains prend une teinte de plus en plus brune. L'épiderme se détache en lamelles. Le derme est sec, non épaissi, sans élasticité. La peau est amincie aux articulations, ce qui lui donne le caractère *ansérin*. Sur les doigts, l'épiderme se détache en poussière par le grattage. État général bon, langue normale.

En septembre, il ne reste aucune trace d'altération de la peau.

1862, rien de particulier du côté de la peau et d'ailleurs qu'on puisse rapporter à la pellagre.

1863, vers le 20 mars, sous l'influence d'une insolation printanière précoce, réapparition de l'érythème à la face dorsale des mains et suivant la même marche qu'en 1861. L'état général s'altère sensiblement. Émaciation, diarrhée, pyrosis, rachialgie, faiblesse dans les jambes. Mélancolie de plus en plus profonde. Langue lisse, à papilles effacées, et sillonnée par des plis.

20 avril 1863, l'exfoliation est complète. Le derme sous-jacent est blanc, lisse, sur la face dorsale de la main gauche. A la main droite, il s'est recouvert d'un nouvel épiderme et la peau de cette même main est sèche, parcheminée, fortement plissée, sans élasticité. Peu de diarrhée.

21 avril, pyrosis. Cachexie progressive. Mort le 9 mai. L'autopsie n'a pas été pratiquée.

20e OBSERVATION (SUITE).

Jean-Julien B..., né et domicilié à Angers.

1858, juin, réapparition de l'érythème à la face dorsale des mains. Exfoliation consécutive et complète à la fin du mois. Derme lisse, pelure d'oignon, à la suite. Diarrhée fréquente, pyrosis, faiblesse générale.

1859, rien de particulier.

1860, juin, légère rougeur érythémateuse et quelques troubles de la digestion.

1861, réapparition de l'érythème et même évolution d'accidents qu'en 1858. La peau reste lisse, sèche.

1863, rien de particulier.

21e OBSERVATION (SUITE).

Inconnu se disant de Morannes (Maine-et-Loire).

1858, juin, réapparition de l'érythème à la face dorsale des deux mains; desquamation consécutive et laissant après elle le derme nu, lisse, pelure d'oignon; diarrhée, pyrosis, faiblesse générale plus prononcée dans les jambes; rachialgie constatée par la pression. Amaigrissement. Vers la fin d'août, l'état général s'améliore sensiblement.

1859, à peu près la même évolution d'accidents suivie d'une notable amélioration dans la santé générale. Toutefois, l'amaigrissement persiste.

En novembre, retour de la diarrhée; l'état cachectique se prononce de plus en plus.

Décembre, idem.

1860, janvier, la diarrhée est de plus en plus fréquente. Progrès de l'émaciation.

Vers le 15 février, la diarrhée est colliquative pendant quelques jours; le marasme augmente et la mort survient le 22.

Autopsie faite par M. Combes 24 heures après la mort. Émaciation considérable; œdème des membres inférieurs; le dos des mains porte encore des traces de desquamation blanchâtre. Friabilité prononcée des os. Crâne : adhérences nombreuses de la dure-mère au crâne. Épanchement séreux considérable dans la cavité de l'arachnoïde et dans les mailles de la pie-mère et opacité de la pie-mère et du feuillet viscéral de l'arachnoïde sur toute la partie supérieure du cerveau. Adhérence de la pie-mère à la substance cérébrale au niveau du vertex et ramollissement de cette même substance. Toute la substance cérébrale, du reste, paraît un peu plus flasque qu'à l'état normal. Sérosité assez considérable dans les ventricules. Le cervelet ne présente rien de remarquable. Rachis : les méninges rachidiennes comme celles du cerveau sont épaissies et fortement congestionnées. Toute la moelle est manifestement ramollie, mais en approchant du côté de la queue de cheval, elle est aussi diffluente que de la bouillie. Thorax : engorgement hypostatique des poumons à la base et en arrière, des deux côtés. Tubercules crus aux deux sommets. Sérosité considérable dans le péricarde et œdème du tissu sous séreux. Abdomen : le tube digestif ne présente rien de remarquable qu'un peu de ramollissement de la muqueuse de l'intestin grêle. Aucune ulcération. Foie engorgé de sang. Bile séreuse, considérable. Reins et rate sains. Rien autre chose à noter.

22e OBSERVATION (SUITE).

Pierre S..., né à Brain-sur-Longuené, domicilié à Angers.

1858, juin, érythème noirâtre de la face dorsale des mains, suivi d'une exfoliation épidermique laissant après elle des stygmates d'un blanc mat, laiteux ; ces stigmates persistent assez longtemps et finissent par disparaître vers la fin d'octobre. La peau, toutefois, reste sèche, parcheminée, sans élasticité. La peau de la face prend une teinte des plus bronzées et la conserve, bien qu'à un moindre degré, même l'hiver. L'état général se maintient bon.

1859, rien de particulier, si ce n'est que la teinte bronzée de la peau se prononce de plus en plus. Point d'érythème. État général bon.

1860, point d'érythème. État général bon.

1861, l'éruption pellagreuse s'observe de nouveau avec les caractères de l'érythème noirâtre, crasseux, et suit la même évolution qu'en 1858. Faiblesse générale. Diarrhée pendant quelques jours. Amélioration vers la fin de juillet et disparition de toute trace d'accident, si ce n'est de la peau bronzée à la face et aux parties découvertes, vers la fin de septembre.

1862, rien de particulier, sauf la peau bronzée. Rémission.

1863, dans les premiers jours de janvier, la constitution de S... s'altère, s'émacie sensiblement.

En février, les progrès de la cachexie sont de plus en plus sensibles.

En mars, le malade est pris de diarrhée, qui finit par devenir colliquative et ajoute aux progrès du marasme. Mort le 15.

Autopsie faite 30 heures après la mort. Moelle épinière : injection considérable des méninges. Pas de ramollissement. Crâne : peu développé, front étroit et déprimé. L'os frontal présente une épaisseur extraordinaire, par suite du développement considérable des sinus frontaux dans lesquels deux doigts entrent facilement. Il s'ensuit qu'à la face interne et à la partie médiane le frontal forme un sillon profond au fond duquel on aperçoit à peine l'apophyse crista-galli. Cerveau : méninges injectées. Le cerveau présente une atrophie symétrique des deux lobes frontaux et correspondant à la saillie interne de l'os frontal. Les cornes frontales dépassent à peine d'un centimètre le bord antérieur de la scissure de sylvius. Toutes les circonvolutions sont représentées, mais à l'état de diminutifs; à la partie supérieure de chacun de ces lobes, à un centimètre de la scissure médiane, existe une dépression interlobulaire large d'un demi-centimètre, longue d'un et demi, recouverte comme d'un pont par l'arachnoïde et remplie de sérosité. Rien de particulier dans les autres parties de la substance cérébrale. Les organes pectoraux et abdominaux n'ont rien présenté d'anormal.

23e OBSERVATION (SUITE).

René M..., né à Châtelais (Maine-et-Loire), domicilié à Saint-Sauveur-de-Flée, même département.

1858, point d'érythème. Santé parfaite, sauf parfois un peu de diarrhée.

1859, au printemps, léger érythème spécial à la face dorsale des deux mains; diarrhée pendant quelques jours avec un peu de faiblesse dans les jambes. Le malade qualifie cet état de fatigue.

1860, idem.

1861, idem.

1862, réapparition de l'érythème avec une notable intensité à la face dorsale des deux mains, et principalement à la main gauche, que le malade dit avoir comme pourrie. Exfoliation laissant après elle le derme rose, lisse (pelure d'oignon). Diarrhée par intervalles. Langue lisse, sillonnée, légèrement saburrale d'ordinaire.

1863, érythème très-léger au printemps. Rien autre chose à noter.

24e OBSERVATION (SUITE).

Jean P..., né et domicilié à Chemillé (Maine-et-Loire).

1857, la dartre furfuracée de la face des mains a complétement disparu et ne se reproduit pas. La santé générale reste bonne.

1858, mai, léger érythème de la face dorsale des mains suivi d'exfoliation et ne s'accompagnant d'aucun trouble dans la santé générale.

1859, idem.

1860, idem.

1861, idem.

1862, mai, mêmes symptômes cutanés s'accompagnant de de diarrhée, de faiblesse générale et d'amaigrissement. Retour à l'état normal vers la fin de juin.

1863, rien de particulier.

25e OBSERVATION (SUITE).

Jacques-Jean G..., né et domicilié à Cherré (Maine-et-Loire).

1858, janvier, retour de la diarrhée, commencement de cachexie. Février, la diarrhée est de plus en plus fréquente, amaigrissement, faiblesse qui ne permet plus au malade de quitter le lit. Mars, id., progrès de la cachexie. Avril, la diarrhée est continue et devient colliquative, marasme progressif; la langue est rouge à la pointe, sur les bords et recouverte à la base d'un enduit épais; taches scorbutiques sur le dos des mains; œdème des extrémités inférieures. Mort le 15. L'autopsie n'a pas été pratiquée.

26e OBSERVATION (SUITE).

René-Marie R..., né à Rochefort-sur-Loire (Maine-et-Loire).

1858, mai, rougeur érythémateuse de la face dorsale des mains, exfoliation; santé générale bonne.

1859, juin, retour de l'érythème; parfois de la diarrhée.

1860, un peu de rougeur suivie d'exfoliation. La diarrhée revient de temps en temps.

1861, idem.

1862, retour de l'érythème, mais il est peu intense. Il paraît y avoir de la rachialgie. Le malade reste habituellement courbé en avant et a quelquefois de la diarrhée. Toutefois, la santé générale ne paraît pas altérée sensiblement.

1863, rien de particulier.

27e OBSERVATION (SUITE).

Jules-Benjamin C..., né et domicilié à Cholet.

1858, printemps, réapparition de l'érythème à la face dorsale des mains; exfoliation à la suite de laquelle la peau reste sèche, parcheminée. Diarrhée fréquente. Santé générale affaiblie.

1859, idem.

1860, idem.

1861, idem.

1862, l'érythème ne reparaît pas, mais la peau est sèche, parcheminée, surtout à la main droite. La santé générale ne s'altère pas sensiblement. Langue sillonnée; rachialgie que le malade rapporte à des coups imaginaires qu'il recevrait ordinairement de 30 personnes.

1863, l'état général laisse à désirer; mais, pas d'érythème et pas de diarrhée.

28e OBSERVATION (SUITE).

Louis D..., né à Messac (Ille-et-Vilaine), domicilié à Combrée (Maine-et-Loire).

1858, rien de particulier.

1859, réapparition de l'érythème; mais il ne reste pas circonscrit comme en 1857; il occupe la face dorsale des deux mains et se termine par une desquamation à la suite de laquelle le derme reste lisse, rouge, pelure d'oignon; il n'en reste aucune trace à la fin d'août. Santé générale bonne.

1860, idem.

1861, idem. On constate, en outre, une teigne tonsurante occupant le cou et toute la face. La peau est d'ailleurs très-brune, presque bronzée. La santé générale n'est pas altérée.

1862, point d'érythème, mais persistance et extension de l'affection parasitaire. La peau est bronzée.

1863, léger érythème, l'affection parasitaire persiste.

29e OBSERVATION (SUITE).

Jacques-Jean M..., né à Brain-sur-l'Authion (Maine-et-Loire).

1858, juin, retour de l'érythème à la face dorsale des deux

mains, avec une notable intensité; desquamation à la suite. Derme rose, lisse, luisant; diarrhée; pyrosis; rachialgie coïncidant avec une incurvation progressive de la colonne vertébrale. De temps en temps mouvements choréïques (chorée pellagreuse) dans les membres et les muscles de la face. Le malade balbutie continuellement des mots inintelligibles.

1859, janvier et février, tous ces symptômes s'aggravent et de plus, il survient fréquemment des œdèmes des jambes, et quelquefois de la diarrhée; mais cette dernière n'est pas habituellement persistante.

1860, l'œdème des jambes ne disparaît plus; il survient de plus un œdème assez considérable de toute la moitié droite de la figure. Le 10 mars, diarrhée séreuse assez intense; alitement. Le 12, M... ne peut plus rien prendre, même du bouillon. Décès le 13, après une très-courte agonie.

Autopsie faite 24 heures après. État extérieur : les œdèmes sus-mentionnés sont très-considérables. La peau de tout le plan postérieur est fortement cyanosée. Crâne : adhérences de la dure-mère sur tout le trajet du sinus longitudinal supérieur; épaississement de cette membrane. Tous les vaisseaux qui la parcourent sont fortement injectés. Les sinus sont très-gorgés de sang. Le long de la grande scissure du cerveau, toutes les membranes sont adhérentes entr'elles. L'arachnoïde est opaque et ses vaisseaux sont très-injectés. Il en est de même des plexus choroïdes. Les substances corticale et médullaire du cerveau sont gorgées de sang; elles sont, du reste, ramollies en masse. Le cervelet présente les mêmes particularités. Rachis : les membranes spinales sont épaissies, on trouve un épanchement sanguin considérable entre les deux feuillets de l'arachnoïde. La substance de la moelle est ramollie, surtout au niveau des dernières lombaires. Les autres organes ne présentent rien à noter.

30e OBSERVATION (SUITE).

P..., Catherine-Françoise de Chantal, veuve V..., née à Bourgueil (Indre-et-Loire), domiciliée à Saumur.

1858, retour de l'érythème en mai. Il n'en reste aucune trace à la fin de juillet.

1859, pas d'érythème, mais diarrhée fréquente.

1860, la diarrhée obligeant la malade à garder souvent le

lit, l'insolation ne peut s'exercer et l'érythème ne reparaît pas.

1861, idem.

1862, idem. La diarrhée devient presque continue. La cachexie se prononce de plus en plus; la faiblesse des jambes est très-grande, la malade ne peut plus quitter le lit.

1863, même état qu'en l'année précédente.

31ᵉ OBSERVATION (SUITE).

Marie M..., née à la Ferrière (Maine-et-Loire), domiciliée à Segré, même département.

1857, juin, diarrhée opiniâtre. Août, cessation de la diarrhée, plaques pellagreuses sur la face dorsale des mains.

1858, janvier, diarrhée incoërcible. Mars, décédée le 22. (Cachexie pellagreuse.)

Autopsie faite 25 heures après la mort. Habitus extérieur : maigreur considérable; eschares au sacrum et aux trochanters. Thorax : décoloration des poumons; légères adhérences au sommet du poumon droit; le cœur est flasque; son ventricule droit contient un peu de sang noirâtre. Tête et rachis : la dure-mère renferme un peu de sérosité. Le cerveau est à l'état normal. Les enveloppes de la moelle n'offrent rien de remarquable, on trouve un ramollissement de la substance blanche qui part de la dernière vertèbre cervicale et se prolonge jusqu'aux troisième et quatrième vertèbres dorsales; le cordon rachidien paraît diminué dans tout ce parcours, il ne présente aucune trace d'inflammation. La substance blanche est d'une consistance qu'on peut comparer à de la bouillie. Les origines nerveuses des faisceaux antérieurs participent à ce ramollissement. Abdomen : on trouve l'intestin grêle, diminué de volume; les parois intestinales présentent une couleur ardoisée qui est plus prononcée près de la valvule iléo-cœcale; pas d'ulcération. Les autres organes ne présentent rien de particulier.

32ᵉ OBSERVATION (SUITE).

Henriette-Stuart-Cécile M..., née en Angleterre (Indes Orientales), domiciliée à Paris.

1858, retour de l'érythème. Diarrhée. État général altéré et s'améliorant ensuite.

1859, idem.

1860, mai, un peu de rougeur avec légère exfoliation. Pas de diarrhée, état général bon.

1861, idem.

1862, idem.

1863, érythème noirâtre avec légère exfoliation, aucun trouble encore dans la santé générale.

33e OBSERVATION (SUITE).

Jacquine-Jeanne G..., femme P..., née à Saint-Martin-du-Bois, domiciliée à la Chapelle-sur-Oudon (Maine-et-Loire).

1858, rien de particulier.

1859, léger érythème. Pas de troubles d'ailleurs, dans la santé.

1860, rémission de la pellagre.

1861, idem.

1862, très-léger érythème. État général bon.

1863, pas d'érythème. État général bon.

34e OBSERVATION (SUITE).

Françoise R..., née à Angers, venant des hospices de cette ville. La malade étant morte le 21 février 1858 d'une affection organique du cœur, la question de pellagre reste en l'état pour ce qui la concerne, c'est-à-dire, douteuse.

35e OBSERVATION (SUITE).

Edmée-Antoinette B..., née et domiciliée à Paris.

1858, janvier, la santé générale s'altère de nouveau ; la diarrhée revient. Février, cachexie progressive ; la malade ne quitte plus le lit. Mars, idem. Avril, même état. Mai, juin, pas d'érythème (la malade, toujours couchée, n'est pas soumise à l'insolation). Juillet, même état. Août, taches scorbutiques au dos des mains et à l'avant-bras. Septembre, œdème. Diarrhée fréquente. Octobre, idem. Novembre, la diarrhée devient persistante ; la cachexie progresse sensiblement et la mort survient le 9. L'autopsie n'a pas été pratiquée.

36e OBSERVATION.

(Pour mémoire, était complète).

Louis L..., né à la Tourlandry (Maine-et-Loire).

37e OBSERVATION.

(Pour mémoire, était complète).

Pierre L..., venant de l'asile des vieillards d'Angers.

38e OBSERVATION.

(Pour mémoire, était complète).

Pierre N..., né au Plessis-Grammoire (Maine-et-Loire), domicilié à Trelazé (même département).

39e OBSERVATION.

(Pour mémoire, était complète).

René P..., né à Ancenis (Loire-Inférieure), domicilié à Bouzillé (Maine-et-Loire).

40e OBSERVATION.

(Pour mémoire, était complète).

Pierre P..., né et domicilié à Angers.

41e OBSERVATION.

(Pour mémoire, était complète).

François Louis R..., né et domicilié à Brissac (Maine-et-Loire).

42e OBSERVATION.

(Pour mémoire, était complète).

François O..., né et domicilié au Mesnil (Maine-et-Loire).

43e OBSERVATION.

(Pour mémoire, était complète).

Marie-Jeanne C..., née à Grugé-l'Hôpital (Maine-et-Loire).

44e OBSERVATION.

(Pour mémoire, était complète).

Julie B..., née à Gennes (Maine-et-Loire).

45e OBSERVATION.

(Pour mémoire, était complète).

Perrine Modeste R..., veuve G..., née à Martigné-Briant (Maine-et-Loire), domiciliée à Mûrs (même département).

46e OBSERVATION.

(Pour mémoire, était complète).

Marguerite R..., née à Dinéault (Finistère), domiciliée à Paris.

47e OBSERVATION.

(Pour mémoire, était complète).

Marie-Adrienne B..., se disant du Hâvre (Seine-Inférieure), venant de la Salpétrière.

48e OBSERVATION

(Pour mémoire, était complète).

Françoise B..., née et domiciliée à Lezigné (Maine-et-Loire).

49e OBSERVATION.

(Pour mémoire, était complète).

Françoise René O..., née à Savennières (Maine-et-Loire), domiciliée à la Possonnière (même département).

50e OBSERVATION.

(Pour mémoire, était complète).

Jeanne R..., veuve C..., née aux Ponts-de-Cé (Maine-et-Loire), domiciliée à Mûrs (même département).

51e OBSERVATION.

(Pour mémoire, était complète).

Juliette B..., née et domiciliée à Fontaine-Guérin (Maine-et-L.).

52e OBSERVATION.

(Pour mémoire, était complète).

Élise S..., née et domiciliée à la Chaussaire (Maine-et-Loire).

53e OBSERVATION.

(Pour mémoire, était complète).

Marie F..., née et domiciliée au Lion-d'Angers (Maine-et-L.).

54e OBSERVATION.

(Pour mémoire, était complète).

Louise R..., née et domiciliée à Méron (Maine-et-Loire).

55e OBSERVATION.

(Pour mémoire, était complète).

Louise M..., née à Brion (Maine-et-Loire).

56e OBSERVATION.

Pierre-Emmanuel L..., né à Moulins (Ille-et-Vilaine), le 10 novembre 1818, entré à l'asile le 8 février 1856. État mental : lypémanie religieuse et dépressive.

1857, fin juin, symptômes cutanés très-prononcés ; peau érythémateuse et parcheminée, puis desquamation.

1858, 1859, rien.

Printemps de 1860, érythème pellagreux bien caractérisé, parcourant toutes ses phases. Diarrhée rare.

7 mai 1861, la face présente plusieurs plaques qui sont le siége d'une desquamation furfuracée. Peau des mains brune, lisse, parcheminée. Il y a plutôt des traces d'anciennes éruptions qu'une éruption nouvelle. Constitution assez bonne ; diarrhée rare. 15 mai, même état quant aux symptômes cutanés ; diarrhée un

peu plus fréquente; constitution encore assez bonne; faiblesse dans les jambes; langue sillonnée, légèrement saburrale. Juin, affaiblissement. Juillet et août, phase de cachexie évidente; maigreur, faiblesse musculaire; diarrhée. De septembre à octobre, progrès de la cachexie et mort le 30.

Autopsie faite 26 heures après la mort. Aspect extérieur : amaigrissement extrême; infiltration des extrémités inférieures; le derme du dos des mains paraît aminci, il est d'un blanc mat. Crâne : les téguments et les os du crâne ne présentent rien de particulier. Dure-mère épaissie, très-adhérente à la boîte osseuse; les sinus sont exsangues. Épanchement séreux assez considérable dans l'arachnoïde; les mailles de la pie-mère sont infiltrées de sérosité; les vaisseaux de cette membrane sont exsangues. Le cerveau ne présente rien à noter dans aucune de ses parties, si ce n'est un épanchement séreux assez abondant intra-ventriculaire. Rachis : les méninges rachidiennes sont, contrairement à celles du cerveau, le siége d'une congestion sanguine évidente ; à l'incision de la dure-mère, on aperçoit au-dessus de l'arachnoïde les vaisseaux de la pie-mère gorgés de sang; les veines du rachis présentent aussi le même phénomène. La consistance de la moelle n'est nulle part diminuée, au contraire, elle est, dans toute son étendue, le siége d'une congestion sanguine qui rend son tissu, en quelque sorte, plus résistant. Cet afflux sanguin ne paraît pas s'étendre jusque dans la portion grise. Thorax : vieilles adhérences pleurétiques; les poumons sont exsangues; ils présentent dans quelques points quelques tubercules à l'état cru. Cœur flasque, petit, exsangue. Rien autre à noter. Abdomen : épanchement ascitique assez considérable. Tous les viscères présentent un état anémique bien tranché. Du reste, ils ne présentent rien de particulier.

57e OBSERVATION.

Louis-Jacques M..., né à Mouliherne (Maine-et-Loire) le 14 juillet 1833, sans profession. Entré à l'asile le 5 décembre 1855. État mental : lypémanie avec dépression.

1857, fin juin, érythème, desquamation; diarrhée, faiblesse dans les jambes.

1858, 1859, rien de noté.

1860 (printemps), tous les téguments exposés directement au contact de l'air sont fortement bronzés. Érythème pellagreux sur la face dorsale des mains avec desquamation. Diarrhée fréquente; faiblesse.

1er mai 1861, téguments fortement bronzés; la face dorsale de la main droite est le siége d'un érythème rouge remontant à une quinzaine de jours. Exfoliation épidermique. Dans quelques points les papilles du derme sont altérées, et il existe des croûtes noirâtres assez épaisses. 20 mai, trous profonds d'ancien érythème à la main droite. Tout symptôme a disparu; la diarrhée ne se montre plus; l'état général est meilleur. Juin, juillet et août, même état.

1863, rien.

Pour l'année 1854, le nombre des cas s'élève à 30, mais il y a lieu de considérer que cette année est celle dans laquelle la pellagre était constatée pour la première fois dans l'établissement, et qu'à défaut de renseignements sur la marche antérieure de l'endémie, ce nombre de 30 comprend à la fois les cas anciens et les cas nouveaux.

Dans l'année 1855, le nombre des cas constatés pour la première fois est de 5.

Années 1854 et 1855	35
Année 1856	5
Année 1857	15
Plus deux cas constatés fin juin, postérieurement à la publication du mémoire	2
	57
Retranchant un cas douteux chez les femmes, il reste	56

A savoir { Hommes......... 38
Femmes......... 18

1858.

Hommes.

58e OBSERVATION.

L... Julien, né à Angers le 15 décembre 1798, ancien cloutier, marié, entré à l'asile le 10 juin 1856. — Aliéné depuis huit mois et pour la première fois. Pas d'antécédents héréditaires. Bonne conduite. Bonne santé physique. Avarice et cupidité. On ne connait pas la cause du trouble intellectuel. Depuis plus de sept mois, cet homme était devenu triste et solitaire. Il ne voyait dans ses voisins que des ennemis qui voulaient le voler et lui faire du mal; aussi était-il toujours armé; il avait même un sabre dans son lit. L... a des hallucinations de la vue et de l'ouïe et un penchant au suicide.

1857, février, démence lypémaniaque.

1858, avril, symptômes cutanés et digestifs de pellagre. Érythème des plus caractéristiques; langue saburrale; diarrhée, pyrosis. Mai, la diarrhée est abondante; amaigrissement, faiblesse musculaire, principalement dans les jambes. Rachialgie. Juin, même état. Juillet, décédé le 3 (cachexie pellagreuse).

Autopsie. État extérieur : émaciation. Œdème des extrémités inférieures. Eschares au sacrum. Crâne : Os épais. Cerveau n'occupant pas toute la boîte crânienne. Épaississement des membranes; d'ailleurs, nulle lésion dans le cerveau et le cervelet. Moelle épinière : veines rachidiennes gorgées de sang. Ramollissement notable de la substance blanche, vers la 8e et la 9e vertèbres dorsales. Ce ramollissement est assez analogue à de la bouillie et plus évident vers la face antérieure. Substance grise saine. Abdomen : injection par arborisations de l'intestin grêle, plus marquée cependant vers l'iléon. Vers la valvule iléo-cœcale et dans une étendue de 50 centimètres la muqueuse est ramollie et présente en deux points un commencement d'ulcération. Les autres viscères abdominaux n'ont rien présenté qui méritât d'être noté.

59e OBSERVATION.

M... Pierre-Alphonse, cultivateur, célibataire, né à Marcé (Maine-et-Loire) le 26 novembre 1836. — Constitution bonne. Tempérament nervoso-sanguin. A fait un premier séjour à l'asile du 17 mars 1855 au 30 juin de la même année; rentré le 1er juillet 1857. État mental au moment de la première admission : lypémanie avec hallucinations de la vue et de l'ouïe et tendance aux emportements. Sorti guéri. État mental au moment de la deuxième admission : manie avec hallucinations de la vue. Le délire qui était, lors de la première atteinte, partiel et mélancolique, est général dans la deuxième.

1858, mars, première atteinte de pellagre. Accidents cutanés et digestifs des mieux caractérisés. L'agitation a fait place à la dépression. Faiblesse musculaire principalement dans les jambes. Langue sillonnée, papilles effacées. Avril, mai et juin, même état physique et mental. Juillet, les symptômes cutanés de la pellagre s'effacent. Le malade reste cachectique. Août, progrès de la cachexie. Décès le 16.

Autopsie faite 28 heures après la mort. État extérieur : amaigrissement. Eschares au sacrum et aux grands trochanters. Œdème des extrémités inférieures. Cerveau : rien à noter si ce n'est un léger pointillé de la substance blanche. Moelle épinière : ramollissement de la substance blanche dans deux points : l'un correspondant vers la septième cervicale, et l'autre vers la dixième dorsale. Nulle lésion ni dans la substance grise, ni dans les membranes d'enveloppe. Thorax : tubercules crus au sommet des deux poumons ; cœur petit, flasque, vide de sang. Adhérences des deux poumons. Abdomen : injection de la muqueuse de l'intestin iléon, friabilité, pas d'ulcération ; ganglions mésentériques rouges hypertrophiés ; foie graisseux ; rate gorgée de sang. L'estomac, les reins et la vessie sont sains.

60e OBSERVATION.

D..., Pierre, né à Corné (Maine-et-Loire) le 20 octobre 1797, cultivateur, célibataire, entré à l'asile le 30 janvier 1857. — Pas d'antécédents héréditaires. Aucune cause appréciable de son affection. Cet individu s'est fait connaître depuis 10 ans par des idées fausses et des extravagances. Il se croit dépossédé d'une parcelle de terre par le nommé C..., son neveu ; aussi a-t-il détruit les récoltes de celui-ci, prétendant qu'elles lui appartenaient. Ses illusions sur ses droits de propriété lui ont valu divers procès pour lesquels il a été condamné, dont il n'a jamais tenu compte, et le rendent dangereux pour les personnes qu'il prétend le voler ; il les injurie et se livre envers elles à des actes de violence.

1858, avril, symptômes cutanés et digestifs de pellagre. Pyrosis. Diarrhée ; langue sillonnée, papilles effacées, léger enduit saburral. Dépression. Mai, juin, juillet, août, même état. amaigrissement ; faiblesse musculaire ; marasme. Septembre, idem. Décès le 19.

Autopsie faite 30 heures après la mort. État extérieur : Émaciation extrême ; teinte terreuse de la peau de la face dorsale des mains; infiltration des extrémités inférieures. Taches ecchymotiques à la partie antérieure des deux jambes. Crâne : les méninges sont légèrement adhérentes, au niveau des glandes de Pacchioni ; il n'y a, du reste, aucune autre lésion encéphalique. La substance blanche a sa consistance normale. Moelle épinière : les membranes d'enveloppe n'offrent rien de particulier. La substance blanche de la moelle est ramollie en deux points et dans toute son épaisseur : l'un correspond à la dernière vertèbre cervicale et l'autre aux deux ou trois premières dorsales. Il en est de même pour les origines nerveuses dans les points affectés. La substance grise est saine. Thorax : les poumons sont sains. Le cœur est à l'état normal. Abdomen : la muqueuse de l'intestin iléon est injectée et présente des plaques ecchymotiques très-nombreuses, ramollies et friables. On ne trouve nulle trace d'ulcération. Le foie, la rate, les reins et la vessie ne présentent rien à signaler.

61e OBSERVATION.

R... Jean-André, né à Andrezé (Maine-et-Loire) le 13 juin 1835, célibataire, tisserand, entré à l'asile le 23 février 1856. — Pas d'antécédents héréditaires. Convulsions dans l'enfance. Épilepsie depuis six ans ; l'affection convulsive a fait de rapides et continuels progrès. La raison s'est altérée depuis trois ans. Après les accès, ce jeune homme est furieux, violent et porté au suicide. Les accès d'épilepsie de ce malade sont très-intenses et, plusieurs fois ici, ses camarades ont eu à se plaindre de la violence et de la fureur auxquelles il est enclin consécutivement à ses convulsions.

1857, mars, épilepsie et manie consécutive ; accès peu fréquents.

1858, avril, mai, juin, accidents cutanés de pellagre très-caractérisés. Juillet, même état mental, santé physique détériorée. Août, diarrhée abondante et incoërcible ; amaigrissement rapide, faiblesse musculaire ; langue saburrale. Septembre, décédé le 22.

Autopsie 34 heures après la mort. État extérieur : amaigrissement considérable. Les extrémités inférieures ne sont pas infiltrées. L'épiderme de la face dorsale des mains se détache avec la plus grande facilité et laisse voir au-dessous un derme d'un blanc mat. Crâne : la dure-mère est saine; l'arachnoïde et la pie-mère sont adhérentes à la substance cérébrale. La consistance du cerveau est normale; les ventricules latéraux contiennent une abondante quantité de sérosité. Le cervelet n'offre rien de particulier. Moelle épinière : les méninges sont à l'état sain; le liquide céphalo-rachidien est plus abondant qu'à l'état normal et a une couleur sanguinolente. Toute la substance blanche de la moelle correspondante à la région dorsale offre dans toute son épaisseur un ramollissement porté jusqu'à la diffluence. Ce ramollissement se prolonge dans tout le cordon rachidien, en allant de bas en haut, de telle sorte, qu'assez évident encore dans la portion cervicale, il l'est un peu moins dans les corps olivaires et finit par disparaître presque complétement dans la protubérance cérébrale. Les origines nerveuses sont manifestement ramollies dans la région dorsale. La substance grise est saine dans toute l'étendue de la moelle. Thorax : légères adhérences des deux poumons; cœur petit, presque vide de sang. Abdomen : nulle lésion appréciable dans les viscères abdominaux.

62e OBSERVATION.

C... Théodore, journalier, né à Angers le 6 août 1825. — Bonne constitution. Tempérament lymphatico-sanguin. Entré à l'asile le 1er juillet 1857; sorti guéri le 10 novembre de la même année; rentré le 22 décembre suivant. État mental au moment de la première admission : faiblesse mentale et hypochondrie consécutives à une fièvre typhoïde que le malade a eue un an auparavant. État mental au moment de la deuxième admission : le même.

1858, mai, érythème spécial de la face dorsale des deux mains, principalement de la main droite; un peu de diarrhée; du reste, santé générale bonne.

1859, juin, réapparition de l'érythème; pas de diarrhée; la santé générale se maintient.

1860, rien.

1861, rien.

1862, rien. Santé parfaite en appparence.

1863, rien. Idem.

63e OBSERVATION.

G... Louis, menuisier, né à Montrevault (Maine-et-Loire) le 17 mars 1816. Entré à l'asile le 27 janvier 1854. — Démence.

1858, pour la première fois, apparition d'un érythème avec desquamation des mains.

1861, 1er mai, léger érythème avec exfoliation épidermique. Diarrhée rare. Constitution assez bonne. 15 mai, plus rien de particulier. La constitution est tout à fait bonne.

1862, rien.

1863, rien.

64e OBSERVATION.

B... Louis-Charles, tisserand, né aux Rosiers (Maine-et-Loire) le 8 juin 1825. Entré à l'asile le 14 décembre 1851. — Constitution affaiblie. État mental : démence dépressive.

1858, apparition des premiers symptômes ; ils sont d'intensité moyenne.

1860, symptômes cutanés très-prononcés; diarrhée presque continuelle; faiblesse progressive, principalement dans les jambes; langue saburrale.

1861, 28 avril, symptômes cutanés très-prononcés; la face est érythémateuse; dans certains points il y a exfoliation épidermique. La face dorsale des mains présente depuis à peu près huit jours des traces d'érythème pellagreux; elle est rouge, exfoliée; la desquamation épidermique marche rapidement. 15 mai, les symptômes cutanés persistent encore. Août, l'érythème existe encore quoiqu'à un moindre degré. Lèvres aphteuses. La diarrhée est continue, l'état général mauvais. Septembre, il ne reste aucune trace de l'érythème.

1862, rien du côté de la peau, diarrhée de temps à autre, santé passable, mais constitution affaiblie.

1863, idem.

Femmes.

65e OBSERVATION.

C... (Augustine-Marthe), femme T..., née aux Rosiers (Maine-et-Loire) le 1er janvier 1816, couturière, entrée à l'asile le 22 mai 1858.— Excès alcooliques; dissentiment avec son mari. État mental au moment de l'admission : lypémanie avec prédominance d'idées religieuses, exaltation du sens moral portant la malade à s'accuser des fautes les plus imaginaires et à croire qu'elle est damnée et menacée des feux de l'enfer; hallucinations de la vue et de l'ouïe; dépression profonde et tendance habituelle aux larmes. Cet état mental persiste avec les mêmes caractères. Tempérament nerveux; constitution ordinaire.

1858, mai, érythème spécial des mieux caractérisés à la face dorsale des mains, desquamation à la suite et laissant le derme dénudé, lisse, rouge; diarrhée abondante, langue rouge, sillonnée, à papilles effacées; amaigrissement; faiblesse musculaire.

Juillet, il ne reste aucune trace de l'érythème; encore un peu de diarrhée. L'état général s'améliore.

Août, idem.

Septembre, la diarrhée a disparu.

1859, rien, si ce n'est parfois un peu de diarrhée.

1860, id.

1861, id.

1862, id.

1863, léger œdème de la face et des extrémités. Constitution affaiblie, cachectique. L'absence de l'érythème, depuis 1858, s'explique par l'habitude que la malade a prise de tenir toujours ses mains passées sous son tablier.

66e OBSERVATION.

M... (Marguerite), née à Chaudron (Maine-et-Loire) le 9 décembre 1787, journalière, entrée à l'asile le 8 novembre 1847. — État mental au moment de l'admission : démence avec agitation excessive, bruyante; incohérence très-grande dans les idées et besoin incessant de locomotion. Depuis cette époque, l'exaltation maniaque a persisté; Marguerite s'est toujours montrée très-irascible : elle poussait des cris, chantait, menaçait quelquefois. On la voyait souvent, sous l'influence d'hallucinations de la vue et de l'ouïe, s'entretenir avec des personnes invisibles, les questionner, leur répondre et se mettre en colère contre elles. Malgré cette agitation, la malade était inoffensive, serviable même, et se livrait à de petits travaux d'intérieur. Le délire, en un mot, n'était agressif qu'en paroles et jamais en faits.

Vers les premiers jours d'avril 1858, une transformation s'est opérée dans l'état mental. De gaie et expansive qu'elle était autrefois, Marguerite est devenue triste et peu communicative. Une dépression mélancolique et un découragement profond ont succédé à l'excitation antérieure. En même temps l'on a observé sur la face dorsale des mains une rougeur érythémateuse très-vive, disparaissant sous l'impression des doigts. Au bout de quelques jours, des bulles nombreuses remplies d'une sérosité roussâtre se sont montrées sur les parties affectées, et il s'est établi une diarrhée opiniâtre qui n'a cessé que trois semaines après et à la suite d'un traitement énergique. La langue était rouge, les papilles déprimées, le pouls petit et concentré, la face dorsale des mains était le siége d'un sentiment de cuisson assez vif. Bientôt l'épiderme s'est détaché par lames furfuracées et la peau est devenue luisante et d'un rouge livide; celle-ci a perdu ensuite peu à peu sa coloration et a donné naissance à une nouvelle exfoliation épidermique. La malade étant très peu expansive, n'a jamais accusé de douleurs le long du rachis ni de sensation de brûlure à l'épigastre. Depuis l'invasion de ces accidents, la mélancolie s'est dessinée chaque jour davantage; M... est plus déprimée; sa figure est morne, abattue et exprime la souffrance. La malade est pendant des heures entières immobile, la tête penchée vers le sol; elle trouve l'existence à charge et invoque la mort. « Oh! « faut-il que je sois sur la terre? Pourquoi ne suis-je pas morte? » dit-elle à chaque instant. Néanmoins, elle ne cherche pas à se débarrasser de la vie par le suicide et ne refuse pas la nourriture. Sous le rapport physique, un amaigrissement considérable est survenu; la constitution s'est profondément détériorée; la peau a revêtu une teinte jaunâtre et terreuse, et il est à craindre que la malade ne tombe bientôt dans le marasme. Pendant le reste de l'année 1858, l'état général se soutient, mais la malade reste déprimée.

1859, dès les premiers jours de cette année, la cachexie se prononce de plus en plus. La malade est prise de diarrhée; cette diarrhée persiste. Mars, émaciation progressive. Œdème des extrémités inférieures, taches scorbutiques sur la peau des mains; faiblesse musculaire; la malade ne peut plus se tenir sur les jambes. Avril, l'état s'aggrave de plus en plus. Morte le 29, dans le dernier degré du marasme. L'autopsie n'a point été pratiquée.

67e OBSERVATION.

C... (Mathurine), née à Saint-Laurent-du-Mottay (Maine-et-Loire) née le 26 août 1791, entrée à l'asile le 4 mars 1858. — Démence sénile, alternatives de dépression et d'excitation.

1858, mai, même état mental. Symptômes cutanés et digestifs de pellagre : érythème des mieux caractérisés ; diarrhée; langue sillonnée, saburrale, papilles effacées. Constitution affaiblie. Faiblesse musculaire. Juin, décédée le 18, par suite des progrès de la cachexie.

Autopsie faite 30 heures après la mort. État extérieur : Amaigrissement extrême; raideur cadavérique; la peau de la face dorsale des mains est épaissie; les extrémités inférieures sont œdématiées. Crâne : épaississement des membranes; d'ailleurs, cerveau et cervelet sains; ossification des artères du tronc basilaire. Thorax : rien à noter; poumons sains; cœur petit, décoloré. Moelle épinière : veines rachidiennes gorgées de sang; ramollissement de la substance blanche de la moelle dans deux points au niveau des deux dernières vertèbres cervicales. Substance grise saine. Les origines nerveuses semblent ramollies. Abdomen : injection légère de la muqueuse gastro-intestinale; cette injection est plus marquée vers l'iléon. La muqueuse offre en ce point, et par intervalles, quelques ulcérations artificielles. Les ganglions mésentériques sont rouges et très-volumineux. Le foie, la rate, les reins et l'utérus n'offrent rien d'anormal.

68e OBSERVATION.

D... (Marie-René), née à Thouarcé (Maine-et-Loire) le 21 février 1817, domiciliée à Angers (venant des hospices). Entrée à l'asile le 9 mars 1857. — Épilepsie et manie consécutive.

1858, janvier, moins d'agitation, accès moins nombreux. Mars, symptômes cutanés et digestifs de pellagre; diarrhée; pyrosis; langue sillonnée, saburrale. Avril, les accès sont suspendus; mélancolie, dépression profonde. Mai, même état mental; amaigrissement rapide; faiblesse musculaire, surtout dans les jambes; marasme, diarrhée, œdème des extrémités; taches scorbutiques. Juin, décès le 19.

Autopsie faite 28 heures après la mort. — Habitus extérieur : amaigrissement extrême; œdème des extrémités inférieures; eschares au sacrum et aux grands trochanters. Taches ecchymotiques. Crâne : rien de remarquable à noter. Moelle : veines rachidiennes gorgées de sang; membranes d'enveloppe injectées. La moelle est ramollie vers les dernières vertèbres dorsales. Sa consistance est assez analogue à celle de la bouillie. Ce ramollissement n'intéresse cependant que les faisceaux antérieurs de la substance blanche. La substance grise paraît saine dans toute son étendue. L'origine des nerfs rachidiens ne paraît pas atteinte. Thorax : nulle lésion appréciable; poumons engoués; cœur flasque et petit. Abdomen : Injection de l'intestin grêle, mais nulle trace de ramollissement ni d'ulcération. Les autres viscères abdominaux sont à l'état normal.

69e OBSERVATION.

O... (Anne-Marie), née à Fougeré (Maine-et-Loire) le 27 mars 1825, mendiante, entrée à l'asile le 16 mars 1853. — Épilepsie; démence.

1858, léger érythème sur le dos des mains.

1859, idem.

1860, rien.

Mai 1861, léger érythème avec desquamation épidermique. 3 juin 1861, encore quelques traces d'érythème sur le dos des mains. 1er juillet 1861, érythème rouge sur le nez; langue lisse, fendillée, humide, rouge. Diarrhée fréquente. Août, l'érythème a disparu. La diarrhée est moins fréquente, néanmoins l'état général est toujours mauvais. Il s'améliore en septembre.

1862, rien du côté de la peau. Diarrhée fréquente, pendant la durée de laquelle les accès d'épilepsie se suspendent pour reparaître après la cessation de la diarrhée.

1863, état général bon. Pas d'érythème.

1864, février, depuis quelques jours, cette malade a de la diarrhée; l'état général s'altère; faiblesse musculaire. Constitution cachectique. Langue légèrement saburrale, sillonnée.

RÉCAPITULATION DE L'ANNÉE 1858.

12 cas nouveaux { 7 hommes.
5 femmes.

1859.

Aucun cas nouveau, mais les cas signalés précédemment ont suivi leur cours, et plusieurs se sont terminés par la mort, après être entrés dans une phase de cachexie progressive.

1860.

Hommes.

70e OBSERVATION.

C..., Jean-Michel, né à Yvré-le-Polin le 5 août 1824, domicilié à Bocé (Maine-et-Loire), cultivateur, entré à l'asile le 21 août 1859. Lypémanie chronique avec prédominance d'idées religieuses, hallucinations, dépression. Toutes les parties exposées au contact de l'air dans le cours du printemps de 1860 brunissent avec rapidité, la teinte des téguments devient bronzée ; bientôt un érythème pellagreux d'intensité moyenne apparaît à la face dorsale des mains ; quelque temps après il y a exfoliation, puis tout s'efface peu à peu.

29 avril 1861, teint bronzé des téguments exposés au soleil ; la face semble recouverte d'un masque. Entre la partie inférieure du front et ses limites supérieures se trouve un segment de peau d'une coloration normale ; cette partie est ordinairement recouverte par le bonnet. Ce malade a eu fréquemment la diarrhée ; sa constitution est très-appauvrie. 30 avril, C... doit garder le lit à l'infirmerie pour être soigné d'une très-forte diarrhée. 4 mai sous l'influence d'un traitement astringent et d'un bon régime la diarrhée a disparu ; la teinte bronzée des téguments semble diminuée ; il est vrai que le malade ne va pas au soleil. 22 juin, teinte bronzée des téguments plus foncée que jamais ; le malade est pris d'une très-forte diarrhée ; l'amaigrissement est extrême ; il ne peut plus se tenir sur ses jambes ; rachialgie ; langue blanche, saburrale. 30 juin, la diarrhée, malgré un traitement énergique, persiste jusqu'à la mort, qui arrive le 10 juillet.

Autopsie faite 28 heures après la mort : maigreur extrême ; traces d'anciennes éruptions sur la face dorsale des mains ; coloration bronzée très-prononcée sur la face dorsale des pieds et la partie inférieure des jambes, à la partie inférieure des avant-bras, du dos des mains, à la face, au cou et vers la partie inférieure de la poitrine. Crâne : les membranes ne présentent rien de particulier. Elles ne sont pas adhérentes au cerveau, qui lui-même est sain. On ne trouve qu'un peu de sérosité dans les ventricules. Le cervelet ne présente rien à noter. Moelle épinière : les méninges rachidiennes sont saines. Au niveau de la jonction de la région dorsale avec la région lombaire, on trouve un ramollissement de la substance blanche, allant jusqu'à la diffluence, de 3 à 4 centimètres d'étendue. Le ramollissement paraît se prolonger un peu plus haut, le long des faisceaux antérieurs. Dans les points ramollis, la partie extérieure de la racine des nerfs cède avec une grande facilité à la traction. Thorax : le poumon droit est le siége d'une infiltration tuberculeuse ; le poumon gauche est sain. Cœur petit et décoloré. Abdomen : l'estomac est fortement distendu par des gaz. Les intestins, qui n'ont pas été ouverts, ne présentent rien d'anormal à l'extérieur. Les autres viscères abdominaux n'offrent rien à signaler.

71e OBSERVATION.

G..., Pierre, domicilié aux Forges (Maine-et-Loire), âgé de 30 ans, cultivateur, entré à l'asile le 18 juin 1844. — État mental : idiotie.

1860, symptômes cutanés assez prononcés aux mains et aux pieds ; pas de diarrhée ; santé robuste.

29 avril 1861, symptômes cutanés très-prononcés; l'altération remonte à huit jours. Érythème rouge avec apparition de quelques phlyctènes ; œdème ; commencement d'exfoliation épidermique, surtout à la main droite. Lèvres aphteuses. La langue est fendillée, les papilles sont effacées. Pas encore de diarrhée. Embonpoint très-fort. 7 mai, l'état des parties malades est bien meilleur, il reste cependant encore de l'œdème ; la desquamation est presque complète ; il s'était formé quelques légères croûtes qui sont tombées. 22 mai, le dos des mains est plus rouge, luisant ; il semble qu'il va se former une nouvelle desquamation, car un nouvel érythème a commencé. 30 mai, le nouvel érythème est au moins aussi intense que le premier ; il s'accompagne des mêmes symptômes. 15 juin, il ne reste plus que des traces d'exfoliation.

1862, rien.

1863, légère rougeur avec gonflement.

1864, diarrhée.

72e OBSERVATION.

H..., François, né à Tilliers (Maine-et-Loire) le 3 mai 1819; meunier, entré à l'asile le 10 mars 1855. — État mental : lypémanie chronique entée sur imbécillité. La démence s'est confirmée.

Printemps de 1860, érythème cutané très-prononcé; l'épiderme se détache sur la face dorsale des mains en forme de larges écailles. Le derme humide, d'abord, devient sec, dur, non flexible; l'épiderme ne se reforme qu'avec lenteur. Érythème sur plusieurs points de la face avec desquamation furfuracée. Diarrhée fréquente. Faiblesse extrême.

Février 1861, ce malade est toujours dans une extrême faiblesse, et il entre à l'infirmerie pour être traité d'une diarrhée incoërcible. Il garde le lit jusqu'au mois de mars. A cette époque la diarrhée disparut, mais le malade fut pris d'un érythème pellagreux des mieux caractérisés de la face dorsale des mains; il y eut desquamation épidermique, et, au commencement d'avril, l'érythème avait parcouru toutes ses phases, il ne restait plus que des stygmates. Cette éruption présente ceci de remarquable qu'elle s'est faite bien avant qu'aucun autre cas, soit ancien, soit récent, se soit montré. 7 mai, la santé de H... est meilleure, il n'y a pas d'érythème nouveau, la diarrhée ne s'est plus représentée. Août, il n'y a plus rien du côté de la peau; l'état général se soutient. 1862, rien du côté de la peau, mais troubles digestifs fréquents (pyrosis, diarrhée); faiblesse dans les jambes (debolezza); amaigrissement. La santé s'améliore un peu vers la fin de l'année.

24 juin 1863, nouvel érythème sur la face dorsale des deux mains et des pieds; ces parties sont chaudes et tuméfiées. Sur le dos de la main droite, on observe un commencement d'exfoliation. Pas d'autres symptômes de pellagre. Succombe le 2 novembre 1863 dans le dernier degré de la cachexie pellagreuse. Ce malade a refusé obstinément toute alimentation dans les douze derniers jours de sa vie.

Autopsie faite 32 heures après la mort. Aspect extérieur : maigreur très-prononcée. Coloration brune des téguments exposés directement à l'air. Cerveau : un peu de sérosité dans l'arachnoïde. Concrétions fibro-plastiques sous le feuillet viscéral de l'arachnoïde. Glandes de Pacchioni hypertrophiées. Pie-mère épaissie, friable, non adhérente au cerveau, un peu injectée. La substance corticale n'offre rien à noter ; sa consistance est normale. Moelle : injection des veines du rachis. Moelle épinière saine, ferme, sans ramollissement. Cœur hypertrophié concentriquement, cavité gauche très-étroite. Poumons : un peu d'emphysème, congestion passive très-évidente. Adhérences pleurétiques anciennes et nombreuses. Estomac vide, sain. Aucune lésion organique apparente.

73e OBSERVATION.

M..., Joseph, d'âge inconnu, domestique, entré à l'asile le 24 septembre 1859. — État mental : exaltation maniaque, délire général et fureur.

1860, symptômes cutanés très-prononcés ; diarrhée fréquente ; un peu de faiblesse.

29 avril 1861, plaques rouges sur le nez et à la face, du côté droit, avec quelques traces d'exfoliation épidermique. Pas de diarrhée. La langue n'offre rien à noter. Mai, disparition des symptômes cutanés. La constitution se soutient.

1862, rien, sauf parfois de la diarrhée et de la faiblesse.

7 mai 1863, peau sèche, parcheminée, effet des érythèmes antérieurs ; pas de diarrhée ; faiblesse générale ; légère émaciation ; inappétence. 11 mai, la diarrhée a cessé. 18 mai, depuis quelques jours, refus absolu d'aliments, sans rapport appréciable avec un état saburral et semblant se rattacher à une modification de l'état mental dans le sens mélancolique. M... succombe dans le dernier degré de la cachexie pellagreuse le 3 janvier 1864.

Autopsie faite 39 heures après la mort. (Température de plusieurs degrés au-dessous de zéro). Aspect extérieur : émaciation extrême ; un peu d'infiltration des extrémités inférieures ; la face dorsale des mains est d'un blanc mat ; quelques traces d'érythème. Crâne : téguments minces, os durs, non épaissis. Dure-mère épaissie, décolorée. Un peu d'épanchement dans la cavité de l'arachnoïde. Le feuillet viscéral de cette membrane est tapissé sur la face interne d'une couche de matière fibrineuse incolore, faisant adhérer intimement cette membrane à la pie-mère qui, elle-même, est épaissie et exsangue. Il n'existe pas d'adhérence des membranes avec la couche corticale du cerveau. Les circonvolutions de ce dernier paraissent moins profondes, surtout dans les lobes antérieurs. D'une manière générale, la substance cérébrale est exsangue; la portion blanche est ferme, comme cornifiée. Les diverses parties constituantes du cerveau n'offrent rien qui mérite d'être noté. Rachis : les méninges rachidiennes donnent lieu aux mêmes remarques que celles du cerveau. Nous devons aussi noter un épanchement séreux intra-arachnoïdien. La substance nerveuse est blanche; sa consistance paraît moindre d'une manière générale. Au niveau du commencement de la queue de cheval et en s'élevant pendant environ 8 centimètres, on remarque, dans le sillon postérieur de la moelle, une dissociation des fibres qui rend la moelle en ce point renflée latéralement. La division est complète, et la moelle semble former dans cet endroit deux cordons accolés. A la partie moyenne, nous rencontrons 2 faisceaux nerveux assez considérables qui, partant d'un cordon, se rendent à l'autre; cependant la pie-mère n'est pas double, les deux cordons sont contenus dans le même fourreau. Il nous est impossible, en ces points, de distinguer la substance blanche de la substance grise; cette dernière semble manquer. Cette division de la moelle diminue insensiblement, et de chacun des cordons, partent des filets nerveux se rendant à l'autre cordon. On voit aussi, à ce niveau, des vestiges de substance grise qui est plus manifeste, plus haut et plus bas. Nous devons noter également que, même avant l'incision de la dure-mère, on distinguait déjà ce sillon postérieur bien plus apparent qu'à l'ordinaire. Dans les points où existe la dissociation des fibres en droites et gauches, la substance nerveuse est aussi plus ramollie. Encéphale : Poids du cerveau avec ses membranes, 1,020 gr. Cervelet, protubérance, 160 gr. Les deux hémisphères cérébraux égaux. Thorax : adhérences anciennes des plèvres en avant et en haut, plus marquées à gauche. Poumon droit sain; poumon gauche : le lobe supérieur est généralement crépitant et présente seulement quelques points indurés et quelques rares tubercules; le lobe inférieur est entièrement farci de tubercules crus indurés. Cœur normal. Estomac vaste, distendu par des gaz et un liquide séreux, sans traces de lésion. Foie normal; vésicule remplie, sans calculs. Intestin grêle : dans toute son étendue, traces d'inflammation chronique, surtout vers l'extrémité inférieure, épaississement de la muqueuse qui est friable; injection par arborisation. L'inflammation intestinale se propage jusque dans les premières parties du gros intestin. Rate, 150 gr.

Tissu ferme, à nombreuses cloisons fibreuses, un peu hypertrophié. Reins, 107 gr. chacun; état normal. Vessie distendue par l'urine, normale du reste. Sérosité en quantité assez notable dans le péritoine, 200 gr. environ.

74e OBSERVATION.

S..., Louis, né à Écouflant (Maine-et-Loire) le 15 septembre 1817, marié, cultivateur, entré à l'asile le 31 mars 1857. — État mental : lypémanie avec réaction de tristesse et hallucinations de l'ouïe.

28 mai 1860, apparition des premiers symptômes cutanés. La peau de la face dorsale des mains est dure, raboteuse, non flexible; les téguments dans diverses parties sont très-bruns. Desquamation furfuracée. Pas de diarrhée, pas de faiblesse. Juin, disparition de tout symptôme. État général bon. Juillet et août, idem.

1861, juin, réapparition de l'érythème. Il n'en reste aucune trace à la fin de juin.

1862, rien de particulier du côté de la peau. Un peu de diarrhée en octobre. Santé générale ordinairement bonne.

1863, constitution affaiblie, commencement de cachexie. Diarrhée assez fréquente, mais de peu de durée. Dyspepsie.

75e OBSERVATION.

S..., Louis-Jean, né à Jarzé (Maine-et-Loire) le 7 septembre 1813, sabotier, entré à l'asile le 29 mars 1847. — État mental : épilepsie, démence consécutive.

7 mai 1860, érythème rouge, remontant à environ 15 jours; le derme légèrement altéré dans quelques points présente quelques petites croûtes. Dans les autres points la peau est rouge, lisse, parcheminée. Ces altérations sont peu caractérisées. Pas de diarrhée. Santé très-bonne. 25 mai, disparition des symptômes cutanés; il reste cependant quelques traces. Pas de diarrhée. État général bon. Juin, juillet, août, idem.

1861, fin mai, réapparition de l'érythème, un peu de diarrhée en septembre.

1862, rien.

1863, réapparition de l'érythème. Aucun trouble digestif.

76e OBSERVATION.

P..., Jean-Mathurin, né à Challain-la-Potherie (Maine-et-Loire) le 22 février 1816, domestique, entré à l'asile le 13 avril 1860. — État mental : manie chronique.

1860, quelque temps après son entrée, le malade présente des symptômes cutanés de nature non douteuse, mais d'intensité moyenne. Plus tard, il fut pris de diarrhée pour laquelle il dut, pendant l'hiver suivant, faire un long séjour à l'infirmerie. Faiblesse assez marquée.

2 mai 1861, la constitution générale semble se refaire un peu. Pas de diarrhée depuis longtemps. Léger érythème formant la mitaine pellagreuse et montant jusqu'au tiers inférieur de l'avant-bras. (Il est bon de noter que les manches de la veste de ce malade sont trop courtes.) Légère desquamation furfuracée. 18 mai, disparition des symptômes cutanés. L'état général est meilleur. Août, les symptômes cutanés n'ont pas reparu ; mais ce malade, bien que sa constitution paraisse meilleure que précédemment, présente un œdème général, il est vrai, de peu d'intensité. Rien du côté du cœur. Septembre, rien de particulier. Octobre, diarrhée. La constitution s'altère de nouveau, l'œdème est plus prononcé. La faiblesse s'accroît, dans les jambes surtout. Langue sillonnée, saburrale, papilles effacées. Novembre, Cachexie progressive. Retour fréquent de la diarrhée. Décembre, progrès des symptômes cachectiques. Mort le 16.

Autopsie faite 24 heures après la mort. Aspect extérieur : maigreur extrême ; traces d'érythème sur le dos des mains. Crâne : méninges épaissies non adhérentes. Épanchement séreux intra-arachnoïdien considérable. Rien à noter pour la substance cérébrale et le cervelet. Moelle : méninges, rien de particulier. Ramollissement très-prononcé de la substance blanche de la moelle dans presque toute sa longueur. Thorax et abdomen : rien à noter.

77e OBSERVATION.

(Type de paralysie pellagreuse.)

P..., Jean, né à Trélazé (Maine-et-Loire), le 6 mai 1827, cultivateur, entré à l'asile le 10 novembre 1859. — État mental : lypémanie avec stupeur.

1860, léger érythème pellagreux; la face est constamment le siége d'une affection de nature dartreuse. Desquamation furfuracée.

7 mai 1861. La face dorsale des mains est le siége d'un léger érythème avec un peu de desquamation; toute la face et surtout le nez sont le siége de l'altération dont il vient d'être parlé.

19 juin, les pieds sont fortement œdématiés; ils sont le siége d'un vaste érythème phlycténoïde. 20 juin, les symptômes cutanés ont presqu'entièrement disparu. Juillet, plus rien du côté du dos des pieds et de la face dorsale des mains, mais il reste sur le nez des plaques érythémateuses, tandis que les joues sont le siége d'une exfoliation de nature dartreuse. Langue lisse, humide, sillonnée. Pas de rachialgie, ni de pyrosis. Diarrhée rare. Maigreur, cependant la constitution ne paraît pas très-altérée. Août, même état.

1862, 4 mai, érythème rouge des plus prononcés à la face dorsale des mains et au visage. L'épiderme épaissi se détache par larges plaques. 16 juin, il n'en reste aucune trace, si ce n'est une légère rougeur des parties. Rien de particulier dans l'état général. 30 juin, retour de l'érythème. Œdème considérable des extrémités. Langue rouge, sillonnée, avec effacement complet des papilles. État général gravement altéré, émaciation. 5 juillet, même état, plus une diarrhée persistante et une faiblesse de plus en plus marquée dans les jambes. Août, l'œdème disparaît, l'érythème s'efface par degré et par exfoliation, mais la faiblesse des jambes augmente et prend les caractères les plus accusés de la paralysie pellagreuse. Le malade, d'abord, ne peut se tenir debout, puis, lorsqu'il commence à se tenir, il ne peut marcher qu'en chancelant et en s'appuyant sur le pied des lits. La démarche est celle des malades affectés d'ataxie locomotrice. Septembre, cet état persiste quelque temps; la diarrhée disparaît; l'état général s'améliore. Octobre et novembre, la paralysie pellagreuse tend à disparaître. Novembre, id. Décembre, elle a disparu. Le malade a repris de l'embonpoint. La santé générale est bonne. Le nez est habituellement érythémateux et en desquamation.

11 juillet 1863, diarrhée, pyrosis. Faiblesse générale et plus prononcée dans les extrémités inférieures, où elle ne va cependant pas jusqu'à la paralysie pellagreuse, comme l'année précé-

dente. 13 juillet. La diarrhée est très-intense. 16 juillet, ictère, palpitations de cœur. Pouls très-irrégulier, ainsi que les battements du cœur. Il n'y a pas eu d'érythème dans le cours de cette saison, mais la peau de la face dorsale des mains est extrêmement sèche. Diarrhée colliquative.

16 septembre 1863, malgré l'époque avancée de l'année, le malade présente un nouvel érythème sur la face dorsale des mains et le dos du nez. Nous devons ajouter que depuis quelques jours la température, qui était assez basse, s'est élevée tout-à-coup et qu'un soleil d'été a succédé à plusieurs journées humides et brumeuses.

Femmes.

78e OBSERVATION.

L... (Renée), née aux Alleuds (Maine-et-Loire) le 1er septembre 1797, fileuse, entrée à l'asile le 16 juin 1845. — État mental : démence mélancolique.

Printemps de 1860, érythème rouge, d'intensité moyenne, avec desquamation. Diarrhée assez fréquente. Amaigrissement.

Juin 1861, sur la face dorsale des mains, la peau est parcheminée, raboteuse. Dans les points où l'épiderme se détache, elle tombe en lamelles. Le derme est aminci, sans élasticité. Sur plusieurs points se montrent de petites taches scorbutiques. La face est bronzée. Langue humide, lisse, sillonnée; état général affaibli; diarrhée. Juillet, les symptômes cutanés tendent à disparaître. La constitution paraît se refaire. Août, plus rien du côté de la peau. Plus de diarrhée. L'état général est meilleur. Septembre, octobre, novembre, décembre, état stationnaire.

Janvier 1862, retour de la diarrhée; l'état général s'altère de nouveau. Février, la cachexie se prononce de plus en plus. Faiblesse progressive dans les jambes. Amaigrissement considérable; œdème des extrémités inférieures. Taches scorbutiques. Diarrhée persistante. Mars, aggravation de tous ces symptômes, et mort le 9.

Autopsie faite 30 heures après la mort. Aspect extérieur : eschares au sacrum; infiltration des extrémités inférieures. Crâne : os friables. Les sinus de la dure-mère sont gorgés de sang. Épanchement séreux considérable dans l'arachnoïde. Pie-mère injectée. La substance cérébrale offre un piqueté manifeste. Épanchement séreux dans les ventricules; consistance normale. Rien au cervelet. Rachis : rien à noter pour la dure-mère. Épanchement intra-arachnoïdien. Pie-mère injectée. La substance blanche offre un ramollissement manifeste dans toute l'étendue de la moelle; ce ramollissement augmente d'intensité de haut en bas et, au niveau de la première lombaire, la moelle est réduite en bouillie. Les racines des nerfs sont aussi ramollies. Thorax : poumons emphysémateux, mais pas de tubercules. Cœur graisseux, volumineux. Abdomen : foie petit; les granulations jaunes semblent prédominer. La muqueuse intestinale est injectée et présente des érosions dans quelques points. Rien autre à noter.

79e OBSERVATION.

L... (Renée-Julienne), née à Juigné-des-Moustiers (Loire-Inférieure) le 3 avril 1838, domestique, entrée à l'asile le 8 octobre 1859. — Épilepsie; manie intermittente, consécutive.

1860, symptômes cutanés assez intenses. Diarrhée assez fréquente. Pas de pyrosis. Langue saburrale.

11 juillet 1861, la malade est affectée d'une diarrhée incoërcible qui la force à garder le lit. Peau du dos des mains parcheminée; derme aminci, sans élasticité. Langue humide, lisse, sillonnée; pyrosis pellagreux. 19 juillet, la diarrhée a persisté jusqu'à ce jour, et la mort est survenue, quoique la malade ne fût pas encore dans un état complet d'émaciation.

Autopsie faite 26 heures après la mort. État extérieur : traces d'affection pellagreuse sur le dos des mains. Rien du reste à noter. Crâne : téguments congestionnés. Les os n'offrent rien d'anormal. Les méninges sont saines, sauf un peu de congestion. La substance cérébrale présente du sablé à la coupe; du reste, rien d'anormal. Les ventricules latéraux contiennent un peu de sérosité. Le cervelet n'offre rien de particulier. Moelle épinière : les méninges sont saines; la moelle a, dans toute son étendue, une consistance moindre qu'à l'état normal, et, de la sixième cervicale à environ la cinquième dorsale, existe un ramollissement très-manifeste, allant dans quelques points jusqu'à la diffluence. Dans cette étendue, la racine des nerfs cède facilement à la traction. Thorax : poumons légèrement emphysémateux, sains, du reste.

Cœur mou, décoloré. Les plèvres sont le siége d'une inflammation chronique. Fausses membranes. Léger épanchement albumino-séreux. Abdomen : intestins distendus par les gaz. Rien à noter dans les viscères abdominaux.

80e OBSERVATION.

N... (Geneviève) née à Paris en 1797, et y domiciliée, entrée à l'asile le 3 juin 1852. — Épilepsie; idiotie.

Juin 1860, érythème rouge de faible intensité sur le dos des mains, compliqué d'érythème noirâtre, comme crasseux, à la naissance des doigts. Dans quelques points, le derme est à nu ; il est lisse et d'un blanc mat. Langue humide, lisse, fendillée. Diarrhée fréquente. Juillet, diarrhée moins fréquente. Disparition des symptômes cutanés. La constitution, quoique meilleure, est toujours mauvaise. Août, même état.

1861, juin, réapparition de l'érythème. Diarrhée en octobre.

1862, rien du côté de la peau, qui conserve toutefois quelques stygmates de l'éruption précédente. Diarrhée très-fréquente. Pyrosis. Rachialgie. Faiblesse dans les jambes. Langue sillonnée avec atrophie des papilles.

1863, cette malade est restée une partie de l'année au lit. Elle n'a pas présenté d'érythème, mais a eu la diarrhée presque continuellement.

1864, elle succombe à la cachexie des aliénés, le 30 janvier 1864. L'autopsie n'a pas été faite.

81e OBSERVATION.

A... (Marie), née à la Jumellière (Maine-et-Loire) le 13 mai 1812, célibataire, sans profession, entrée à l'asile le 30 juillet 1857. — Idiotie, épilepsie.

1860, fin juin, érythème rouge avec exfoliation épidermique. Diarrhée fréquente.

Juin 1861, traces d'anciennes éruptions sur le dos des mains et sur quelques points de la face. Téguments exposés directement à l'air, bronzés. Diarrhée fréquente. Langue humide, lisse, sillonnée. Constitution bonne. Juillet, les téguments sont toujours bronzés. Les autres symptômes disparaissent. La constitution est toujours bonne. Septembre, état stationnaire. Octobre, retour de la diarrhée. Les accès d'épilepsie sont moins fréquents pendant sa durée. Novembre, idem. Décembre, la diarrhée cesse; les accès d'épilepsie reprennent leur fréquence accoutumée. La peau est toujours très-bronzée.

1862, janvier, même état. Février, retour de la diarrhée. Elle cesse après quinze jours. Mars, retour de la diarrhée; elle persiste assez longtemps pour obliger la malade à garder le lit, et, partant, pour qu'elle soit soustraite à l'insolation. La peau reste toujours bronzée. Avril, mai, juin, diarrhée fréquente.

1863, janvier, redoublement de diarrhée. Février, elle cesse. Mars, idem. Avril, elle revient. 30 avril, la diarrhée a cessé; les accès sont moins fréquents et la faiblesse des jambes est telle, que la malade ne peut pas rester levée. 5 mai, retour de la diarrhée. A partir de ce moment, la diarrhée ne cesse pas. La malade garde toujours le lit, s'affaiblit d'une manière lentement progressive et meurt dans le marasme le 25 novembre 1863. L'autopsie n'a pas été faite.

RÉCAPITULATION POUR L'ANNÉE 1860.

12 cas nouveaux { 8 hommes. 4 femmes.

1861.

Hommes.

82e OBSERVATION.

B... (Louis), né à Saint-Michel-Mont-de-Mercure (Vendée) le 31 décembre 1813, domicilié à Bégrolles (Maine-et-Loire), célibataire, trappiste. Entré à l'asile le 17 août 1857. — Lypémanie dépressive, tendante à la démence.

29 avril 1861, démence confirmée. Érythème rouge, plus marqué à la main droite qu'à la main gauche, déjà en voie d'exfoliation. 15 mai, l'exfoliation est complète. Juin, disparition complète des symptômes cutanés. La diarrhée persiste, l'émaciation fait des progrès. Faiblesse musculaire. Août, la face dorsale des mains est le siége d'une desquamation sous forme de petites lamelles. La diarrhée continue; l'état général devient de plus en plus mauvais. Langue ordinairement blanche et légèrement saburrale.

1862, la constitution reste cachectique ; rien de plus.
1863, id. ; Parfois de la diarrhée.
1864, id. ; Id.

83e OBSERVATION.

C..., Mathurin-René, né à Saint-Macaire (Maine-et-Loire) le 3 décembre 1815, y domicilié, marié, tisserand, entré à l'asile le 6 février 1860. — État mental : lypémanie avec délire de persécutions et hallucinations de l'ouïe.

29 avril 1861, symptômes cutanés très-prononcés ; leur apparition remonte à environ quinze jours. La peau est rouge-brune, tendue, dure, parcheminée ; l'altération s'étend de manière à former la mitaine pellagreuse. Une altération de même nature occupe la partie inférieure des jambes et le dos des pieds dans les points que le pantalon ou la chaussure ne protégent pas contre le soleil. La face est bronzée ; elle est érythémateuse en quelques points. Diarrhée très-fréquente. Ce malade a dû passer plusieurs mois de l'hiver à l'infirmerie pour être traité de la diarrhée et avoir un régime alimentaire et reconstituant. Depuis l'apparition des premiers symptômes cutanés, toute trace de diarrhée a disparu ; néanmoins, le malade est encore, à cette époque, dans un état d'extrême faiblesse. 10 mai, ce malade ayant arraché par larges plaques l'épiderme qui recouvrait la face dorsale de ses mains, le derme est à nu, rouge, les papilles sont saillantes, la sensibilité est grande en ces points. 21 mai, amélioration très-notable des symptômes cutanés. 26 mai, sous l'influence de quelques jours de chaleur qui ont succédé brusquement à une atmosphère assez tempérée, il y a une recrudescence de symptômes cutanés ; dans tous les points présentement envahis, il existe un peu d'œdème ; les téguments sont très-rouges, secs et tendus. Juin, l'affection cutanée suit une marche très-lente ; on dirait qu'à mesure qu'un érythème disparaît, un autre se montre. Juillet, persistance des symptômes cutanés ; la constitution s'altère ; diarrhée fréquente. Août, aggravation de tous les symptômes ; le malade est dans un état complet d'émaciation. Pendant tout le temps qu'a duré l'affection, la langue a été humide, couverte de sillons profonds ; les papilles étaient complétement effacées. Il y avait de la rachialgie. Le malade a été pris, à diverses reprises, d'un im-

périeux besoin de boire. En septembre et octobre, progrès de la cachexie, la diarrhée devient coliquative et le malade meurt le 22 octobre 1861.

Autopsie faite 24 heures après la mort. Aspect extérieur : amaigrissement considérable. Taches d'érythème noirâtre sur le front; l'épiderme de la face dorsale des mains se détache avec la plus grande facilité et laisse voir au-dessous un derme d'un blanc mat. Les extrémités inférieures sont infiltrées; eschares aux grands trochanters. Crâne : os minces, faibles. Dure-mère épaissie ; léger épanchement séreux, intra-arachnoïdien ; pie-mère décolorée et se détachant avec la plus grande facilité des circonvolutions cérébrales. Cerveau exsangue et de consistance normale. Épanchement assez considérable dans les ventricules cérébraux. Rien autre chose à noter. Rachis : les méninges n'offrent rien à noter. La substance blanche de la moelle est manifestement ramollie dans toute la région dorsale, et ce ramollissement va jusqu'à la diffluence au niveau de la cinquième vertèbre de cette région. La racine des nerfs participe au ramollissement. La substance grise est saine dans toute l'étendue de la moelle. Thorax : les poumons sont parfaitement sains; pas de traces de tuberculisation. Péricarde sain, ne contenant pas d'épanchement; cœur petit; hypertrophie concentrique du ventricule gauche qui admet à peine dans sa cavité l'introduction du petit doigt. Abdomen : épanchement considérable dans le péritoine; les organes abdominaux ne présentent rien de particulier, si ce n'est une décoloration de leur surface, provenant de leur macération dans la sérosité péritonéale.

84e OBSERVATION.

D..., Joseph, né et domicilié à Saint-Hilaire-Saint-Florent (Maine-et-Loire), âgé de 34 ans, entré à l'asile le 11 novembre 1860. — Manie.

28 août 1861, symptômes cutanés se montrant pour la première fois ; ils sont peu marqués. Diarrhée rare. La constitution est un peu affaiblie. 15 mai, disparition complète des symptômes cutanés ; embarras gastrique. Juin, la constitution se rétablit. Pas de diarrhée.

1862, rien. Succombe le 3 août à une bronchite capillaire sans avoir présenté de symptômes de pellagre. L'autopsie n'a pas été pratiquée.

85e OBSERVATION.

G..., Alexis, né à Montournais (Vendée) le 1er février 1814, domicilié à Maulévrier (Maine-et-Loire), entré à l'asile le 17 mars 1861. — Démence et délire religieux ; conservation des sentiments affectifs ; dépression.

28 avril 1861, apparition des premiers symptômes cutanés ; ils sont peu marqués et bornés à la face dorsale des mains. Pas de diarrhée ; pas de faiblesse. 7 mai, symptômes cutanés bien caractérisés, peau rouge, commencement d'exfoliation épidermique. 20 mai, les mains, sauf un peu de rougeur de l'épiderme nouveau, ont repris leur aspect normal. Juin, plus rien du côté de la peau. L'état général ne présente rien de particulier. Août, les symptômes cutanés semblent renaître. Les lèvres sont aphteuses. Diarrhée assez fréquente ; langue lisse, sillonnée, un peu saburrale ; un peu de rachialgie ; un peu de pyrosis ; l'état général s'altère.

1862, rien ; la constitution, toutefois, reste affaiblie.

1863, diarrhée de temps en temps. Rien du côté de la peau.

86e OBSERVATION.

H..., Pierre, né à Longué (Maine-et-Loire) le 13 janvier 1807, journalier, entré à l'asile le 24 novembre 1860. — État mental : lypémanie religieuse avec idées de possession démoniaque.

29 avril 1861, première éruption : érythème rouge remontant à quinze jours environ, suivi déjà d'un commencement d'exfoliation épidermique, au-dessous de laquelle le derme apparaît rouge et lisse. L'éruption s'étend du poignet jusqu'aux articulations des premières avec les dernières phalanges et forme exactement la manchette pellagreuse ; l'altération est exclusivement bornée à la main gauche. Le malade se couche souvent au soleil. Les pieds n'offrent rien de particulier. Langue fendillée, papilles effacées. Pyrosis pellagreux. Diarrhée fréquente ayant précédé l'éruption. 7 mai 1861, l'exfoliation fait des progrès. Le derme est brunâtre, sec, lisse dans certains points, fendillé dans d'autres. Il est raboteux au milieu de la face dorsale des mains où, le derme ayant été un peu attaqué, il s'est formé de légères croûtes.

La main droite présente actuellement les mêmes phénomènes, mais, à un degré moindre. 14 mai, l'état des parties affectées est bien meilleur; la desquamation est complète; les croûtes tombent; il se forme un nouvel épiderme. L'état général paraît empirer; H... a de la diarrhée; il demande à boire à grands cris. 14 juin, H... succombe, en proie à une cachexie pellagreuse des mieux caractérisées.

Autopsie faite 26 heures après la mort. État extérieur : amaigrissement extrême. La peau de la face dorsale des mains est amincie et recouverte d'une couche noirâtre et épaisse d'épiderme qui s'enlève par larges plaques. Crâne : dure-mère légèrement épaissie; la cavité arachnoïdienne contient à peu près un verre d'une sérosité jaunâtre. La pie-mère est un peu injectée; dans plusieurs points, elle est adhérente au cerveau. La substance cérébrale ne présente rien à noter. Sérosité assez abondante dans les ventricules. Le cervelet n'offre rien de particulier. Moelle épinière : épanchement séreux dans l'arachnoïde rachidienne. Au niveau de la partie moyenne de la région cervicale et dans quelques points de la région dorsale, la substance blanche présente un peu de ramollissement; cependant la racine des nerfs rachidiens ne cède que difficilement à la traction. La substance grise n'est nullement ramollie. Thorax : les poumons sont très-sains. Le cœur est vide, son tissu est flasque et paraît ramolli. Abdomen : quelques ulcérations dans le colon transverse; les deux reins sont altérés, leur volume est double, ils sont durs et présentent une coloration rouge allant jusqu'au violet dans quelques points. Après la section, on voit manifestement que tout le tissu rénal est fortement congestionné; dans quelques points, il crie sous le scalpel et paraît avoir subi une dégénérescence fibreuse.

87e OBSERVATION.

M..., Jean-Amand, né à la Prévière (Maine-et-Loire) le 6 septembre 1814, marié, tisserand, entré à l'asile le 11 septembre 1860. — Lypémanie avec délire de persécution et dépression.

8 mai 1861, léger érythème rouge avec exfoliation épidermique. Diarrhée rare; constitution bonne. 21 mai, la peau ne présente plus rien de particulier. La constitution est toujours bonne. Juillet, plus rien à noter du côté de la peau. L'état général est toujours bon. Sorti guéri de son aliénation mentale le 20 octobre 1861.

88e OBSERVATION.

O..., Thomas, né à Plock (Pologne), le 5 octobre 1800, homme de loi, entré à l'asile le 9 décembre 1852. — Démence lypémaniaque et dépressive.

28 avril, apparition des premiers symptômes cutanés ; érythème à la face ; les lèvres sont aphteuses et présentent quelques croûtes. Léger érythème rouge à la face dorsale des mains ; commencement d'une légère desquamation. Pas de diarrhée ; faiblesse assez grande. 7 mai, desquamation complète ; la peau est lisse, parcheminée, assez brune. 20 mai, disparition complète de l'affection cutanée. Pas de diarrhée. Constitution assez bonne. Juin et juillet, même état.

1862, rien de particulier du côté de la peau. Il y a toujours du ptyalisme, les lèvres restent aphteuses, la langue est sillonnée, légèrement saburrale et ses papilles sont effacées. De temps en temps de la diarrhée.

1863, rien de particulier.

89e OBSERVATION.

L..., Jacques-Louis, né à Angers le 16 avril 1837, sans profession, entré à l'asile le 3 février 1861. — Idiotie avec habitudes convulsives.

30 avril 1861, symptômes cutanés bornés à la face dorsale des mains, d'intensité moyenne ; commencement d'exfoliation. Pas de diarrhée ; peu de faiblesse. 4 mai, la face dorsale de la main droite présente de larges phlyctènes qui l'occupent tout entière. Dans quelques points, l'épiderme est enlevé ; le derme est mis à nu ; il a tout-à-fait l'aspect d'un vésicatoire dont on vient d'enlever l'épiderme. La main droite ne présente rien de ce genre. 10 mai, ce malade en proie à une forte diarrhée doit garder le lit. Faiblesse musculaire ; embarras gastrique ; pyrosis fréquent. 22 mai, la diarrhée persiste toujours. Les croûtes nombreuses qui couvraient le dos de la main se détachent ; au-dessous le derme est rouge, lisse ; il présente en quelques points de légères cicatrices. Le malade n'a pas encore pu se lever. 30 mai, les symptômes cutanés tendent à disparaître. Diarrhée moins fréquente. Le malade commence à se lever. Juin, il ne reste plus que quelques traces d'érythème. État général bien meilleur.

Juillet, même état. Troubles digestifs fréquents. Août, la constitution s'altère de nouveau. Septembre, cachexie progressive. Faiblesse musculaire. Octobre, idem. Diarrhée pendant huit jours. En décembre, l'émaciation progresse et le malade succombe le 3 janvier 1862. L'autopsie n'a pas été pratiquée.

90e OBSERVATION.

H..., Jean-Augustin, né à Saint-Paul-du-Bois (Maine-et-Loire) le 22 juin 1818, journalier, entré à l'asile le 7 mars 1860. — Lypémanie dépressive tendante à la démence, avec symptômes de paralysie générale.

30 avril 1861, première éruption bornée à la face dorsale des mains et d'intensité moyenne. Commencement d'exfoliation; il y a un peu de diarrhée. Peu de faiblesse. 7 mai, exfoliation complète; la peau est épaissie, rouge-brune, parcheminée; il existe de la diarrhée; un peu plus de faiblesse. 25 mai, disparition complète des symptômes cutanés; la diarrhée cesse, l'état général se soutient. Juin, même état. Juillet, les membres inférieurs semblent ne pouvoir soutenir le malade. Aucun autre symptôme. Août, même état.

1862, janvier, cachexie progressive. Ce malade, après quelques jours de diarrhée, est obligé de s'aliter; il refuse obstinément toute nourriture et succombe aux progrès de la paralysie générale, dans un état de marasme, le 8 février.

Autopsie faite 29 heures après la mort. Aspect extérieur : maigreur excessive. Crâne : os friables; dure-mère très-adhérente aux os du crâne. Elle est aussi très-épaissie. Épanchement séreux intra-arachnoïdien. Infiltration gélatiniforme sous le feuillet viscéral de l'arachnoïde. Cette membrane adhère si intimement à la pie-mère qui, elle-même, ne peut en plusieurs points se séparer de la couche corticale qu'en emportant des lambeaux de substance cérébrale. Cette dernière est injectée. Sa consistance semble moindre, surtout dans la partie antérieure et inférieure des hémisphères cérébraux et à la surface de ces hémisphères. Rien de particulier pour le cervelet. Moelle : nous ne trouvons à noter qu'une injection sans ramollissement. Thorax : vieilles adhérences pleurétiques, surtout du côté droit. Poumons sains, cœur normal. Abdomen : nous n'avons constaté qu'un épaississement de la muqueuse du gros intestin avec friabilité et injection de cette muqueuse. Les dernières parties de l'intestin grêle présentent à un moindre degré les mêmes lésions.

91e OBSERVATION.

B... Hilaire, cultivateur, d'un âge inconnu, entré à l'asile le 10 août 1852. — Epilepsie; démence consécutive.

Le 14 mai 1861, je constate l'état suivant : peau de la face dorsale des mains foncée, sèche, ridée, sans élasticité, ne présentant d'ailleurs ni épaississement, ni atrophie. Derme un peu rouge, congestionné; épiderme brun se détachant facilement en lamelles. Etat général bon. Rien du côté du tube digestif, ni de la moelle.

1862, rien à noter.

Ce malade succombe le 27 septembre 1863 à la suite d'un érysipèle phlegmoneux, sans avoir jamais présenté, depuis l'année 1861, des symptômes de pellagre. L'autopsie n'a pas été faite.

92e OBSERVATION.

L... François, né à Saint-Laurent-des-Autels (Maine-et-Loire) le 1er mai 1817; soldat réformé pour cause d'aliénation mentale, entré à l'asile le 7 juin 1851. — Démence.

Printemps de 1861, érythème rouge sur le dos des mains d'intensité moyenne. Plaques érythémateuses à la face. Diarrhée assez fréquente. Faiblesse marquée. 21 mai, les mains du malade sont œdématiées. Erythème rouge couvrant toute la surface dorsale. Dans plusieurs points, on voit l'épiderme soulevé par une sérosité transparente; ce sont des bulles qui commencent à se former. Dans d'autres points, l'épiderme desséché se fendille et tombe par petites lamelles. Les doigts sont le siége d'un érythème noirâtre. Les parties affectées ont une température plus élevée que le reste du corps. Léger érythème sur le nez. Les lèvres sont aphteuses. Langue humide, sillonnée, lisse. Diarrhée assez fréquente. Faiblesse progressive. Les pieds étant recouverts de bas n'offrent rien de particulier. 25 mai, larges phlyctènes dans les parties affectées. L..., en proie à une diarrhée de plus en plus intense, entre à l'infirmerie. Quelques jours après, un œdème général se déclare; le tissu cellulaire est gorgé de sérosité. Malgré l'anasarque, diarrhée aqueuse; urine en quantité ordinaire; appétit bien conservé; douleurs lombaires, par moments très-violentes. 19 juin, l'infiltration des membres disparaît peu à peu. Ceux-ci deviennent beaucoup plus grêles qu'ils n'étaient avant le début de l'hydropisie; mais il reste une ascite considérable. Cet état persiste depuis le 19 juin jusqu'au 28 juillet 1861, jour du décès du malade qui passa par tous les degrés de l'émaciation pellagreuse. Les urines analysées pendant cette dernière période contenaient une forte proportion d'albumine.

Autopsie 27 heures après la mort. Aspect extérieur : membres très-amaigris. Abdomen fortement distendu par de la sérosité amassée dans le péritoine. Vaste eschare au sacrum. Eschare moins grande à l'épaule droite. Les mains présentent les traces d'une violente éruption pellagreuse. Crâne : os friables. Dure-mère épaissie, adhérente au crâne. Abondante sérosité dans l'arachnoïde. La pie-mère présente plusieurs petits kystes formés par de la sérosité. La substance cérébrale n'offre rien à noter qu'un peu de piqueté. Les ventricules sont distendus par de la sérosité. Cervelet normal. Moelle épinière : les méninges rachidiennes ne présentent de particulier qu'un épanchement séreux intra-arachnoïdien. La moelle, dans l'espace compris entre la quatrième et la septième dorsale, offre un ramollissement allant jusqu'à la diffluence dans quelques points; ailleurs, sa consistance est normale. Vers les limites du ramollissement, la partie blanche de la moelle paraît seule atteinte. Thorax : os friables. quelques vieilles brides pleurétiques. Poumons sains. Le péricarde est fortement distendu. A l'incision, il s'en écoule un liquide de couleur jaunâtre, d'odeur fétide, formé de sérosité, de flocons albumineux et de pus. L'aspect intérieur du cœur semble indiquer que l'inflammation du péricarde l'a aussi atteint. Abdomen : le péritoine contient environ 5 à 6 litres de sérosité. Reins congestionnés. Rien à noter, du reste, dans les viscères abdominaux.

93e OBSERVATION.

Type de cachexie spéciale.

T... Jean, cultivateur, né à Soulanger (Maine-et-Loire) le 8 septembre 1842, entré à l'asile le 14 septembre 1860. — Lypémanie avec stupeur alternant avec de l'agitation.

21 mai 1861, ce malade est dans un état de stupeur profonde. Le dos des mains présente un léger érythème avec quelques traces d'exfoliation. Lèvres aphteuses. Cet homme ne porte pas de bas et a des sabots qui sont très-découverts ; dans ces conditions, le dos des pieds, le pourtour de l'articulation tibio-astragalienne deviennent le siége d'un érythème intense, avec œdème considérable. Les parties conservent l'empreinte des doigts, mais la rougeur apparaît aussitôt. Un peu en avant de la malléole externe du pied droit, se trouve une phlyctène ayant une étendue de deux centimètres carrés environ et fortement distendue par une sérosité opaline. Sur la partie moyenne de la face dorsale des pieds et transversalement, se trouve une bande de peau saine, de deux centimètres environ de largeur ; c'est la partie du dos des pieds que recouvrent les brides de sabots. La langue ne présente rien de particulier. Il y a de la rachialgie. Pas de pyrosis. Du 16 au 17 mai, le malade a été pris d'une diarrhée incoërcible. Juin, toute trace d'érythème a disparu. La diarrhée a cessé. La constitution se soutient. Juillet et août, même état. Septembre, retour fréquent de la diarrhée. La constitution s'altère de nouveau. Octobre, cachexie progressive et diarrhée persistante. Novembre, progrès de cet état. La situation étant désespérée, la famille le reprend pour le soigner chez elle. Il est mort peu de temps après sa sortie.

94e OBSERVATION.

B... Paul, menuisier, né à Cholet (Maine-et-Loire) le 5 juin 1837, entré à l'asile le 31 juillet 1856. — Lypémanie avec délire de persécutions ; hallucinations de la vue et de l'ouïe ; dépression habituelle.

15 juillet 1861, érythème intense du dos des mains ; il est d'un rouge vif. Œdème des pieds qui sont aussi le siége d'un érythème rouge intense. Sur leur partie moyenne, se remarque transversalement une bande de peau saine de deux centimètres environ de largeur. C'est la partie qu'abrite du soleil la bride du sabot. Ce malade qu'il a fallu faire manger de force jusqu'à ces derniers jours tombe dans un état profond de dépérissement. Diarrhée fréquente ; séjour prolongé à l'infirmerie. 1er août, l'état général est meilleur. Le malade reprend des forces. Diarrhée rare. Mort subite le 17 août 1861.

Autopsie. Aspect extérieur : raideur cadavérique prononcée. La maigreur n'est pas extrême. Traces d'érythème sur le dos des mains et sur la face dorsale des pieds. Léger épanchement intra-arachnoïdien. Pas d'adhérence des méninges avec le cerveau. La substance cérébrale ne présente rien à noter. Cervelet normal. Rachis : en dehors de la dure-mère et au niveau de la troisième dorsale se trouve un épanchement sanguin assez volumineux et pouvant comprimer la moelle ; il paraît fourni par la petite azygos. Les méninges rachidiennes ne présentent rien de particulier. La substance de la moelle est exempte de ramollissement, mais elle présente des traces évidentes de congestion. Thorax : tubercules indurés dans le sommet des poumons. Fausses membranes pleurétiques. Le péritoine contient environ 3/4 de litre de sérosité. Le cœur est pâle, exsangue. Abdomen : rien à noter du côté des viscères abdominaux.

95e OBSERVATION.

R... Urbain, né à (ce renseignement manque au dossier), domicilié à Baugé (Maine-et-Loire), entré à l'asile le 29 décembre 1847. — Age présumé à cette époque : 35 ans. État mental : démence.

15 juillet 1861, érythème rouge sur la partie moyenne de la face dorsale des mains ; érythème noirâtre au niveau des articulations métacarpo-phalangiennes. Œdème des parties malades ; les pieds sont aussi œdématiés ; ils sont le siége d'un érythème crasseux. Langue humide, lisse, non fendillée ; il n'y a ni rachialgie, ni pyrosis. 30 juillet, il ne reste plus que quelques traces d'érythème dans les parties primitivement affectées. Constitution assez bonne. Pas de diarrhée ; toutefois faiblesse musculaire. Août, même état.

1862, rien du côté de la peau. Parfois un peu de diarrhée. La santé générale se soutient.

1863, rien.

96e OBSERVATION.

V... Jean, domestique, cultivateur, né à Beaupreau (Maine-et-Loire), le 26 mars 1841, entré à l'asile le 11 février 1861. — Il est atteint d'un délire partiel avec prédominance de l'idée qu'il est Dieu. Notre malade, d'un tempérament sanguin, d'une bonne constitution, semble devoir être à l'abri de la pellagre; cependant, le 10 mai 1861, on observe sur ses pieds un érythème pellagreux qui, quoiqu'à son début, paraît devoir être intense; les pieds sont fortement œdématiés, rouges, chauds; ils ne gardent pas l'empreinte des doigts et la rougeur reparaît aussitôt. La face et le dos des mains sont très-bruns; ils présentent quelques points érythémateux. Le 18 mai, V... entre à l'infirmerie pour être traité de troubles digestifs avec fièvre. Le ventre est ballonné, douloureux à la pression; gargouillement dans les fosses iliaques; la langue est humide, lisse, rouge, fendillée; la fièvre est continue et assez intense. Cet état reste le même jusque vers les premiers jours de juin. A cette époque la fièvre tombe, la diarrhée cesse et l'état général déjà altéré ne tarde pas à devenir meilleur. V... peut sortir de l'infirmerie. Le 15 juillet, il ne restait plus qu'un peu d'érythème crasseux sur les parties primitivement envahies. Cependant la diarrhée reparaît de temps à autre et l'état général un moment amélioré, s'altère de nouveau. Vers le milieu du mois de septembre, la face dorsale des mains, jusque-là peu atteinte, devient le siége d'un érythème pellagreux intense; le derme aminci, sans élasticité, lisse, a la couleur de la pelure d'oignon; l'épiderme se détache par larges lamelles. Sur les parties latérales du dos des mains et sur les doigts, surtout au niveau des articulations, se montre une autre forme d'érythème, c'est l'érythème crasseux; au-dessous de cette sécrétion noirâtre le derme apparaît d'un blanc mat; le front, les pommettes et le nez sont aussi le siége de la même altération. Les pieds ne tardent pas à être envahis par ces deux formes de dermatoses. L'érythème rouge occupe particulièrement les points où les phlyctènes se sont formées, et l'érythème crasseux entoure ces points. La diarrhée devient plus intense et plus fréquente; le malade éprouve parfois de violentes douleurs dans le rachis; il accuse aussi un sentiment de chaleur dans l'estomac, et à la suite, il est pris d'une soif inextinguible. La langue est toujours humide et lisse, sillonnée, l'état général s'altère de plus en plus. Cet état a persisté sans changement remarquable jusqu'à ce jour et, bien que le malade reste continuellement couché, l'érythème a peu perdu de son intensité, seulement, nous devons remarquer qu'à mesure que la forme rouge tend à disparaître, l'érythème crasseux fait de nouveaux progrès. Le malade éprouve depuis longtemps un sentiment de faiblesse croissante dans les extrémités inférieures et la dépression mélancolique se prononce de plus en plus. Enfin la mort arrive le 13 décembre 1861.

Autopsie faite 24 heures après la mort. Aspect extérieur : maigreur extrême, taches érythémateuses sur les parties précédemment envahies. Crâne : méninges adhérentes entre elles en quelques points, et adhérentes aussi à la couche corticale; substance cérébrale présentant un piqueté manifeste; sa consistance paraît être normale. Moelle : rien à noter pour les méninges. La substance de la moelle n'est nulle part ramollie, elle est manifestement injectée dans quelques points. Thorax et abdomen : rien de particulier.

97e OBSERVATION.

R..., Louis-Augustin, né au Longeron (Maine-et-Loire) le 10 mars 1827, fileur, entré à l'asile le 11 octobre 1859. — Lypémanie avec hallucinations de l'ouïe.

12 juillet 1851, peau du dos des mains lisse et parcheminée; dans quelques points l'épiderme se détache en lamelles. Depuis 5 à 6 mois, la diarrhée est assez fréquente; faiblesse musculaire. Langue lisse, sillonnée, humide, un peu saburrale; il n'existe ni rachialgie, ni pyrosis. 25 juillet, plus de traces d'érythème. Constitution assez bonne. Août, même état.

1862, rien jusqu'à la fin du mois de mars. A cette époque R... est pris d'une diarrhée violente. L'alimentation est difficile; l'état général s'altère rapidement, et le malade succombe le 14 avril 1862. L'autopsie n'a pas été pratiquée.

Femmes.

98e OBSERVATION.

D..., Modeste-Marie, née à la Séguinière (Maine-et-Loire) le 14 octobre 1823, sans profession, entrée à l'asile le 31 juillet 1860. — Démence avec penchant à la violence et à la fureur.

Juin 1861, léger érythème rouge avec desquamation; langue humide, lisse, sillonnée, gardant l'empreinte des dents. Diarrhée assez fréquente. 15 juillet, il ne reste plus que les traces de l'érythème, mais la peau du dos des mains et de la face est fortement bronzée; derme aminci, sans élasticité. Août, la peau des parties affectées est toujours bronzée. Diarrhée moins fréquente. L'état général laisse encore à désirer.

1862, la peau reste bronzée à la face et sur les mains, mais l'érythème ne se reproduit pas. Diarrhée parfois, faiblesse dans les jambes, vertiges. En septembre, retour à l'état normal.

1863, mars ; ce mois ayant été beau, l'insolation a pu s'exercer. De nouveaux vertiges avec faiblesse dans les jambes ne permettent plus à la malade de rester debout. Paralysie pellagreuse évidente. Coïncidence de cet état avec une peau du visage des plus bronzées et avec un érythème noirâtre des deux mains suivi de desquamation. Pas de diarrhée. Vers le 10 avril, les symptômes de paralysie ont disparu, les traces de l'érythème se sont effacées, mais la peau est restée très-bronzée. 30 avril, la peau des mains est sèche, rugueuse et conserve la trace de l'érythème présenté récemment; céphalalgie. Vertiges et faiblesse dans les extrémités inférieures, obligeant la malade à reprendre le lit. Redoublement de mélancolie se traduisant par une effusion de larmes fréquente. Langue saburrale. Peau toujours basanée.

1864, à partir de janvier, la malade ne peut plus se tenir sur les jambes et reste définitivement alitée; elle a de temps en temps de la diarrhée. Type de paralysie dite : pellagreuse. Pas de rachialgie ; constitution cachectique. Appétit conservé. L'examen des urines de cette femme a permis d'y constater quelques traces de glucose. Février, la parole s'embarrasse. Mars, la malade ne peut plus articuler un mot et les larmes qui accompagnent ses vaines tentatives pour parler, témoignent chez elle du sentiment de son impuissance.

99e OBSERVATION.

D..., Jeanne, née à Fougeré (Maine-et-Loire) le 24 novembre 1810, célibataire, sans profession, entrée à l'asile le 26 août 1859. — Démence complète.

Printemps de 1861, érythème rouge assez prononcé. Diarrhée assez fréquente. Juin, peau du dos des mains parcheminée. Derme aminci, sans élasticité. Desquamation par lamelles. Plusieurs points érythémateux avec desquamation en lamelles sur la face. La lèvre inférieure sur laquelle la salive suinte sans cesse est aphteuse. Langue humide, lisse, sillonnée. Diarrhée assez fréquente. Constitution appauvrie. Juillet, disparition des symptômes cutanés. Les points érythémateux de la lèvre inférieure et du menton persistent encore. Diarrhée rare; l'amaigrissement persiste. Août, même état.

1862, printemps, rien du côté de la peau, si ce n'est quelques stygmates de l'éruption antérieure (peau sèche, parcheminée, conservant le pli). La diarrhée revient, persiste; la cachexie se prononce de plus en plus. Faiblesse générale. La malade gardant le lit n'est pas exposée à l'insolation. Juin, l'émaciation fait des progrès et la mort survient le 28 juin.

Autopsie faite 30 heures après la mort. Aspect extérieur : maigreur excessive. La lèvre inférieure porte des traces d'érythème produit par un ptyalisme presque continuel. Crâne : tous les vaisseaux de la dure-mère sont gorgés de sang noir. La grande cavité de l'arachnoïde contient un léger épanchement. La pie-mère est très-injectée. La substance cérébrale ainsi que la substance cérébelleuse sont le siége d'un piqueté très-marqué. Sur les parties latérales et moyennes des deux hémisphères cérébraux la pie-mère entraîne en se détachant du cerveau, une couche assez épaissie de substance cérébrale. L'autopsie des autres parties n'a point été faite.

100e OBSERVATION.

C..., Emérance, femme B..., née à Noyant-la-Gravoyère (Maine-et-Loire) le 29 août 1818, entrée à l'asile le 7 décembre 1858. (Elle avait déjà fait partie de la population aliénée de l'établissement du 17 juin 1856 au 23 février 1857.) — Manie aiguë avec tendances érotiques.

21 mai 1861, pour la première fois cette femme est prise d'érythème crasseux. Le dos des mains est recouvert d'une couche noirâtre qui va en diminuant d'intensité du centre à la circonférence. Dans plusieurs points, la couche crasseuse manque brusquement et les téguments apparaissent alors blancs, lisses, souples. Depuis l'apparition des premiers symptômes, la malade couvre ses mains d'un linge mouillé. Le nez est le siége d'un érythème rouge avec exfoliation épidermique. Cette femme qui a souvent des metrorrhagies est dans un état anémique profond. Pas de diarrhée. Langue lisse, un peu fendillée, humide. 15 juin, plus de traces d'érythème. La constitution de la malade se refait.

Juillet, la malade, quoique faible encore, présente un état général satisfaisant.

1862, rien de bien caractérisé. La maigreur est toujours extrême, mais l'état général se soutient.

1863, pas d'érythème, pas de diarrhée. L'agitation est extrême. La cachexie reste stationnaire.

101e OBSERVATION.

B..., Augustine, femme B..., née à Sainte-Gemmes-sur-Loire (Maine-et-Loire) le 5 juin 1808, journalière, entrée à l'asile le 21 février 1861. — Lypémanie avec délire de persécutions.

16 juillet 1861, la face dorsale des mains est le siége d'un érythème avec peau parcheminée. L'épiderme se détache sous forme de lamelles. Le derme est aminci, sans élasticité. La face est très-brune, on y voit quelques points érythémateux. Langue humide, lisse, conservant l'empreinte des dents, sillonnée. Diarrhée assez fréquente. Depuis quelques jours, la malade a dû être soumise à une médication tonique, astringente, qui n'a encore produit aucun effet. 20 juillet, l'érythème tend à disparaître. La diarrhée persiste toujours. Août, plus de traces d'érythème. L'état général est de plus en plus mauvais. La diarrhée continue. La malade doit garder le lit. Elle le garde indéfiniment. La diarrhée ne cesse pas.

1862, la malade, toujours au lit, n'est pas exposée à l'insolation, partant, pas d'érythème, mais persistance de la diarrhée et progrès de la cachexie. Octobre, œdème des extrémités et de la face. Taches scorbutiques. La diarrhée augmente d'intensité. Langue blanche, lisse, sillonnée, avec atrophie des papilles. Mort, le 15 octobre 1862. L'autopsie n'a pas été pratiquée.

102e OBSERVATION.

S..., Joséphine-Félicité, du département de Maine-et-Loire, âgée de 28 ans, entrée à l'asile le 12 octobre 1858. — Atteinte de lypémanie avec stupeur et présentant un certain degré de paralysie.

15 mai 1861, je constate chez cette malade une desquamation brune du dos des mains sans autre altération cutanée. La langue est normale. Les gencives sont fongueuses.

29 mai 1863, rougeur érythémateuse de la face dorsale des deux mains avec exfoliation. Pas de diarrhée.

103e OBSERVATION.

R..., Adeline, femme G..., du département de l'Oise, âgée de 28 ans, entrée à l'asile le 17 octobre 1860, venant de la Salpêtrière où elle avait séjourné sept mois. — Cette femme est atteinte de lypémanie avec alternatives d'exaltation et de dépression. On n'avait noté aucun symptôme de pellagre avant le 15 mai 1861, jour où je constate sur le dos des mains un érythème crasseux en desquamation. Le derme ne présente rien de particulier. La langue est normale, elle garde seulement sur les bords l'empreinte des dents.

1862, pas d'érythème. Pas de diarrhée. La constitution s'affaiblit. Vers la fin de l'année, diarrhée.

1863, vers la fin de janvier, faiblesse musculaire, cachexie progressive et retour de la diarrhée, qui ne tarde pas à devenir colliquative. Mort le 5 février. L'autopsie n'a pas été faite.

RÉCAPITULATION DE L'ANNÉE 1861 :

22 cas nouveaux	Hommes...............	16
	Femmes...............	6

1862.

Hommes.

104e OBSERVATION.

F..., Augustin-Théodore, né à Châteaugontier (Mayenne) le 13 août 1828, domicilié à Vern (Maine-et-Loire), célibataire, entré à l'asile le 1er décembre 1861. — Est dans un état de démence qui ne permet d'en obtenir aucun renseignement sur ses antécédents.

1er mai 1862, les pieds et les mains de D... sont le siége d'un œdème considérable. Bientôt apparaissent sur le dos des mains de larges phlyctènes ; elles se déchirent, d'autres se forment à côté, et ainsi jusque vers le 15 mai. A cette époque, le derme se dessèche, et une desquamation par larges plaques commence ; le derme, tendu par l'œdème qui persiste, est d'abord rouge, mais il ne tarde pas à se décolorer ; il devient blanchâtre, il a l'aspect du marbre. Cette altération est brusquement délimitée par un érythème noirâtre qui s'est formé en même temps ; il part des extrémités supérieures des articulations métacarpo-phalangiennes et couvre presque toutes les faces dorsales des doigts. Cet érythème entoure les parties du derme qui sont d'un blanc mat, et se prolonge un peu sur la face dorsale des avant-bras. A la face, particulièrement sur le nez et les pommettes, s'est produit aussi un érythème avec desquamation. L'œdème, qui a commencé par les extrémités, tend à se généraliser de plus en plus, et, le 27 mai, F... est obligé de garder le lit. Il est complétement infiltré. Ce malade, avant et pendant son affection cutanée, eut souvent de la diarrhée. La langue est humide, sillonnée. Nous ne constatons pas de pyrosis; il paraît y avoir de la faiblesse dans les membres inférieurs. L'œdème général et l'affection cutanée persistent à peu près dans le même état jusque vers le 18 juin, époque à laquelle le malade s'affaiblit rapidement. Il meurt trois jours après, dans un état complet de cachexie pellagreuse.

Autopsie faite 29 heures après la mort. Aspect extérieur : infiltration générale. Commencement d'eschare au sacrum et au coude droit. Traces d'érythème pellagreux à la face, aux mains et aux pieds. Axe cérébro-spinal : les vaisseaux qui parcourent la dure-mère sont gorgés de sang; quant à la membrane elle-même, elle ne présente rien de particulier. Épanchement intra arachnoïdien. La pie-mère contient de la sérosité dans les mailles de son tissu cellulaire. Nous trouvons dans le cerveau un épanchement considérable; les ventricules et le corps calleux, ainsi que la voûte à trois piliers, paraissent avoir une moindre consistance. Les méninges de la moelle ne présentent rien à noter; quant à la moelle elle-même, nous remarquons que son enveloppe est injectée. Nous ne trouvons aucun ramollissement bien marqué; cependant, à la naissance de la queue de cheval, il paraît y avoir une diminution de consistance avec coloration jaune de cette substance; l'injection assez prononcée en toute autre partie paraît l'être davantage en ce point. Thorax : les cavités des deux plèvres sont pleines de sérosité; vieilles adhérences pleurétiques dans la cavité droite. Pas de tubercules. Le cœur n'offre rien à noter. Sérosité abondante dans le péricarde. Abdomen : foie très-développé, exsangue. La rate est très-volumineuse. On trouve à son niveau des adhérences péritonéales, indices d'une vieille inflammation. Le rein gauche présente à sa surface une teinte ardoisée. La substance corticale semble, dans ces points, avoir subi un commencement de dégénérescence fibreuse; elle crie sous le scalpel; le rein droit et les autres organes n'offrent de particulier qu'une décoloration générale produite par leur macération dans la sérosité qui les entoure.

105e OBSERVATION.

T... Auguste-Eugène, serrurier, né à Cholet (Maine-et-Loire) le 11 février 1822, entré à l'asile le 13 avril 1862. Il est transféré de l'asile de Niort. — Etat mental : lypémanie avec délire de persécutions.

5 juillet 1862, le dos des mains et la face sont très-bruns, ils sont, en quelques points, le siége d'une desquamation furfuracée; au-dessous, le derme est d'un blanc mat. Faiblesse dans les membres inférieurs. Depuis quelque temps, ce malade a de la diarrhée, ce qui ne lui arrivait jamais autrefois. Août, plus de diarrhée; l'état général est sensiblement meilleur. Septembre, l'état général empire rapidement sous l'influence d'une diarrhée persistante. L'érythème reparaît; il est noirâtre, couvre la face dorsale des mains, le visage et le dos des pieds. Ce malade a de la rachialgie, des éblouissements et éprouve surtout une grande difficulté à se tenir sur ses jambes; la marche est impossible à moins que le malade ne s'appuie sur les objets environnants. La langue est lisse, humide, fendillée. Nous devons noter aussi que ce malade, d'un tempérament profondément scrofuleux, a, depuis quelque temps, les ganglions sous-maxillaires engorgés; quelques-uns même sont le siége d'une suppuration fétide; les trajets fistuleux persistent malgré un traitement approprié. Octobre, l'état général empire de plus en plus. La diarrhée persiste. Novembre, maigreur extrême. Type de cachexie pellagreuse. La mort arrive le 27 décembre 1862.

Autopsie faite 27 heures après la mort. Aspect extérieur : maigreur extrême. Teinte bronzée de tous les téguments exposés directement à l'air. Traces d'érythème. Tumeurs strumeuses du cou dont quelques-unes ont suppuré. Crâne : os friables. Dure-mère épaissie. Léger épanchement intra-arachnoïdien. Pie-mère infiltrée de sérosité. La substance cérébrale n'offre rien de particulier à noter. Rachis : méninges ne présentant rien de particulier, si ce n'est une légère collection de sérosité dans la cavité de l'arachnoïde. La substance blanche de la moelle est légèrement ramollie à sa surface, seulement au niveau des dernières dorsales. Thorax : plèvres adhérentes. Poumons farcis de tubercules à diverses périodes. Caverne anfractueuse au sommet du poumon droit. Cœur : rien de particulier. Abdomen : léger épanchement dans le péritoine. Ganglions mésentériques infiltrés de matière tuberculeuse. Rien à noter pour les autres viscères.

106e OBSERVATION.

D... Victor, né à Beaupreau (Maine-et-Loire) le 11 août 1828, marié, teinturier, domicilié à Chaudron (même département), entré à l'asile le 4 juillet 1862. — Aucun antécédent héréditaire de folie ou d'affection nerveuse; excès alcooliques. D'après les informations les plus précises, aucune apparence antérieure d'érythème. Etat mental au moment de l'entrée : excitation maniaque avec hallucinations et illusions de la vue; santé physique en apparence passable. Huit jours après l'admission, l'agitation cesse complétement et fait place à une légère dépression mélancolique, et presque aussitôt (15 juillet), on voit apparaître sur la face dorsale des mains les premières traces d'un érythème pellagreux qui ne tarde pas à se caractériser au point de constituer un des types les plus parfaits que j'aie observés tant à Sainte-Gemmes que dans les Landes et en Lombardie. Insolation. Le malade est pris en même temps de diarrhée; il accuse une faiblesse extrême dans les jambes (debolezza des Italiens), et on voit la nutrition s'altérer sensiblement. Apyrexie complète jusqu'au 14 août. Nous constatons alors un état fébrile des plus marqués; pouls fréquent, irrégulier, à 125; décubitus dorsal; la prostration est profonde; la langue et les lèvres sont fuligineuses, les gencives entourées d'un liseré nacré; l'expression est typhoïque, le délire continu. La carphologie, les soubresauts dans les tendons, le gargouillement dans les fosses iliaques, les taches lenticulaires rosées sur le ventre, la diarrhée et un peu de bronchite complètent l'appareil symptomatique du typhus pellagreux ou de la fièvre typhoïde la mieux caractérisée. Ces symptômes vont en s'aggravant et l'affection se termine par la mort, le 21 août. L'érythème était en voie de résolution lors de l'apparition des premiers symptômes de la fièvre typhoïde.

Autopsie faite 30 heures après la mort. Aspect extérieur : membres grêles ; tronc émacié et infiltré ; quelques traces d'érythème existent encore sur la face dorsale des mains. Crâne : os normaux ; épanchement considérable intra-arachnoïdien. Il existe entre l'arachnoïde et la pie-mère une couche gélatiniforme qui s'étend sur toute la surface convexe du cerveau ; ces deux membranes sont épaissies, sans adhérence avec la couche corticale ; la substance cérébrale, ainsi que la substance cérébelleuse ne présentent rien à noter, si ce n'est un léger piqueté. Les ventricules sont distendus par de la sérosité. Moelle : mêmes remarques à faire pour les méninges rachidiennes que pour les méninges cérébrales ; cependant la couche gélatiniforme est bien moins apparente. La substance de la moelle a partout sa consistance normale et les racines rachidiennes ne présentent rien à noter. Thorax : la cavité des plèvres contient en quantité un liquide séreux et trouble ; nous y remarquons aussi quelques pseudo-membranes qui paraissent être de formation récente. Les poumons sont sains ; faibles traces de bronchite. Le cœur est flasque, exsangue, ses parois amincies. Rien à noter du côté des valvules. Abdomen : les intestins sont fortement distendus par des gaz ; dans les environs de la valvule iléo-cœcale, nous remarquons quelques points durs et inégaux ; après l'incision, nous constatons que ces duretés, ces inégalités sont dues à l'existence de nombreuses plaques gaufrées. Elles sont surtout remarquables dans les derniers 50 centimètres de l'intestin grêle. Les follicules intestinaux présentent un commencement d'hypertrophie. Nulle part, nous ne constatons d'ulcérations. Les ganglions mésentériques sont engorgés, d'une couleur ardoisée ; quelques-uns atteignent le volume d'une noix. La rate pèse environ 400 grammes ; son tissu est couleur lie-de-vin ; il est très-friable. Les reins sont hypertrophiés ; le rein droit pèse 170 grammes ; il est congestionné dans toutes ses parties. Le foie est décoloré, son tissu jaunâtre et résistant sous le scalpel. La bile a l'aspect d'une sérosité citrine.

107e OBSERVATION.

T..., Jean, né à Vernoil (Maine-et-Loire) le 12 novembre 1824, entré à l'asile le 14 août 1861. — Il est atteint de lypémanie avec dépression.

2 juin 1862, peau bronzée des extrémités dans les parties exposées directement au soleil, avec légère exfoliation. Langue sillonnée, avec effacement des papilles. Diarrhée. Œdème des extrémités; faiblesse dans les jambes. Juillet, même état. Août, la peau reste bronzée; la langue sillonnée et lisse; mais tous les autres symptômes ont disparu. La santé générale est bonne. Septembre, idem.

1863, l'état général est mauvais; cependant pas d'érythème et pas de diarrhée.

108e OBSERVATION.

D..., Pierre, né à Saint-Rémy-en-Mauges (Maine-et-Loire) le 6 avril 1799, marié, laboureur (ce malade est pensionnaire de 4e classe), entré à l'asile le 8 mai 1862. — Il est atteint de lypémanie avec prédominance de l'idée qu'il est ruiné, penchant au suicide, tendance à l'agitation. Quinze jours après, l'agitation disparaît, mais le délire persiste au même degré.

9 juillet 1862, érythème noirâtre et suivi de desquamation au dos des mains. Lèvres aphteuses, langue lisse, sillonnée, avec effacement des papilles; faiblesse dans les membres; diarrhée. Août, il ne reste aucune trace de l'érythème; mais la peau est sèche, rugueuse. La santé générale s'est améliorée. Ce malade ne présentait dans son état aucun changement physique appréciable, lorsqu'il est réclamé par sa famille; il sort de l'asile le 30 septembre 1862. L'état mental était un peu meilleur.

109e OBSERVATION.

J..., Joseph..., âgé de 18 ans, enfant des hospices d'Angers, domicilié à Loiré (Maine-et-Loire), entré à l'asile le 26 septembre 1861. — Est atteint de lypémanie avec délire religieux, hallucinations de la vue et catalepsie.

1862, juin, érythème spécial des pieds et de la face, suivi de desquamation. Langue sillonnée, rouge, à papilles effacées. Pas de diarrhée. État général bon.

1863, rien. État général bon.

110e OBSERVATION.

T..., Louis, né à Cholet (Maine-et-Loire) le 7 mars 1791, veuf, maçon, entré à l'asile le 4 août 1857. — Il est atteint de lypémanie avec idées de richesses et de spoliation.

1862, pendant l'hiver, diarrhée persistante, affaiblissement. 2 juin, érythème rouge suivi de desquamation ; à la suite, derme lisse, parcheminé, sec. Langue fendillée, rouge, à papilles effacées. Pas de diarrhée, état général conservé. Juillet, l'érythème s'efface. Août, il n'en reste aucune trace ; la santé générale se maintient.

1863, rien.

111e OBSERVATION.

G... François, né à Savennières (Maine-et-Loire) le 13 juin 1812, célibataire, domicilié à Bégrolles (Maine-et-Loire), cultivateur, entré à l'asile le 11 mars 1857. — Il est atteint de lypémanie démoniaque, avec hallucinations de la vue et de l'ouïe.

1862, ce malade est conduit le 16 avril à l'infirmerie pour y être traité d'une diarrhée violente qui ne cède que 8 à 10 jours après à un traitement par les opiacés et les toniques. G... continue à prendre des toniques ; il est réintégré dans son quartier dans les premiers jours de mai. La diarrhée a cessé, mais l'état général de ce malade est profondément atteint. Le 15 mai, les pieds et les mains sont le siége d'un œdème considérable ; bientôt l'épiderme se soulève sur le dos des mains et de larges phlyctènes se forment. Dans quelques-unes, la sérosité semble être mêlée à du pus ; bientôt elle s'écoule et le derme se montre lisse dans les points où la sérosité était limpide, ulcéré dans ceux où elle était trouble. Un linge cératé est appliqué sur les parties malades et l'altération cutanée est bientôt modifiée, l'épiderme se dessèche, les ulcérations du derme se cicatrisent et, quelques jours après, il ne reste plus sur le dos des mains qu'une surface d'un rouge sale (c'est le derme dénudé), circonscrite par l'érythème crasseux. Les pieds ont aussi été le siége d'un érythème, mais il était de moindre intensité et a disparu plus rapidement. La face est érythémateuse dans plusieurs points ; l'épiderme d'un blanc mat entouré d'érythème crasseux y prédomine. L'œdème qui a précédé l'altération cutanée persiste encore dans toutes ses parties ; la langue est lisse, fendillée. Pas de pyrosis. Le malade s'est plaint de douleurs dans les membres, mais, il accuse surtout de la faiblesse dans les extrémités inférieures. La station debout est pénible, la marche mal assurée. L'émaciation fait des progrès. 15 mai, l'état général est meilleur; plus rien du côté de la peau; plus de diarrhée. Juin, G... ne présente plus rien qui puisse rappeler l'état par lequel il a passé.

1863, rien de particulier. État général bon.

112e OBSERVATION.

L..., Mathurin, né à Vauchrétien (Maine-et-Loire) le 2 avril 1802, marié, cultivateur demeurant à Beaulieu, entré à l'asile le 26 avril 1862. — Il est affecté de délire religieux avec tendance à la démence.

1862, le 1er mai, on observe un œdème général des extrémités; bientôt l'épiderme se soulève et de larges phlyctènes se forment, surtout aux extrémités supérieures. Elles s'ouvrent, une sérosité incolore s'en écoule et le corps muqueux du derme apparaît rouge et humide; il se dessèche, les papilles s'effacent et, le 20 mai, le derme se montre lisse et parcheminé; il a perdu de son épaisseur et de son élasticité, il est d'un rouge pelure d'oignon. L'épiderme se détache par de larges lamelles; il paraît se faire plusieurs desquamations successives. Cet érythème rouge est circonscrit, surtout en haut et en bas, par un érythème crasseux. Pas de diarrhée, ni de pyrosis. La marche du malade est mal assurée; il paraît y avoir de la faiblesse dans les membres inférieurs. 1er juillet, dans la soirée, le malade est pris de symptômes congestifs du côté du cerveau; la respiration est stertoreuse. Les membres sont dans le relâchement. Insensibilité presque complète. Saignée, sinapismes, lavement purgatif. Le malade succombe dans la nuit.

Autopsie faite 36 heures après la mort. Aspect extérieur : traces d'érythème aux pieds et sur le dos des mains. Crâne : épaisseur normale des os. Les vaisseaux qui sillonnent la dure-mère sont gorgés de sang noir; épanchement séreux très-abondant dans la grande cavité de l'arachnoïde. Méninges : injection très-vive avec nombreuses plaques d'extravasation sanguine dans les mailles de la pie-mère; elle est aussi tapissée en divers endroits d'une couche gélatiniforme de nature albumino-fibreuse.

Pas d'adhérences bien marquées de cette membrane à la couche corticale du cerveau. Substance cérébrale : piqueté rouge à la coupe; sérosité abondante dans les deux ventricules latéraux; kystes séreux dans les plexus choroïdes. Rien autre à noter. Moelle : les méninges rachidiennes présentent les mêmes particularités que les enveloppes du cerveau; le liquide céphalo-rachidien est plus abondant qu'à l'ordinaire; la moelle, dans toute son étendue, n'offre pas trace de ramollissement; sa consistance est normale, ainsi que celle des racines des nerfs; elle paraît seulement un peu injectée. L'autopsie des autres organes n'a pas été faite.

113e OBSERVATION.

L..., René, né à Joué-Étiau (Maine-et-Loire) le 28 décembre 1838, célibataire, entré à l'asile le 28 décembre 1860. — Il est atteint de lypémanie entée sur l'imbécillité. A son entrée, le malade paraissait d'une bonne constitution ; il avait même de l'embonpoint, lorsqu'à la suite d'une frayeur qui produisit sur ses faibles facultés une très-vive impression, le malade fut pris d'une agitation continuelle et refusa absolument de prendre de la nourriture. Comme conséquence de ces deux causes d'affaiblissement, un amaigrissement considérable survint; quelque temps après la dépression fit place à l'agitation, mais le mauvais état général persista, et bientôt même survint de la diarrhée qui se montrait à des intervalles plus ou moins rapprochés, et, d'autres fois, disparaissait d'elle-même.

1862, c'est dans ces circonstances que nous constatons, le 2 juin, un érythème à la face et sur le dos des pieds; cet érythème n'a point été précédé ou suivi d'œdème; il est survenu lentement; il n'y a pas eu de phlyctènes, mais seulement rougeur à la peau avec desquamation furfuracée, le derme a perdu son élasticité, il est aminci. Les lèvres sont aphteuses. La face dorsale des mains ne présente qu'une coloration anormale; elle est rouge-brunâtre, il ne paraît pas y avoir d'érythème bien évident. La marche est incertaine, la station verticale est pénible, la langue humide, lisse, fendillée. Le malade éprouve une soif continuelle. Ces divers symptômes persistent au même degré jusque vers la fin du mois de juin. A cette époque, l'érythème a disparu, mais la diarrhée dure encore et l'état général empire toujours. Même état pendant le mois de juillet. Pendant le mois d'août, l'émaciation continue; le malade tousse quelquefois; pas d'expectoration. Vers la fin du mois, nous constatons le soir une légère accélération du pouls et des sueurs abondantes pendant la nuit. Le malade succombe, le 29 août, à une phthisie galopante.

Autopsie 30 heures après la mort. Aspect extérieur : maigreur excessive; couleur brunâtre du dos des mains et de la face. Crâne : os normaux. Rien à noter pour la dure-mère. Épanchement séreux très-abondant intra-arachnoïdien; exsudations plastiques entre l'arachnoïde et la pie-mère, ces membranes ne sont pas adhérentes au cerveau. La substance cérébrale ne présente à noter qu'un peu de piqueté. Épanchement séreux intra-ventriculaire. Rien de particulier pour le cervelet. Moelle : le liquide céphalo-rachidien est très-abondant depuis la portion de la moelle qui correspond à la huitième vertèbre dorsale jusqu'au commencement de la queue de cheval. Nous trouvons une exsudation plastique très-abondante entre l'arachnoïde et la pie-mère. En ces points, ces membranes sont fortement épaissies et adhérentes; au-dessous, la substance de la moelle semble indurée. Dans les parties supérieures, elle offre un ramollissement général très-manifeste, qui ne paraît porter que sur la substance blanche. Thorax : la plèvre pulmonaire droite adhère fortement avec la plèvre costale dans presque toute sa surface. Les deux poumons sont, dans tout leur parenchyme, farcis de tubercules existant à diverses périodes de leur évolution, et particulièrement à l'état miliaire. Rien à noter pour le cœur. Abdomen : les intestins ne présentent rien de particulier, si ce n'est un peu d'injection par arborisation, dans quelques points. Les ganglions mésentériques sont engorgés et contiennent de la substance tuberculeuse, crue dans la plupart d'entre eux, et présentant dans quelques-uns un commencement de ramollissement. Rien de particulier pour les autres organes.

Femmes.

114e OBSERVATION.

M..., Jeanne, née au Louroux-Béconnais (Maine-et-Loire) le 4 novembre 1837, célibataire, domestique, entrée à l'asile le 25 mai 1856. — Est atteinte de manie intermittente.

1862, le 1er mai, nous remarquons que les extrémités sont le siége d'un gonflement considérable, gonflement qui s'est formé très-rapidement. La peau est sèche, chaude, d'un brun-rougeâtre; des phlyctènes ne tardent pas à se former; enfin, un érythème pellagreux des mieux caractérisés se montre dans tous ses détails. Vers le 10 juin, cet érythème avait parcouru toutes ses phases, il n'en restait plus que de légères traces. L'état général est profondément atteint; la malade est très-faible; ses jambes la soutiennent à peine; elle a fréquemment de la diarrhée. Langue lisse, humide, fendillée, saburrale. 1er juillet, plus de traces d'érythème, mais, malgré les toniques et les astringents, la diarrhée se montre et l'émaciation fait des progrès. 1er août, la diarrhée a disparu; l'état général s'améliore.

1863, rien de caractérisé.

115e OBSERVATION.

H..., Renée, femme B..., née à Saint-Clément-des-Levées (Maine-et-Loire) le 16 mai 1813, couturière, entrée à l'asile le 8 août 1859. — Elle est atteinte de lypémanie avec hallucinations de la vue et de l'ouïe; dépression, larmes.

1862, le 1er mai, les pieds et les mains de la femme B... sont le siége d'un érythème considérable qui s'est formé rapidement; la peau est chaude et, sur le dos des mains, l'épiderme commence à être soulevé par de la sérosité; bientôt de vraies phlyctènes se forment, elles couvrent la face dorsale des deux mains. Ces phlyctènes s'effacent, se dessèchent; d'autres se forment à côté. Les parties ainsi atteintes sont entourées par des téguments fortement bronzés et présentant un commencement d'érythème crasseux. Les pieds ont été aussi le siége d'un érythème, mais il a été de moindre intensité et la desquamation était complète vers le 20 mai. La face et les parties du cou et de la poitrine qui ne sont pas protégées du soleil, aux rayons duquel cette malade est presque toujours exposée, sont fortement bronzées; la face offre en plusieurs points des taches d'un blanc mat entourées de parties qui sont le siége d'un érythème crasseux. L'état général de cette malade s'était maintenu assez bon jusque vers le 1er mai; la diarrhée était rare et l'appétit soutenu; à partir de cette époque, il commença à s'altérer sensiblement. La langue est humide, lisse, fendillée; la malade n'accuse pas de pyrosis. Sa marche semble mal assurée. Juin, l'état général devient de plus en plus mauvais; la diarrhée est plus fréquente, la station debout est pénible; soif intense; il se montre un commencement d'œdème. Bientôt la malade est obligée de garder le lit. Quoiqu'elle soit préservée du contact du soleil, l'érythème ne paraît pas marcher vers la guérison. 5 juillet, l'œdème, d'abord borné aux extrémités, tend à devenir général. L'état général empire de plus en plus; la diarrhée persiste. Mort le 27.

Autopsie faite 32 heures après la mort. Aspect extérieur : émaciation; infiltration de la partie inférieure du tronc et des membres inférieurs; large eschare au sacrum, couleur livide et violacée du périnée; gangrène de la partie supérieure de la vulve. Os du crâne à l'état normal. Méninges : rien de remarquable du côté de la dure-mère; épaississement et adhérences de l'arachnoïde au niveau des lobes moyens du cerveau. De la sérosité d'aspect citrin distend les mailles du plexus choroïde. La quantité de liquide est très-peu considérable. Ventricules : ils ne contiennent pas plus de liquide qu'à l'état normal. Moelle : ferme, consistante et sans trace de ramollissement. Les méninges rachidiennes n'offrent rien à noter.

RÉCAPITULATION DE L'ANNÉE 1862.

12 cas constatés { Hommes....... 10
Femmes....... 2

1863.

Hommes.

116e OBSERVATION.

P... Florent-Julien, né à la Chapelle-Hullin (Maine-et-Loire) le 13 novembre 1832, célibataire, sans profession, entré à l'asile le 14 mars 1863. Tempérament lymphatico-sanguin. Constitution ordinaire. — État mental : démence.

22 avril 1863, légère rubéfaction de la face dorsale de la main gauche et du nez avec desquamation de cette dernière partie. Quelques traces de mentagre au-dessus de la lèvre à gauche; langue normale. 2 mai, ptyalisme. Lèvres aphteuses. Diarrhée abondante. 11 mai, la diarrhée persiste. Quelques traces d'érythème encore

sur la face, particulièrement sur le nez; de même sur les mains. 15 juillet, réapparition de l'érythème à la face dorsale de la main droite, s'étendant sur l'index de la main gauche. La peau conserve les traces de l'érythème antérieur; les lèvres sont aphteuses. Il y a un peu de ptyalisme; la langue est lisse, sillonnée transversalement. Diarrhée; faiblesse musculaire; cachexie. Août, la santé générale s'altère de plus en plus; la diarrhée persiste. 15 septembre, émaciation extrême. 27 septembre, le malade succombe dans le dernier degré de la cachexie pellagreuse.

Autopsie faite 26 heures après la mort. Aspect extérieur : maigreur assez prononcée; traces d'érythème. Crâne : os friables. Dure-mère adhérente; quelques cuillerées de sérosité dans la cavité de l'arachnoïde. Le tissu cellulaire qui est sous le feuillet viscéral de l'arachnoïde est infiltré de substance gélatiniforme, surtout sur les parties convexes du cerveau. A l'aide de ce tissu la pie-mère et le feuillet sont fortement adhérents; mais, ils ne le sont nulle part à la substance cérébrale. Les membranes sont épaissies et la pie-mère est fortement injectée. La substance cérébrale a, d'une manière générale, une consistance moindre qu'à l'état normal; son tissu est décoloré, exsangue. Nous n'avons rien à noter pour les différentes parties du cerveau. Même remarque pour le cervelet. Moelle : injection du système veineux intra-rachidien. La pie-mère rachidienne est aussi injectée. La substance cérébrale paraît d'une consistance moindre qu'à l'état normal dans toute son étendue, et présente au niveau des dernières cervicales quelques points où le ramollissement semble plus avancé. Thorax : adhérences complètes des deux feuillets de la plèvre, au moyen de pseudo-membranes de formation ancienne. Le péricarde est aussi adhérent aux plèvres, mais nous devons noter surtout des adhérences nombreuses du cœur lui-même avec la face interne du péricarde, surtout en avant. Le tissu pulmonaire est un peu emphysémateux. Il n'existe pas de tubercules. Injection légère sur l'intestin grêle. Rien autre à noter.

117e OBSERVATION.

C... René, âgé de 27 ans, laboureur, domicilié à Saint-Georges-du-Puy-de-la-Garde (Maine-et-Loire), entré à l'asile le 10 juillet 1862. — Tempérament bilioso-nerveux. État mental au moment de l'admission : lypémanie avec dépression; tendance à se lacérer la figure avec ses ongles.

22 avril 1863, peau bronzée d'une manière inégale et très-prononcée au niveau des cicatrices des écorchures. Constitution assez gravement altérée. Faiblesse très-grande surtout dans les jambes ne permettant plus au malade de rester levé. Langue à papilles effacées. Diarrhée. Rachialgie. Parfois pyrosis. 1er juillet, depuis les premiers jours de juin, érythème noirâtre des plus caractéristiques de la face dorsale des mains et des cou-de-pieds. Exfoliation furfuracée. Œdème des jambes et coloration acajou de la peau de ces parties. Emaciation assez prononcée. La diarrhée a cessé. Régime tonique. 9 juillet, diarrhée. L'émaciation progresse. Langue sillonnée. Septembre, l'état général semble s'améliorer. Octobre, idem. Depuis cette époque jusqu'au mois de mars 1864, l'état cachectique reste stationnaire, malgré le retour assez fréquent de la diarrhée.

118e OBSERVATION.

A... Pierre, né à Vern (Maine-et-Loire) le 9 décembre 1830, célibataire, laboureur, domicilié à Vern, entré à l'asile le 20 février 1863. — Etat mental : démence avec dépression. Constitution ordinaire. Tempérament lymphatique.

29 mai 1863, depuis son entrée le malade a presque continuellement de la diarrhée. On constate sur la face dorsale des deux mains et un peu au-dessus de la naissance de l'avant-bras un érythème noirâtre, donnant à la peau un aspect crasseux. La desquamation est à peu près complète sur la face dorsale de la main gauche, mais, les doigts de cette même main sont encore en partie recouverts par l'érythème (gant pellagreux). La desquamation s'opère sur la face dorsale de la main droite; la peau est sèche, parcheminée, conserve le pli. Faiblesse dans les jambes. Le malade accuse de la douleur dans les reins. Rien de particulier du côté de la langue. Un peu de diarrhée parfois. Constitution affaiblie.

1864, le 17 mars, on constate sous l'influence de l'action solaire dans les beaux jours qui ont précédé, une rubéfaction limitée de la face dorsale des deux mains, indice d'un premier mouvement éruptif.

119e OBSERVATION.

R... Etienne, né et domicilié à Rochefort-sur-Loire (Maine-et-Loire), âgé de 46 ans, célibataire, cultivateur, entré à l'asile le 30 mars 1863. — Etat mental : lypémanie avec délire de persécutions, hallucinations de la vue et de l'ouïe.

7 septembre 1863, malgré l'époque avancée de l'année, nous trouvons sur la face dorsale des mains de ce malade un érythème pellagreux des mieux caractérisés avec desquamation par plaques et érythème crasseux sur la face dorsale des doigts et sur l'extrémité inférieure des avant-bras. Desquamation. La constitution est affaiblie. Maigreur prononcée. Diarrhée intense; faiblesse dans les extrémités inférieures; marche incertaine. Sentiment de chaleur à l'estomac; soif habituelle; langue sillonnée, saburrale, papilles effacées. 8 septembre, diarrhée très-intense; le malade est très-affaibli. 10 septembre, la cachexie progresse. Mort le 12.

Autopsie faite 26 heures après la mort. Aspect extérieur : maigreur prononcée. Traces d'érythème pellagreux sur la face dorsale des mains. Crâne : os friables et amincis. Léger épanchement dans la cavité de l'arachnoïde; dépôt fibrineux considérable sur le feuillet viscéral de l'arachnoïde. Cette membrane est épaissie et opaque. Dans quelques points, et surtout aux lobes antérieurs, on trouve des pseudo-membranes qui vont d'un feuillet à l'autre de l'arachnoïde. La pie-mère est épaissie, injectée, résistante. Cette lésion des membranes, simulant celle de la paralysie générale, présente ici cette différence essentielle, qu'il n'y a nulle part adhérence à la couche corticale. Nulle lésion de la substance cérébrale. Injection et épaississement de la pie-mère rachidienne. Aucune trace de ramollissement spinal. Poumons farcis de tubercules crus. Plèvres adhérentes et tapissées de tubercules; cette lésion est plus marquée à gauche. Tous les organes abdominaux sont adhérents entre eux, ainsi que les deux feuillets du péritoine. Le tout, ainsi que le foie, est recouvert de tuberculisations. Toutes les anses intestinales sont noyées dans des masses tuberculeuses formées d'une multitude de tubercules crus.

120e OBSERVATION.

G..., Pierre, 60 ans, domicilié à Noëllet (Maine-et-Loire), fermier, entré à l'asile le 24 août 1863. — État mental : démence avec dépression.

12 septembre 1863, érythème crasseux sur le dos des mains avec desquamation furfuracée. Le derme est, au-dessous, blanc et lisse. Constitution très-affaiblie. Diarrhée ordinaire. Langue fendillée, papilles effacées. Pas de faiblesse dans les membres inférieurs. Pas de pyrosis.

Femmes.

121e OBSERVATION.

M..., Louise, modiste, célibataire, domiciliée à Saumur, entrée à l'asile le 22 octobre 1847, âge inconnu. — État mental au moment de l'entrée : lypémanie avec délire de persécutions. État mental au moment de l'invasion de la pellagre : démence tranquille et dépression.

22 avril 1863, exfoliation de l'épiderme, avec coloration noirâtre sur la face dorsale des deux mains, et ayant les caractères de l'érythème crasseux. Dans toute cette étendue, la peau est sèche, parcheminée, sans élasticité. Constitution notablement affaiblie. Teint pâle et jaunâtre; léger œdème de la face. Langue sillonnée avec effacement des papilles. Ni constipation, ni diarrhée. Inappétence, nausées. Parfois pyrosis. Faiblesse très-grande dans les jambes : la malade ne peut pas se tenir, dit-elle. Pas de rachialgie. Quelques douleurs vagues dans les reins. 24 avril, émaciation progressive. Vomissements persistants. 12 mai, amélioration de l'état général; disparition de toute trace de l'érythème. 25 mai, le mieux progresse. Les forces reviennent. 5 mai, la malade est prise d'un érysipèle à la face. 12 juin, diminution notable de la rougeur. Persistance du gonflement. Apyrexie. Juillet, l'érysipèle a disparu. L'état général s'améliore un peu. Septembre, l'état général, bien qu'affaibli, se soutient. Octobre, idem.

122e OBSERVATION.

V..., Madeleine, femme G..., née à Savennières (Maine-et-Loire), cabaretière, domiciliée à Angers, âgée de 50 ans, entrée à l'asile le 11 avril 1863; n'est plus réglée depuis trois ou quatre ans. Tempérament nerveux, constitution sèche. — État mental au moment de l'entrée : lypémanie avec délire de persécutions, hallucinations de l'ouïe et tendance à l'excitation. Cet état mental dure depuis deux ans, et ne paraît s'accompagner d'excitation que depuis peu de temps. Au moment de son arrivée, la malade présente sur la face dorsale des deux mains, depuis les articulations de la première et de la deuxième phalange, à la main droite, et de l'articulation métacarpo-phalangienne, à la main gauche, jusqu'au tiers inférieur de l'avant-bras inclusivement, un érythème spécial, rouge d'abord, puis passant au brun et se terminant par une exfoliation au-dessous de laquelle le derme reste rouge, lisse. La malade attribue cet érythème à l'insolation dont l'influence s'est exercée surtout dans un trajet qu'elle a fait d'Angers à Nantes, et pendant lequel elle avait les mains et la partie inférieure des avant-bras exposées au soleil. Nous devons noter, en outre, une teinte brune prononcée des téguments exposés directement à l'air. Rien de particulier du côté de la langue et du côté du tube digestif. Pas de pyrosis, ni de rachialgie.

123e OBSERVATION.

M..., Anne, veuve J..., née à Blou (Maine-et-Loire) le 3 novembre 1806, domiciliée à Longué (même département), domestique, entrée à l'asile le 11 mai 1858. — État mental : démence avec dépression.

2 mai 1863, érythème rouge de la face dorsale des deux mains avec gonflement, tension et chaleur, exfoliation. Dans la partie postérieure du cou, de chaque côté, érythème noirâtre avec exfoliation dans l'étendue de la largeur de deux travers de doigt, représentant exactement les diverses parties du cou qui doivent être exposées au soleil, le milieu étant protégé par le bonnet en haut, et par le fichu en bas. Ptyalisme abondant. Bouche et lèvres aphteuses. Sous l'influence de l'écoulement de la salive, la peau du menton présente un gonflement inflammatoire. La langue est rouge, lisse, légèrement sillonnée, et ses papilles sont complétement effacées. Pas de diarrhée. Pas de faiblesse dans les jambes. Pas de pyrosis. Pas de rachialgie. Juillet, état général meilleur.

124e OBSERVATION.

H..., Anne, de Pellouailles (Maine-et-Loire), venant des hospices d'Angers, entrée à l'asile le 30 décembre 1854, âgée de 53 ans. — Tempérament bilioso-nerveux. Constitution ordinaire. État mental au moment de l'entrée : manie rémittente chronique. Aujourd'hui, démence.

30 mai 1863, première éruption : érythème spécial sur la face dorsale des deux mains. Diarrhée fréquente. Langue sillonnée, papilles normales ; faiblesse dans les jambes ; démarche vacillante. Il arrive assez souvent à la malade de tomber. Cachexie lentement progressive. Mort le 21 janvier 1864. L'autopsie n'a pu être faite.

125e OBSERVATION.

Typhus pellagreux (Pellagre et fièvre typhoïde.)

B..., Marguerite-Mariette, née à Louvaines (Maine-et-Loire) le 20 septembre 1829, domiciliée à Aviré, même département, célibataire, domestique, entrée à l'asile le 14 juillet 1855, sortie le 13 juillet 1856 et rentrée le 19 juin 1860. — Tempérament nerveux ; constitution ordinaire. Etat mental au moment de l'entrée : lypémanie avec stupeur. Depuis son admission, manie intermittente avec délire général et agitation d'une durée variable entre deux et trois mois, et séparés par des intervalles de lucidité complète avec conscience de son état pendant trois à quatre semaines.

1863, depuis le 5 avril, accès de délire général avec agitation habituelle jusqu'à ces derniers temps. Mai, depuis deux ou trois jours, la dépression succède à l'agitation et le délire devient mélancolique ; on constate, en même temps, chez la malade un amaigrissement considérable avec quelques plaques de coloration brunâtre sur la face y formant un masque presque complet, excepté au devant des yeux, dont la coloration d'un blanc mat contraste avec le reste. La peau des mains, au moment où nous l'examinons, est sèche, rugueuse, et est le siége d'une exfoliation épidermique. Faiblesse générale plus prononcée dans les extrémités inférieures. Diarrhée. Langue recouverte d'un enduit muqueux. Epistaxis. Toux. Un peu de fièvre, peau chaude. Coïncidence d'une modification dans l'état mental avec les accidents précités. 29 mai : 120 pulsations le matin et le soir. Gencives nacrées ; un peu de gargouillement dans les fosses iliaques. 30 mai, soubresauts dans les tendons ; 110 pulsations ; expression typhoïque. Gargouillement, météorisme ; sudamina. 1er juin, la prostration augmente, le pouls est monté à 122 pulsations, petit, serré. 3 juin, la prostration augmente encore de plus en plus ; le pouls devient filiforme et la mort arrive le 4 juin.

Autopsie. Aspect extérieur : teinte bronzée des téguments qui étaient exposés directement au contact de l'air. Emaciation profonde. Crâne : os normaux, dure-mère adhérente au crâne. Epanchement séreux intra-arachnoïdien assez considérable ; exsudation gélatiniforme entre le feuillet visceral de l'arachnoïde et la pie-mère ; vascularisation très manifeste de la pie-mère, adhérence de cette membrane à la couche corticale dans plusieurs points de la partie convexe des hémisphères. La substance du cerveau est aussi fortement injectée ; épanchement séreux intra-ventriculaire. La consistance du cerveau semble augmentée et est friable. Rachis : rien à noter pour les méninges. La substance de la moëlle n'est nulle part ramollie, mais elle est fortement injectée dans toute son étendue. Thorax : vaste caverne dans le poumon droit avec des parcelles de poumon isolées et gangrénées. Tubercules dans les deux poumons, à diverses périodes de leur évolution. La mort étant survenue au cinquième jour de l'affection typhoïde, on ne constate dans l'intestin qu'une injection assez vive en certains points, avec développement de quelques follicules.

126e OBSERVATION.

B..., Rosalie, femme L..., née à Somloire (Maine-et-Loire) le 25 janvier 1828, domiciliée à Melay, même département, entrée à l'asile le 18 avril 1862. — Tempérament lymphatique. Constitution un peu affaiblie. Etat mental au moment de l'entrée : hystéro-manie, idées religieuses, hallucinations de l'ouïe, expression de la physionomie sombre.

1863, 1er juin, rougeur suivie d'une légère exfoliation. Diarrhée fréquente. 9 juillet, érythème caractéristique à la face dorsale des mains où il forme exactement le gant pellagreux. On constate une plaque érythémateuse sur la partie supérieure du nez. Diarrhée parfois. Amaigrissement. Emaciation. Décembre : état général meilleur, plus de diarrhée.

127e OBSERVATION.

D..., Marie-Madeleine, née à Lué (Maine-et-Loire), le 2 mai 1814, domiciliée à Chaumont, même département, mendiante, entrée à l'asile le 4 novembre 1862. — Erotomanie.

4 juin 1863, Erythème spécial d'intensité moyenne sur la face

dorsale des deux mains. Desquamation. Le derme est rose. Langue normale. Pas de faiblesse dans les jambes. Pas de diarrhée. Juillet : plus d'érythème. Etat général toujours bon.

RÉCAPITULATION DE L'ANNÉE 1863.

Cas nouveaux constatés : 12 { Hommes....... 5
Femmes....... 7

1864.

Femmes.

128e OBSERVATION.

B..., femme B..., 40 ans, transférée de la Salpétrière où elle était entrée le 12 juillet 1851 à l'asile de Sainte-Gemmes, le 7 juillet 1852. — Tempérament lymphatico-sanguin. Constitution ordinaire, non encore affaiblie en apparence. Etat mental au moment de l'admission à la Salpétrière, il y a 13 ans environ, d'après un certificat de M. Baillarger : alternatives de manie et de stupeur. Etat mental actuel : démence avec légère excitation habituelle. Santé physique ordinairement bonne.

1864, le 16 mars, gonflement de la face dorsale des deux mains avec teinte cyanosée, livide, des plus prononcées, résultant d'un ralentissement dans la circulation capillaire, et large desquamation. Pas de diarrhée encore, mais diminution de l'appétit ; langue saburrale, mais non sillonnée et sans effacement des papilles. Diarrhée pendant quelques jours, en mai.

129e OBSERVATION.

D..., femme B..., 40 ans, concierge, entrée à la Salpétrière le 21 décembre 1851, transférée à l'asile de Sainte-Gemmes le 17 octobre 1860.—Tempérament nerveux, constitution ordinaire. Etat mental : démence avec dépression consécutive à une mélancolie avec délire de persécutions, hallucinations de la vue et de l'ouïe. Santé ordinairement bonne ; toutefois, depuis quelques mois, la constitution semble s'affaiblir.

15 août 1864 : érythème d'un rouge noirâtre à la face dorsale des deux mains. Desquamation consécutive. 22, vomissements bilieux, diarrhée, cachexie rapidement progressive, langue sa-

burrale, prostration, stupeur profonde. Mort le 23. L'autopsie n'a pas été pratiquée.

130e OBSERVATION.

H..., entrée le 7 mai 1861, âgée de 52 ans, ex-religieuse du Bon-Pasteur. — Tempérament nerveux. Constitution ordinaire. Etat mental au moment de l'admission : excitation maniaque avec délire de persécutions, hallucinations de l'ouïe. Santé physique généralement bonne, jusque vers le mois de juillet 1864. A cette époque, la malade s'affaiblit sensiblement; la peau de la face prend une teinte bronzée noirâtre, parsemée de quelques stygmates d'un blanc mat, résultant probablement de quelques points de desquamation circonscrite. En septembre, diarrhée habituelle, amaigrissement, faiblesse dans les extrémités inférieures, langue rouge, sillonnée. Modifications dans l'état mental qui passe de l'excitation à la dépression. Pendant le reste de l'année, l'état reste stationnaire.

131e OBSERVATION.

Ch... Émilie-Jeanne, 39 ans, entrée le 2 novembre 1863. Tempérament lymphatico-sanguin. Constitution ordinaire. Etat mental : démence paralytique avec dépression. Erythème noirâtre à la face dorsale des deux mains, suivi d'une exfoliation découvrant le derme qui conserve pendant quelque temps l'aspect pelure d'oignon. L'érythème en s'étendant sur le doigt indicateur de la main gauche et sur le pouce de la même main, y forme le doigt de *gant pellagreux*. En septembre, diarrhée; langue normale. La coïncidence d'une paralysie générale avec la pellagre ne permet pas de faire la part de cette dernière dans l'état de débilité des extrémités inférieures. Etat général stationnaire pendant le reste de l'année.

132e OBSERVATION.

L..., veuve G..., entrée le 17 décembre 1859, âgée de 54 ans. — Tempérament lymphatico-nerveux, constitution ordinaire. Etat mental : démence lypémaniaque dépressive. La malade tenant toujours les mains sous son tablier, n'a point d'érythème dans cette partie, mais elle en présente quelques points peu caractérisés sur le front; la malade a en même temps de la diarrhée et depuis quelques jours elle se plaint d'une faiblesse extrême dans les jambes, et cette faiblesse reste telle que la station verticale est impossible (adynamie locomotrice). Du reste, léger degré de cachexie.

133e OBSERVATION.

G..., femme D..., entrée le 23 décembre 1861, cultivatrice, âgée de 39 ans. — Tempérament lymphatico-nerveux, constitution ordinaire. État mental : démence avec dépression. Après avoir joui pendant longtemps d'une bonne santé physique, cette femme a été prise, il y a un an environ, d'une diarrhée assez intense qui a duré près d'un mois; elle en est reprise en juillet 1864. En même temps, sa constitution s'altère; la peau prend une teinte bronzée des plus caractéristiques et parsemée de quelques taches d'un blanc mat, qui indiquent évidemment qu'il y a eu, dans les points où on les observe, une exfoliation épidermique. La diarrhée cesse au bout de quelques jours; l'état général reste stationnaire pendant le reste de l'année.

134e OBSERVATION.

B..., Joséphine, née à Paris en 1832, entrée à l'asile le 3 juin 1852, venant de la Salpêtrière. — Epilepsie, démence.

Juin 1861, le dos des mains ne présente pas trace d'érythème. La face est le siége d'un érythème crasseux bien caractérisé; dans plusieurs points où l'érythème fait défaut, le derme apparaît d'un blanc mat. Langue humide, lisse, sillonnée; diarrhée fréquente; constitution assez bonne. Août, même état.

1862, pas d'érythème rouge à la face dorsale des mains, mais érythème noirâtre enveloppant le visage tout entier et lui formant comme un masque; au premier aspect, on pourrait croire à une peau bronzée, mais, quelques stygmates d'un blanc mat, dans quelques points où s'est opérée une exfoliation épidermique, ne permettent pas, avec l'épaississement de l'épiderme dans les autres parties, de conserver le moindre doute sur le caractère érythémateux spécial de la peau. Diarrhée fréquente; langue blanche, lisse, à papilles atrophiées et par suite effacées.

1863, peau de la face bronzée, alternant avec quelques points blanchâtres qui contrastent avec cette teinte, et notamment dans les plis ou sillons que forme cette peau au front et entre les deux sourcils. Rien aux mains, si ce n'est quelques cicatrices de plaies ou de contusions que la malade, qui est épileptique, se fait en tombant. Jamais de diarrhée; langue légèrement saburrale surtout à la base. La teinte bronzée se montre aussi sur le dos des deux mains. La malade n'a que très rarement de la diarrhée; elle n'en a pas eu dans cette saison.

Hommes.

135e OBSERVATION.

L..., Julien-Jean, âgé de 52 ans. — Tempérament nerveux, constitution forte, stature élevée. Etat mental : lypémanie avec dépression allant jusqu'à la demi stupeur. En août, érythème de la face dorsale des deux mains et des deux cou-de-pieds, suivi de desquamation. Un peu plus tard, la portion de peau qui a été le siége dudit érythème aux mains, est parcheminée, sillonnée par de nombreuses crevasses noirâtres, dans la partie non exfoliée où elle revêt les caractères les plus tranchés de l'érythème dit noirâtre ou crasseux. La peau, en effet, dans cet endroit, semble être recouverte d'une couche de boue desséchée. Du reste, pas encore de diarrhée; faiblesse dans les jambes. La constitution ne paraît pas affaiblie; langue rouge, sillonnée, avec effacement des papilles. Un peu de pyrosis; toute trace de l'éruption a disparu, en octobre. Rien de particulier dans le reste de l'année.

136e OBSERVATION.

L..., Mathurin, 38 ans, marinier, entré à l'asile le 27 novembre 1863. — Tempérament lymphatico-sanguin, constitution ordinaire. Etat mental au moment de l'admission : excitation maniaque avec idées de grandeurs, laissant redouter un commencement de paralysie générale.

Etat mental en mars 1864 : démence confirmée. Le 17 de ce mois, on constate sur la face dorsale des deux mains une rubéfaction très-vive et tranchant avec la coloration de la peau ambiante, indice d'un commencement d'éruption. En même temps, le malade est pris de diarrhée, la langue est saburrale ; pas de rachialgie; faiblesse dans les jambes; léger degré de cachexie. Changement dans l'état mental qui passe de l'excitation à la dépression. 25 avril, réapparition de l'érythème; desquamation. Diarrhée intense; langue rouge, sillonnée, à papilles effacées. 18 mai, la desquamation est complète; le derme est d'un blanc mat qui contraste avec la coloration bronzée de la peau ambiante; ce blanc se fonce de plus en plus; épiderme de nouvelle formation. La diarrhée persiste. En juillet, plus de diarrhée. État général stationnaire.

RÉCAPITULATION DE L'ANNÉE 1864.

Cas nouveaux constatés : 9 { Hommes....... 2
Femmes....... 7

Total des cas d'intensité variable relatés à l'asile de Sainte-Gemmes depuis le printemps de 1854 jusqu'au printemps de 1864 inclusivement : 136.

Soit par saison un peu plus de 12, en moyenne.

Sur ces 136 cas on compte { Hommes...... 87
Femmes...... 49

Nous faisons suivre ce résumé des cas de pellagre observés à l'asile de Sainte-Gemmes, de quelques observations de peau bronzée[1], de paralysie dite : pellagreuse chez des sujets n'ayant jamais eu la moindre trace d'érythème, et enfin, quelque singulier que cela puisse paraître, de la relation d'un cas dans lequel une couche de crasse aurait pu être confondue avec un érythème noirâtre et qui prouve la réalité de cette cause d'erreur dont nous avons dit un mot, à propos du diagnostic différentiel de l'érythème pellagreux.

Pour ce qui est de la coloration bronzée, j'ai pensé que son

[1] En disant, à propos de la relation de deux cas de coloration bronzée dans la paralysie générale, recueillis dans le service de M. Baillarger (*Gaz. hebd.*, 24 mars 1865), que la coloration bronzée n'avait pas encore été, à sa connaissance, signalée dans ces conditions, M. Regnard, auteur de cette intéressante communication, ignorait sans doute qu'une telle coloration avait été signalée par nous dans notre mémoire sur la cachexie des aliénés (*Archives de médecine*, avril 1860). Il est vrai que dans l'énoncé de ce fait nous n'avions fait aucune distinction des cas où la folie était ou n'était pas liée à la paralysie générale, et que nos données s'appliquaient à toutes les natures d'aliénation mentale indistinctement. Des observations analogues ont été faites par M. Bonacossa de Turin et par d'autres aliénistes. Du reste, en inclinant à rattacher la coloration bronzée, chez les aliénés paralytiques, à une perversion de l'assimilation, dépendant d'un état pathologique du névraxe, M. Regnard ne fait que confirmer nos propres données sur la cachexie spéciale et propre aux aliénés.

existence dans des conditions où se développe également la pellagre, constituait un fait d'autant plus intéressant qu'il semblait impliquer pour l'une comme pour l'autre une causalité identique. La contre-preuve de ce fait me paraît résulter de ce que les auteurs qui ont écrit sur la relapsus-fever, maladie qui, comme la pellagre, reconnaît le plus ordinairement pour cause la privation ou l'insuffisance de l'alimentation, de ce que ces auteurs, dis-je, ont signalé, dans quelques cas de cette maladie, une teinte bronzée du tégument externe.

1re OBSERVATION.

Peau bronzée.

M..., Françoise, née à Saint-Jean-de-la-Croix (Maine-et-Loire) le 25 août 1842, domiciliée au même lieu, cultivatrice, entrée à l'asile le 21 mai 1863. — Etat mental au moment de l'entrée : lypémanie avec délire religieux, hallucinations de la vue et de l'ouïe et tendance à se déshabiller.

1863, taches scorbutiques sur la face dorsale des mains. Peau du visage fortement bronzée contrastant avec la coloration blanche qui correspond au fond des sillons de la peau. L'état général s'améliore, l'état mental suit une marche analogue et la malade sort guérie le 16 novembre 1863.

2e OBSERVATION.

Peau bronzée avec cachexie spéciale.

P..., Eugénie, âgée de 44 ans, entrée à l'asile le 1er février 1850. — Démence dépressive. Constitution affaiblie.

27 juillet 1863, teinte bronzée de la peau, diarrhée très-fréquente et très-persistante et qui n'a pas cessé l'hiver dernier. La malade n'a jamais présenté le moindre érythème, mais on observe, disséminées sur les mains et sur les avant-bras, des taches d'un blanc mat et laiteux qui, surtout à la face dorsale de la main droite, contrastent singulièrement avec la coloration brune de cette partie. Ces taches sont beaucoup plus nombreuses au niveau de l'articulation radio-carpienne. Décembre, l'état général s'altère. Diarrhée fréquente. La malade garde ordinairement le lit.

3e OBSERVATION.

Cachexie spéciale des aliénés avec la paralysie des extrémités inférieures, considérée comme type de la paralysie pellagreuse, sans qu'il y ait jamais eu la moindre trace d'érythème.

M..., Jeanne, femme E..., née et domiciliée au Louroux-Béconnais, fileuse, mariée, mère de deux enfants, âgée de 59 ans environ, entrée à l'asile de Sainte-Gemmes le 8 novembre 1847. — Tempérament nervoso-sanguin; constitution ordinaire. État mental caractérisé par une prédominance d'idées de métempsycose. La malade s'imagine que tous les animaux sont nos frères, et, conséquente avec cet ordre d'idées, elle refuse le plus ordinairement de manger de la viande. Elle nourrit aussi des idées de mort, sans manifester cependant de penchant au suicide.

Depuis son entrée jusque vers le commencement de l'année 1862, c'est-à-dire, pendant près de 15 ans, la malade a joui d'une santé physique parfaite. Depuis cette époque, elle a été prise plusieurs fois de diarrhée et, presque en même temps, elle a accusé un sentiment de traction en arrière qui ne lui permet pas de rester longtemps debout. On ne constate encore aucun degré d'émaciation et la peau n'a jamais présenté la moindre trace d'érythème. Toutefois, la malade a présenté quelques taches scorbutiques sur le dos des mains; la langue est fortement sillonnée et les papilles en sont complétement effacées dans le tiers antérieur. Cet état a persisté avec quelques alternatives de rémission et d'exacerbation jusqu'à ce jour.

Aujourd'hui, la malade reste couchée indéfiniment par suite de l'impossibilité où elle se trouve de se tenir debout (3 février 1863). 25 mars, tentative de suicide par strangulation. 30 mars, refus de nourriture. 31 mars, bouche sèche et fuligineuse, gencives saignantes. 22 avril, constipation. Signes de démence. 1er mai, l'émaciation fait des progrès. Faiblesse extrême dans les membres inférieurs. Atonie générale. Les fonctions digestives ne s'accomplissent plus que d'une manière très-irrégulière. Enfin, le 24 mai, la malade quoique n'ayant pas mangé, est prise de vomissements alimentaires d'abord, puis bilioso-séreux; l'affaiblissement devient extrême et la mort arrive le 25 mai.

Autopsie faite 26 heures après la mort. Aspect extérieur : maigreur extrême. Crâne : os friables. Léger épanchement séreux intra-arachnoïdien, un peu d'exsudation gélatiniforme sous le feuillet viscéral de l'arachnoïde, recouvrant la partie convexe du cerveau. Pie-mère légèrement injectée. Le cerveau présente un peu de piqueté, sa consistance est normale. Rien autre à noter. Rachis : les méninges rachidiennes n'offrent rien de particulier. Les veines qui rampent sous la pie-mère rachidienne sont fortement hypérémiées, comme variqueuses. Au niveau de la 3e vertèbre dorsale, la moelle semble offrir un foyer de ramollissement, occupant l'étendue d'un à deux centimètres dans ce point. La substance blanche nous paraît être d'une coloration plus foncée. La consistance des autres parties de la moelle est tout-à-fait normale. Il en est de même des racines nerveuses. Thorax : poumons légèrement emphysémateux; pas de tubercules. Rien au cœur. Abdomen : les intestins sont fortement distendus par des gaz. Dans les dernières parties de l'intestin grêle nous trouvons les lésions d'une légère entérite; les dernières parties du gros intestin nous offrent une accumulation de matières stercorales dures. Le foie est petit, exsangue; sa surface semble ratatinée. Rien à noter pour les autres viscères.

4e OBSERVATION.

Cachexie spéciale des aliénés avec le même type de paralysie que dans le cas précédent, sans qu'il y ait jamais eu non plus la moindre trace d'érythème; embarras gastrique; diarrhée.

N..., veuve, 53 ans, entrée le 29 avril 1857. — Tempérament lymphatique, constitution débile. Démence tranquille et dépressive.

En février 1854, la malade s'affaiblit. Le 6 mars, elle est tout-à-coup dans l'impossibilité de se tenir sur ses jambes, mais avec conservation de la faculté de les mouvoir dans le lit. Pas d'anesthésie. La malade, qui n'était pas gâteuse, le devient, mais, il est impossible de savoir si ce changement résulte d'un état de paralysie, ou de l'impossibilité où se trouve à la fois la malade, par le fait de sa paralysie des extrémités inférieures, de se lever pour uriner, et par le fait de sa démence, d'exprimer son besoin. On constate, en même temps, de l'embarras gastrique avec diarrhée.

5e OBSERVATION.

Couche de crasse simulant un érythème noirâtre.

R..., Jeanne-Françoise, femme S..., née à Joué-Étiau (Maine-et-Loire) le 18 avril 1832, domiciliée au même lieu, entrée à l'asile le 8 août 1863. — État mental au moment de l'entrée : lypémanie hypochondriaque, apathie, lenteur, quasi inertie. Réponses pénibles, et toujours provoquées par des questions réitérées. Ne s'habille pas et ne vient pas à table spontanément.

Novembre 1863, cette femme présente sur la face une sorte d'érythème crasseux d'une teinte noire-jaunâtre, sale, recouvrant surtout les joues, le front et la partie moyenne du nez et offrant, sur quelques points, des traces d'exfoliation furfuracée. On remarque la même teinte bronzée et disposée par plaques sur la face dorsale des doigts, surtout des articulations métacarpo-phalangiennes. Langue humide, nette, assez profondément fendillée. Il ne paraît pas y avoir de pyrosis; la malade n'accuse aucune sensation particulière du côté des organes de la digestion. Elle se plaint de faiblesse générale qu'elle ne peut localiser nulle part. L'aspect particulier que présente cet érythème laissant quelques doutes sur sa nature, la malade est soumise à une opération de toilette négligée depuis quelque temps, qui rend aussitôt à la peau toute la fraîcheur normale et qui n'a rien de commun avec la peau des pellagreux après l'exfoliation.

Je ne saurais terminer ce relevé d'observations propres à l'asile de Sainte-Gemmes, sans adresser des remerciements à MM. les docteurs Salet et Aubert qui, pendant leur internat et pour mes recherches spéciales, m'ont prêté le concours le plus actif et le plus dévoué. Je dois également une mention spéciale au soin avec lequel M. le docteur Péon, mon ancien adjoint, m'a secondé dans les autopsies.

50. ASILE DE SAINT-LIZIER (Ariége).

Chiffre de la population, 158.

Il résulte des renseignements qui m'ont été transmis par M. le docteur Viret, médecin-directeur de cet établissement, qu'il a constaté en 1861 chez 3 malades : « des érythèmes à la face, à la région dorsale des mains et des pieds; que l'un d'eux, survenu dans l'établissement, siégeant au visage et aux mains et caractérisé par l'épaississement et la coloration légèrement brunâtre de l'épiderme, n'a duré que quelques mois; que la jeune lypémaniaque qui en était atteinte offrait, de temps à autre et depuis longtemps, un peu de liberté du ventre qui jusqu'à ce jour n'a pas sensiblement altéré son état général; que les deux autres cas ont été observés chez des hommes de 40 à 50 ans, dont l'appareil digestif a toujours parfaitement fonctionné, et atteints, l'un de démence avec excitation passagère, l'autre de lypémanie avec stupeur. Ce dernier a eu, dans l'asile et aux deux jambes un érythème avec phlyctènes, à la suite duquel l'épiderme s'est desséché, fendillé et détaché peu à peu. Aujourd'hui, ce malade qui a constamment gardé le lit n'offre aucune trace de son affection des téguments; son état général s'est un peu amélioré, mais sa peau encore flasque et pâle s'œdématierait certainement s'il se levait. L'autre ne présentait à son entrée qu'un peu d'épaississement de l'épiderme de la région dorsale des mains et du cou-de-pied, avec fendillement grisâtre et superficiel de cette épiderme. »

Dans une lettre du 16 août 1863, le même observateur me signalait deux nouveaux cas d'érythème pellagreux phlycténoïde. « L'une des deux affections est survenue en avril au dos des mains d'un ancien épileptique mort dans le mois de juillet et qui depuis longtemps présentait des signes bien manifestes de démence et d'affaiblissement musculaire général sans troubles digestifs ayant attiré particulièrement notre attention. Cependant, deux jours avant son décès dû à une complication cérébrale, il nous a offert une diarrhée assez abondante que nous n'avons pu rapporter à l'autopsie qu'à une vieille lésion du tube intestinal. Le second érythème également avec phlyctènes s'est développé en juin au cou-de-pied d'un malade que je vous ai signalé l'année dernière comme atteint de lypémanie. L'appareil digestif de cet aliéné dont l'état mental ne s'est point modifié a continué jusqu'à ce jour de fonctionner parfaitement.

« J'ajoute que la région dorsale des mains a été, peu de temps après, le siége d'un érythème ordinaire suivi de desquamation. »

M. le docteur Viret assure, d'ailleurs, que la pellagre est très-rare dans le département de l'Ariège, bien que l'usage du maïs y soit très-répandu.

Total des cas relatés.............................. 5

(Sous toute réserve de ceux qui ont pu exister antérieurement).

51. ASILE DE SAINT-VENANT (Pas-de-Calais).

Chiffre de la population, 422.

N'ayant pu avoir de renseignements sur cet asile, je ne mentionne, en ce qui le concerne, un résultat négatif que sous toute réserve.

Cas relatés.................................... 0

52. ASILE DE TOULOUSE.

Chiffre de la population, 260.

Depuis la lettre qui m'a été écrite le 6 novembre 1858, par M. le docteur Marchand, directeur-médecin de cet établissement, et dont j'ai publié un extrait dans mon mémoire des *Annales médico-psychologiques*, avril 1859, relativement à l'existence parmi ses aliénés d'une affection herpétique qu'on pourrait considérer, disait M. Marchand, *comme un premier degré ou comme une forme de l'affection pellagreuse*, et liée presque toujours à des lésions très-manifestes de la nutrition, depuis cette lettre, dis-je, je n'ai reçu de mon confrère aucune nouvelle communication. La question reste donc en l'état, pour ce qui concerne l'asile de Toulouse, et c'est sous une réserve plus que motivée que j'enregistre ici un résultat négatif.

Cas relaté.................................... 0

(Sous toute réserve).

53. ASILE DE TOURS.

Chiffre de la population, 274.

Un cas de pellagre consécutive à l'aliénation mentale m'a été révélé pour cet établissement par un certificat de son médecin en chef, M. le docteur Danner, concernant une femme qui devait être transférée à l'asile de Sainte-Gemmes. Notre honoré collègue constate dans ce certificat, daté du 8 juillet 1864, que cette femme, atteinte d'aliénation mentale et de pellagre, est retenue au lit depuis 10 jours par des accidents adynamiques très-graves, avec œdème des membres inférieurs.

Total des cas relatés.......................... 1

(Sous réserve).

Cette réserve est d'autant plus justifiée que par des renseignements ultérieurs j'ai acquis la certitude qu'un plus grand nombre de faits avait été constaté par M. le docteur Danner dans le même établissement. Malheureusement ces renseignements ne m'étant parvenus qu'après le tirage de la partie de ce livre où se trouve consigné le premier résultat, je ne pourrais les faire entrer dans mon relevé statistique sans mettre la fin de l'ouvrage en désaccord avec le commencement. Mais, tout en maintenant mon premier chiffre, je tiens à prendre acte des données qui m'ont été fournies récemment par M. le docteur Danner et desquelles il résulte que ce distingué collègue a eu, depuis 7 ans qu'il est chargé du service médical des aliénés de Tours, six fois occasion d'observer des érythèmes pellagreux chez des aliénés, à savoir : trois fois chez des hommes, trois fois chez des femmes; dans quelques cas avec accidents dans la santé générale, tels que diarrhée, œdème des extrémités, taches scorbutiques, et dans d'autres cas sans autre accident que l'érythème. Notre confrère ajoutait qu'indépendamment de toute éruption érythémateuse, il observait souvent, surtout chez les femmes, des symptômes de cachexie spéciale. D'après ces données, le bilan des cas de pellagre constatés à l'asile de Tours devrait être porté de 1 à 6 et le relevé général des faits observés dans tous les asiles sur lesquels a porté notre enquête devrait être augmenté de 5.

ASILES ÉTRANGERS.

Les asiles étrangers que nous allons passer en revue, sous le rapport de la pellagre consécutive à l'aliénation mentale, sont les seuls sur lesquels nous possédions quelques renseignements. Nous n'avons pas besoin de faire observer que la mention exclusive que nous en faisons ici n'implique nullement l'absence de ladite affection dans les autres où elle peut très-bien exister sans que nous le sachions. Mais, s'il y a lieu de faire une réserve pour les cas dans lesquels la cachexie spéciale des aliénés peut revêtir la forme pellagreuse, il ne saurait en être de même pour ce qui est de l'existence de cette même cachexie que l'on y observe à des degrés divers, abstraction faite de la susdite forme, comme dans tous les asiles.

C'est ainsi, par exemple, que dans les asiles d'Allemagne, d'Angleterre et de Belgique que nous avons visités, comme dans ceux d'Italie et de France, nous avons vu des aliénés dans cet état de marasme qui ne reconnaît d'autre cause que l'influence de l'aliénation mentale elle-même sur la santé générale; seulement, ici on l'appelle marasme, là épuisement, ailleurs consomption, en Angleterre *gradual exhaustion.*

On comprend encore que dans cet exposé nous devions faire abstraction des asiles tels que la Senavra, à Milan, Saint-Jean et Saint-Paul et San-Servolo, à Venise, etc., etc., où on reçoit les individus devenus aliénés par suite de la pellagre dite endémique, et que, parmi ces derniers, nous ne fassions mention que de ceux où, en outre des cas de pellagre primitive, il en aurait été constaté de consécutive à l'aliénation mentale.

ITALIE.

1. ASILE DE TURIN.

Il résulte des renseignements qui m'ont été transmis par M. le professeur Bonacossa, médecin en chef de cet asile, dans une des visites que je lui ai rendues, qu'indépendamment des cas où la pellagre est primitive à l'aliénation mentale et que ce médecin a assez souvent occasion d'admettre dans son établissement, il compte, m'assure-t-il, chaque année, une dizaine de cas dans lesquels, plus ou moins longtemps après l'admission, on remarque des altérations de la peau et du tube intestinal qui, par leur forme, leur siége, l'ensemble de leurs caractères, l'époque de leur invasion ou de leurs exacerbations qui est le printemps, la succession de leurs symptômes, leurs lésions anatomiques, leur terminaison habituelle par la mort, offrent avec la pellagre proprement dite des analogies telles que l'on peut les considérer comme une *variété spéciale de cette affection, une sous-espèce.*

« Cela s'observe, dit M. Bonacossa, chez des individus qui n'avaient présenté aucun symptôme de pellagre antérieurement à l'admission. »

Je n'ai pas besoin d'insister sur la valeur d'une telle déclaration dans la bouche d'un confrère aussi autorisé par son savoir et que sa position met à même d'observer des exemples des deux affections et de les comparer entre elles.

Notre confrère trouve dans ces cas des ramollissements de la moelle épinière, sans pouvoir spécifier la substance.

Les femmes sont plus souvent affectées que les hommes de cette sorte de pellagre. Chez quelques sujets, il a observé une teinte générale de la peau rappelant assez exactement les caractères de la peau dite : *bronzée d'Addison*.

Les altérations dont il s'agit ne s'observaient que chez les indigents, et l'on peut dire que les conditions de misère antérieure avaient préparé l'action prédisposante du délire pour leur production. A mesure que les conditions du régime se sont améliorées, M. Bonacossa a vu ces accidents diminuer de fréquence. Il a observé assez souvent aussi des altérations successivement papuleuses avec induration de la peau, semblables à celles que m'a signalées M. Girard de Cailleux. Elles lui ont toujours paru coïncider avec un état de cachexie très-prononcée.

Le nombre des aliénés cachectiques dont plusieurs avaient la peau diversement altérée, fut tel en 1847 (150 environ), que M. Bonacossa crut devoir appeler sur ce fait l'attention des directeurs et provoquer la nomination d'une commission pour examiner cet état de choses et se prononcer sur l'opportunité, ou plutôt sur l'urgence des modifications de régime les plus propres à y remédier dans la mesure du possible.

Cette commission dont M. le professeur Riberi fit partie, se livra, pendant plusieurs mois, à un examen attentif de la question et fit un rapport dans lequel les diverses altérations dont il vient d'être parlé sont relevées avec soin. Je n'ai pas besoin d'ajouter que les conclusions de ce rapport tendirent à l'adoption des mesures indiquées par M. Bonacossa. Notre confrère a constaté dans ces cas un fait curieux, c'est la fréquence de l'héméralopie.

En évaluant seulement à 3 par an le nombre des cas nouveaux et en tenant compte du nombre d'aliénés cachectiques qui s'est élevé en 1847 à 150, je suis certainement au-dessous de la réalité quand je porte à 30 le nombre des cas de pellagre consécutive que mon éminent confrère a pu observer depuis plus de vingt ans qu'il dirige cet établissement.

Soit.. 30

(Sous réserve d'un nombre plus considérable.)

2. BERGAME. — *Asile d'Astino.*

Dans un mémoire publié par M. le docteur Brugnoni, médecin en chef de cet établissement, on trouve une observation d'aliéné devenu pellagreux depuis son entrée dans l'asile.

Notre distingué confrère m'écrivait d'ailleurs : « Nous observons ici, surtout dans certaines années, quelques formes érythémateuses plus ou moins étendues. Ces érythèmes se présentent isolés ou accompagnés par la diarrhée et alternant avec elle, ou suivis par la diarrhée. Ils ont pour siége diverses parties, mais particulièrement le dos des pieds et le tiers inférieur des jambes. Quelquefois, ils se montrent sur le dos des mains, sur la face, sur la poitrine. »

Dans un compte-rendu clinique et statistique des aliénés du même établissement pour l'année 1862, publié dans la *Gazette médicale italienne* (Appendice psychiatrique, 3 août 1863), par le docteur Paolo Calvi, on lit : « Nous ne devons pas passer sous silence le fait d'un individu qui, après cinq ans de séjour dans cet établissement, sans que là ou au dehors il eût offert des signes de pellagre, en présenta tout à coup cette année des marques évidentes aux mains avec les troubles intestinaux qui les accompagnent d'ordinaire. C'est un individu de 46 ans, d'une famille aisée, habitué aux commodités de la vie et aux plaisirs de la table, qui fut admis pour une manie avec prédominance d'idées de persécution et hallucinations de plusieurs sens. Il n'était pas issu de parents pellagreux, et l'aisance de sa vie, avant qu'il entrât dans l'hospice, était telle qu'il devait être à l'abri de la pellagre, *ce mal de misère*, quand il fut admis parmi les aliénés et maintenu comme tel pendant quatre années. »

En citant ce fait, M. P. Calvi n'hésite pas à le présenter comme un exemple d'aliénation ayant précédé la pellagre.

Nombre des cas relatés........................ 2

3. ASILE DE PÉROUZE. — *Sainte-Marguerite.*

Il résulte des renseignements qui m'ont été transmis par M. le docteur Bonucci, le savant directeur-médecin de cet établissement, qu'entre plusieurs aliénés par suite de pellagre, il aurait observé un cas de pellagre consécutivement à l'aliénation mentale.

« Il y a trois ans, m'écrivait cet honoré confrère le 9 mai 1859, une femme atteinte de manie fut amenée à l'hôpital Sainte-Marguerite, où les médecins d'alors ne consignèrent, relativement à elle, aucun symptôme de pellagre. (Il est vrai qu'ils avaient très-peu la pratique de cette maladie). Quoi qu'il en soit, elle guérit alors et resta pendant trois ans dans un état parfait de santé, d'après ce qu'on m'a raconté. Dans ces jours derniers, elle fut ramenée ici aliénée et offrant sur le dos des mains cet érythème et cette dégénérescence de la peau particulière à la pellagre. En outre, elle présentait un léger degré de démence, une paralysie commençante des jambes et quelques idées de richesse, comme dans la paralysie progressive ; mais, elle n'avait ni cet embarras dans la parole, ni ce désordre dans l'action musculaire qui sont propres à cette affection. Elle n'avait pas non plus de diarrhée. On ne pouvait guère, dans ce cas, révoquer en doute que l'altération pellagreuse ait été postérieure à la première atteinte de folie, car si la pellagre eût été antérieure à cette atteinte, un intervalle de trois ans de santé parfaite serait chose bien extraordinaire. Du moins, c'est ainsi que j'apprécie le fait, quoique je n'aie pu avoir encore une grande pratique des pellagreux. Ce qui me paraît encore remarquable dans ce fait, c'est l'*union de la démence et de la paralysie pellagreuse avec quelques symptômes de la paralysie progressive.* »

Nombre de cas relatés.......................... 1

4. ASILE DE FLORENCE.

Dans la visite que je fis en 1846 de l'hôpital des aliénés de Florence, le professeur Bini, l'éminent chef de ce service, signala à mon attention quatre cas de pellagre qui lui semblaient être survenus dans l'intérieur de l'établissement, sans que les malades en aient présenté aucune trace antérieurement à leur admission. Chez l'un d'entre eux, par exemple, la pellagre s'était déclarée dix ans après l'entrée de l'aliéné dans l'établissement.

Dans les dernières entrevues que j'ai eues avec lui, M. Bini m'a fait connaître que sa manière de voir s'était modifiée à l'égard de ces quatre cas, mais dans un sens encore plus conforme, s'il se peut, à mes propres opinions. Notre confrère admet avec moi l'existence d'une cachexie spéciale et propre aux aliénés dont les analogies avec la cachexie pellagreuse lui ont paru telles, que pendant longtemps, il a pris quelques-uns des aliénés qui en étaient atteints pour de véritables pellagreux. Tels étaient les quatre cas qu'il m'avait antérieurement cités.

Nombre de cas relatés........................... 4

BELGIQUE.

5. ASILE DE GAND.

D'après un entretien que j'ai eu avec M. le docteur Vermeulen, un des successeurs de Guislain audit asile, je crois pouvoir enregistrer ici un cas de pellagre consécutive à l'aliénation mentale. En présence de ce cas où il trouvait réunis tous les caractères de la pellagre, Guislain s'exprima ainsi : « Si ce cas se présentait en Italie, j'affirmerais sans hésitation que c'est la pellagre. » J'ajoute que Guislain connaissait très-bien cette maladie pour l'avoir observée en Italie, comme il me l'écrivait en 1858.

Nombre de cas relatés........................... 1

Maisons de santé ou pensionnats des asiles publics.

Le mystère qui entoure la présence dans les établissements des aliénés de cette catégorie n'a pas permis à l'enquête d'y révéler la plupart des cas de pellagre qui ont pu se présenter parmi eux. Toutefois, je crois pouvoir en citer quatre au moins, sans compter le pensionnaire de l'asile d'Astino (près Bergame) dont il a été parlé plus haut. Un de ces cas a été cité par M. Landouzy dans sa Monographie (voir l'observation XLII d'après M. Brierre de Boismont), et a été vu par MM. Rayer, Gibert, Baillarger. Les autres ont été mentionnés par M. le docteur Verga à l'asile San-Celso. (Voir notre mémoire des *Annales médico-psychologiques*, avril 1859, page 55.)

Soit... 4

Pellagre consécutive à l'aliénation mentale, en dehors des asiles ou des maisons de santé

(SAUF SÉQUESTRATION ULTÉRIEURE).

Le relevé des cas connus de pellagre survenue consécutivement à l'aliénation mentale dans ces conditions, comprend les observations II, III, VIII, XIII et XVIII de la Monographie de M. Landouzy, plus un cas type cité par le même auteur dans sa quatrième leçon, et un autre qui m'a été communiqué par mon excellent ami le docteur Rota.

Soit.. 7

(Sous réserve de tous ceux qui peuvent avoir existé sans avoir été constatés).

RÉCAPITULATION.

Cas de pellagre consécutive à l'aliénation mentale : Nombre connu.. 633

Sur lesquels ont été observés :

1° Dans les asiles publics........... 622 [1]
2° Dans les asiles privés............ 4
3° En dehors de ces établissements.. 7

Sur les 59 asiles publics passés en revue, il en est : 40 dans lesquels on a constaté un ou plusieurs cas de pellagre ; 2 dans lesquels il est certain qu'il n'en a pas été constaté ; et 9 pour lesquels la question reste au moins douteuse, à défaut de renseignements valables ou autres.

Rapport du nombre d'aliénés devenus pellagreux avec le chiffre moyen de la population, 21.50 par 1,000 aliénés.

La comparaison des cas connus de pellagre des aliénés et de pellagre sporadique donne les résultats suivants :

Pellagre des aliénés : 612 pour 28,000 aliénés, soit 1 pour 45.

Pellagre sporadique : 130 pour 30 millions d'individus seulement, soit 1 pour 23,100.

[1] Par l'addition des cinq cas qui m'ont été communiqués récemment pour l'asile de Tours, et qui, pour les raisons que nous avons exposées plus haut, n'ont pu entrer dans le relevé qui précède, ce chiffre s'élève à................ 627

Par la même cause le nombre connu des cas de pellagre consécutive à l'aliénation doit être porté de 633 à 637.

RAPPORT DE LA COMMISSION

DU

CONGRÈS SCIENTIFIQUE DE MILAN

SUR UN MÉMOIRE

DE M. BALARDINI.

« La présidence de la section de médecine nomma une commission composée des docteurs Capsoni, chevalier Trompeo, Charles-François Calderini, Emile Casanova et Moïse Rezzi, pour examiner les preuves avancées par le docteur Balardini, dans un mémoire intitulé : *Arguments et faits démontrant que le blé de Turquie est la vraie cause de la pellagre, et moyens propres à arrêter les progrès de cette maladie endémique dans les provinces de la Lombardie.*

« M. Balardini avait lu la première partie de ce mémoire dans la séance du 13 septembre. L'examen des arguments allégués, les recherches soigneuses et les interpellations de quelques-uns des membres les plus versés dans l'étude de la maladie en question, mettent la commission en mesure de se prononcer sur la valeur des observations d'après lesquelles, suivant l'auteur, la pellagre dépendrait de l'usage du maïs, particulièrement lorsque, après la récolte, il est atteint de la maladie appelée vulgairement *vert de gris.*

« Les arguments du docteur Balardini sont les suivants :

« 1° *Le mal pellagreux n'est pas ancien. C'est de notre temps et peu après l'introduction et la généralisation du blé de Turquie qu'il s'est manifesté et propagé.*

« La commission ne recherchera pas si la pellagre s'est montrée dans nos contrées vers l'époque où le maïs y fut introduit, car, antérieurement au siècle passé, il n'existe que des indications obscures et incertaines sur la pellagre; mais, il lui semble qu'il n'est pas suffisamment prouvé que cette maladie ait suivi, dans sa propagation, la culture du maïs, car, il est constant qu'il résulte de nombreuses observations que, dans plusieurs pays de la haute et de la basse Italie, on fait usage de ce blé, sans qu'on y ait jamais rencontré la pellagre.

« Les habitants du val qui se nourrissent presqu'exclusivement de châtaignes sont les plus atteints par la pellagre; au contraire, les paysans de la province montagneuse de Biello, qui se nourrissent presqu'exclusivement de blé de Turquie, sont exempts de cette affection.

« Il en est de même pour les provinces de Cuneo, de Varallo et de Pallanza. Dans la terre de Cetona, située à l'extrémité du val de Chiana, les 4/5 au moins de la population, d'octobre en mai inclusivement, se nourrissent à peu près de *polenta* seulement, et le reste de l'année, s'ils usent de pain fait avec de la farine de froment, c'est en mêlant à cette farine de la farine de maïs; malgré tout cela, il est certain que les médecins de ce pays, en 1831, n'avaient jamais observé un seul cas de pellagre. Près de la moitié de l'Europe méridionale use du blé de Turquie, et dans une discussion relative à cet aliment, qui eut lieu à l'Académie de médecine, à Paris, les médecins de l'armée convinrent que les meilleurs conscrits proviennent des départements où le maïs est la nourriture habituelle.

« 2° *Cette affection sévit avec fureur et d'une manière générale et exclusive dans toutes les provinces de la grande vallée du Pô, où le blé de Turquie est devenu la nourriture générale et presqu'exclusive des paysans.* Au contraire, la commission fait remarquer que, dans la partie basse de la Lombardie, où l'usage du maïs est plus général, la pellagre est moins fréquente, tandis que, dans la partie moyenne de la haute Lombardie, où domine la pellagre, on use du maïs en petite quantité et mêlé avec le millet, le seigle et le sarrasin. Nous pouvons encore ajouter, d'après les renseignements donnés par les médecins de district de ces provinces, que, dans la vallée du Pô, et, surtout, dans sa partie la plus basse qui regarde le territoire de *Lodigiano*, les habitants se nourrissaient, avant 1840, de soupe de riz et de pain de méliga (maïs), et que, après les inondations de 1839, 1840, 1841, la récolte de maïs ayant été assez insuffisante pour que le froment fût devenu relativement à meilleur marché que lui, les paysans abandonnèrent l'usage du pain de méliga pour ne plus manger que du pain de froment. Cependant, précisément depuis l'époque de ces inondations, les cas de pellagre se sont beaucoup augmentés et les pellagreux ont parcouru plus rapidement qu'auparavant les phases de cette maladie.

« Beaucoup de familles des territoires de Trente et de Genovetato où la pellagre existe, établies en petites colonies dans cette même vallée où elles restent toute l'année, moissonnant ou coupant du bois, n'ont pas présenté un seul cas de pellagre en treize années d'observation; cependant, elles ne se nourrissent que de polenta faite avec le maïs du pays; il y a plus, elles ne peuvent renoncer à cette alimentation, sans que leur santé en éprouve un grand préjudice.

« 3° *La pellagre n'existe pas dans quelques pays et même dans une province entière de l'Italie supérieure, la Valtellina, où règnent à un degré égal, supérieur même, les autres causes et influences qui, à l'exclusion du blé de Turquie, sont accusées de produire la nouvelle maladie; or, le maïs, dans ces endroits, est cultivé en très-petite quantité et on en use encore moins.*

« L'observation de l'auteur ne constituerait un argument valable que s'il était prouvé que, dans ladite province, le maïs ne fait pas partie des aliments ordinaires; or, le mémoire en question ne donne aucune preuve de ce genre. On peut, au contraire, lui opposer les faits suivants : dans les districts moyens et inférieurs de cette vallée, on use, en outre de la *polenta* noire, de la *polenta* jaune faite avec le blé de Turquie, et le peuple est grand amateur de cette dernière.

» Le maïs cultivé dans cette vallée étant de beaucoup au-dessous des besoins du peuple, on y en introduit de la basse Lombardie; il résulte des rapports officiels de la statistique médicale de la province de Sondrio, que, tant pour la ville que pour le district entier, qui est celui de tous où la consommation est la plus forte, l'importation annuelle du froment monte à 5,500 mesures et celle du blé de Turquie à plus du double.

« 4° *Ladite maladie épargne ceux qui se nourrissent d'autres aliments et cesse entièrement, si l'économie n'est pas trop profondément atteinte, chez ceux qui discontinuent l'usage du pain et de la polenta de maïs pour se nourrir d'un autre genre d'aliment.*

« Tout en convenant de la valeur apparente de cet argument, la Commission croit devoir rappeler des faits qui ont été opposés à l'auteur dans la discussion qui a suivi la lecture du mémoire; elle rappelle qu'on a dit que, si l'usage et l'abus du blé de Turquie produisaient cette maladie, on devrait toujours en trouver les effets, sinon identiques, du moins analogues; que ces effets devraient indiquer, pour le moins, ceux qui ont fait plus ou moins usage du maïs; elle rappelle que l'auteur a avancé qu'il ne pourrait citer un seul fait d'individu vraiment pellagreux qui n'aurait pas fait un usage habituel du maïs, sous l'une ou l'autre forme (pain ou polenta), ou ne descendrait pas de parents pellagreux.

« Quant aux cas relatifs à des individus qui auraient vu leur pellagre mitigée par la cessation de l'usage habituel du maïs, la Commission fait remarquer que l'auteur, dans ces cas, n'a tenu compte d'aucune des circonstances spéciales dans lesquelles ces individus ont pu se trouver; circonstances de famille et d'entourage, de position individuelle assez marquée pour leur permettre de changer leur nourriture.

« 5° *Enfin, la maladie du blé de Turquie est la plus forte cause de la pellagre. Cette altération du grain, dite vert de gris, produite par une maturité imparfaite, est assez commune chez nous, dans les années froides, pour qu'on considère le maïs comme exotique sous nos climats, tandis qu'il est indigène dans les régions plus chaudes. Cette altération ou maladie, favorisée par l'humidité, en modifie les qualités physiques et chimiques, le rend âcre et propre à causer une forme spéciale de maladie.*

« *Cette altération consiste dans un véritable champignon* propre au maïs (*Sporisorium du maïs*).

« D'après les communications verbales des membres les plus respectés venus à ce congrès, nous pouvons assurer que, dans plusieurs provinces des Deux-Siciles, où, en raison du climat, le maïs atteint un degré plus parfait de maturité, on observe cependant le *vert de gris* du dit grain, vert de gris semblable aux échantillons présentés par le docteur Balardini.

« Pourtant, dans ces provinces où l'usage du blé de Turquie est considérable, la pellagre est presque inconnue. Dans les provinces de Biella et de Domoduolo qui sont exemptes de pellagre, la maladie du grain est fréquente, parce qu'on l'entasse, vert ou mûr, sur les lieux mêmes où il a été récolté. Bien plus, dans cette ville, on peut trouver du maïs malade provenant de Banato.

« A l'appui de l'opinion que l'unique et vraie cause de la pellagre est l'usage du blé de Turquie, soit vert, soit rabougri, soit atteint de maladie, surtout de vert de gris, la Commission aurait désiré des faits déduits d'observations sérieuses et d'expériences directes qui auraient prouvé que la pellagre, indépendamment des autres causes, est produite par le maïs se trouvant dans l'une ou dans toutes les conditions indiquées plus haut, avec des effets variés suivant le degré de ces conditions.

« Des arguments avancés par le docteur Balardini, dans son précieux et érudit mémoire, que la richesse des faits et des observations rend, entre beaucoup d'autres raisons, si recommandable, on peut cependant déduire, que là où le maïs constitue presque le seul aliment, là surtout où le blé est plus souvent malade, on observe, en général, plus souvent la pellagre qu'autre part.

« L'importance de l'argument exigerait qu'il fût discuté après une forte étude ultérieure et des recherches opportunes, afin qu'on pût déterminer avec le secours de la statistique : 1° si le maïs de bonne qualité, seul ou concurremment, est capable de produire la pellagre ; 2° quelles sont les formes morbides qu'il peut le plus facilement causer lorsqu'il est vert, rabougri, ou atteint de *vert de gris*, l'auteur, notre ami, s'étant borné, pour ce cas, à parler de sensation de chaleur au palais et de brûlure à l'estomac.

« Pour ces recherches et pour celles qu'on jugerait porter une plus vive lumière dans le champ étiologique de la pellagre, nous proposons une commission permanente, de laquelle seraient correspondants tous les individus, médecins ou non, qui se trouvent en position de recueillir des faits relatifs à la question.

« La commission aurait son siége dans la capitale de la Lombardie, point central et favorable à l'examen des observations envoyées, à cause du nombre considérable de pellagreux qui affluent dans ce grand hôpital. Les membres de cette commission seraient obligés de rapporter annuellement aux congrès scientifiques le fruit de leurs études, et de proposer les nouvelles recherches spéciales à faire au point de vue des mesures à prendre pour prévenir et pour guérir la pellagre.

« Une telle proposition, si elle était agréée, ferait du congrès actuel une véritable époque de laquelle dateraient des recherches d'intérêt public dont les effets salutaires rejailliraient en soulagement sur un nombre considérable de colons laborieux, coopérateurs de l'aisance et de la prospérité de nos contrées. La Commission émet en finissant le vœu, que d'autres médecins, placés dans des circonstances aussi favorables que celles où s'est trouvé le docteur Balardini, suivent son exemple, en faisant tourner leurs études au profit de la médecine publique.

« Le 19 septembre 1844.

« Signé : Ch., doct., Trompeo; doct., Jean Capsoni; doct., Charles-François Calderini; doct., Emile Casanova; doct., Moïse Rezzi, rapporteur. »

ACADÉMIE DES SCIENCES.

SÉANCE DU 4 SEPTEMBRE.

Pellagre des aliénés et pellagre sporadique. Défi scientifique, par M. Billod.

Par l'initiative qu'elle a prise en fondant un prix sur la pellagre, l'Académie des sciences a trop témoigné de l'importance qu'elle attachait à l'étude de cette question, pour que je n'hésite pas à lui soumettre la communication ci-après.

L'existence de la pellagre ou d'une variété spéciale dans les asiles d'aliénés, et l'influence qui en ressort du système nerveux sur le développement de cette affection dans les cas si nombreux où elle est postérieure à la folie, constituent deux faits qu'il est permis de considérer comme acquis à la science, malgré l'opposition qu'ils ont d'abord soulevée, et je ne crois pas qu'il existe aujourd'hui un seul dissident parmi les personnes au moins qui, répondant chaque année à mon appel, ont jugé les faits *de visu*. Mais si, par impossible, il en existait un seul, je n'hésite pas à lui proposer le moyen ci-après, de résoudre les questions en litige entre nous.

Ce moyen consiste à soumettre ces questions à une expertise ou consultation spéciale, c'est-à-dire à en confier l'examen à une commission de six médecins vivant dans des pays à endémie pellagreuse, et partant d'une compétence non contestable. Parmi ces médecins *consultants*, deux seraient pris en Lombardie, deux en Espagne (Asturies et Aragon) et deux dans le département des Landes. Sur les deux médecins de chacune de ces trois provenances, un serait désigné par mon adversaire et l'autre par moi.

Cette commission se transporterait l'année prochaine à l'asile de Sainte-Gemmes, à l'époque ordinaire d'évolution des accidents propres à toute pellagre, et y séjournerait le temps nécessaire pour étudier les caractères de l'affection litigieuse, tant dans les cas anciens que dans les cas nouveaux, et pour rédiger sa consultation.

Déclarant d'avance me soumettre au jugement de cette commission, quel qu'il soit, je m'oblige, publiquement, à prendre à ma charge les frais de voyage et de séjour de ses six membres, et, de plus, à fonder un prix de 5,000 *francs qui serait décerné par la Société médicale des hôpitaux sur la pellagre, si ce jugement me donne tort sur une seule des questions en litige et composant le programme ci-après.*

Dans le cas contraire les frais de voyage et de séjour des six médecins consultants, seraient à la charge de mon adversaire, qui s'engagerait, en outre, à fonder un prix de 5,000 francs à décerner par la Société médico-psychologique sur la même question.

Les deux parties s'engageraient d'avance à faire dans les huit jours qui suivraient l'acceptation du présent défi, le dépôt préalable de la dite somme de 5000 francs, dans des conditions qui en assurent légalement la destination pour le cas prévu, et de manière à rendre tout dédit impossible.

Chacune d'elles s'obligerait, en outre, à faire l'avance également préalable de la moitié de la somme présumée nécessaire pour les frais de voyage et de séjour des six médecins consultants, sauf restitution par celle qui aurait été vaincue dans la lutte.

Suit le programme des questions à soumettre à l'examen de ladite commission :

1° Existe-t-il à l'asile de Sainte-Gemmes une affection qui ait tous les caractères de la pellagre?

2° Dans le cas de l'affirmative, cette affection sévit-elle exclusivement chez les aliénés, et les employés sains d'esprit en sont-ils jamais atteints ?

3° Les habitants, soit de la commune où l'asile est situé, et dont la population est de 1700 individus, soit du canton tout entier qui compte plus de 22,000 habitants, ne jouissent-ils pas, par rapport à cette affection, d'une parfaite immunité?

La commission pourra s'en assurer par elle-même pour les habitants de la commune de Sainte-Gemmes, et consulter, pour ce qui concerne les habitants du canton tout entier, les médecins dont l'attention est depuis neuf ans éveillée sur ce point.

4° Existe-t-il entre les conditions hygiéniques des habitants de la commune et du canton tout entier et celles des aliénés de l'asile, d'autres différences que la différence tirée de l'état mental ou nerveux de ces derniers ?

5° Existe-t-il, à plus forte raison, entre les conditions hygiéniques des aliénés et celles des employés de l'établissement, qui respirent les uns et les autres le même air, mangent le même pain, couchent sous le même toit, d'autre différence qui puisse expliquer l'immunité des derniers que cette même différence tirée de l'état mental des premiers ?

6° Ne résulte-t-il pas de l'immunité dont jouissent les employés de l'asile et les habitants de la commune et du canton, que, la cause qui engendre la pellagre chez les aliénés ne produisant pas les mêmes effets chez d'autres personnes, la seule condition qui les différencie, à savoir l'aliénation mentale, doit exercer une influence au moins prédisposante ?

7° Parmi les aliénés qui ont présenté ou qui présentent les symptômes de l'affection dont il s'agit, n'y en a-t-il pas quelques-uns dont la folie, étant consécutive à l'épilepsie, n'a pu, par cela seul, découler de la pellagre, ainsi que l'a fait remarquer avec une si grande force de logique M. le docteur Pain, dans une publication récente à propos de quelques-uns de ses malades de Clermont (Oise) ?

8° L'antériorité possible d'une pellagre méconnue sur la folie qui en découlerait, est-elle plus admissible pour les aliénés devenus pellagreux que pour les autres ? Or, si on l'admet pour les uns, n'est-on pas aussi fondé à l'admettre pour les autres, et ne serait-on pas aussi bien autorisé à conclure que tous les aliénés sont devenus aliénés par suite de pellagre ?

9° Des constatations relatives aux questions qui précèdent, aussi bien que de l'information la plus rigoureuse, tant auprès des parents des aliénés que des médecins qui les ont soignés, information suivie avec le plus grand soin depuis dix ans, et dont les résultats sont consignés au dossier des malades, ne résulte-t-il pas la preuve rigoureuse de l'antériorité de l'aliénation mentale sur l'affection dont il s'agit, pour le plus grand nombre des aliénés qui en sont atteints, pour ne pas dire pour tous?

La commission appréciera si, pour soutenir l'opinion contraire, il est permis de se prévaloir, soit de l'incompétence des parents à constater un érythème, soit de l'inhabileté des médecins à diagnostiquer la maladie, et si cette dernière hypothèse est admissible, par exemple, à l'égard de médecins qui, plus qu'aucuns autres, ont eu l'attention éveillée sur une affection dont les principaux types s'observent depuis plusieurs années dans un asile situé à leurs portes.

Par une visite des hôpitaux d'Angers et par une enquête à laquelle la plupart des médecins du département seront heureux de se prêter, la commission pourra se convaincre de l'immunité à peu près, pour ne pas dire absolument complète du pays tout entier, en dehors de l'asile, comme dans l'asile même, en dehors du personnel des aliénés.

10° L'existence simultanée de l'érythème propre à l'affection dont il s'agit, et de quelques autres affections cutanées, parasitaires ou autres, dans le même établissement, en permettant de les comparer et de les distinguer entre elles, n'exclue-t-elle pas, par cela seul, la possibilité de les confondre?

11° En rapportant les faits soumis à son appréciation il y a plusieurs années, « à ces érythèmes des extrémités » que personne n'avait encore signalés dans de telles conditions; « à ces diarrhées cachectiques qui se montrent dans la période ultime des formes dépressives de la folie, démence, paralysie générale, stupidité lypémaniaque », M. le professeur Tardieu n'a-t-il pas exprimé une opinion d'autant plus juste, que ces mêmes érythèmes des extrémités et ces diarrhées cachectiques se confondent avec ceux qui sont propres à la véritable pellagre?

La même commission pourrait étendre l'objet de son expertise à la pellagre sporadique et entreprendre la vérification d'un point de science qui se trouve lié à la question de la pellagre des asiles, je veux parler de la fréquence de cette maladie.

Ce défi, dont le texte a été publié dans les principaux journaux de médecine, n'a été relevé par personne.

TABLE DES MATIÈRES.

Angers, imp. Cosnier et Lachèse.

www.ingramcontent.com/pod-product-compliance
Ingram Content Group UK Ltd.
Pitfield, Milton Keynes, MK11 3LW, UK
UKHW021053270726
13967UKWH00012B/934

9 782012 966970